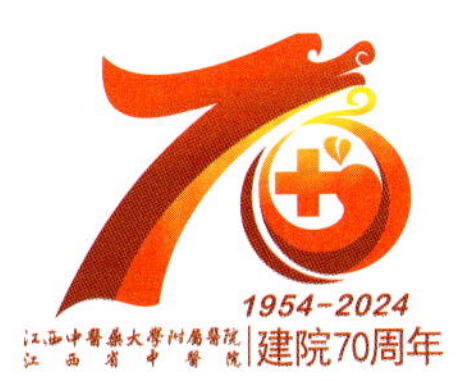

岐黄新韵

——江西中医药大学附属医院（江西省中医院）70年发展历程

严小军　刘良倚◎主编

全国百佳图书出版单位
中国中医药出版社
·北　京·

图书在版编目（CIP）数据

岐黄新韵：江西中医药大学附属医院（江西省中医院）70年发展历程 / 严小军，刘良徛主编. -- 北京：中国中医药出版社，2024.6
ISBN 978-7-5132-8790-6

Ⅰ. ①岐… Ⅱ. ①严… ②刘… Ⅲ. ①中医医院—历史—江西 Ⅳ. ① R197.4

中国国家版本馆 CIP 数据核字 (2024) 第 099123 号

中国中医药出版社出版
北京经济技术开发区科创十三街 31 号院二区 8 号楼
邮政编码　100176
传真　010-64405721
万卷书坊印刷（天津）有限公司印刷
各地新华书店经销

开本 787×1092　1/16　印张 27.75　字数 621 千字
2024 年 6 月第 1 版　2024 年 6 月第 1 次印刷
书号　ISBN 978－7－5132－8790－6

定价　198.00 元
网址　www.cptcm.com

服务热线　010-64405510
购书热线　010-89535836
维权打假　010-64405753

微信服务号　zgzyycbs
微商城网址　https://kdt.im/LIdUGr
官方微博　http://e.weibo.com/cptcm
天猫旗舰店网址　https://zgzyycbs.tmall.com

如有印装质量问题请与本社出版部联系（010-64405510）

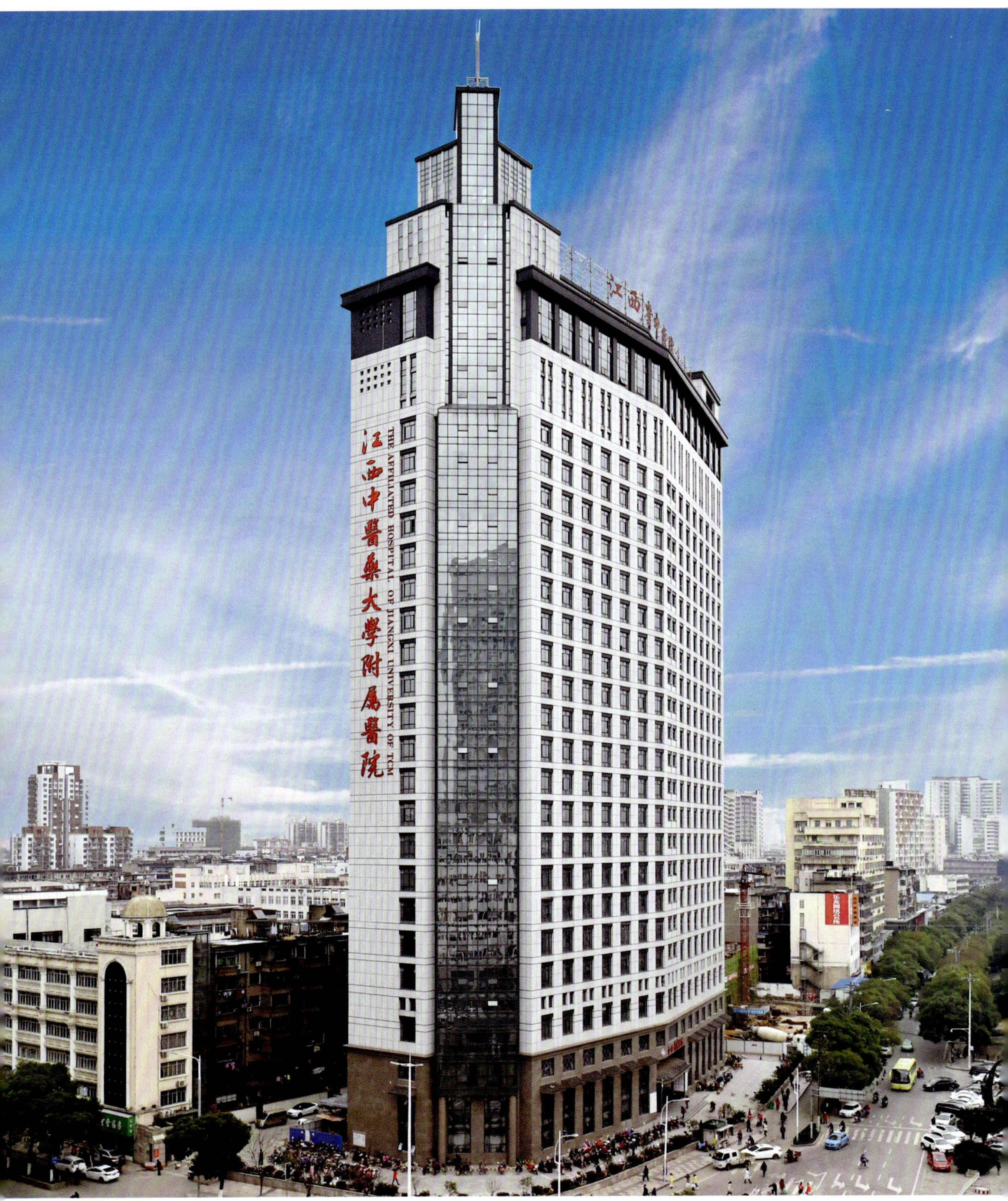
江西中醫藥大學附屬醫院
THE AFFILIATED HOSPITAL OF JIANGXI UNIVERSITY OF TCM

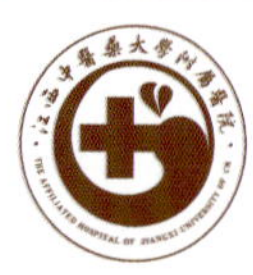

江西中醫藥大學附屬醫院
THE AFFILIATED HOSPITAL OF JIANGXI UNIVERSITY OF CM

院训

精诚为医　厚德为人

服务理念

用心沟通　贴心服务

大爱无疆

1=F $\frac{2}{4}$

进行曲速度

作词 刘 琳

作曲 李 勤

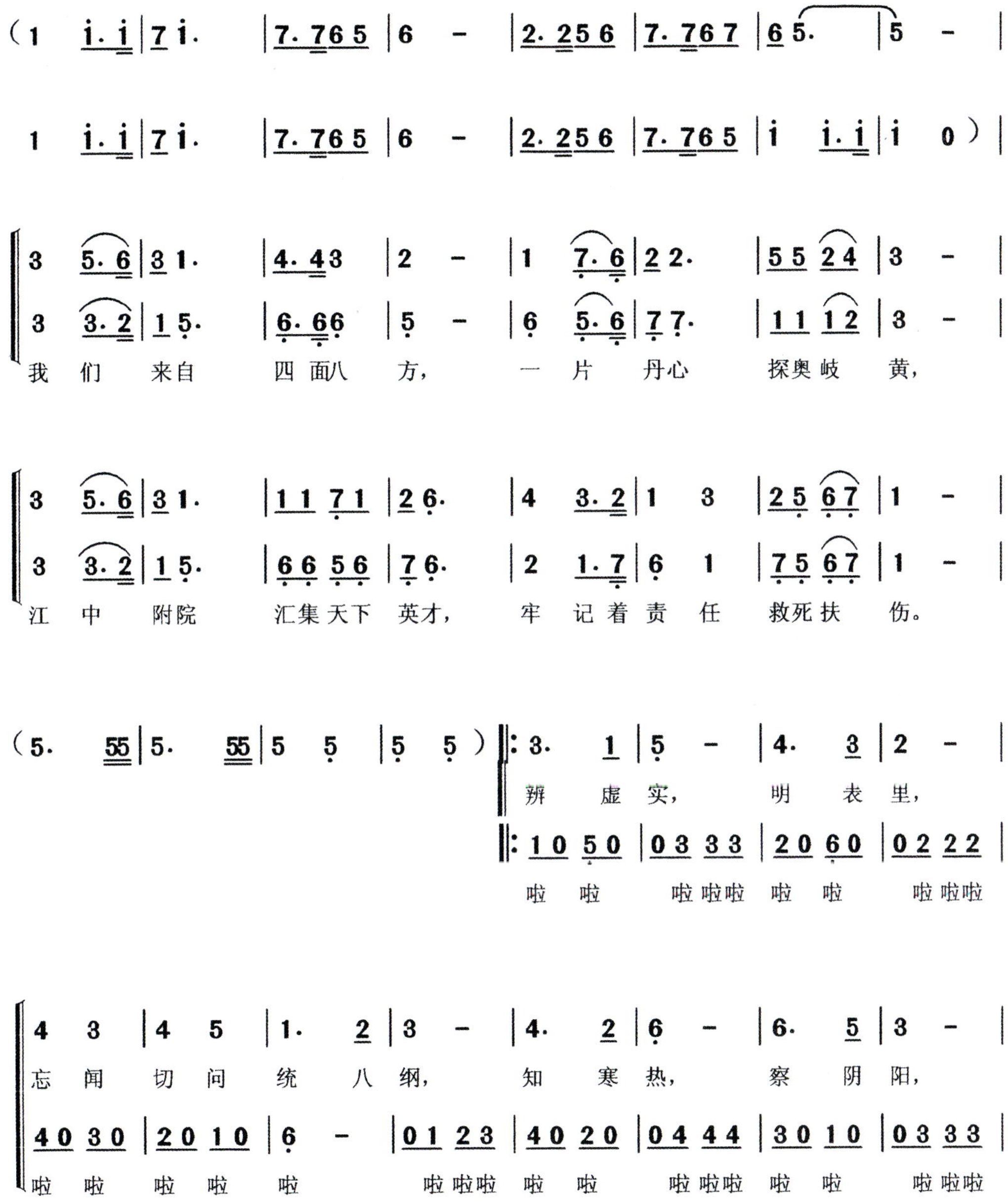

我们来自四面八方，一片丹心探奥岐黄，

江中附院汇集天下英才，牢记着责任救死扶伤。

辨虚实，明表里，

啦 啦 啦啦啦 啦 啦 啦啦啦

忘闻切问统八纲，知寒热，察阴阳，

啦 啦 啦 啦 啦 啦啦啦 啦 啦 啦啦啦 啦 啦 啦啦啦

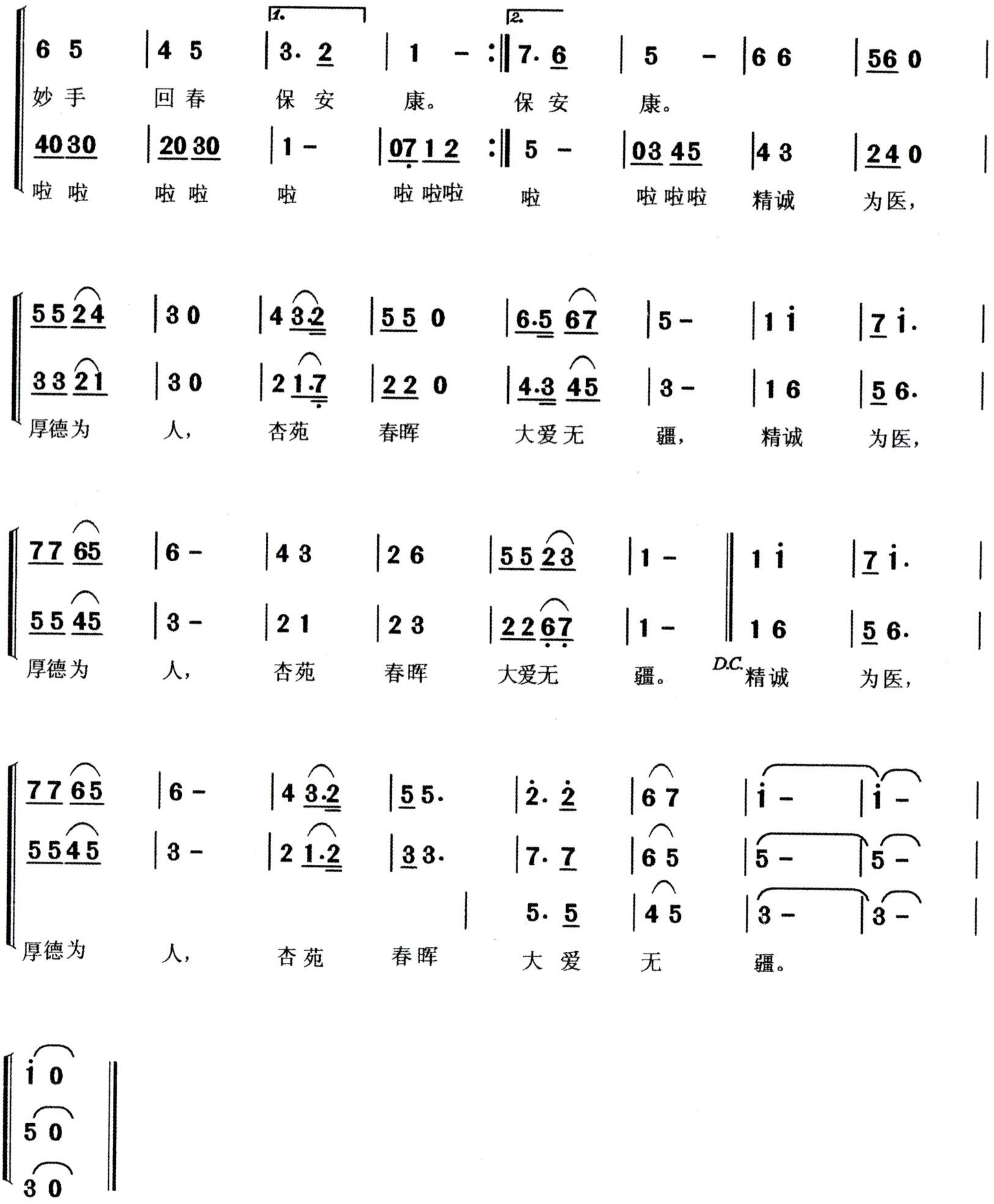

1. 2.

6 5 | 4 5 | 3· 2 | 1 – :‖ 7· 6 | 5 – | 6 6 | 56 0 |

妙手 回春 保 安 康。保 安 康。

4030 | 2030 | 1 – | 07 1 2 :‖ 5 – | 03 45 | 4 3 | 24 0 |

啦 啦 啦 啦 啦 啦啦啦 啦 啦啦啦 精诚 为医，

5 5 2 4 | 3 0 | 4 3 2 | 5 5 0 | 6·5 67 | 5 – | 1 i | 7 i· |

3 3 2 1 | 3 0 | 2 1·7 | 2 2 0 | 4·3 45 | 3 – | 1 6 | 5 6· |

厚德为 人， 杏苑 春晖 大爱无 疆， 精诚 为医，

7 7 6 5 | 6 – | 4 3 | 2 6 | 5 5 2 3 | 1 – ‖ 1 i | 7 i· |

5 5 4 5 | 3 – | 2 1 | 2 3 | 2 2 6 7 | 1 – ‖ 1 6 | 5 6· |

厚德为 人， 杏苑 春晖 大爱无 疆。D.C.精诚 为医，

7 7 6 5 | 6 – | 4 3.2 | 5 5. | 2· 2 | 6 7 | i – | i – |

5 5 4 5 | 3 – | 2 1·2 | 3 3. | 7· 7 | 6 5 | 5 – | 5 – |

| 5· 5 | 4 5 | 3 – | 3 – |

厚德为 人， 杏 苑 春晖 大 爱 无 疆。

i 0

5 0

3 0

《岐黄新韵——江西中医药大学附属医院（江西省中医院）70 年发展历程》

编委会

主　编　严小军　刘良徛

副主编　廖东华　薛汉荣　翁剑锋　罗小亮　邵益森　杨卫星　王万春
付　勇　杨安金　黄厚生　杨军平　邹　浪　薛铁瑛（特邀）
薛　晓（特邀）

编　委　邓科穗　刘　静　陈硕臻　沈德森　邓紫微　张文然　李　芳
郭晓秋　刘玉珠　张丹娜　张　群　韦佳燕　姜　浩　饶　赟
龚美富　余建玮　熊淑英　周　军　梅丽俊　肖慧华　黄　洁
谢丁一　张群芳　符雨薇　曾舒丛　李华南　姜　磊　王少波
阳卫红　晁芳芳　谢雅露　沈凤鸣　陈　云

序

风雨兼程苦追寻，披荆斩棘谱华章。江西中医药大学附属医院（简称江中附院）作为全国最早的一批省级中医院，自1954年成立至今，栉风沐雨，薪火相传，已走过七十载春秋。蓦然回首，光阴似盏，留存艰辛汗水，岁月如笔，谱写动人赞歌。一代代江中附院人，胸怀报国之心、济世之志，传承岐黄之术，守护百姓康宁……如此种种，静言思之，感佩不已。值此建院70周年之际，作为医院基业的传承者、发展的接力者，我们有责任对医院的历史与现状进行梳理留鉴，以期承前启后，传禀有序。

江西中医药大学附属医院成立70年以来，紧随时代步伐，医院名称几经更迭：江西省中医实验院、江西医学院附属中医实验院、江西省中医院、江西中医学院附属医院、江西医科大学附属中医院、江西中医学院附属中医院、江西中医药大学附属医院……一个个院名代表着江中附院人传承发展的光辉历程。几代江中附院人的呕心沥血，艰苦奋斗，砥砺奋进，发展到如今的“一院三区”、3000余张床位规模的大学附属医院，彰显了全体职工医心向党、踔厉奋发的初心和传承、创新、严谨、务实、仁爱、包容的精神信念。

作为江西中医医疗的龙头单位，江西中医药大学附属医院始终秉承“精诚为医，厚德为人”的院训，坚持“以人为本”的服务宗旨，坚持“文化立院、科技兴院、人才强院、质量建院、中西并重”的建设发展理念，已经建设发展成了集医疗、教学、科研及预防保健为一体的现代化综合性中医医院。

在传承中发展，在发展中传承。我们从未忘却，江西素有“物华天宝”“人杰地灵”之美誉，一江（赣江）一湖（鄱阳湖）孕育了兼容并蓄的赣鄱中医药文化。在这片钟灵毓秀的医学沃土上，名医辈出，中医典籍汗牛充栋，这与赣鄱中医药文化对医学教育、传承创新和勇于实践的重视密不可分。在源远流长的赣鄱中医药文化发展过程中，涌现出了席弘、葛洪、龚廷贤、喻嘉言、危亦林及近现代的姚国美、江公铁、张佩宜、姚荷生、赖良蒲、高凌云、潘佛岩等一大批德高望重、学有渊源、术有专长的名医大家。他们为赣鄱中医药文化的传承发展做出了巨大的贡献！

进入新时代，医院坚持全面贯彻党的教育方针，坚持为党育人、为国育才，坚持医、教、研相结合，造就了一支政治素质过硬、业务能力精湛的医教研队伍。在中医药科学研究上，医院充分发挥人才和智力优势，积极开展中医药基础理论研究、临床应用研究，深入探索生命和疾病规律，提高中医药防治疾病的疗效。一批批研究成果，为促进中医药学术发展、增进人民健康做出了重要贡献。

2020，岁在庚子，一场新型冠状病毒感染疫情（简称新冠疫情）突袭神州大地。“一方有难，八方支援。”危难之时，医院迅速组织“最美逆行者”支援武汉、奔赴上海、远赴乌兹别克斯坦，哪里疫情严重，哪里有求助，我们的天使就出现在哪里。大家表现出了舍小家为大家的情怀，以坚定的信念，义无反顾地成就了最美逆行者的身影，定格了不少温馨感人的画面，呈现了如数家珍的大义故事，展现了新时代江中附院人的责任担当。大江流日夜，慷慨歌未央，在伟大的抗疫斗争中，江西中医药大学附属医院书写了悲壮雄浑的篇章。

翰墨幽香飘满院，七十华诞汇津澜，七十载栉风沐雨，薪火相传，不忘来时路。我们深知铭记历史，才能走得更稳健，走得更长远。步入新时代我们学党史、忆院史，践初心、谋未来，致知力行，踵事增华，党建领航，文化铸魂，为江西中医药大学附属医院高质量发展谱写新的篇章不懈奋斗！感慨之余，五言诗句以表怀：

迢递风雨路，俯首永向前。
缘因心初志，不畏苦与艰。
济世士卒勇，传道任在肩。
今朝再砥砺，携手创新篇。

2024年1月12日

目录

第一部分 医院发展历程

第二部分　临床发展历程

第一部分

医院发展历程

第一章

江西省中医院的创办

江西中医药萌芽于先秦，兴起于秦汉，发展于隋唐，繁盛于宋元，稳定于明清，在临床诊疗、中药炮制、养生保健等方面均卓有成就，在宋元时期一度处于全国领先地位。江西是中医药文化的根脉——杏林文化的发源地。相传，三国时期的董奉在庐山修道行医，诊治好的患者有钱给钱，没钱就种一棵杏树，时间一长就形成了一片杏林。杏子成熟时，来买杏的人只要留下一斗谷，就可自行摘去一斗杏，董奉再把用杏换来的谷救济贫民。

从此，“杏林”名扬天下，成了中医的代名词。杏林文化蕴含着“仁心济世、和合医道、精于医药、诚信惠民”的济世情怀，成为中医界的重要精神传承。

江西中医源远流长，名医辈出。从东汉末年，葛玄在江西樟树阁皂山炼丹治病，开创江西中医药先河以来，江西名医灿若星河，著作华章焕彩，并形成了具有显著地域特色的“盱江医学”（见图 1-1）。千百年来，盱江医学传承不衰，名医辈出，名著迭现，在国内影响深远，堪与广东岭南医学、江苏孟河医学、安徽新安医学等媲美，且对日本、朝鲜及东南亚的医学发展也产生了一定影响。

江西中药炮制技术独领风骚、药业贸易引领全国。“樟树帮”与“建昌帮”是我国南方古药帮和中药炮制的重要流派，与京帮、川帮等合称中药炮制全国四大流派，并列入了非物质文化遗产。江西中药药业发达，有着“药不到樟树不齐，药不过建昌不灵”之誉。樟树是我国历史上最大的药材集散地，距今已有 1700 多年的历史，以其特有的药材生产、加工、炮制和经营闻名于世，是我国著名的“中国药都”，与安徽亳州、河北安国、河南禹州并称为“四大药都”。

江西自古乃人文渊源之地、文章节义之邦。江西文化历史悠久，底蕴深厚，是中医药重要的发祥地。江西中医药大学附属医院，就在这片中医药文化沃土中诞生、成长、发展，并走向辉煌。

一、挽“废止中医案”之狂澜

历史上的江西，中医药文风鼎盛，大家云集，著作丰富，在全国有着举足轻重的影

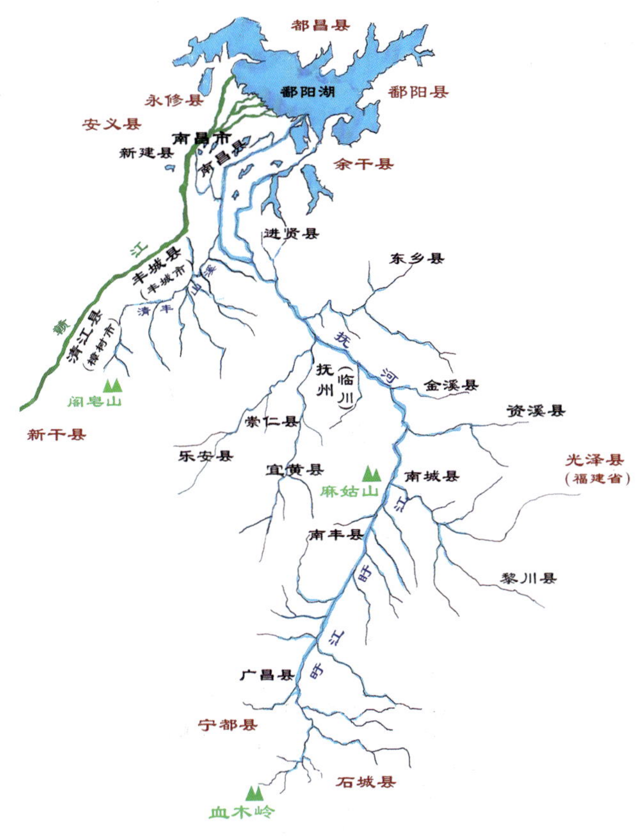

图 1-1　盱江医学流域图

响。然而民国以后，随着国门打开，西医东进，中医发展日渐式微，生存空间十分紧迫。

1928 年，国民政府卫生部成立，并设立中央卫生委员会。1929 年 2 月 23 日，在南京召开的第一届委员会上，余云岫、褚民谊等人先后提出了四项废除中医的提案，分别是《废止旧医以扫除医事卫生之障碍案》《统一医士登录办法》《制订中医登记年限》和《拟请规定限制中医生及中药材之办法案》，最后通过并合并为《规定旧医登记案原则》。其内容简单归纳即：不允许中医办学校，禁止中医登报宣传，取缔中医药相关之"非科学"新闻杂志，逐步取消中医执照登记，采取渐进手段来限制中医，最终达到完全消灭中医的目标。由此"废止中医案"正式爆发。

"废止中医案"消息传出，舆论一阵哗然。1929 年 3 月 17 日，上海市中医协会在上海举办全国医药团体代表大会，组织进京请愿团，决定至南京国民政府各机关请愿，并引起全国中医药界罢市抗议。在全国中医仁人志士的共同努力下，终于将"废止中医案"阻挡下来，为中医发展赢得了一线生机。

在反对"废止中医案"抗争行动中，以姚稚山、姚国美为代表的江西中医积极参与，为中医生存奔走呼号，他们发起全省中医界人士联名上书南京国民政府抗议，为挽救中医学做出了积极贡献。

二、兴办江西中医专门学校

姚国美（见图1–2），是江西当代著名中医，1893年出生于江西省南昌县富山姚湾村，18岁毕业于江西医学堂。江西医学堂为清光绪维新时期创办，堂址设在百花洲，堂长是江西省中医泰斗文霞浦先生。文霞浦治学严谨，声誉卓著，姚国美专心致志，苦学不懈。姚国美毕业后，在江西医学堂门诊部工作，深受文霞浦老先生的教诲奖掖。很快，姚国美就独立开业，患者应接不暇，在南昌流传着“请了姚国美，死了也无悔”的童谣。

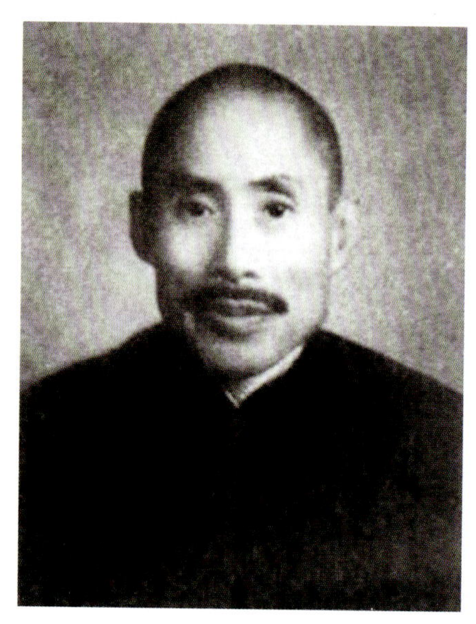

图1–2　姚国美

姚国美积极振兴中医事业，曾捐资创建神州国医药会江西分会会馆，并兼任会长。他热心中医教育，为改变中医教育靠“父传子、师传徒”的落后状况，振兴中医，培养人才，姚国美欲在南昌创办江西中医学校，但正值“废中”之乱，当局废止中医虽未得逞，但对中医已行种种歧视，姚国美的中医办学希望始终不能纳入财政规划，也不能向教育部立案备案。

中医办学受阻，姚国美将其诊金收入改充佑民寺修建基金。1929年，姚国美等仁人志士带头捐出诊金数万元，修复佑民寺，包括重修大雄宝殿，改建山门，复建念佛堂，重塑佛像等。当佑民寺重建初具规模，建设山门时，姚国美在山门左侧佛经流通处兼售中医书籍，右侧则改为中医门诊部，就诊者日达千余。

1930年前后，各县名老中医云集南昌。姚国美、江公铁、张佩宜、刘文江再次提议兴办医校，经商讨，刘文江愿任校长兼妇科教员，江公铁愿承担外事交涉事务，姚国美任教务主任兼教病理、诊断、治疗学。有了这样的安排，创办中医学校积极进行。当时中医办校，很少有成熟定例。校名因国民党当局百般刁难，由“江西国医专修院”改称“江西中医专门学校”。

三、筹办江西中医实验院（1954 年以前）

江西中医专门学校创办后，江公铁和一众学生对创办医院有着强烈的愿望，但国民政府却欲掠夺江西中医专门学校办学成果，也提出要创办中医院，并设宴邀请姚国美前往商讨，不料姚国美漠然视之。原来，姚国美早就识破了国民当局的心思：“他们哪里有诚意办院，只不过是借机点缀门面罢了！”

学生不解，姚国美对学生们解释说：“中医院当然是必须办的，但现在难的不是钱而是人呀！你们只一味想到医院当医生，并没有想到中医办院并无好的成熟经验。例如，中医临床究竟应该观察什么？护理、食谱究竟应该如何才适合中医需要？都有待摸索。我的想法是你们毕业后，必须首先充当一年实习医生兼带从事护理，从实际工作中拟订一套住院的医护规章制度，这样中医院才有光明前途。你们愿意吃这种苦头吗？”同学们立即齐声答应：“我们愿意！我们愿意！”

姚国美听后非常感动，决定赴国民政府南昌市市长龚学遂组织的“鸿门宴”。谈到具体办学所需的 5 万元经费，龚学遂提出以一栋破旧楼房折充，但姚国美始终沉默不言。龚学遂问办院究竟需款多少，姚国美只好婉转答话说：“目前中西医竞争时期，没有 20 万元无法追上西医医院。不过始终难在人才，请允许我把学校办完几届毕业后，再谈办院如何？”最终，宴会不欢而散，毫无结果。姚国美回校报告情况，原来抱天真幻想的同学们也觉悟到，官僚事还没办，贪污的企图已在冒头，只有脚踏实地、用功治学，按照学校自力更生的计划前进。

1937 年，卢沟桥事件爆发后，南昌市骤遭轰炸，姚国美逃隐庐山。1949 年，南昌解放，解放军登庐山，姚国美抱病出迎。1951 年，党中央批准江西创办中医实验院，基建经费恰恰为 20 万元。省领导有意邀请姚国美出任院长，此时姚国美患病已卧床不起，骤闻喜讯，一时喜出望外，啼笑交作，热泪挥洒，狂欢如儿童，家人为之诧异。姚国美平生夙愿，在中国共产党的领导下得以实现。数日后，姚国美安详逝世。

1954 年 5 月，江西省中医实验院成立（见图 1–3）。江西省中医实验院是全国首家全民所有制中医医疗机构，在编人员 30 人，病床 10 张，孙光任院长。实验院分实验部、临床部，项飞璜任实验部主任，赵惕蒙任临床部主任。临床部分门诊部及住院部，设有中医内科、针灸科。1955 年，严慕苏调任江西省中医实验院任党支部书记兼院长，建立中医外科。1956 年，姚荷生任院长。

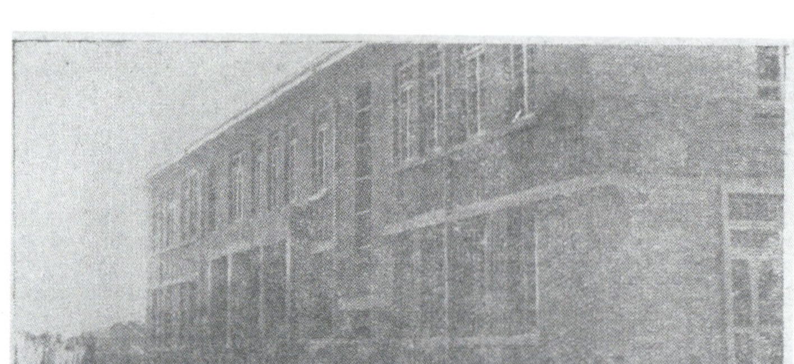

江西省中醫實驗院簡介

（本刊訊）江西省中醫實驗院是根據中央人民政府衛生部關於「團結中西醫」和「中醫科學化」的指示創建起來的。從一九五三年三月籌備以來，它已勝利地完成了基建工程；病房及入院處等，目前該院已於本月十五日舉行開院典禮。十七日先行開放門診。

中醫實驗院的業務性質是以臨床實驗研究爲主，和一般綜合性的醫院不同，它的組織形式，設備和工作方法都是從中醫科學化出發的，在組織方面設有行政，實驗兩部，不僅有中醫師，而且還有西醫師，藥師及化驗技師參加工作；在設備上除了醫療檢驗設備外，並有標本模型室、氣象室、圖書室等，計有各種設備九大類，三、四五六件；在工作方法上將有計劃地有重點地收容病例，經過正確診斷，系統實驗，以總結和發展中醫的治療工作，並使其逐步提高到科學的理論水平。

中醫實驗工作是逐步實現「中醫科學化」的一項艱巨任務。只有在共產黨和人民政府領導下，才有可能由理想變爲實現。但由於這是一件新的工作，必須依靠全省乃至全國醫藥衛生工作者的大力支援，才能勝利地，更加圓滿地完成這一任務，爲貫徹國家過渡時期總路綫總任務而奮鬥。

（孫　光）

图 1-3　江西省中医实验院简介

1957 年，因中医诊断、病历书写不统一，争论较大，存在分歧，江西省卫生厅决定撤销江西省中医实验院，并入江西医学院第二附属医院，归江西医学院领导，更名为“江西医学院附属中医实验院”。

第二章

江西省中医院成立（1954—1977 年）

一、成立江西中医学院

1953 年，江西省创办江西中医进修学校（见图 2-1）。1958 年，江西中医进修学校更名为江西中医专科学校。1959 年 5 月 19 日，在江西中医专科学校基础上，成立江西中医学院。自此，江西中医药高等教育翻开了崭新的一页，江西终于有了自己的中医药人才培养摇篮。

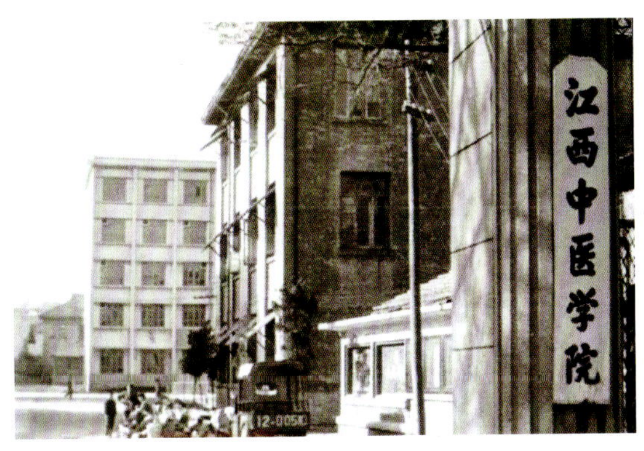

图 2-1　原江西中医学院大门

二、设立江西中医学院附属中医医院

江西中医学院成立后，为配合教学、医疗、科研三位一体的发展，发挥临床在中医人才培养中的重要作用，经学院申请，江西省人民委员会于 1959 年 9 月批准江西中医学院设立附属中医院，定院名为“江西省中医院”。江西省卫生厅副厅长、江西中医学院副院长江公铁兼任江西省中医院院长。江西省卫生厅、江西中医学院联合成立了江西省中医院筹建委员会，江西省卫生厅副厅长邓子华任主任委员，李斌、江公铁、刘志云任副主任委员，高凌云、赖良蒲、蓬勇、伍华、黄杰文任委员，下设办公室、人事组、基建组和设备采购组，具体负责建院工作。

三、江西省中医院开业

江西省中医院在江西省中医实验院院址动土兴建，经过3年的基本建设，共计完成建筑面积3680m^2，耗资36.6万余元。1962年9月19日，江西省中医院落成。

江西省中医院行政业务机构设有秘书室、医务科、药剂科、总务科、住院部和门诊部，临床科室有中医内科、针灸科、外科（伤外、肛肠、推拿）、X光室、化验室、药库等，在编职工80人。

1962年，江西省卫生厅决定将江西中医药研究所划归江西中医学院领导，并于9月与江西省中医院合署办公。4月19日，江西省中医院和江西中医药研究所成立党总支委员会，下设两个党支部——中医院党支部和中医药研究所党支部，庞福绥任总支书记兼中医院党支部书记。9月25日，江西省中医院门诊部正式开诊。10月10日，开放住院部，并设有病区2个，床位30张。

1964年，医院病床数增至50张，护理人员从每半年一次轮换制更改为基本固定，正式形成分科定岗的管理模式，并逐批次设立护士长分区域管理。

1965年，医院购进KE 200mA X光机一台；建立骨伤科，许鸿照为负责人。

1966年，江西省中医院有在编职工128人，病床80张，并添置了一些必要的仪器设备，改善了医疗条件，提高了医疗技术，逐步发展成为全省中医医疗中心和江西中医学院临床教学基地。

四、更名为江西中医学院附属医院

1966年12月31日，经江西省人民委员会批准，“江西省中医院”更名为“江西中医学院附属医院”，江西省中医院院名保留。

1968年，医院制剂室成立，并于1970年开始生产新6号枯痔液、717注射液、接骨膏、活血散瘀膏、金黄散、玉露膏、止咳糖浆等膏剂、散剂、合剂、冲剂、糖浆剂等剂型的院内制剂，为医院临床开展特色治疗提供特色制剂，如肛肠科开展枯痔疗法、外科毒蛇咬伤治疗等特色疗法。此后，医院根据临床经验，研究制订内科、外科、耳鼻喉科、皮肤科、针灸科等协定处方，并根据临床需要配制供应，很好地缓解了当时临床用药紧缺情况。

1969年，医院隶属南昌市革委会教卫组管理。1969年5月29日，江西省革委会政治部〔赣政发16号〕文件决定，将江西中医学院与江西医学院合并为江西医科大学。11月，中医药研究所撤销并入医院。1970年，我院由江西医科大学领导，更名为“江西医科大学附属中医院”。

1973 年 3 月，江西中医学院在江西药科学校的基础上恢复办学，医院和江西药科学校门诊部合并，成立江西中医学院附属中医院，归江西中医学院领导。医院党组织逐步恢复，支部建设不断加强，下设 4 个党支部：门诊党支部、机关党支部、药剂党支部、住院党支部。

1974 年，医院正式成立护理部，开始实行护理二级管理制度，设立在业务院长带领下的垂直管理体系，从思想及行动统一领导护理事业发展。护理工作逐步成为医院工作中不可缺少的一个组成部分。

1976 年，我院四层住院部大楼建成并投入使用，医院病床增至 290 张，建立内一科，开展心肺系疾病的治疗（见图 2–2）。

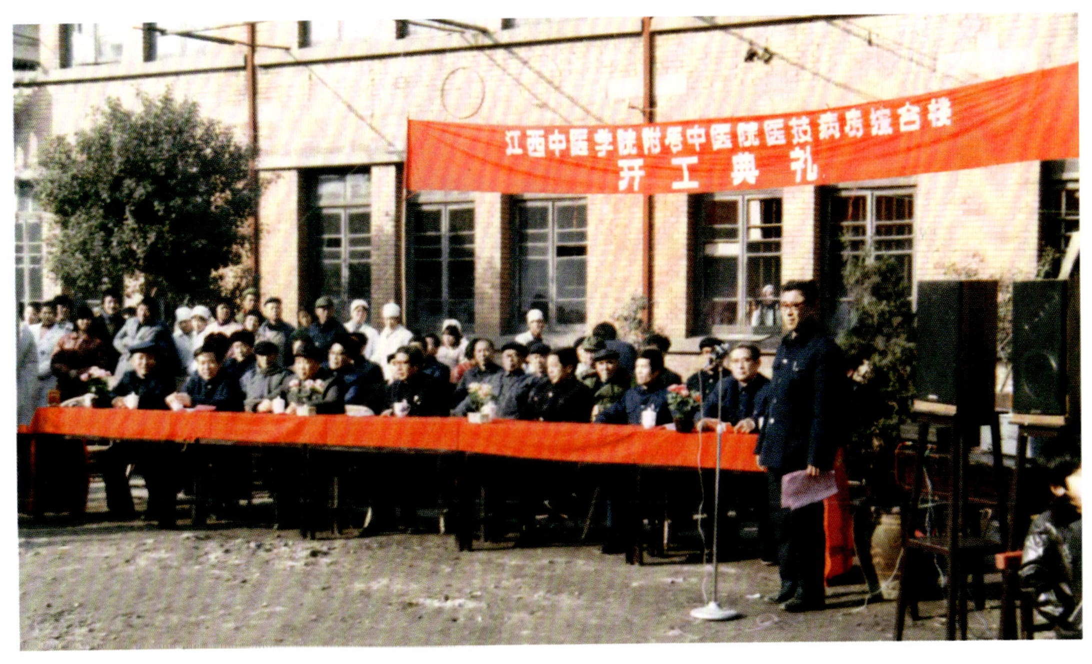

图 2–2　江西省中医院医技综合楼奠基

江西中医学院附属医院是学院学生进行课间实习和毕业实习最主要的基地，与此同时，医院还有计划地组织医教人员温课和集体备课，以更好地配合教学。医院除了完成江西中医学院的临床教学任务外，还接受了江西医学院、江西省卫生学校、江西护产学校等单位的中医临床教学任务。随着江西中医学院中医药教育事业的不断发展，医院医生的教学水平得到了很大提高，在临床教学中注重让学生熟练掌握中医学理、法、方、药的基本规律，要求学生对常见疾病能运用辨证论治等法则作出正确的诊断和治疗。当然，在此时期，医院的重要工作仍是医疗工作，教学任务相对简单，多为参与学院临床教学。

医院的建设，不仅得到了江西中医学院党委的高度重视，也得到了江西省卫生厅的大力支持，医疗设备和人员都得到不断充实，荟萃了江公铁、姚荷生、杨志一、沈波涵、张海峰、郭伯涵、赖良蒲、高凌云、潘佛岩、蒋云鹏等一批德高望重、学有渊源、术有专长，在省内外中医界享有盛誉的名中医，为中医医疗、科研和教学的开展，奠定了较为坚实的基础。

在创建过程中，医院始终坚持为人民健康服务、为教学服务的原则，突出中医特色治疗。为配合教学和科研，医院重点收治了胃溃疡、肾炎、肝病、中风、脱疽、经漏、痔瘘等病例病种，并有计划地组织医教人员温课和集体备课。医院除承担学院的临床教学任务外，还接受了城区居民疾病防治工作和农村巡回医疗任务，对胃溃疡、肝病、肺病等病例进行了重点研究，并取得了一定成果。特别是在枯痔疗法和经络研究方面有较大突破，研制的“枯痔液”及临床采用的枯痔法属全国首创。

第三章

改革发展的江西省中医院（1978—1999年）

1978年，中国共产党第十一届中央委员会第三次全体会议之后，改革开放的春风吹向赣鄱大地，沐浴着改革开放的春风，医院的工作也进入了改革发展时期。医院高举邓小平理论伟大旗帜，深入贯彻党的十二大、十三大、十四大、十五大精神和《中共中央、国务院关于卫生改革与发展的决定》，开拓进取，求真务实，实施了系列改革措施，推动医院实现了快速发展。全院充满了生机和活力，医院规模不断发展，实力不断增强，社会声誉越来越高，逐渐成为全省中医医疗、教学、科研的中心。

1988年，江西省编委批复同意医院定为处级事业单位。1990年8月，省编办发文批复，“江西中医学院附属中医院”更名为“江西中医学院附属医院”。1996年，医院成为全省第一家三级甲等中医医院，并被省卫生厅确定为省级示范中医医院建设单位。1998年，医院被确定为卫生部临床药理基地和国际紧急救援中心网络医院。2000年，医院获评全国卫生系统先进单位。

这一时期，医院的改革举措和取得的主要成果如下。

一、成立医院党委和纪委

1981年9月28日，经江西省委组织部批准，医院成立党委，并设立纪律检查委员会。医院党委成立后，改革事业进一步推进。在发展党员的过程中，医院党委认真贯彻“坚持标准，保证质量”的方针，加快党员发展，一批临床一线骨干力量为党组织注入了新的活力，党组织的力量不断得到充实和加强。2000年7月，根据医院临床科室特点，增设调整党支部至13个，并进行了支部换届选举工作。支部换届选举后又及时召集全院各支部委员举办“支部工作培训班”，从思想、理论、组织、作风、宣传、统战等方面进行集中培训，使全院各支部很快进入规范化、程序化健康发展轨道。医院党委找准理论学习和临床实际工作的结合点和切入点，做到有安排、有督促、有检查、有反馈，提高全院党员的政治素质和理论水平，做到“讲学习、讲政治、讲正气”。

二、组织召开医院首次党代会

1995 年 7 月 6 日，医院召开了江西中医学院附属医院第一次党代会，会议系统总结了建院以来取得的成绩（见图 3-1）。会议指出：建院以来，在省卫生厅和江西中医学院的领导下，医院始终坚持党的基本路线和社会主义办院方向，牢记全心全意为人民服务的宗旨，根据院情大胆改革，医院党的思想、作风、组织建设和其他各项工作取得了可喜的成绩，医院的面貌发生了深刻的改变，为中医事业的发展做出了积极的贡献。会议提出了“坚持改革开放，适当扩大医院规模，在坚持把社会效益放在首位的前提下，取得经济效益的统一，努力把江西省中医院办成有实力、有活力、有竞争力的社会主义医院”的思路和目标。

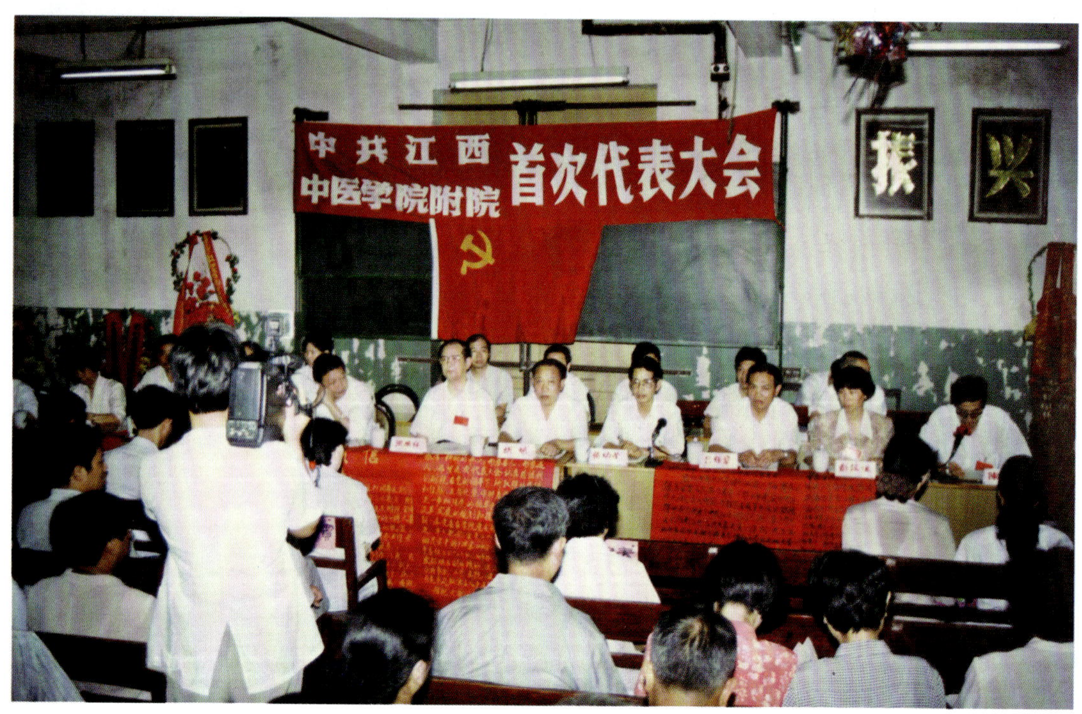

图 3-1　江西省中医院首次党代会

三、积极落实党的知识分子政策

中国共产党第十一届中央委员会第三次全体会议以后，医院认真落实党的知识分子政策，进行了全院人事档案清理工作，知识分子工作走上了正常化轨道，许多优秀知识分子相继入党。1981 年 1 月—1995 年 7 月，共有 26 名高级知识分子加入中国共产党，先后有 7 人被推荐到省人大和省政协任职，有 11 位专家享受政府特殊津贴。1995 年，我院 449

名专业技术人员中，有正高级职称者 14 人、副高级职称者 56 人。广大知识分子心情舒畅，一心扑在工作上，为医院的建设和发展做出了不可磨灭的贡献。

四、大力推进人事分配制度改革

1979 年 2 月，医院首次把卫生技术人员分成医疗防疫、药剂、护理、其他技术 4 类人员，分成主任、副主任、中级、师级、士级 5 个等级职称，明确了各等级专业技术人员的任职条件和晋升条件；同时，医院的工资制度也持续优化。1985 年 1 月—1993 年 9 月，医院实行以职务工资为主的结构工资制；并于 1986 年召开医院年度工作总结大会（见图 3–2）。1993 年 10 月—2006 年 6 月，医院实行职务（岗位）等级工资制，专业技术人员实行事业单位专业技术职务等级工资制，管理人员实行职员职务等级工资制，技术工人执行技术等级（职务）工资制，普通工人执行岗位工资制。在经济分配制度上破除“大锅饭”、平均主义思想，实行院、科两级核算，使奖金和 40% 的活工资与职工的德、能、勤、绩挂钩。医院院级领导班子实行干部任期聘任制，医院党委对中层干部实行聘任制，破除干部终身制。

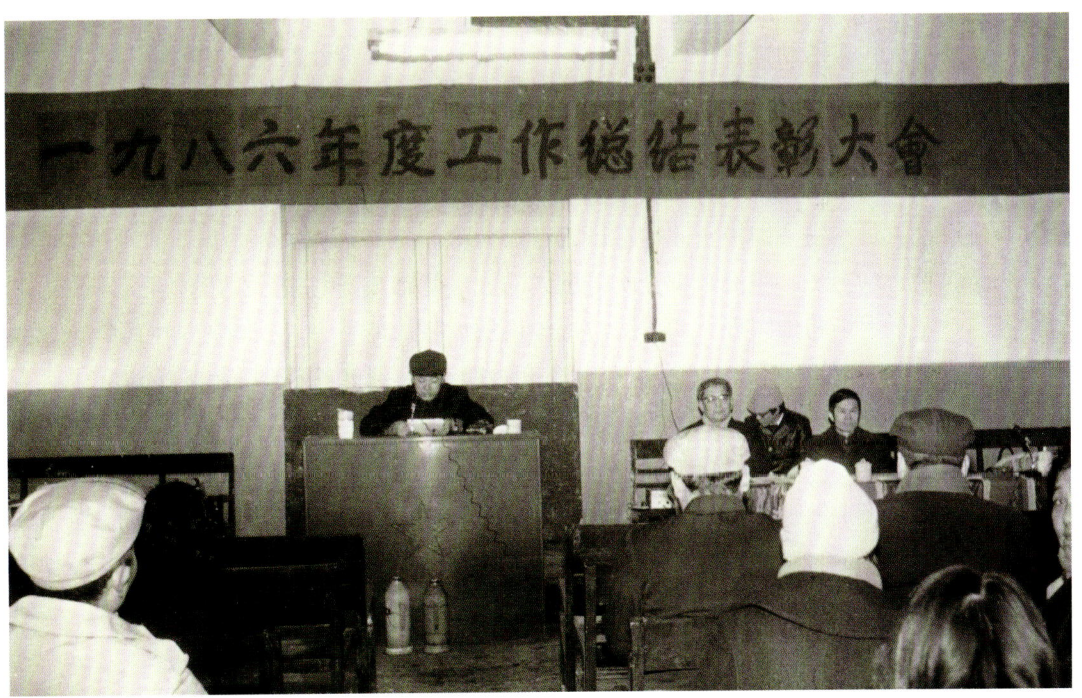

图 3–2　1986 年医院年度工作总结大会

总之，通过医院内部管理体制的综合改革，建立竞争与激励机制，奖勤罚懒，奖优罚劣，调动了职工的积极性和创造性，促进了医疗、教学、科研工作的发展，提高了医院的“两个效益”。

1999年，万友生、姚奇蔚、范崔生、潘佛岩、宗瑞麟、魏稼、殷伯伦、洪广祥、皮持衡、龚琼模、陈昆山、许鸿照、陈瑞春等被评为第一届江西省名中医。

五、大刀阔斧实施机构改革

医院临床科室和原学校中医系的各教研组合并，由医院根据临床教学、医疗和科研需要进行统筹安排，负责中医内科学、西医内科学、诊断学基础、中医伤科学、中医外科学、西医外科学、中医儿科学、中医妇科学、针灸学、五官科学等临床课程的教学并成立相应教研组。1995年7月15日，医院与学校针灸骨伤系合并，实行院系结合，医院与针灸骨伤系两块牌子，一套领导班子。医院临床与医技科室更加健全。大内科分为呼吸科、肝胆风湿病科、肾病科、消化科、血液内分泌科、心脑血管科、肿瘤科、急诊科8个科室，成立了中医皮肤科，医技科室增加了B超室、心向量图室、肌电图室、病理室，并建设了3个重点中医专科，开设了30个专病门诊。

六、全面加强临床工作

医院注重突出中医药优势，扬长补短，着力提高临床综合处置能力和危重病人抢救能力，开通绿色通道，对危、急、重患者抢救成功率达85%，建设了全省一流的净化手术室，成功地进行了胃癌根治、肝叶切除、门脉高压分流及断流、巨大卵巢囊肿切除等大中型手术。

全院护理人员纷纷参加护士职称考试，专业技术能力得到了显著提升。护理部多次举办全省中医护理学习班，积极组织全院范围内的中医基础知识测验，派出护理骨干外出进修学习。护士们逐渐将中医理论和方法应用于疾病症状护理当中，并能通过中医针灸、拔火罐、艾灸、梅花针、穴位按摩等技术操作来协助治疗。1992年，医院开始建立中医责任制护理试点病房，以护理程序为核心，护士运用四诊方法，对患者进行评估，依据“辨证分型”提出护理问题，制订完整的护理计划，通过中医护理技术、饮食调护丰富责任制护理的内涵，实施中医护理评价。1992年11月11日，医院正式建立“江西省康复医学中心”，开展康复医学科研、教学与临床工作。1998年，医院被列为全国中医医院整体护理协作试点单位。

七、大力加强学术工作

1993年2月1日，医院召开了第一次学术委员会会议，审定了第二批专家、专科及专病人员，并就加强“三专”工作作出了有关规定。1996年，洪广祥教授被聘为北京中医药大学中医内科学博士生导师，为江西省首位中医学博士生导师，并于1997年招收博士研究生 1 人。1997 年，皮持衡教授被聘为北京中医药大学中医内科学博士生导师，于 1998 年招生。图为姚荷生教授指导硕士研究生撰写毕业论文（见图 3-3）。

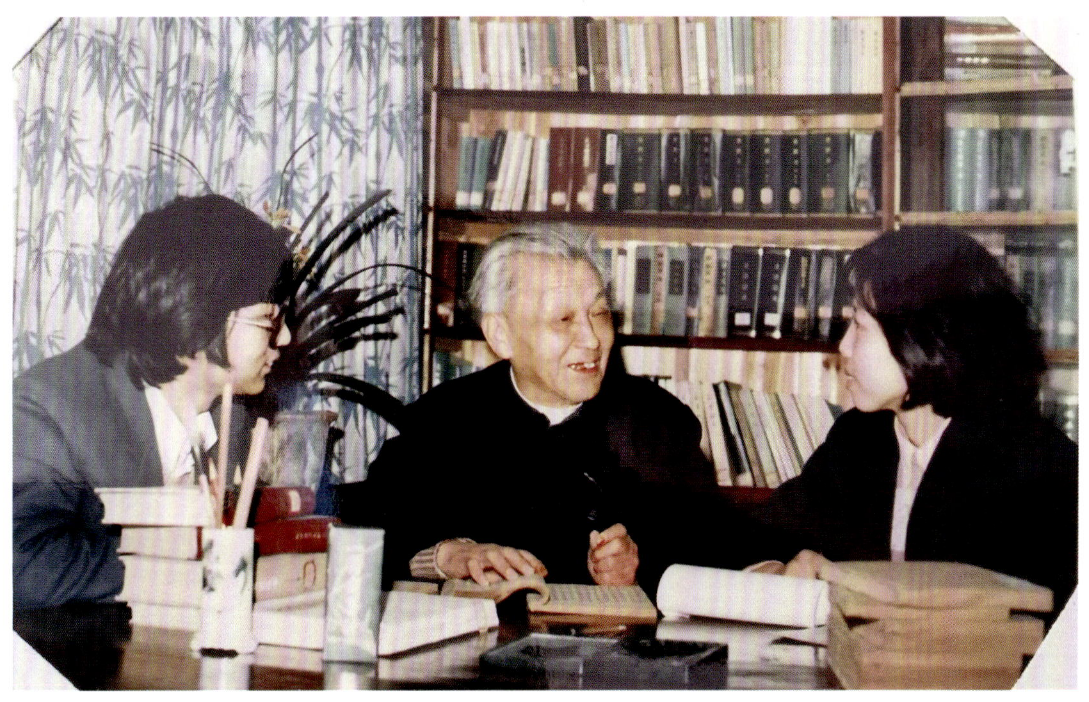

图 3-3　姚荷生教授指导硕士研究生撰写毕业论文

八、涌现一大批科技创新成果

医院开始进行针灸治疗研究，探索出“热补法”等新方法，为针灸治疗提供了新的理论和技术支持；在中药制剂和中药药理方面进行了深入研究，开发出一系列中药制剂新品种，其中，“玉容高级保健美容香皂”为中药制剂的现代化和国际化做出了贡献；发明多种临床实用器械，如许鸿照主持的“髌骨复位加压固定器”研究荣获江西省科学技术进步奖三等奖。

医院在中药研发、中医诊疗技术、数字化医疗等领域持续开展科技创新，拥有了一批具有国际领先水平的中医药研究成果。如，中药新药“肺安颗粒”在治疗肺纤维化疾病方面取得了显著疗效；医院研发的中医数字化诊疗系统“智慧中医”，将传统中医诊疗技术与现代科技相结合，实现了中医诊疗的数字化和智能化。

科研成果方面，张秀辉主持的“东莨菪碱穴位注射治疗小儿瘫痪”、张安莉主持的“针灸治疗胃动力障碍症的临床疗效研究”荣获国家中医药管理局科学技术进步奖三等奖；龚菊梅研制的“骨科内固定手术钢针尾折弯钳”获国家实用新型专利授权，并荣获国家中医药管理局科学技术进步奖三等奖。

九、开展药事改革

1984年，为了适应逐步加强的院内制剂监管要求，制剂室设立药检室，进行制剂工艺、质量标准整理，开展剂型改革科研工作，完成了7个单味药品制剂样品，对九华膏进行剂型改良，成功研发九华痔疮栓（现瑞金制药厂在生产）。

20世纪90年代，医院的中药煎煮方式得到全面升级。1996年，医院开始使用全自动电热灶代替传统的“陶罐＋煤球”煎药。1998年，医院开始使用自动煎药机、包装机。此后，医院又投入大量资金，对制剂室进行改造升级，增设净化区用于制粒与内包装，实现了内部功能分区，采购了一批不锈钢制药设备（0.5T提取罐、乙醇回收罐、双效浓缩等5台设备），成为全省首家通过优良药房工作规范（GPP）验收的医疗机构制剂生产单位。图为药师在老中药房拣配中药（见图3–4）。

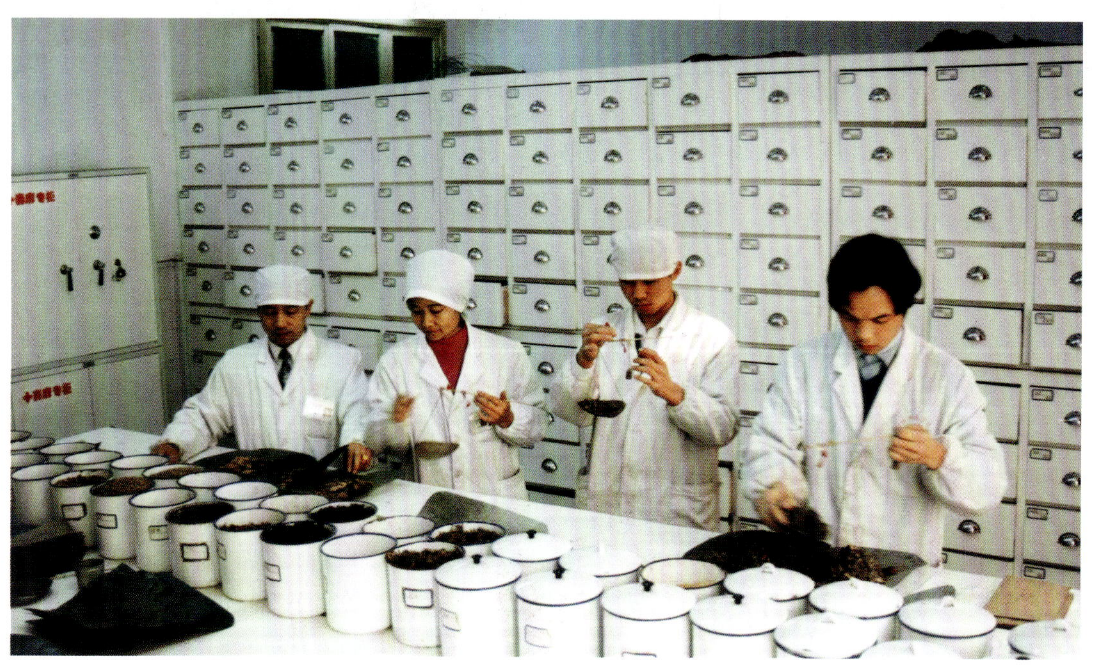

图3–4　药师在老中药房拣配中药

十、创办院属企业

原卫生部等五部门联合出台《关于扩大医疗卫生服务有关问题的意见》，鼓励医疗卫生事业单位搞“副业”，实行“以副补主”，而且免税。医院在“副业”政策背景和市场化改革浪潮的影响下，与南昌洪城彩印厂联合经营石泉饮料厂，生产“庐山可乐”，成为医院“副业”。遗憾的是，在市场大潮中，企业逐渐走向落寞。

十一、开启信息化建设之路

在信息化社会的背景下，医院也加快了人事档案数字化的进程，利用 FoxPro 数据库管理系统整理录入了本院职工的电子信息数据库。2000 年，医院组织人员对档案材料进行又一次集中化整理，并在此之后建立了电子化的人事档案目录。

十二、大力改善办院条件和职工生活

改革开放初期，全院职工艰苦创业，多渠道筹措资金，先后兴建了四层楼的住院部、九层楼的医技大楼以及行政楼、制剂楼、招待所楼、进修生楼、福州路店面楼，对病区进行了装修，修建住院部花园、假山、凉亭，改善了就诊环境，医院先后被评为省、市园林化管理先进单位。与此同时，医院加大了设备采购力度，先后购置了带独立工作站的日本东芝螺旋 CT、超霸型 B 超机、全数字化彩色多普勒超声诊断仪、电子胃镜、肺功能仪、呼吸睡眠监测系统、全自动生化分析仪、全自动血球计数器等，改建病区呼叫系统，满足了临床需要，为科学总结中医药临床疗效提供了客观依据，促进了中医现代化。

在职工生活方面，尽管医院资金紧张，财力薄弱，但仍然抽出了部分资金，建设了 4 栋宿舍，总面积为 10200m^2；兴建了煤气站，安装了管道煤气；克服了重重困难，并征得土地 10.8 亩（7200m^2），建设了一栋面积为 5740m^2 的职工宿舍，后期又筹集资金兴建了两栋面积总计 12400m^2 的宿舍和 1 栋带卫厨、面积 1400m^2 的青年职工宿舍；购买大客车接送职工上下班。上述措施极大改善了职工的住房条件，解决了职工的后顾之忧，使全院职工一心扑在工作上，形成合力，发展医院，增强了凝聚力和号召力。

第四章

快速发展的江西省中医院（2000—2012 年）

进入 21 世纪，医院党委高举中国特色社会主义伟大旗帜，坚持以毛泽东思想、邓小平理论、“三个代表”重要思想和科学发展观为指导，积极落实学校党委的战略部署，紧紧围绕医院发展大局，全面加强党的建设，不断深化改革，积极推进医院基本设施建设、医疗质量管理、学科专科建设、人才队伍建设和科研教学工作，医院各项事业实现了快速发展。

医院的主要工作和成绩如下。

一、更加重视工作部署和规划

进入 21 世纪后，医院更加重视工作规划和布局，于 2000 年 6 月 29 日召开了江西中医学院附属医院第二次党代会，会议总结了首次党代会以来的发展成绩，并提出了“坚持改革开放，主动适应社会主义医疗市场的需求，协调两个效益，把医院真正建设成为以中医药为主体的现代化、开放型综合性医院”的跨世纪办院目标，制订并实施了建院以来的第一个五年规划——《江西中医学院附属医院“十一五”发展规划》，进一步明确了办院目标和思路举措。

二、党的建设明显加强

按照党中央要求，医院开展了保持共产党员先进性教育活动、深入学习实践科学发展观活动和创先争优活动，通过主题教育实践，进一步坚定了全院党员干部职工的理想信念，提高了思想觉悟，丰富了理论水平，为医院实现跨越发展提供了坚实的思想基础和政治保障。

医院高度重视干部的选拔、教育、培养、考核和监督工作，通过健全选人用人机制，开展干部廉政谈话、干部述职述廉和医德医风考核等，不断强化干部队伍管理，提升了干部队伍的凝聚力和战斗力。

医院高度重视宣传工作和文化建设，2011 年设立宣传科，加强对外宣传工作，强化与媒体的合作，进一步提高了医院的影响力和美誉度。

三、改革步伐明显加快

进入 21 世纪后，医院持续加大了改革力度，进一步改革完善办院体制机制，激发发展活力。医院改革的主要措施如下。

1. 2002 年 3 月，江西中医学院中医系与医院合一，原中医系所有管理工作（包括学生工作）由医院负责。

2. 2002 年 4 月起，医院实行无假日医院，全年接诊。

3. 2002 年 4 月 1 日，医院成立了医疗保险科和市场部，加强了医保管理和市场开发。5 月 30 日，医院成为南昌市首批医疗定点机构。市场部成立后，医院组建市场开发团队，与省市机关、各团体单位建立良好的合作关系，为开拓业务范围、扩大医院影响做出了重要贡献。

4. 2002 年 10 月 1 日，经过积极争取，医院成为 120 院前急救网络定点医院，并要求所有新进医生接受院前急救培训。

5. 医院实施了工资制度改革。2006 年工资制度改革是中华人民共和国成立以来第四次大的改革，这次工资改革完善了事业单位工作人员收入分配制度，打破了 1993 年工资改革的工资体系，将原来的“基础工资、活工资、津补贴”变成了 4 个部分。岗位绩效工资由岗位工资、薪级工资、绩效工资和津贴补贴组成，其中岗位工资和薪级工资为基本工资。

6. 医院落实《事业单位实行人员聘用制度意见》（赣府厅发〔2002〕40 号）文件精神，实行职工聘用制度，与职工在平等自愿、协商一致的基础上，签订聘用合同。根据《江西省事业单位岗位设置管理的实施意见》（赣办发〔2008〕17 号）文件精神，医院于 2010 年 7 月实行了岗位聘任管理，按照“因事设岗、人岗相适、按岗竞聘、岗变薪变”的原则，严格依据省人事厅核定的岗位等级结构比例进行岗位设置与聘任，对人的管理实现了由身份管理向岗位管理的转变，实现了岗位聘任能上能下、职称聘任能高能低的改革目标。

四、强化医院品牌建设

医院发挥中医药特色优势，进一步完善服务网点布局和品牌建设，主要举措如下。

1. 医院建设了江西省骨伤医院。2003 年 1 月，医院增挂“江西省骨伤医院”牌子。为把骨科做精、做强，2006 年，医院全面启动了骨科专业分化工作，形成了创伤骨科、脊柱骨科和关节骨科三个专业发展方向，为提高医院骨科的临床和学术水平，建立名副其实的江西省骨伤医院奠定了坚实基础。

2. 医院成立了国医堂和中医特色治疗中心。2004年，医院开设了国医堂（见图4–1），安排名老中医集中坐诊，进一步提高了医院品牌影响。2009年，国医堂荣获首届“全国先进名医工作室”荣誉称号。

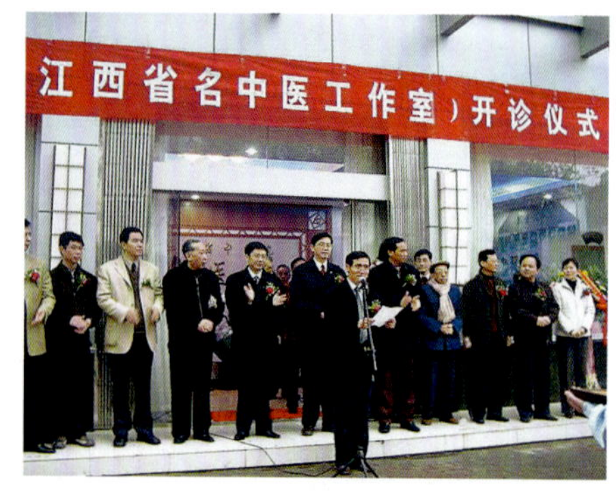

图4–1 江西省中医院国医堂开诊

3. 医院建设了红谷滩分院和阳明路门诊部，形成了多层次的办医格局。2006年，医院在南昌市红谷滩沙井卫生服务中心挂牌江西省中医院红谷滩分院。

4. 医院创办了江西热敏灸医院。2011年9月7日，全球首家热敏灸医院正式开业。热敏灸医院开放病床近200张，主要开展热敏灸、针刺等中医特色疗法的临床与科研工作。热敏灸医院始终突出针、灸、药有机结合，形成了以中风病为主体，以痛证、痿证为两翼的三个主攻疾病为治疗特色的办院方向，深受患者欢迎。

5. 医院加快了产业发展，成立江西江中中药饮片有限公司。2004年7月6日，江西江中中药饮片有限公司在江西九江市武宁县工业园区建厂投产，主营中药饮片生产、销售。

五、医疗服务能力显著提升

2011年，医院编制床位从600张增至1600张；同年，医院开放床位从1000张增至1200张。“十一五”时期，医院加大医疗设备投入，先后添置了MR 750磁共振成像系统、1.5T磁共振成像系统、宝石CT、16排螺旋CT、心脏彩超、全自动生化分析仪等一批先进诊疗设备，部分设备达到国内领先水平。

医院成立了国医堂、中医特色治疗中心、胸外科、微创外科、泌外科等一批临床科室，进一步提高了医院综合处置能力。

医院投入300万元建立了消毒供应中心，使医院器械清洗、灭菌等工作均按集中管理模式进行处理，并形成了高效的循环流程，提高了消毒供应中心的专业性和安全性。

这一时期，医院业务得到快速发展，业务量一年一个台阶：2000年，医院门诊量为15万人次，总收入为4488万元；2002年，医院业务收入首次突破亿元大关，达1.06亿，门诊量为32万人次，住院患者为1.04万人次，病床使用率107%；2008年，业务收入突破2亿元，为2.18亿元，门诊量为55.7万人次，住院患者为1.6万人次；2009年业务收入为2.97亿元，门诊量为64.4万人次，住院患者为1.86万人次；2010年业务收入为3.78亿元，诊疗量为64.7万人次，住院患者为1.9万人次；2011年医院总收入为4.26亿元，总诊疗人次为67.7万人次，住院患者为2.08万人次；2012年医院总收入为5.13亿元，同比增长20%，总诊疗人次为78.3万人次，住院患者为2.78万人次。

六、专病建设实现突破

呼吸学科、骨伤学科和针灸推拿学科先后获批为国家中医药管理局重点建设学科。呼吸科、针灸科、骨伤科、妇科、中外科（皮肤科）和毒蛇咬伤专病列入国家中医药管理局“十一五”重点中医专科专病。急诊科为国家中医药管理局中医、中西医结合急诊临床基地建设单位。厅级以上重点中医专科专病覆盖全院中医临床科室。

2011 年，针灸科、妇科和中外科 3 个专科列入国家临床重点专科中医建设项目，实现了医院国家级重点专科零的突破，基本形成了以国家级重点学科专科为龙头，省部级重点学科专科为骨干，厅局级重点学科专科为基础的学科专科建设体系。

七、护理工作规范化、全面化发展

医院高度重视护理人才培养，全面提高护士综合素质，逐步形成人才梯队合理、护理技术力量雄厚、护理业务建设全面发展的护理团队。

2003 年，应护理学专业建设和发展的需要，学校专业学科组设在我院。此后，我院逐年加强护理师资队伍建设，建立健全教学管理制度，实行教学管理人员听课制度、新教师试讲制度、护理教师集体备课制度，完成江西省中医院二本、三本、高职三个层次的护理教学任务。

2010 年，全院注册护士人数为 334 人，具有大专以上学历者占 76.6%，护理人员整体素质显著提高。医院强化护士业务培训与考核，促进护理学术交流，积极参加优质护理服务“示范病区”创建活动，进一步规范了医院护理工作流程，提高了护理工作质量。至 2012 年，全院优质护理服务试点病房覆盖率达 100%，中医护理技术操作合格率达到 90%。2007 年，护理部被中华中医药学会评为“全国首届中医护理先进集体”；2010 年，被卫生部评为“优质护理服务考核优秀病房、个人单位”。

八、教育教学工作得到加强

2002 年 3 月，原本由学校管理的中医系、针灸骨伤系、对外交流系的临床教学由医院负责统一管理，原中医系所有管理工作（包括学生工作）由医院负责，实现了临床教学的院系合一，同时，医院成立了教学办公室。院系合一后，医院医生不仅作为学院临床教学教师，也是中医类课程的任课教师。医院医生承担了中医内科学、针灸学、中医外科学、伤科学、中医妇科学、中医儿科学等课程，教学工作较前更为丰富。医院专门成立了院系教师管理部门，负责学校医学类课程的授课和临床带教工作。医教融合，教学相长，并取得了很好的改革成果。学校在 2007 年教育部本科教学评估中获得优秀。2001 年，由皮持衡教授主持的“高等中医药院校实验教学改革与实践”课题荣获国家级教学成果二等奖，成为学校建校以来获得的首个国家级教学成果奖；2004年，张小萍入选江西省教学名师；2007年，陈日新入选全国优秀教师；2009年，陈日新入选江西省教学名师；2009年，王万春和陈宝国获“江西中医学院第二届教学标兵”称号；2010年，蒋小敏入选江西省教学名师。

九、中医药科研创新迈上新台阶

通过不断鼓励广大医务人员开展基于临床的科研创新，医院科学研究工作取得了长足进步。

2004年10月，胡志方主持的“中药胃漂浮型控释电辅助种类、配比与载药量多元相性研究”、陈日新主持的“‘透热点灸’治疗肌筋膜疼痛综合征的临床疗效研究”双双获得国家中医药管理局中医药科学技术研究专项。

2006年，医院成立江西省南方灸疗中心。

“十一五”期间，医院完成了各级各类科研课题226项，获得科研经费资助1867.2万元，其中，立项国家973计划、国家自然科学基金、国家“十一五”支撑计划、国家行业专项等国家级科研项目11项，立项国家中医药管理局、省自然科学基金和省重大科技创新等省部级科研项目36项，立项厅级科研项目179项，获批热敏灸重点研究室、热敏灸三级实验室、南方毒蛇咬伤研究中心和南方血吸虫肝病中医研究中心国家中医药管理局和省部共建平台4个。

2007年，陈日新主持的“腧穴热敏化临床研究”获江西省科学技术进步奖一等奖。经过省卫生厅批准，医院成立南方毒蛇咬伤研究实验室，喻文球为负责人；成立南方血吸虫肝病中医研究实验室，江一平为负责人。

2008年，迟振海主持的“腧穴热敏化临床研究”获中国针灸学会科学技术奖二等奖。

2009年，邵益森主持的“游离股前外侧在口腔癌术后缺损修复中的应用研究”荣获江西省高等学校科技成果奖三等奖。8月，医院获批建立国家中医药管理局热敏灸重点研究室，陈日新任研究室主任；经国家中医药管理局批准，建立腧穴热敏化三级科研实验室，康明非为负责人。

2011年7月，王万春主持的“蝮蛇咬伤中医药干预综合治疗规范化研究”荣获江西省科学技术进步奖三等奖。

十、中医药特色优势更加明显

“十一五”期间，医院以深入开展中医医院管理年活动和中医特色年活动为契机，大力开展四大经典系列学习讲座，全面强化了中医查房、中医会诊制度。在全院开展了中医优势病种遴选工作，医院给予每个病种 5 万元资金资助，提高中医药服务能力。医院加强中医药特色诊疗指标（中医诊断准确率、证候诊断准确率、辨证论治准确率、中成药辨证使用准确率等）的督查工作，使全院住院患者的中医治疗率由 2006 年的 48.2% 提高到 2010 年的 67.7%。医院高度重视新灸法的科研创新和临床推广。热敏灸在全国 27 个省市和全省近 50 家医疗机构中推广应用，基本形成了“北看天津针、南看江西灸”的发展格局。医院还积极推广“冬夏并治”“膏方”等特色中医药服务，形成了自己的中医药特色品牌。

十一、抗击“非典”和抗震救灾

医院坚持公立医院的公益性。2003 年，严重急性呼吸综合征（“非典”）期间，医院 400 多名医务人员报名参加抗击“非典”一线，接诊 500 多例发热患者，生产抗“非典”中药汤剂 60 多万袋。2008 年，四川汶川特大地震灾害事件发生后，医院及时组织派出了 3 批次共计 13 人的抗震救灾医疗队，千里驰援四川灾区；还先后派出 2 名医务人员赴四川小金县中藏医院开展医疗援助，支援四川灾区重建。医院和多名医务人员获国家级、省级抗击“非典”、抗震救灾“先进集体”和“先进个人”荣誉称号。

十二、办院条件显著改善

2004 年，医院为门诊大楼安装了中央空调，改造装修了手术室、供应室、18 个病区治疗室等医疗用房；新装修了国医堂、康复治疗中心、ICU 病房和优质二病区用房；院内道路全面翻修，铺设花岗岩路面 2000m^2，新建停车场 1000m^2；安装了消防喷淋系统及摄像监控系统。这些举措大大改善了就医环境，促进了医院安全生产。

2010 年 7 月 15 日，医院医疗综合大楼开工建设。医疗综合大楼建设项目在 2009 年获得国家投入 3000 万元资金的基础上，2010 年获得省政府 2500 万元的配套建设资金。图为 2014 年投入使用的医院综合大楼（见图 4–2）。

十三、医院和一批职工获得重要表彰

2001 年 2 月 24 日，江西省卫生厅、江西省人事厅公布第二批江西省名中医遴选名单，医院 11 位中医专家荣获“江西省名中医”殊荣，他们是蔡灿林、刘义生、姚文豹、邓运明、喻文球、张安莉、贺支支、饶旺福、赵纪生、张小萍、谢强。

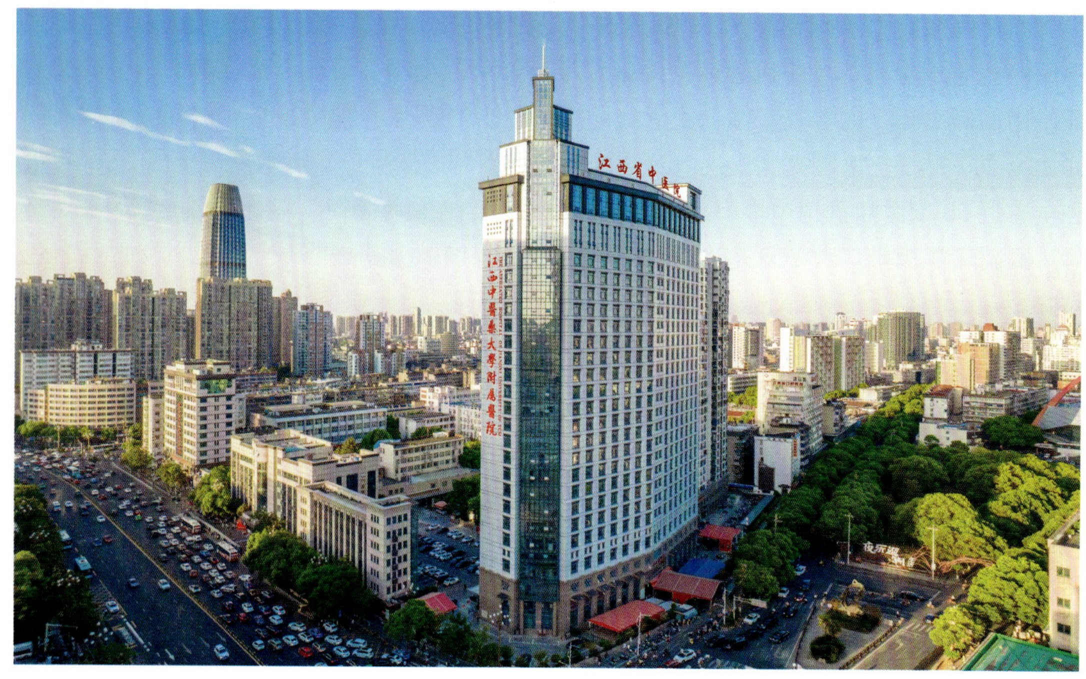

图 4-2　2014 年投入使用的医院综合大楼

2003 年，医院作为全省唯一一家医院荣获“全国卫生系统行风建设先进集体”称号。

2004 年，医院荣获省级“群众满意医院”称号。

2012 年，医院荣获“全国卫生系统先进集体”“全国中医药应急工作先进集体”“全省创先争优群众满意窗口单位”称号。

十四、热敏灸走进上海世博会

2010 年 9 月 29 日，医院在上海世博会国际信息发展网馆举办了“中华热敏灸”主题日活动。这一推广活动引起了国家中医药管理局、江西省人民政府以及海内外新闻媒体的高度关注，时任江西省副省长谢茹、国家中医药管理局副局长李大宁、联合国发展计划署执行机构——国际信息发展网组织罗马总干事丹尼尔·巴瑞奥共同启动了“中华热敏灸日”暨“中华热敏灸全球启航仪式”，国医大师朱良春亲临活动现场并赠送“中华热敏灸，承传千古艾”书法作品及牡丹图。

第五章

高质量发展的江西省中医院（2013—2024年）

党的十八大以来，党中央、国务院高度重视中医药发展，把中医药工作摆在更加突出的位置，中医药发展成为国家战略，医院迎来天时、地利、人和的大好时机。江西中医药大学附属医院坚持以习近平新时代中国特色社会主义思想为指导，深入贯彻落实党的十八大、十九大和二十大精神，深入贯彻落实习近平总书记视察江西重要讲话精神及关于中医药工作的重要论述，全面落实全国卫生与健康大会、全国中医药大会精神，大力弘扬伟大建党精神，全面加强党的领导，大力改善办院条件，提高医疗服务水平，不断健全现代医院管理制度，提升运营效率和管理能效，不断提升群众就医获得感和职工满意度，推动医院实现高质量发展。

2013年，江西中医学院更名为江西中医药大学，医院随之更名为江西中医药大学附属医院。

医院先后于2016年和2022年召开了江西中医药大学附属医院第一次党代会和第二次党代会，系统总结了医院办院成就，明确了办院目标和努力方向。医院制订和实施了医院“十二五”“十三五”“十四五”发展规划，医院制度更加健全，发展目标更加清晰，发展步伐更加稳健，发展成果更加丰硕。医院先后接受了两轮大型中医医院巡查和三级中医医院复评考核，建设和启用了西湖院区，获批了江西省肛肠医院，并与江西中医药大学临床医学院实行“院院合一”管理机制。医院党委抢抓重大战略机遇，加大项目申报建设力度，并先后获批和建设了国家中医药传承创新工程、国家中医药传承创新中心、国家区域医疗中心、国家中医临床研究基地、国家疫病防治基地、全国中医药文化宣传教育基地等重大项目。

一、全面加强医院党的领导，大力推进党的建设

党的十八大以来，医院党委坚持以习近平新时代中国特色社会主义思想武装头脑、指导实践、推动工作，全面贯彻党的卫生与健康工作方针，贯彻落实深化医药卫生体制改革政策措施，坚持公立医院公益性，确保医院改革发展正确方向；进一步加强了党对医院工

作的全面领导，大力推进党的建设伟大工程，把全面加强党的领导贯穿医院治理的全过程、各环节、各方面，全面落实了公立医院党的建设“七个全覆盖”要求。医院大力实施“三化”建设，有效推进党建与业务工作深度融合，建成了一批标准化党员活动室，进一步规范基层组织运行，提高了基层党组织的凝聚力、战斗力。

（一）落实党委领导下的院长负责制

2018年，根据中共中央办公厅印发的《关于加强公立医院党的建设工作的意见》，医院落实了党委领导下的院长负责制，并制订了医院党委会“三重一大”决策制度和《院长办公会议事规则》，明确了会议召开时间、参加人员、议事范围、议事程序等内容。医院党委发挥把方向、管大局、作决策、促改革、保落实的领导作用。医院实行集体领导和个人分工负责相结合的制度，凡属重大问题都要按照集体领导、民主集中、个别酝酿、会议决定的原则，由党委集体讨论，作出决定，并按照分工抓好组织实施，支持院长依法依规独立负责地行使职权。院长在医院党委领导下，全面负责医院医疗、教学、科研、行政管理工作。医院坚持定期召开党委会、院长办公会和党政联席会，并每年召开“双代会”，形成了“党委领导、院长治院、民主管理”的治理模式。

2024年5月14—15日，江西中医药大学附属医院召开第二届职工代表大会暨工会会员代表大会第二次会议（见图5-1）。

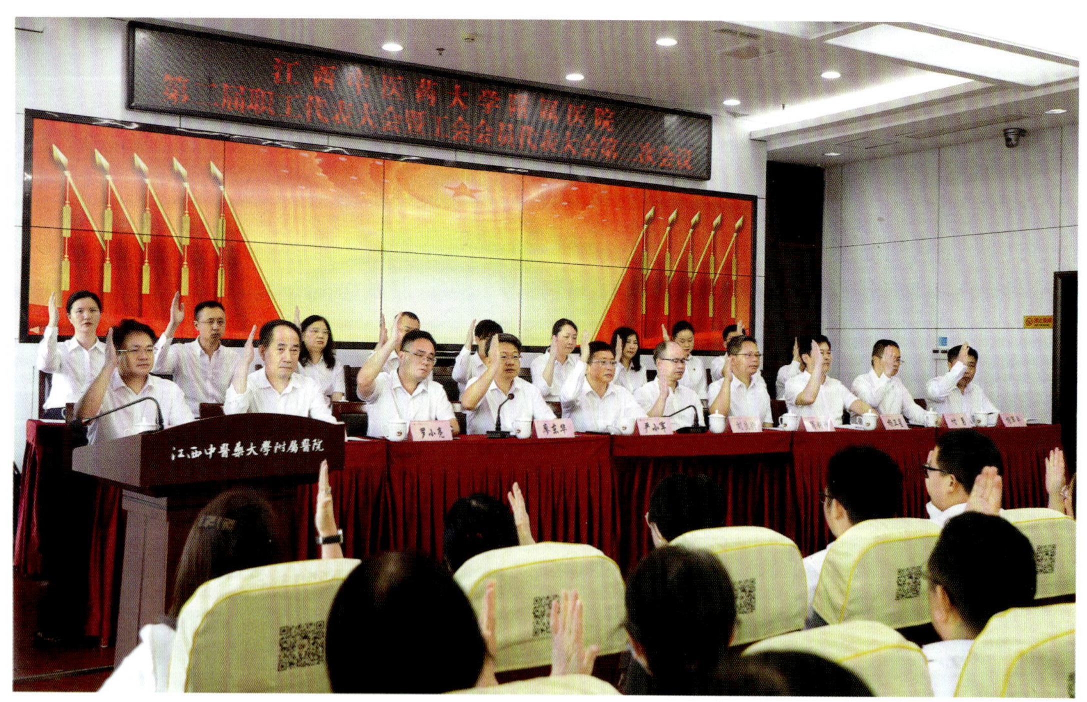

图5-1 江西中医药大学附属医院第二届职工代表大会暨工会会员代表大会第二次会议

（二）加强领导班子建设

学校党委按照“政治强、促改革、懂业务、善管理、敢担当、作风正”的标准，为医院选优配强医院党政领导班子。医院强化领导班子政治建设，加强了领导干部理论学习培训，制订并落实了《医院党委理论学习中心组学习制度》《医院党委会第一议题制度》，进一步教育引导领导干部自觉增强“四个意识”、坚定“四个自信”、自觉做到“两个维护”，深入领会“两个确立”的决定性意义，牢记“国之大者”。医院健全完善各项党内政治生活制度，定期召开民主生活会、组织生活会、“三会一课”、主题党日、民主评议党员会议，定期进行谈心谈话等。

（三）健全党组织机构

医院牢固树立“没有离开政治的业务，也没有离开业务的政治”的意识，提高政治站位，强化政治担当，坚持党建工作与业务工作同部署、同检查、同落实。

2021 年 6 月，经学校党委批准，医院成立了党委组织部、党委统战部、党委宣传部，强化了党委工作的专责力量，各级党组织充分发挥战斗堡垒作用，具备对全院党员的组织、宣传、凝聚、服务群众工作能力。医院进一步完善了党组织架构，形成了“党委－党总支－党支部”的党组织格局，实现党的组织和党的工作全覆盖。

为了推动党建与业务深度融合，医院按照能设则设、应设尽设的原则，把支部建在临床科室。2017 年，医院成立了 7 个党总支，分别为机关后勤党总支、内科党总支、外科党总支、门诊诊断党总支、灸疗党总支、药学党总支、离退休党总支，下设 36 个党支部，后又新增内科十支部、外科九支部、外科十支部和灸疗四支部等，形成了上下贯通、执行有力的严密组织体系。到 2024 年，医院党支部数量达到 50 个，有效推进了党建与业务工作深度融合。医院坚持实施党支部书记“双带头人”工程，科主任是党员的，一般要兼任所在支部的书记。

（四）深入开展主题教育实践

医院党委按照党中央、省委和学校党委的战略部署，先后开展了“保持共产党员先进性教育活动”“深入学习实践科学发展观活动”“创先争优活动”“党的群众路线教育实践活动”“‘三严三实’专题教育”“‘两学一做’学习教育”“‘不忘初心、牢记使命’主题教育”“党史学习教育”“学习贯彻习近平新时代中国特色社会主义思想主题教育”等主题教育，教育引导全院党员干部进一步增强党员意识，坚定理想信念，提升理论素养，激发干事创业热情，提升担当履职的能力。

（五）制订落实高质量党建实施方案

2023 年 10 月，医院制订和实施了《医院高质量党建实施方案》，从领导体系、运行机制、考核办法等方面提出了明确要求。方案对高质量党建工作任务进行分解，明确责任主体和实施办法。同时，医院加强了党对临床一线的领导，强化基层党组织建设，医院出台了《基层党支部参与科室重大事项决策制度》，要求党支部深度参与科室重大事项的决策，在制订各类规划计划、重要制度以及对涉及职工权益、项目建设、资源配置、资金使用等事项时，支部委员以参加科务会形式参与决策，并对重大事项决策的落实情况进行监督。

除了参与科室重大事项决策，医院还推行党支部“三会一课”积分制。“三会一课”积分制是对党员参与“三会一课”实行“分项积分、量化考核”，并作为支部和党员年终考核的重要依据。

医院加强了党建品牌创建，打造了“红色杏林”党建品牌，并获评国家卫生健康委党校 2023 年度党建引领公立医院高质量发展优秀典型案例。

（六）加强党员发展和培训教育

医院实行支部书记“双带头人”工程，支部书记一般由是党员的科室主任担任，实现了党建与业务工作同部署、同检查、同落实。医院加强党员发展工作，注重发展高素质人才，一大批医疗专家、学科带头人、优秀青年医务人员加入了党组织。到 2024 年，全院有党员 838 人，其中，在职在岗党员 708 人，离退休党员 130 人，“双高”党员 458 人，“双高”党员占在职党员比重为 64.7%。医院还特别注重在疫情防控、抢险救灾、乡村振兴等急难险重工作中发展党员，把在重点工作中表现突出的优秀分子吸收到党员队伍中来。医院注重加强党员培训，通过上级部门组织相关培训教育活动，江西干部网络学院、“学习强国”学习平台等渠道开展学习培训。2023 年 5 月 30 日，医院召开学习贯彻习近平新时代中国特色社会主义思想主题教育专题党课，学校党委委员、副校长、附属医院党委书记严小军作专题授课（见图 5-2）。医院充分利用本地丰富的红色文化资源，就近就便开展革命传统教育，传承红色基因，赓续红色血脉。此外，医院还举办了中层以上干部《定位与责任》专题培训，进一步强化医院干部团队合作意识，切实提高管理能力和效益。

江西中医药大学附属医院
党委理论学习中心组（扩大）学习会
学习贯彻习近平新时代中国特色社会主义思想主题教育专题党课
深刻领悟“六个必须坚持”推动医院事业高质量发展
主讲人：
严小军

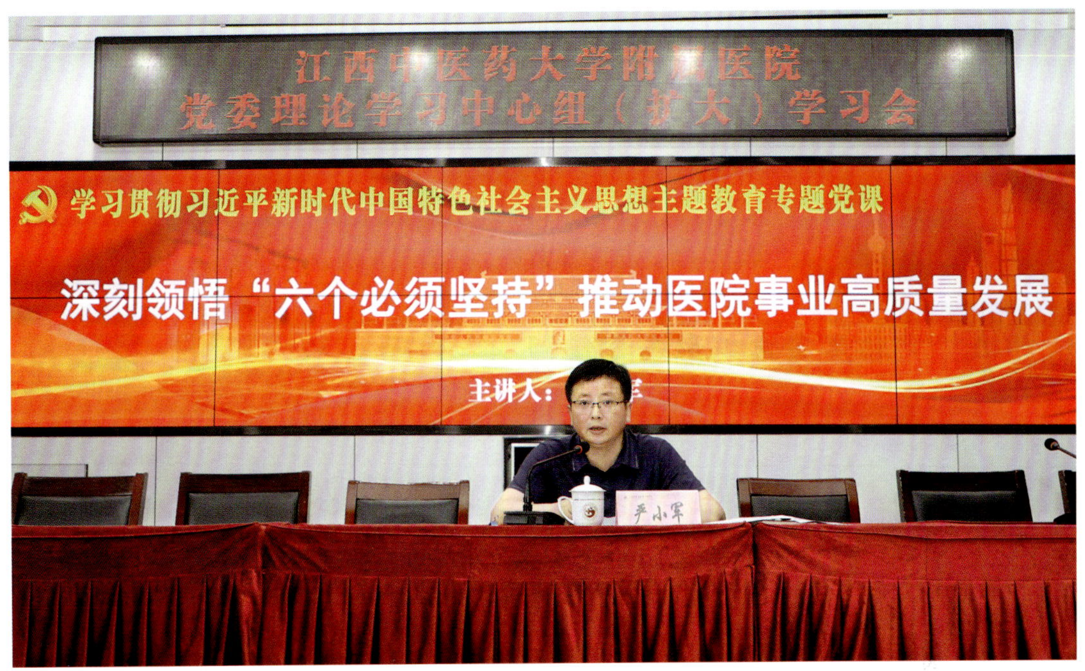

图 5-2　江西中医药大学党委委员、副校长，附属医院党委书记严小军作专题授课

（七）完善了选人用人制度

医院党委坚持鲜明的新时代选人用人导向，坚持党管干部、党管人才原则，坚持德才兼备、以德为先、任人唯贤，严把政治关、廉洁关、能力关，突出忠诚干净担当，选齐配强中层干部；坚持每年开展中层干部述职述廉考核，全面客观评价中层干部思想政治素质、业务能力、工作实绩等，并作为干部年度考核、业绩评定、奖励惩处、选拔任用、责任追究的重要依据；大力选拔在疫情防控等工作中表现突出的干部，对表现突出的干部优先提拔使用或晋升职级。

医院持续实施“人才强院”战略，制订了《中长期人才队伍建设规划（2016—2025）》，通过内部培养和外部引进的方式，加大高层次、专业型人才队伍的建设，突出医德、能力、业绩导向，做好纵向各类人才层次与横向专业团队建设，打造了一支架构合理、能力突出的人才队伍，为医院实现又好又快发展提供了坚强的人才保障。

（八）推进全面从严治党向纵深发展

医院党委切实履行全面从严治党主体责任，推动完善《新药购进审批制度》《临时申请采购药品审批制度》《设备采购管理工作制度》等制度，进一步规范重点领域权力运行，防范廉政风险。

医院持续开展党风廉政教育和法治宣传教育，强化以案明纪、以案明法、以案明德教育，促进广大党员干部和全体职工敬畏法纪，崇尚廉洁。医院协助上级有关部门查处了熊汉鹏等违法违纪干部，用“身边事教育身边人”的方式，加强党员干部不想腐的思想堤坝。

医院强化作风建设，大力开展“厉行节约、反对浪费”宣传教育活动，积极推进医疗卫生领域突出问题专项治理活动等，进一步营造了风清气正的发展环境。

（九）严格落实意识形态责任制

医院认真落实意识形态工作责任制，党委书记与班子成员、基层党组织负责人分别签订了意识形态责任状，压实主体责任，牢牢把握意识形态工作领导权、话语权、主动权。医院成立并及时调整“意识形态工作领导小组”“意识形态工作督查考核小组”“舆情信息处置领导小组”“精神文明建设委员会”“文化建设领导小组”等议事决策机构。医院定期召开党委会意识形态专题会议、意识形态研判会，及时掌握和化解意识形态领域风险。医院强化底线思维，加强了信息基础设施网络安全防护和平台监管，新建设了医院官网、微信公众号、电子显示屏、宣传栏等宣传阵地，医院官方微信公众号的综合影响力位居全国中医院前列。医院严格落实“三审三校”制度，出台《医院讲座类活动管理办法》，对医院各类论坛、讲座、报告会、继续教育项目培训和医院职工外出讲学实施备案审批和意识形态承诺制度等，确保意识形态领域安全。

（十）齐抓共管医德医风机制

医院出台医务人员医德医风考评工作方案，制订医德医风考核制度及医德医风违纪行为处理规定；不断规范医务人员医疗服务行为，提高医疗服务质量，构建和谐的医患关系；建立了党委主导、院长负责、党务行政工作机构齐抓共管的医德医风工作机制（见图5-3）。医院每年组织开展医师节、护士节、教师节等重要节日活动，弘扬传播医疗行业正能量，通过“以高尚医德高超医术履行好职责使命不负党和人民重托”专题教育活动，组织医生重温希波克拉底誓言，组织护士重温南丁格尔誓言，营造尊医重卫的良好氛围，增强医务人员的凝聚力和向心力，激励医务人员奋发进取。医院深入开展自查自纠，发挥管理效能。

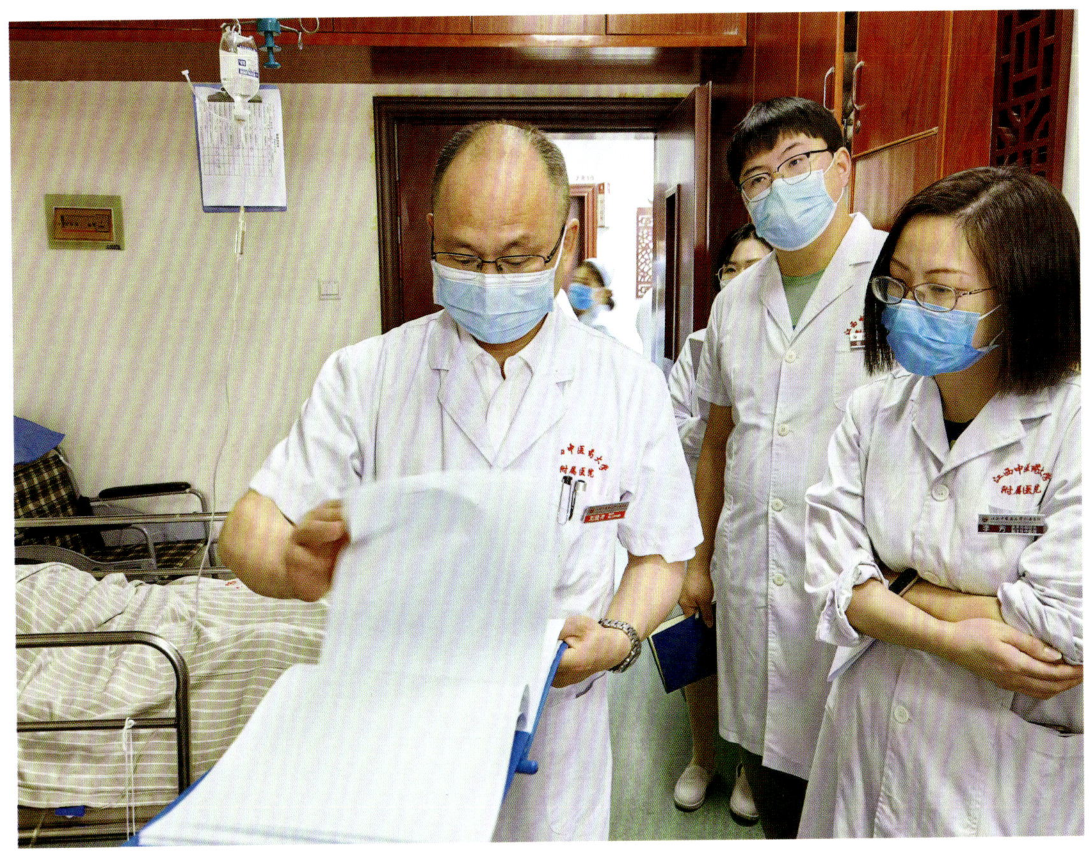

图 5-3　2022 年 4 月 26 日，医院院长刘良徛查房，检查医务人员医疗服务台账

（十一）脱贫攻坚和乡村振兴帮扶成效显著

根据江西省脱贫攻坚和乡村振兴工作安排，医院开展精准扶贫和乡村振兴定点帮扶工作。

2018 年 10 月—2021 年 6 月，医院定点帮扶兴国县方太乡分水村脱贫攻坚，实施了健康扶贫、产业扶贫、爱心扶贫、教育扶贫等系列工程，累计投入 200 余万元，确保了分水村如期脱贫摘帽。2021 年 7 月起，医院开始对万安县五丰镇西元村开展驻村乡村振兴帮扶，巩固脱贫攻坚成果，有效衔接乡村振兴。医院累计派出驻村干部 7 人，投入 100 余万元实施帮扶，探索出了富有中医药特色的乡村振兴模式，先后获得全省乡村振兴模范党支部、首届江西新时代乡村振兴优秀案例等荣誉。医院整合资源，加大投入力度，分别在方太乡和五丰镇建设了热敏灸小镇，开展健康帮扶，形成“小病不出村，大病帮忙防”的帮扶成效。在西元村，医院加大了产业扶持力度，提升当地造血功能，因地制宜开展香橼中药材种植项目，达到“兴村富民”的效果（见图 5-4）。

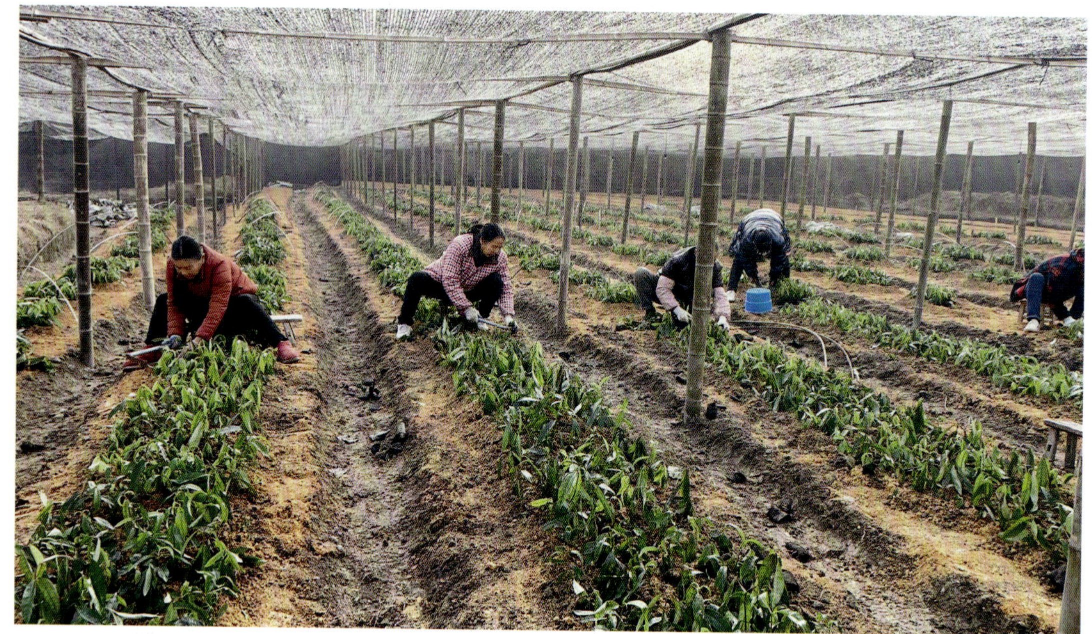

图 5-4　江西中医药大学附属医院因地制宜帮扶西元村开展香橼种植项目

（十二）精神文明建设成效显著

医院举办了庆祝中国共产党成立 100 周年、中华人民共和国成立 70 周年和改革开放 40 周年等系列活动。医院每年举办“七一”表彰大会，评选表彰和推荐各级先进基层党组织、优秀共产党员。医院注重先进典型选树，营造向上、向善、向美的良好风气，涌现出一批先进典型和先进个人。内科一支部入选“全国党建工作样板支部”培育创建单位，获“全省先进基层党组织”荣誉称号。国医大师伍炳彩教授荣获“中国好医生”称号、“全国中医药杰出贡献奖”；王万春教授荣获“全国模范教师”称号。陈日新教授获评“全省医师优秀个人”；黄丽君荣获江西“最美护士”称号。

在抗击新冠疫情中，医院注重先进典型人物的发掘和选树，一大批可歌可泣的感人故事得以广泛报道和传播。全院 700 余名党员职工主动请战，百余名英雄逆行出征，成为江西中医药界抗击新冠疫情的中坚力量。面对生与死的考验，医院党员干部和优秀青年主动请缨，白衣执甲，义无反顾地冲在疫情最前线，充分体现了医院干部职工的担当作为，获得了社会各界的广泛认可。刘良徛获评“全国抗击新冠肺炎疫情先进个人”“全国优秀共产党员”“新时代赣鄱先锋”荣誉称号和江西省抗疫“记大功”奖励；刘涛获评“全国卫生健康系统新冠肺炎疫情防控工作先进个人”“白求恩式好医生”；余知依获评全国“三八红旗手”“中国好护士”抗疫特别人物；赵文辉获评“江西省抗击新冠肺炎疫情先进个人”“全省优秀共产党员”；王万春、曾英坚等获江西省抗疫“记大功”奖励。

（十三）统战群团离退休工作得到明显加强

医院高度重视统战、群团和离退休工作。医院贯彻落实中央统一战线工作方针和群团工作要求，充分发挥民主党派成员和无党派代表人士以及青年组织在医疗、教学、科研、管理等工作中的优势作用，创造工作条件，提供全面保障，搭建沟通平台，凝聚各方力量，服务和推动医院高质量发展。医院加大统战工作力度，协助做好各级人大代表和政协委员推荐和换届选举工作，支持他们参与医院民主监督和民主管理。医院现有中国国民党革命委员会、中国民主同盟、中国民主建国会、中国民主促进会、中国农工民主党、九三学社、台湾民主自治联盟 7 个民主党派成员，共 139 人。

医院充分发挥工会职能，保障职工民主管理医院的权力，凝聚广大职工智慧，为医院发展献计献策。医院充分发挥共青团作为党的助手在青年职工中的组织、宣传和引导教育作用，支持共青团员创建“青年文明号”，开展爱心志愿服务“学雷锋活动月”等活动。医院始终高度重视离退休工作，在经费上给予足额保障，在情感上给予充分尊重和照顾，充分发挥离退休干部政治优势和经验优势，引导他们发挥余热，贡献力量。

医院工会被中华全国总工会授予“全国模范职工之家”，被江西省总工会授予“江西省模范职工之家”，被南昌市工会评为“先进职工之家”。体检科获评“全国五一巾帼标兵岗”“全国妇女联合会巾帼文明岗”荣誉称号。体检科、护理部获评“江西省五一巾帼标兵岗”荣誉称号。妇科荣获“江西省三八红旗集体”荣誉称号。骨伤四科荣获“江西省工人先锋号”荣誉称号。临床医学院团委被共青团江西省委授予“全省五四红旗团委”。妇科获评“全国青年文明号”称号。妇科、血液科等荣获“江西省青年文明号”称号。史俊芳等荣获“江西省三八红旗手”称号；蒋小敏、张群芳、程超、乔珊珊、吴丽等荣获“江西省五一巾帼标兵”称号；郑向龙荣获“全国优秀共青团员”、全国高校“百名研究生党员标兵”称号；李林、欧阳萍等荣获“江西青年五四奖章”；徐超、欧阳萍等荣获江西省“青年岗位能手”称号。欧阳萍作为团十九大代表参加了中国共产主义青年团第十九次全国代表大会。

二、大力改善医院办院条件

医院紧紧抓住中医药振兴发展的有利时机，加大项目申报和建设力度，大力改善医院办院条件，先后建设了江西热敏灸医院文教路院区、东湖院区综合大楼、西湖院区和高新院区，并装修改造了阳明路门诊部、红谷滩分院、国医堂等。医院办院空间得到拓展，就医环境显著改善，形成了“一院三区多门诊”的发展格局。医院加大设备和信息化建设投入，购置了全自动生化分析仪、1.5T 磁共振、3.0T 磁共振、宝石 CT、心血管介入血管造影机（DSA）等一大批先进诊疗设备，部分设备达到国内领先水平；建设了先进的百级、千级、万级层流手术室；上线银医自助服务系统和互联网医院，优化服务流程，提高了工作效率。

（一）东湖院区旧貌换新颜

2008 年 11 月，经省发展和改革委立项，东湖院区新建医疗综合大楼 43628m^2，于 2014 年 7 月投入使用（见图 5-5）。医疗综合大楼的投入使用极大地拓宽了医院办院空间，为全院其他老楼装修腾挪提供了保障。2015 年起，医院陆续完成 2 号医技大楼、3 号诊断大楼、4 号药剂大楼、5 号门急诊大楼、6 号楼药库楼改造，患者就医环境显著提升。2014 年，医院拆除福州路一侧老住院部，作为还建住宅综合楼建设用地。2015 年 7 月，还建住宅综合楼开工建设，2018 年 9 月完工。2018 年，医院启动原市防疫站职工宿舍拆迁安置工作，2019 年陆续完成拆迁工作。2020 年，医院完成原口岸办和原防疫站宿舍拆除（今 2 号楼与 6 号楼中间地块），原口岸办地块搭建后勤保障用房，原防疫站宿舍地块作为院区停车场，极大地拓宽医院空间，有效解决了患者就医停车难的问题。“新老基建”双管齐下，持续发展，加强了医院应急服务保障服务建设，平急结合，还极大地改善了门诊、住院患者的就医环境和体验。

2023 年 6 月，东湖院区发热门诊楼改造工程完工，可作为普通发热门诊及病房，与门诊部、急诊科互为补充。发热门诊楼可以完全独立，实现闭环管理，设有独立的人行通道、救治系统、通风系统。此外，医院增加了一批新的临床用房，缓解了医院临床用房短缺的问题，进一步满足了人民群众对中医药服务的需求，改善了百姓的看病就医条件。

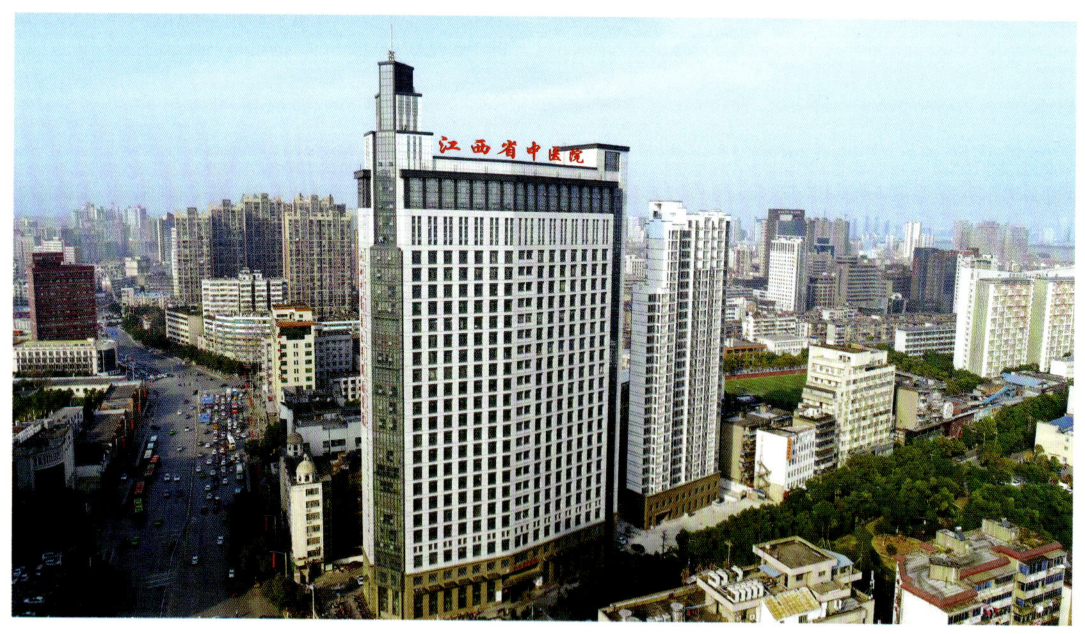

图 5-5　江西中医药大学附属医院东湖院区全景

（二）全力推进西湖院区建设

西湖院区位于南昌市西湖区抚生路666号，占地面积约113.83亩（75884.59m²），其中南区约79.50亩（52997.38m²），北区占地约34.33亩（22887.21m²）。院区前身为江西中医药大学抚生校区。2015年12月，经学校党委研究决定，抚生校区划给附属医院用于新院区建设。新院区规划总面积约164104.79m²（其中地上121513.51m²，地下42591.28m²），总投资约11亿元，共有三期规划：一期为改扩建工程，二期为国家中医药传承创新工程，三期为国家中医药传承创新中心（见图5-6）。

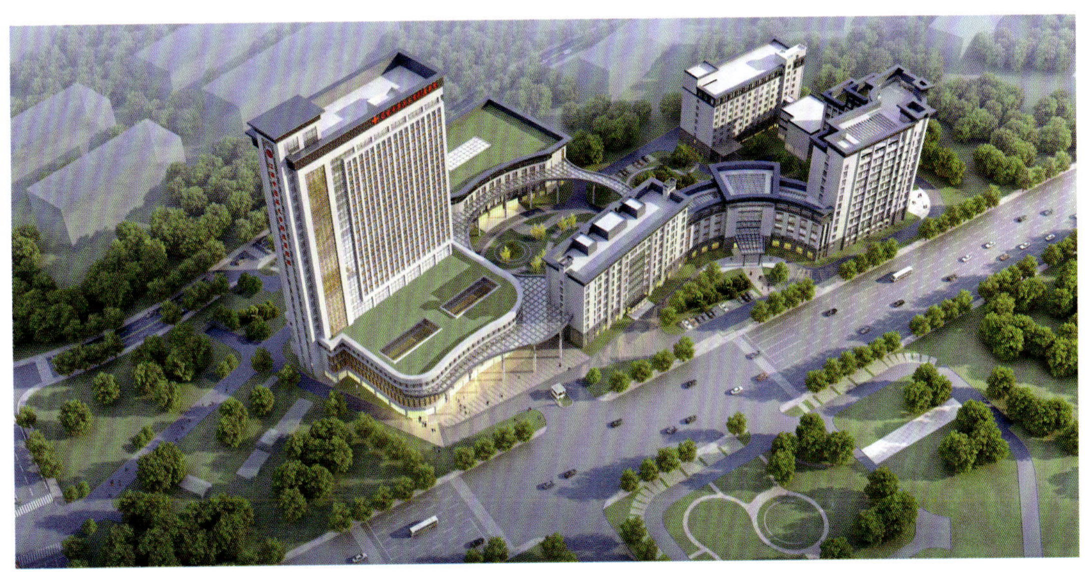

图5-6　西湖院区（中医药传承创新工程）效果图

改扩建工程一期总建筑面积40627.5m²（含地下2228.19m²），投资15375.73万元，2022年8月全面竣工投入使用，包括改造1栋住院楼（9608.03m²）、改造1栋综合楼（面积18407.89m²，含地下室782.89m²）、新建1栋门诊大厅（10665.1m²，含地下室1445.3m²）、改造附属楼（1844.24m²）。

二期国家中医药传承创新工程于2017年4月列入国家中医药传承创新工程项目储备库，总建筑面积104585.85m²，规划床位716张，总投资67561.56万元。医院将原植物园规划为公园绿地，拆除原科技学院食堂和两栋宿舍楼作为建设用地，2018年11月获得可研批复；改建制剂中心于2021年9月完工投入使用，新建部分于2020年9月开工建设；为了更好地规划院区，2021年货币化拆除位于院区南侧原学校校办企业江中医药包装厂职工宿舍楼；2022年8月1日医技住院楼主体结构封顶，计划2024年6月全面完工投入使用，包括地上建筑面积73023.76m²（含新建医技住院楼1栋50784.74m²、新建综合附属楼1栋10363.27m²、改建制剂中心1栋10771.78m²），地下建筑面积31562.09m²。

三期国家中医药传承创新中心于2022年4月入选国家中医药传承创新中心项目储备库，总建筑面积为27385.14m^2，总投资25867.52万元，2022年7月可研批复，计划2024年开工，2025年完工。项目包括新建1栋科研楼18891.44m^2（地上10层、地下2层）及室外配套基础设施，能力提升改造业务用房6层8463.7m^2，并购置相关配套设备。

（三）高标准建设高新院区

高新院区位于南昌市高新技术开发区雁行二路66号，2021年8月立项批复，2022年10月列入第四批国家区域医疗中心建设项目，占地面积约150亩，投资约16亿元，总建筑面积179921m^2。

江西省人民政府与上海中医药大学附属龙华医院合作共建的国家区域医疗中心建设项目，依托江西中医药大学附属医院高新院区新建工程(一期)项目建设，由上海中医药大学附属龙华医院授权挂“上海中医药大学附属龙华医院江西医院”牌子（见图5-7）。

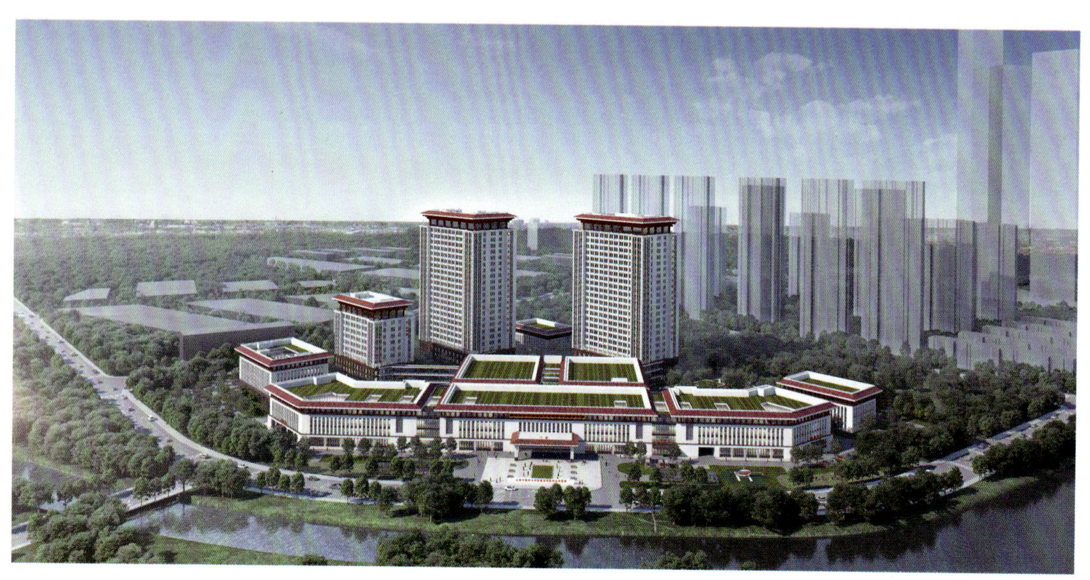

图5-7 龙华医院江西医院（国家区域医疗中心项目）效果图

项目以肿瘤科、肛肠科、中医外科（乳腺、疮疡、皮肤等）及急诊科等学科为主，以针灸康复、心血管病、肺病、脾胃病、肾病等学科为支撑，充分运用“互联网+医疗健康”，打造智慧型、研究型、人文型、开放型现代化中医院。医院通过与上海中医药大学附属龙华医院合作建设国家区域医疗中心，引入优质医疗资源，不断提升医疗服务水平。项目建成后，将大幅缩小与发达地区的中医药治疗水平差距，减少跨省就医人群，使分级诊疗制度建设取得突破，着力解决群众看病就医难问题，实现患者外转率显著下降，让人民群众有更好的就医获得感、幸福感、安全感，在区域内乃至全国发挥国家区域中医医疗中心的示范、引领作用。

该项目于 2023 年 3 月正式奠基动工，预计 2025 年完工投入使用。

（四）设立阳明路门诊部、红谷滩分院

为进一步推动医院优质医疗资源向基层和社区流动，满足广大人民群众享受便捷的中医药服务，充分发挥中医药特色优势，医院设立阳明路门诊和红谷滩分院深入社区的独立门诊。2015 年，阳明路门诊重新改造装修，成为环境舒适优美、科室设置齐全、就诊方便快捷的一站式医疗服务综合门诊部，设有标准化的中医治疗区，可以独立完成针灸、推拿、敷贴、刺血等特色治疗；此外，还有标准化的中药房，配有传统中药饮片、小包装饮片、配方颗粒及院内制剂等。2015 年年底，红谷滩分院增设国医堂，在原有针灸治疗室的基础上，优化就诊环境，扩大就诊面积，设有诊治床位 18 张并设有独立的诊疗间。2019 年年底，红谷滩分院增设热敏灸社区。两个独立门诊让居民在家门口就能享受到优质的中医药特色服务，大大满足了居民的中医就诊需求，受到附近居民的广泛欢迎。

三、全面加强人才队伍建设

党的十八大以来，医院高度重视人才队伍建设，提出了“人才强院”战略，并制订了《江西中医药大学附属医院中长期人才队伍建设规划（2016—2025）》和《江西中医药大学附属医院重点学科带头人选拔和管理制度》，具体实施工作包括加强中医药人才队伍建设与高层次人才引进，组织实施重点专（学）科带头人及继承人选拔与激励机制等，进一步强化人才工作。目前，医院已拥有一支品德高尚、技术精湛、结构合理、充满活力的人才队伍，为医院高质量发展提供了坚实的人才保障。

（一）实施人才工作“三鹰计划”

医院实施了人才引育“三鹰计划”，即“青年人才雏鹰计划”“骨干人才精鹰计划”“领军人才雄鹰计划”，引育临床型、科研型、教学型、管理型“四型人才”，按照学科声誉、学科带头人影响力、学科人才梯队现状等情况对科室人才进行分档定级，进一步完善了人才终身学习和考核激励机制，健全人才进退机制，创建人才干事创业的良好生态和发展平台。医院通过加大人才引进力度，强化人才支持服务，在生活津贴、子女入学、家属就业、住房安居等方面，为高端人才及团队提供精准服务。近 5 年，医院引进了一大批学科带头人及其他高层次人才，为医院高质量发展提供了人才保障。

（二）高端人才脱颖而出

通过加强人才队伍建设的系列举措，一大批人才脱颖而出，受到各级各类表彰。洪广祥（见图 5-8）被授予第二届“国医大师”荣誉称号；伍炳彩（见图 5-9）被授予第三届“国医大师”荣誉称号并当选中国中医科学院首批学部委员；皮持衡（见图 5-10）被授予第四届“国医大师”荣誉称号；张小萍、范崔生、何晓晖、陈日新被授予“全国名中医”荣誉称号；王万春获评全国模范教师；陈日新、蒋小敏分别被评为“全国优秀教师”“全国中医药高校教学名师”；许鸿照、陈崑山、周士源、贺支支、赵纪生、喻文球、何晓晖、邓运明、饶旺福、谢强、黄存垣、龚千锋被评为“江西省国医名师”。为促进老中医药专家学术经验传承，培养中医药特色人才，推动江西中医药强省建设，一批专家获评全国老中医药专家学术经验继承工作指导老师（国家级名老中医）和江西省名中医，见表 5-1，表 5-2。

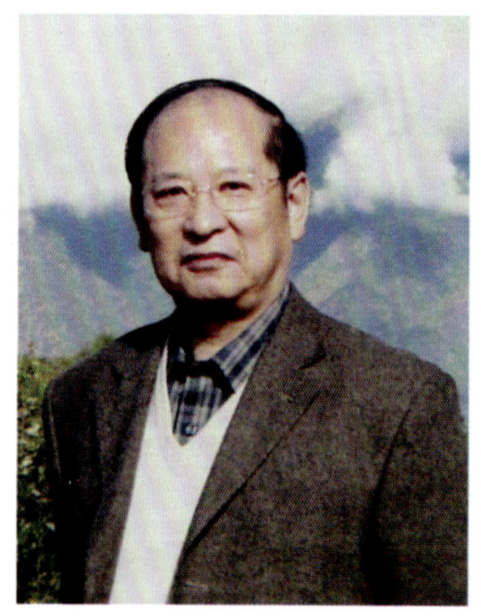
图 5-8
第二届国医大师洪广祥

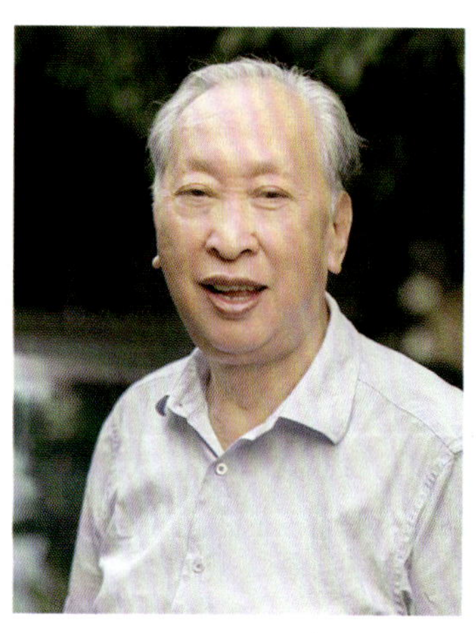
图 5-9
第三届国医大师伍炳彩

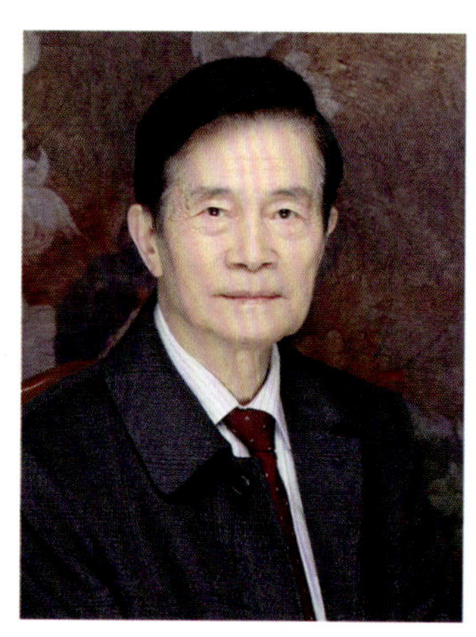
图 5-10
第四届国医大师皮持衡

表 5-1 全国老中医药专家学术经验继承工作指导老师名单

批次	姓名
第一批	万友生、姚奇蔚、范崔生、洪广祥、潘佛岩、宗瑞麟、魏稼
第二批	殷伯伦、龚琼模、陈昆山、许鸿照、皮持衡、陈瑞春
第三批	伍炳彩、喻文球、许鸿照、李宗俊、谢强、陈瑞春、皮持衡、彭太平、赵纪生、贺支支、何晓晖
第四批	洪广祥、皮持衡、周士源、伍炳彩、谢强、张小萍、赵纪生、邓运明、何晓晖

续表

批次	姓名
第五批	邓运明、刁军成、何晓晖、胡珂、蒋小敏、饶旺福、谢强、喻文球、张小萍、赵纪生
第六批	伍炳彩、皮持衡、张小萍、陈日新、蒋小敏、刘中勇、谢强、万小明、江一平、杨凤云、周士源、喻文球、胡珂、贺支支、赵纪生、甘淳、梁瑞宁、刘巧、龚千锋、范崔生
第七批	刘红宁、范崔生、伍炳彩、皮持衡、张小萍、陈日新、蒋小敏、杨凤云、梁瑞宁、龚千锋、刘英锋、钟国跃、刘良徛、邱桂荣、王万春、蒋力生、章文春、蒋贵林、洪恩四、肖慧荣、龚丽萍、万丽玲

表 5-2 江西省名中医名单

批次	姓名
第一批	万友生、姚奇蔚、范崔生、潘佛岩、宗瑞麟、魏稼、殷伯伦、洪广祥、皮持衡、龚琼模、陈昆山、许鸿照、陈瑞春
第二批	伍炳彩、黄存垣、匡奕璜、蔡灿林、刘义生、姚文豹、喻文球、张安莉、邓运明、贺支支、饶旺福、张小萍、谢强、赵纪生、何晓晖
第三批	刘中勇、陈日新、刁军成、刘良徛、蒋小敏、饶克瑯、江一平、王万春、薛汉荣、胡珂、杨凤云、万小明、郭红飞、陈宝国、龚丽萍、洪恩四、康明非、喻建平、喻闽凤、何兴伟、梁瑞宁、周士源、刘英锋、洪亮、蒋贵林、郑甦、甘淳、张光荣
第四批	万丽玲、王茂泓、邓琤琤、付志红、刘巧、刘建武、许金水、李金娥、杨淑荣、肖慧荣、邱桂荣、张慧、陈岗、欧阳瑜、周茂福、胡齐鸣、秦琬玲、龚千锋、章文春、谌莉媚、蒋力生、程立红、傅萍、廖为民、熊翠凤

（三）实行职称自主评聘

医院不断完善职称评聘制度，充分发挥职称评聘在人才队伍建设中“指挥棒”的作用。2017 年，江西省人社厅开始推进职称评审权限下放工作。2018 年，根据省人社厅下发的《关于授予江西中医药大学附属医院等 5 家单位职称自主评审权的通知》（赣人社字〔2018〕268 号）文件精神，自 2018 年起，医院对卫生系列正、副高级专业技术资格开展自主评审工作，成立卫生高级专业技术资格评审委员会，并组织开展评审，见表 5-3，表 5-4。

表 5-3 1986—2023 年人员职称变化情况

年度	职工总数	人员学历			卫生技术人员职称				
		博士	硕士	本科	总数	正高	副高	中级	初级
1986	518				323	7		35	281

续表

年度	职工总数	人员学历			卫生技术人员职称				
		博士	硕士	本科	总数	正高	副高	中级	初级
1992	590		7	110	479	14	56	144	265
2006	874	6	45	230	697	52	146	227	272
2013	1087	22	156	263	568	29	120	230	185
2023	2063	113	589	1049	1802	165	191	656	790

表5-4　2018年以来医院卫生系列高级职称申报推荐及通过评审人数一览表

年度	推荐人数	通过人数	正高	副高
2018 2019	64	38	8	30
2020	64	32	8	24
2021	64	23	10	13
2022	84	40	7	33
2023	80	42	7	35

（四）强化绩效考核管理

为进一步深化公立医院薪酬制度改革和建立健全科学公平的绩效考核分配体系，2015年，医院正式设立绩效考核办公室，挂靠于人事科，同年启动医院绩效考核分配方案制订工作。2016年，医院绩效考核分配方案正式实施。该方案紧紧围绕医院“保增长、调结构、重特色、抓改革、强管理、惠民生”的总体发展思路，以提高患者满意度为目的，以医疗质量控制为根本，以工作量核算为基础，充分发挥中医药特色优势，构建与医院改革发展相适应、有利于调动广大干部职工积极性与创造性的绩效考核分配体系，营造多劳多得、优绩优酬的良好氛围，进一步提高医院综合实力和效益，推动医院各项事业科学发展。方案坚持多劳多得、优绩优酬，坚持向临床一线倾斜，向贡献度（或责任）大的科室（岗位）倾斜，向中医药特色项目倾斜；同时，兼顾好医护技之间、临床一线与行政后勤之间、各科室各岗位之间的平衡，促进全院持续协调发展。2019年，医院根据前几年绩效制度运行情况，针对绩效考核制度又进行了一次完善，在原基础上针对特定的治疗项目和弱势临床科室提高激励力度，同时完善分配方案，使绩效分配更加公平合理。

四、大力提升医疗服务能力

2013—2023 年，医院临床科室数量及床位规模不断增加。编制床位数由 2011 年的 1600 张增加到 2023 年的 2600 张，实际开放床位数由 2012 年的 1212 张增加到 2023 年的 2061 张，医院医疗服务能力大幅提升。在 2023 年全国三级公立中医医院绩效考核结果中，医院位于全国中医医院第 24 位，进入全国 5%，首次进入 A+ 行列（医院最高等级）。

（一）临床科室更加健全

根据业务发展需要，医院在 2015 年设立治未病中心；2017 年，成立重症医学科、西湖急诊综合科，并新开设疼痛科、热敏灸科；2018 年，积极引进血液病学科带头人，血液糖尿病科分为血液病科、内分泌科；2019 年，骨伤科、针灸科进一步加强亚专科建设，积极引进亚专科学科带头人，新设置足踝骨科（骨伤五科）、儿童骨科（骨伤六科）、骨与软组织肿瘤科（骨伤七科）、修复重建科（骨伤八科）、针刀整脊科（骨伤九科）、针灸过敏性鼻炎科、针灸膝关节病科、针灸肿瘤康复科、推拿科，经过数年建设，骨与软组织肿瘤科、儿童骨科、修复重建科在省内处于领先地位；2020 年，根据业务发展需要，设立脊柱骨科二病区（骨伤十科），普外科分化为胃肠外科、肝胆外科、甲乳疝外科；2021 年，设置中医经典科、康复一科；2022 年，新设置老年病科、经典骨科。截至 2023 年，医院东湖院区、西湖院区设立有急诊科、肺病科、妇科、骨伤科、针灸科、外科等 51 个住院科室。

（二）重点专科（专病）建设成绩显著

2011 年以来，医院获批国家临床重点专科（中医专业）7 个，分别为针灸科、肺病科、脾胃病科、心血管病科、外科、妇科、护理学；国家中医药管理局重点专科（专病）12 个，分别为肺病科、脾胃病科、心血管病科、针灸科、外科、妇科、护理学、急诊科、耳鼻喉科、骨伤科、肛肠科、毒蛇咬伤病。2018 年，医院获批国家中医药管理局区域中医（专科）诊疗中心培育项目 2 个，分别为针灸科、心血管病科。2024 年 4 月，医院获批国家中医优势专科 10 个，分别为心血管病科、针灸科、肺病科、外科、妇科、脾胃病科、骨伤科、治未病科、护理学、临床药学。

2023 年，医院积极申报国家中医优势专科项目，其中针灸科、心血管病科直接纳入国家中医优势专科项目建设；另有 9 个专科通过省内擂台赛，已由省中医药管理局推荐至国家中医药管理局批复，分别为肺病科、中医外科、妇科、脾胃病科、骨伤科、肾病科、治未病中心、护理学、临床药学。

在省级重点专科（专病）建设方面，截至 2023 年，医院已实现省级及以上重点专科全覆盖。在专科专病建设基础上，医院获批三个“院中院”，即江西省骨伤医院、江西热敏灸医院、江西省肛肠医院，占领相关专业领域区域高地，形成了良好的品牌效应。

（三）急危重症救治体系更加完善

医院充分利用全院医疗资源，建设国家中医疫病防治基地，构建含紧急医学救援、三大中心、ICU等的急危重症救治体系，形成院前院内急救一体化工作模式，有效提升了救治能力。

2020年，我院作为全国35家中医医院之一，被选为国家中医疫病防治队及疫病防治基地依托医院。我院积极落实《国家中医疫病防治队和疫病防治基地建设落实方案》，持续推进疫病防治基地建设；充分总结了新冠疫情防控工作经验，以基地为依托，进一步辐射了江西省基层的中医疫病救治网络。近年来，医院在新冠疫情攻坚战中充分发挥了中医药在全省新发突发传染病等重大公共卫生事件中的独特作用，于2023年3月顺利完成了国家巡查组对基地的实地考察工作。

医院于2022年起启动“三大中心”建设，设置了相应门诊及救治小组，优化胸痛、卒中、重症创伤患者的分级诊疗工作。医院制订了相关救治预案和工作协调机制，优化急诊病区功能布局，与医联体机构、院前急救中心（站）和基层医疗卫生机构签订三大中心患者协同救治及转运协议，建立院前救治与院内救治之间的无缝衔接。通过三大中心建设工作，医院强化、整合了多学科联合救治体系、规范诊疗行为、优化诊疗流程，加强了院前及基层医疗机构的合作，提升了应急救治能力。经过1年多的建设推进，卒中、胸痛、创伤急救中心分别于2023年6月29日、6月30日、9月22日正式完成现场评审工作。

医院按照平战结合原则，建设改造西湖院区可转化传染病病房和可转化ICU。至2023年1月，全院转化ICU床位136张，其中综合ICU床位34张、呼吸专科ICU床位14张、其他专科ICU床位14张，可转化ICU床位74张。重症救治相关医疗设备共有无创呼吸机74台、有创呼吸机62台、高流量湿化氧疗系统4台、支气管镜3台、除颤仪21台、心电监护仪236台、CRRT 3台。重症ICU床位的扩建升级极大提高了基地的危重症救治能力。

2021年6月，医院为提高院前急救能力，重启120站点建设。医院与南昌市急救中心共建福州路120站点，并于2022年3月1日正式开点运行。站点运行至今累计救治患者5000余人，完成“平时”承担日常院前急救任务，“战时”承担无症状感染者疑似病例和确诊病例的转运工作，极大造福了周边地区患者。

（四）持续推进医疗模式、技术创新

为进一步提升临床各专科医疗协作能力，我院建立了针对急危重症、疑难杂症、慢性疾病的专业化多学科诊疗（MDT）团队，为患者提供优质的个体化全流程中西医综合诊疗。骨肿瘤保肢治疗、免疫性不孕与流产、慢性难愈性溃疡、睡眠呼吸疾病、胃肠恶性肿瘤、肺结节 6 个团队作为第一批多学科诊疗（MDT）专家团队进行试点建设。

新技术、新项目的开展对提高医疗技术水平和医院竞争力具有重要意义。2013—2023 年，我院开展了各级各项医疗新技术、新项目共 163 项。如重症医学科积极开展血滤技术；心血管病科开展了冠脉造影、心脏介入技术，开展例次逐步提高；脾胃肝胆科积极开展肝脏介入、脾栓塞、TIPs、ERCP、EMR、粪菌移植等新技术；神经外科开展神经血管介入诊疗技术，丰富了脑血管疾病的诊断和治疗手段；妇科、普外科、骨伤科、胸外科、肺病科、内窥镜室分别开展妇科内镜、普通外科内镜、关节镜、脊柱内镜、胸外科内镜、呼吸内镜、消化内镜诊疗技术，为患者提供更先进、少创伤的检查或手术方式；肿瘤科、胸外科开展放射性粒子植入治疗技术、肿瘤深部热疗和全身热疗技术（微波）、肿瘤消融治疗技术（微波、射频、冷冻、激光）以及综合介入诊疗技术，多手段更精准治疗肿瘤等。

五、护理工作迈进新阶段

党的十八大以来，医院护理工作坚持以中医特色为主体的中西医结合护理发展方向，不断提升护理水平，完善学科布局，提高教学管理水平。护理学科先后纳入国家中医临床重点专科和国家中医药管理局重点专科国家中医优势专科。医院护理工作坚持“用心沟通、贴心服务”服务理念，结合国内外先进护理理念，创新临床护理和教育模式，培养及壮大了一支中西医结合护理队伍，在全省中医护理临床、教学、科研、健康管理等方面起到较好的引领作用。医院现有注册护士 816 人，其中高级职称 49 人，中级职称 304 人，初级职称 463 人；拥有研究生学历 8 人，本科学历 710 人；男护士团队 24 人；硕士生导师 13 人。这些护理人活跃在 39 个护理单元，承担医院 1777 张编制床位的临床护理工作。

（一）打造高素质护理队伍

医院致力于打造一支精良的护理队伍，构建基于能级进阶的护理分层计划，创新采用 SP 标准化的培训模式，实行院内专科护士考核制度，打造有利于中医药专科应用型人才的政策环境。近 10 年，医院培养了一大批临床优秀护理人才，形成了管理、教学、科研人才梯队。护理队伍现有国家级学术团体副主任委员、理事或委员 46 人；省级学术团体主任委员 5 人，副主任委员或副理事长 15 人，委员 108 人；国家级和省级专科护士 39 人。目前，医院是中华护理学会中医护理治疗专科护士临床教学基地、江西省中医护理质控中心挂靠单位、江西省中医专科护士培训基地、江西省护理科普教育基地、江西省皮肤护理专科护士实习基地、江西省麻醉护理专科护士实习基地；也是江西省护理学会、江西省健康服务行业协会副理事长单位，江西省护理学会中医护理专业委员、江西省中医药学会护理分会、江西省针灸学会针灸护理专业委员会、江西省中医药学会健康管理分会主任委员单位，中华中医药学会中医护理传承与创新发展共同体副主任委员单位。

2021年以来，护理部举办国家级、省级继续教育项目20余项，有效扩大了医院在护理方面的影响力。护理部通过举办培训班、学术交流会、业务讲座、远程教育和自学等形式多样的护理相关继续医学教育活动，满足了广大专业技术人员更新理论、知识、技术和方法的需要；采用临床实践一对一带教、岐黄天使等中医专题讲座，以及中医专科理论与操作培训等形式，对护理人员进行全方位系统培训，大大提高了护理人员中医临床思维及辨证施护能力，为全省乃至全国的护理骨干人员培养做出了贡献。

（二）培养专业型护理人才

长期以来，护理部承担多层次护理教学管理任务，具体包括：江西中医药大学（本科、高职、科技学院）、江西省卫生学校、南昌市卫生学校、萍乡市卫生学校、上饶卫生健康职业学院、江西医学高等专科学校等多所本科，大、中专院校护生的临床实习任务，近4年共接收实习生929名；本科临床教学及硕士研究生联合培养任务，现有护理研究生导师13名，高校护理带教资格人员560人，高校教师资格证人员36人，近3年已培养硕士研究生12名；江西省及周边地区基层医院护理进修生带教任务，护理部协同科室对进修生实行二级管理，着重培养其职业素质、专科理论、专业技能和临床工作能力，为基层医院培养了一批实用型人才，近4年培训省内外各级医院进修人员278名。

（三）优化护理服务能力

科室积极开展辨证施护和中医特色护理，打造“一科一品”服务品牌，应用优化《52个病种中医护理方案》；构建智能化护理平台，成立随访咨询护士数据库，加强延续性护理的信息化建设；以中医护理门诊、新媒体、科普义诊、基层帮扶等形式拓宽护理服务范围，下沉中医护理优质资源，累计服务患者近1000万人次。在回答如何使中医药服务从“有”到“多”到“优”的转变过程中，释放中医护理服务潜能。

（四）强化护理质量管理

在护理质量安全方面，医院持续发力优化安全管理。2016年，护理部编制《护理核心制度》《护理行政管理制度》《护理工作职责》《护理工作流程》《护理应急预案及程序》《护理质量安全管理制度》下发院内学习，并逐年更新。2023年，护理部发行《江西省中医医院护理管理手册》，对护理行政管理、核心工作制度、临床管理、教学科研等多方面进行制度架构，同时充分发挥江西省质控中心职能，深入开展江西省中医护理质量标准化建设工作，为同质化发展提供依据。经过70年的发展，我院护理管理水平在摸索中不断成长。

2023 年，我院正式形成在分管院领导指导下的护理部主任 – 总护士长 – 护士长三级组织管理体系，根据实际情况下设护理质量安全管理委员会、护理专业发展管理委员会、护理行政管理委员会。依据三级组织管理体系进行全方位覆盖式管理，护理部、总护士长每周深入各病区进行护理质量质控，科室护理质量控制小组对护理质量进行定期指导。

护理部在保障护理质量安全的同时，不断创新护理管理模式。各科室积极开展“7S”管理护理质量改善项目，各护士长按年度落实目标管理责任书，推动护理管理从粗放式管理向精细化管理转变。

（五）提升护理创新能力

医院注重临床护理与科研的结合，促进中医护理技术的开发和应用。围绕中医护理学科建设的主要研究方向，护理团队积极开展大量应用研究。2020 年 1 月—2023 年 10 月，全院各科室护理人员获课题资助 190 项，以第一作者发表期刊论文 400 余篇，主 / 参编著作 15 部，获批专利 37 项，开展 49 项中医护理技术。2021 年，医院成立了以护理部主任主管，护理科研护士长具体负责的全院护理科研管理组织，建立护理科研奖励机制，以《江西中医药大学附属医院护理工作奖惩制度》为抓手，护理人员论文发表量逐年递增，论文质量逐年提高，护理成果多次在江西省护理学会、中国中西结合骨伤护理分会、中华中医药学会、广东省中医药学会护理专业委员会、广东省中西医结合学会妇产科护理专业委员会、世界中医药学会联合会骨关节疾病专业委员会等各级组织活动评审中获奖。

六、药事工作长足进步

党的十八大以来，医院药学事业进入了高质量发展时期，取得了丰硕成果。2019—2022 年，我院连续 4 年被江西省药监局、江西省卫生健康委员会授予“江西省药品不良反应监测”先进单位。药学部专业人才队伍不断扩大，持续改善患者的取药体验，重视科内人员的继续教育，积极组织人员参加各种专业学习活动，多人获得“中药特色技术传承人才”荣誉。临床药学室于 2017 年获批中华中医药学会中药临床药师培训基地，成为我省唯一一家获批的中药临床药师培训基地。培训基地办公室设置在临床药学室，负责学员的培训及管理工作，现已招收 7 届学员。2023 年，药学部陈浩主持的项目“基于多元参数融合动态拟合探讨八味固本化湿降脂方通过微生物 – 肠 – 脑轴调控肥胖大鼠进食机制”获批，实现了药学部国家自然科学基金立项零的突破。

（一）持续提升药学服务质量

医院高度重视药学服务质量。2011 年，医院新增具有两煎功能的煎药机 8 台，包装机2台。2011年，医院免费送药2794人次，为低保、残疾等弱势群体免费代煎中药298人次，减免金额10799元。

2021年，制剂室进行热敏灸艾条再注册工作，获得江西省食品药品监督管理局再注册批件1个，共具有制剂注册批件15个。7月，新制剂中心改扩建工程完工。8月16日，制剂室搬入抚生路666号新制剂中心。新制剂大楼共7层，环境洁净，布局合理，设施先进，设备齐全，占地面积1277.68m^2，建筑面积8444.2m^2，现有C级洁净室43m^2，D级洁净室1479.7m^2，投资约5000万，建有中药提取间、干燥间、粉碎间、口服液体配制区、外用液体配制区、口服固体配制区、外用固体配制区、仓库、药检室等。

2022年，新制剂中心获批《医疗机构制剂生产许可证》，配制范围为散剂（含外用）、糖浆剂、颗粒剂、软膏剂，获批新冠应急注册批件3个，分别为温肺化纤颗粒、清热化湿抗毒颗粒、散寒除湿抗毒颗粒，并开展抗疫药品生产。制剂中心发挥中医药特色，共生产新冠预防方50多万袋、清热化湿抗毒方和散寒除湿抗毒方15多万袋，在新冠疫情防控中发挥了积极作用。同时，19个院内制剂品种委托研发工作稳步推进，委托江西本草天工科技有限责任公司（中药固体制剂制造技术国家工程研究中心）研发10个品种，委托现代中药制剂教育部重点实验室研发9个品种。同年9月，为应对急剧增大的门诊处方量，门诊西药房启动智慧药房建设，次月投入使用，极大提高了调剂效率，缩短了患者的候药时间。

2023年，制剂室进行院内制剂品种批件再注册和变更配制地址工作，获得江西省食品药品监督管理局再注册批件9个，5个品种在再注册申报中，共具有注册批件18个，进行热敏灸艾条全省医疗机构调剂使用工作。10月，制剂室已获调剂备案批件3个，备案调剂单位217家医疗机构。

（二）严把中药饮片质量

中药饮片质量事关中医临床疗效，医院始终高度重视中药饮片质量管理。医院严格规范中药饮片的采购管理，成立了“中药质量验收小组”，制订了供药企业药品质量评估管理细则，针对细则采取质量评估措施，并根据评估结果及时调整供应单位和供应方案。为保证中药饮片质量稳定，医院创办了江西江中中药饮片有限公司，为医院提供中药饮片和小包装中药饮片。公司提供的小包装中药饮片实行了全国首家二维码管理，即时可用手机扫描查询饮片的来源产地、标准、规格、生产企业，切实做到了中药饮片的可溯源、可追踪，进一步保证了中药饮片质量。同时，中药饮片入库验收、在库储存、养护管理工作严谨认真，全流程确保中药饮片的质量安全。

医院规范中药饮片调剂称量管理，举办了中医药技能比赛，进一步加强员工的中药饮片调剂质量意识，确保中药饮片调剂称量误差符合国家要求，对中药饮片调剂实行100%复核；为患者提供代煎、急煎服务，煎药严格按照医嘱电子煎药卡执行，严格煎药浸泡时间、煎煮时间、特殊煎煮方法，确保煎药质量，保证患者用药安全；对特殊需要的患者，提供个性化加工中药服务，接受患者委托，按临床要求制作丸、膏等剂型的服务，积极挖掘整理中药传统加工工艺。

（三）持续提升药学队伍素质

2014 年，国家中医药管理局决定统一组织开展中药特色技术传承人才培训项目，培养一批热爱中医药事业、理论功底扎实、实践经验丰富、技能精湛的中药特色技术传承人才。王宏顺、谌瑞林、徐春良、杨安金、张文然入选“2014 年中药特色技术传承人才培训项目培养对象”，钟玉兰、周娟妮入选“2015 年中药特色技术传承人才培训项目培养对象”；李晓芳、陈浩、徐丽芳入选“2018 年中药特色技术传承人才培训项目培养对象”。

七、科技创新取得新成绩

（一）加强顶层设计，营造学术氛围

医院加强顶层设计，高度重视基于临床的科研创新工作，并出台了一系列科研管理办法和激励机制，强化科研创新的顶层设计和科研绩效管理工作。例如，根据江西中医药大学附属医院发展规划整体部署及实际情况，医院制订出台了《医院“十二五”科研发展规划》《医院横向科研课题管理办法》《医院科研业绩奖励办法》和《医院科研经费管理规定》等相关文件，医院科研奖励力度之大在全省乃至全国均排前列。医院重视学术品牌的创建，创办了“岐黄论坛”，定期开展科室及科室间小讲课（岐黄课堂）、院内外学术沙龙（岐黄沙龙），邀请全国知名专家做专题报告（岐黄讲坛）以及“明医之星沙龙”等一系列学术活动，为医院发展营造了良好的学术氛围。

（二）打造科研平台，夯实创新团队

医院以“走在前、勇争先、善作为”为目标，按“一个引领、两个重点、三个着力、六个保障”的思路，号召全院科研工作者从我做起，廉洁自律，严把医院“学术诚信”底线，开展中医药科研创新工作，打造科研平台，夯实创新团队，取得了辉煌的科研成绩。

2016 年，经省科技厅批准，医院成立江西省中西医结合临床医学研究院，刘良徛为负责人。

2017 年，经国家中医药管理局批准，医院获批建设中医药传承创新工程重点中医医院建设备选项目。

2018 年，经国家中医药管理局批准，医院成立国家中医临床研究基地——过敏性疾

病，获批国家中医临床研究基地（过敏性鼻炎、膝关节骨性关节炎），陈日新为负责人。同年 9 月，医院获批 4 项江西省临床医学研究中心："江西省中医心血管疾病临床医学研究中心"，刘中勇为负责人；"江西省热敏灸临床医学研究中心"，陈日新为负责人；"江西省肺系疾病临床医学研究中心"，刘良徛为负责人；"江西省中医妇产科疾病临床医学研究中心"，梁瑞宁为负责人。

2020 年，医院获批 2 项国家中医药管理局中医药循证能力建设项目——"中医药治疗流感优势研究"和"高血压病中医临床诊疗指南研究"，负责人分别为刘良徛、刘中勇。

2019—2023 年，我院共获批国家自然科学基金 55 项，经费为 1831 万元；省级课题立项 93 项，经费为 2096 万元。总经费为 5421.39 万元。

2023 年，医院获批国家自然科学基金委资助 15 项，其中面上项目 2 项、青年科学基金项目 5 项、地区基金项目 8 项，总经费 493 万元，面上项目及青年基金立项数和经费再创历史新高。耳鼻喉科、儿科及药学专业实现了国家自然科学基金立项零的突破。医院获江西省重大科技研发专项立项 1 项，获批资助金额 1000 万元；江西省重点研发计划重点项目立项 1 项，获批资助金额 120 万元；江西省科技 + 中医药联合计划项目立项 2 项，获批资助金额 100 万元。通过各类科研项目孵育，医院着力打造科研平台，夯实创新团队，培养出风清气正的科研氛围。

经江西省科技厅批准，医院成立了慢性病热敏灸小镇干预模式效果评价研究（科技创新基地建设 – 临床医学研究中心），焦琳为负责人；江西省骨伤科疾病中西医结合临床医学研究中心和江西省中医心血管病重点实验室，负责人分别为杨凤云、刘中勇；江西省力敏腧穴重点实验室，负责人为付勇。

2020 年以来，医院先后获批厅局级科研平台 16 个。医院是江西省卫生健康委员会中医药循证评价重点实验室，熊俊为负责人。医院获批江西省中医药管理局重点研究室 11 个，临床研究基地 4 个，分别为：膝痹病临床研究基地，杨凤云为负责人；中医消化病临床研究基地，葛来安为负责人；中风病临床研究基地，洪恩四为负责人；血瘤、紫癜临床研究基地，曾英坚为负责人；中医肛肠病重点研究室，安明伟为负责人；毒蛇咬伤重点研究室，王万春为负责人；力敏针刺重点研究室，付勇为负责人；芳香推拿重点研究室，章海凤为负责人；中医疫病重点研究室，刘良徛为负责人；经筋病重点研究室，焦琳为负责人；慢性肾衰病重点研究室，吴国庆为负责人；痹证重点研究室，李华南为负责人；小儿推拿重点研究室，迟振海为负责人；中医口齿病重点研究室，邵益森为负责人；呼气质谱中医体质辨识重点研究室，刘红宁为负责人。

2022 年，医院获批国家中医药管理局国家中医药传承创新中心建设项目、国家区域医疗中心建设和国家中医药传承创新工程建设项目。医院围绕肺纤维化、慢性阻塞性肺疾病、冠心病 3 个重点病种，借助 6 个平台从多中心随机对照试验、临床疗效评价指标研究、中药机制研究、疾病热敏穴位研究以及治未病研究 5 个方面开展工作。

2023 年，经江西省科协批准，医院成立江西"海智计划"工作站，占萍为负责人，填补了我院该领域的空白。

2024 年 4 月，经江西省科技厅批准，我院获批中医肺科学江西省重点实验室、热敏灸江西省重点实验室和中医心血管病江西省重点实验室。

（三）着力开拓进取，科研屡获佳绩

在一代一代医院科研工作者的开拓进取之下，我院科研屡获佳绩。

2013 年 9 月，陈日新主持的“6 种病症腧穴热敏化分布规律的研究”荣获江西省教育厅高等学校科技成果奖一等奖。同年，许鸿照获得“中华骨伤功勋奖”荣誉称号。

2014 年 6 月，陈日新主持的“腧穴热敏红外检测技术的建立与临床应用”获江西省科学技术进步奖一等奖。在江西省卫生和计划生育委员会的支持下，成立了热敏灸联盟。

2015 年，陈日新主持的“热敏灸技术的创立及推广应用”获国家科学技术进步奖二等奖。这一奖项填补了江西中医学领域空白，是江西医学领域首次以第一完成单位获得该奖项。

2016 年 6 月，陈日新、迟振海等人主持的“热敏灸治疗膝关节骨性关节炎技术的建立与临床推广应用”荣获江西省科学技术进步奖二等奖。

2018 年 12 月，陈日新、谢丁一等人完成的“热敏灸技术的创立与临床应用”获世界中医药学会联合会中医药国际贡献奖科技进步奖二等奖。

2019 年，陈日新主持的“热敏灸治疗腰椎间盘突出症技术与临床推广应用”获江西省科学技术进步奖二等奖。付勇主持的“不同腧穴敏化特征及其规律研究”获得教育部科学技术进步奖二等奖。刘良徛荣获中国中西医结合学会科学技术奖三等奖。

2020 年 5 月，陈日新教授获第二届全国创新争先奖。7 月，洪恩四主持的“敏化态腧穴适宜刺激及其临床推广应用”荣获江西省科学技术进步奖三等奖。

2021 年 5 月，陈日新教授获第二届全国创新争先奖。6 月，刘良徛主持的“温肺化纤法的创新理论构建与临床推广运用”荣获江西省科学技术进步奖二等奖。7 月，洪恩四主持的“敏化态腧穴适宜刺激及其临床推广应用”荣获江西省科学技术进步奖三等奖。12 月，陈日新主持的“艾灸得气治疗支气管哮喘技术与推广应用”获教育部科学技术进步奖二等奖。

2022 年，刘良徛主持的“洪广祥国医大师肺系疾病诊疗学术思想整理与挖掘”获得中华中医药学会科学技术奖三等奖；“温肺化纤法”获中华中医药学会科学技术奖三等奖。

2023 年，刘良徛主编的《走近国医大师洪广祥（英文）》一书荣获中医药国际贡献奖著作奖一等奖。

八、培养高素质中医药人才

医院与临床医学院合署办公，医院教师承担了学校中医类课程的主要教学任务，医院

始终坚持立德树人根本任务，在人才培养、专业建设、学位点建设、教材建设、课程建设、师资建设、临床教学等教育教学工作中取得可喜成绩，培养了一大批优秀的中医药人才。2022年12月，医院获批国家级中医临床教学培训示范中心。

2023年，医院落实与临床医学院"院院合一"方案，再次与临床医学院合署办公，实行"院领导–教学办–教研室/临床科室"三级教学管理运行机制，切实做好医院和临床医学院教学工作。

（一）师资队伍建设成绩显著

医院大力改善师资队伍学历结构，不断充实高学历专职教师队伍，持续加大师资培训投入，重视师德师风教育，建设高质量的"双师型"师资队伍。医院现有临床医师834人，博士100人、硕士491人、本科191人，其中博士生导师79人、硕士生导师186人，本科以上学历的医师占医师总数的93.8%；正高级职称134人，副高级职称142人，中级职称255人，高级职称占比达到33.1%，中级及以上职称医师占医师总数的63.7%。

医院有国家级师承指导老师共七批，当前为第七批共22名指导老师，继承人44名；省级师承指导老师42名，继承人84名；院级师承指导老师12名，继承人16名。

医院教学名师不断涌现。2014年，蒋小敏获评"全国优秀教师"。2016年，陈日新、蒋小敏获评第一届"全国中医药高等学校教学名师"。2017年，宫再兴荣获第六届"中医药社杯"全国高等中医药院校青年教师教学基本功竞赛一等奖。2019年，王万春获评"全国模范教师"。2021年，伍炳彩、蒋小敏、皮持衡3位教师获学校首届"师德标兵"荣誉称号。

医院教学团队不断成熟。2021年，中医骨伤传承创新教学团队获批江西省高水平本科教学团队（B教学应用型）。2022年，医院获批2个江西省高水平本科教学团队——中医外科承继创新教学团队（A教学科研型）、中西医结合儿科教学团队（B教学应用型）。同年，王万春名师工作室荣获"2022年江西省教育系统名师工作室"。医院临床教师多次获得学校教学标兵称号，第二届、第三届、第五届、第七届、第八届、第九届教学标兵均有医院教师风采。

继2001年和2009年2次获得国家级教学成果奖二等奖后，2014年，医院参与的"新时期高等中医药院校'基础素质'教育理论创新与'双惟模式'实践"获得国家教学成果奖一等奖；2023年7月，医院参与的"德术一体、潜明合予：中医内科专硕人才'三式融通'培养模式创新与实践"荣获国家级教学成果奖二等奖。

（二）本科教育

医院先后承担了江西中医药大学多层次、多方向、多专业理论和实践教学任务。医院持续强化中医经典教学、临床科研室建设、青年教师培养等工作，并开展了本科生师承教育、教学档案互评等教学新形式探索。医院专门成立了院系教师管理部门，负责学校医学类课程的授课和临床带教工作。医教融合，教学相长，并取得了很好的改革成果。

1. 专业建设和学位点建设方面

医院按照学校的统一部署，认真贯彻落实教育部《关于进一步加强高等学校本科教学工作的若干意见》文件精神，进一步健全多层次的教学管理机制，深入开展本科教学评估工作；同时为适应高等教育和国家改革的发展要求，更加积极地推动中医药事业发展，在专业建设方面取得了显著成绩。

（1）专业建设方面：2013 年，中西医临床医学立项为省专业综合改革试点项目。2014 年，中西医临床医学专业在省内纳入一本批次招生。2015 年，中医学专业通过教育部组织的中医学专业认证。2016 年，通过教育部组织的本科教学工作审核评估。2008 年，中医学专业获评省级特色专业，2017 年，中医学专业在省内纳入一本批次招生，并于两年后入选国家级一流本科专业建设点。2018 年，中西医临床医学专业获批江西省一流专业（优势），在江西省普通高校本科专业综合评价排名第一。2019 年新增中医骨伤科学专业，于 2020 年正式招生。2020 年，中西医临床医学专业在省一流专业建设验收获评优秀等次。2021 年新增医学检验技术专业。

（2）学位点建设方面：2000 年，医院获批中医（类别）硕士学位（专业型）授权点。2006 年，获批中西医结合硕士学位（学术型）授权点。2011 年，获批中医学硕士学位（学术型）授权点。2013 年，获批中医学博士学位（学术型）授权点。2021 年，获批中医（类别）博士学位（专业型）授权点。

2. 人才培养方面

随着中医药卫生事业的蓬勃发展，医院（临床医学院）招生人数逐年增加。目前有在校本科生 5466 名，中西医结合临床医学专业、中医骨伤科学专业、医学检验技术专业招生人数逐年稳定增长。2015 年以来，医院落实中医专业型硕士研究生住院医师规范化培训政策，已培养 2362 名专硕规培生。医院现有 1052 名专业学位硕士、81 名学术学位硕士、34 名学术学位博士、80 名专业学位博士在校研究生。

2017 年以来，学生获全国向上向善好青年、全国优秀共青团员、全国大学生“自强之星”等国家级个人荣誉 60 余项，国家级团体荣誉 10 余项，获省级个人荣誉 40 余项，省级团体荣誉 50 余项。

由医院教师培训指导的学生参加国家级、省级各类大赛均取得优异成绩：2017 年，学生团队荣获第五届“江中杯”泛珠三角区域中医大学生临床能力竞赛团体一等奖；2018 年，学生团队荣获首届“慧医谷杯”全国中医大学生临床能力大赛团体特等奖；2019 年，学生团队荣获全国中西医结合大学生临床能力大赛团体二等奖；2019 年 10 月，学生作品“Godlike 膝动力——全球热敏灸治疗膝骨关节病开创者”荣获第五届中国“互联网 +”大学生创新创业大赛金奖；2020年，学生作品“绘骨绘影——国内骨科术前设计的领航者”荣获第十二届“挑战杯”江西省大学生创业大赛金奖、省互联网＋项目铜奖；2021年7月，学生作品“骨影智联——骨科手术智能预测解决方案”荣获第十七届“挑战杯”江西省大学生课外学术科技作品竞赛二等奖；2022年5月，学生作品“髋股像关”荣获第十二届全国大学生电子商务“创新、创意及创业”挑战赛校级赛特等奖，并同时获得最佳创新奖、最佳创业奖。2024年，学生团队荣获第三届全国中医药高等院校大学生创新创业大赛银奖、铜奖各1项；1名博士研究生获评第三批全国高校“百名研究生党员标兵”称号。

3. 教材建设方面

本科高校教材建设是教育教学的重要组成部分，有助于推动教学改革、助力学科发展，对于提高高校教学质量、促进学生全面发展具有重要意义。近年来，江西中医药大学附属医院多名教师主编了《临床医学概论》《中西医结合外科学》《中医全科医学概论》《中医骨伤科学总论》《诊断学》《运动医学》《中医骨伤科学》《中西医药物配伍与合理应用》《生物化学与分子生物学》《中医病因病机理论与应用》等多部国家规划教材；医院教师作为副主编参与了《医学检验基本技术与设备实验》《中医内科学》《中西医结合妇产科学》《中医妇科学》《中医骨伤科学基础》《中医耳鼻咽喉科学》《中医筋伤学》等多部国家规划教材；多名教师获聘国家卫生健康委员会“十四五”规划教材编委、全国中医药行业高等教育“十四五”规划教材编委。其中，医院教师主编的由中国中医药出版社出版的全国中医药行业高等教育“十四五”创新教材《中医骨伤科学总论》《躯干骨伤疾病诊疗学》《上肢骨伤疾病诊疗学》系列教材是我国中医药高等教育领域器官系统整合系列教材。同时，医院教师参编国家“十四五”规划教材、创新教材等教材人数逐年增多。医院在教材建设方面取得了巨大进步。

4. 课程建设和教学改革方面

医院2021年获批3门省级一流本科课程，其中“中医内科学”“中西医临床医学导论”为省级线上线下混合式一流本科课程，“中医针灸治疗以小儿面瘫为例虚拟仿真实验”为省级虚拟仿真类课程。2022年，医院获批2门省级一流本科课程，其中“中医抗疫大家谈”立项省级线上课程，“中西医结合外科学”获批省级课程思政项目。2023年，医院“中医骨伤科学”获批省级线上课程。

医院加强探索医学教育教学改革，不断凝练中医药高等人才育人成果。自2007年以来，获批本科、研究生等不同层次省级教改课题50余项。

（三）临床教学

作为医学生毕业实习的重要场所，医院长期以来承担全国多个学校多层次临床教学工作，先后印发了《江西中医药大学附属医院临床带教管理办法》《江西中医药大学附属医院实习管理制度》等教学管理制度以保障临床教学顺利开展。2015 年以来，医院实习生数量大幅增加，实习合作院校有江西中医药大学、江西中医药大学科技学院、井冈山大学、南昌医学院等 12 所本专科医学院校，实习专业有中医学、针灸推拿学、中医养生学、中医骨伤科学、中西医结合临床医学、医学影像技术、医学检验技术等众多医学医技类专业，实习生人数也由最初的 10 余人大幅增至目前的 500 余人。

医院"双师型"师资队伍强大，教学水平高，深受合作院校师生喜爱。医院相继开展了"教学查房比赛""推拿技能大赛""中药知识竞赛""病历书写大赛"等多种形式的教学活动，以赛促学；开展了"优秀实习生""优秀实习带教老师""优秀实习管理员""优秀实习带教科室"等评优活动以激发教学积极性、学习积极性；开展实习中期 / 终期考核、实习生学术讲座等丰富学生知识，检验学生学习成果，以考促学。

九、不断拓展医院品牌影响

（一）对口支援工作

为持续推动江西中医药事业高质量发展，助力全省中医院持续为百姓服务，2014 年至今，医院承担了对南昌县中医院、新建县中医院（现新建区中医院）、进贤县中医院、婺源县中医院、丰城市中医院、黎川县中医院、吉水县中医院 7 家医院的对口支援工作，并与受援医院签订项目协议书。至 2022 年，医院先后派遣 89 批次、212 人次参与对口支援工作。在受援医院义诊、门诊 40551 余人次，收治住院 2040 人次，住院手术 689 人次，带教查房 2433 次，学术讲座 1769 次，培训 19278 人，健康咨询 21284 人次，同时为受援医院推广开展了 76 项中医适宜技术。通过以上多种形式的帮扶，受援医院医疗业务水平不同程度地得到了提高。在充分掌握受援医院的实际情况和需求，坚持从实际出发的基础上，医院持续实施相应的援助项目，制订对口支援项目目标，并将该目标纳入院长目标责任状和医院年度工作计划。医院还制订了对口支援工作制度和奖惩措施，鼓励支援医生克服工作、生活、学习等诸多方面的困难，充分发挥技术优势，毫无保留地把技术传授给受援医院，积极开展坐诊、手术带教、义诊、带教查房、学术讲座、现代技术培训、中医适宜技术推广等工作。

（二）医联体工作建设

医联体是由不同类型、不同层次和不同功能的医疗机构联合构建的医疗共同体，可为紧密型和松散型，在近年内呈现遍地开花的状态，且有专科联盟、医共体、城市医疗集团等多种其他医院间合作形式作为补充。医院医联体自 2017 年起开始建设，截至 2023 年

12 月底已签约 63 家合作单位。除此之外，医院还积极探索其他深度合作模式，起源于医疗帮扶，但绝不止于临床医疗工作，在中医药传承、科研能力、专科建设及精细化管理等方面寻求突破，以“临床 + X”的服务模式不断帮助全省中医院实现综合能力提升。

1. 开展紧密型医联体共建

医院自 2022 年成立运营管理部以来，医联体建设进入了既扩规模覆盖，也重深度落实的全新模式。医院先后与鹰潭市中医院、南昌县中医院、宜春市中医院、南城县中医院等多家医院签订紧密型补充协议，实现人、财、科研等资源的跨院流通与共享。在保证派出专家积极性的同时，医院提升当地医院的科研能力和专科建设能力，力求 3 ～ 5 年打造一批省级中医重点专科。此外，医院在推动共建医联体的基础上，在瑞昌市中医院、鹰潭市中医院、景德镇市中医医院等地挂牌国家级名老中医传承工作室分部，在让当地百姓享受到了同质化高水平中医医疗服务的同时，也为当地医院构建了一个高水平中医人才培养平台，通过理论学习、临床带教、拜师收徒、指导典籍研读等多种方式开展中医药传承教育工作，在深入挖掘研究、传承推广老中医学术经验的同时为基层培养一批优秀的中医传承人。

2. 专科联盟临床能力同质化

医院牵头组建了 5 个中医专科联盟，各专科联盟均已制订本联盟相应优势病种的跨院医疗质控方案，并在 2023 年发布了《江西中医药大学附属医院专科联盟年度绩效考核方案（试行）》，进一步以更加数据化的方式对专科联盟内的各家医疗机构服务能力做精细化管理。

3. 推动院内制剂全省医联体流通

截至 2023 年 10 月底，院内生产的“热敏灸艾条”这一特色制剂已做到在热敏灸联盟的 124 家单位内跨院流通使用并实现医保报销。2023 年，热敏灸艾条累计外销量已超过 57000 盒，是上一年度同期数量的 10 余倍。同时，医院还有 3 个院内制剂也已通过审批，正在加大产能准备投入调剂使用范围，另还有 10 余种其他院内制剂正在进行相应的备案和审批流程。

4. 同步推进中医护理、中医“治未病”、中医药文化等泛医疗服务工作

作为江西省中医医疗联合会会长单位，医院对我省中医各领域资源有充足的调配能力。医院以中医药进校园、中医“治未病”省级质控中心、中医护理省级质控中心等项目为核心，积极推动优质医疗资源向基层延伸，密切层级化上下协作，突破重点领域关键环节体制机制障碍，积极促进中医药基层防病治病和健康管理能力。医院先后参与建设与评估 5 个批次共 21 个热敏灸小镇，建立了以中医医院为龙头，各级基层医疗服务机构为基础的城乡新型中医药服务体系。据不完全统计，仅宜春高安地区在 2018—2021 年，累计

接受热敏灸服务人次超过30万，医院业务收入年均增长29%，药品比下降至25%，中医医疗收入占比达45%以上。

（三）国际交流与合作

一直以来，医院始终坚持国际化发展战略，注重开展医疗卫生领域的国际交流与合作。自1973年首次派遣宗瑞麟医生作为江西省第一批援突尼斯医疗队员以来，医院已与突尼斯、乌兹别克斯坦、俄罗斯、乍得、葡萄牙等国开展过医疗援外和交流合作。2023年，医院新设中医针灸国际交流合作中心，致力于中医针灸领域开展国际化高质量交流合作。

为加强江西省中医院人才队伍建设，医院紧跟世界医疗前沿进展，吸纳融合国际新兴技术手段，积极搭建高质量国际合作交流平台。在学术交流方面，医院先后派遣王国娟、黄勇、严张仁、杨垂勋、刘福水等一批医生前往美国、日本、意大利、以色列、英国等国进修学习，汲取先进的临床诊疗技术和科研能力，进一步提高医院医技水平和科研能力。同时，为对标国际发展前沿，聚焦医院高质量发展战略，建设高质量学科，开展高质量的国际合作与国际医疗服务，医院先后派出邵益森、陈日新等100余人次出国参加国际学术论坛进行学习交流，共同探索医疗领域的高质量发展之路。

1. 医疗援外突尼斯

马尔萨蒙杰·斯利姆医院（以下简称马尔萨医院）是突尼斯医学院教学医院，位于突尼斯首都突尼斯市，是该国最高级的医院之一，主要承担医疗和教学双重任务。自1973年江西省派出第一支医疗队赴突尼斯执行任务以来，医院持续派出针灸医生接力援助。截至目前，全省共派遣了27批143人次针灸医生，诊治患者约45万人次。其中，江西省中医院共派遣了27批60人次针灸医生。

五十载的援突工作中，医院涌现出了许金水、徐杰等一批优秀援突医生。针灸医生许金水4次赴突尼斯执行援外医疗任务，并分别于2003年、2008年、2013年获评“全国援外医疗工作先进个人”（见图5-11）；徐杰3次赴突尼斯执行援外医疗任务，并在2023年获评“全国援外医疗工作先进个人”。许金水、徐杰分别在援外医疗队表彰大会上受到党和国家领导人的亲切接见。

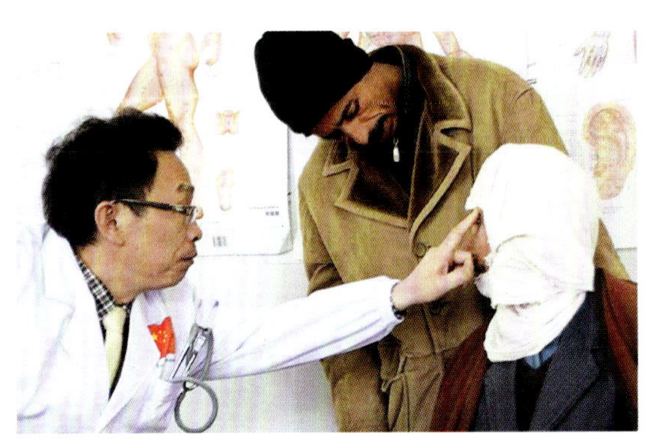

图5-11　许金水主任中医师在突尼斯义诊

援突尼斯以来，医院与突尼斯保持了良好的交流。2017年1月—2023年10月，医院与突尼斯双方共有6次互相访问，组织召开了2次中突中医年会，有力促进了双方的进步与发展。同时，医院积极发挥中医药优势，持续接待突尼斯医生来医院进修。截至目前，医院共接收了4批22人次，每批次为期2个月的突尼斯医生来医院学习。

与此同时，医院还为突尼斯当地提供了义诊及远程会诊服务。2017年10月，江西省中医院在突尼斯市Sididabet镇举行义诊活动，服务患者100余人次；2018年9月，医院在马尔萨医院进行义诊，服务患者70余人次。同时，医院为马尔萨医院提供了远程会诊设备，开展远程医疗服务网络平台的搭建工作，形成了中医中心的医疗聚合平台，优化医教协同联盟，形成了一种新型的中医药援助模式。

2. 与俄罗斯开展医疗交流合作

医院与俄罗斯医疗机构在医疗卫生领域一直来往密切，俄罗斯巴什科尔斯坦国立医科大学于2017年4月11日、2017年10月21日、2019年11月29日3次来院交流访问。2018年2月13日上午，由俄罗斯联邦国家杜马副议长助理兼卫生部保健专家委员会秘书长谢尔普科娃带领的俄罗斯卫生部代表团来院参观访问。2018年8月19—27日，刁军成、周士源等2位专家应俄罗斯Reaviz医科大学邀请，赴莫斯科参加“第五次国际传统和现代生殖医学学术研究会”，并在会上分享了各自专业领域的临床经验和中医药相关法规政策等。

3. 赴乌兹别克斯坦抗击新冠疫情

2020年，新冠疫情肆虐全球，应乌兹别克斯坦政府邀请，经中央应对疫情工作领导小组批准，江西省派遣中国赴乌兹别克斯坦联合工作组于4月17日从南昌启程赴乌兹别克斯坦协助开展疫情防控工作。医院专家王万春、张卫华、曾建斌、胡子毅、叶超等6人组成的中医专家组赴乌协助当地开展抗疫工作。其中，王万春成为中国政府援助乌兹别克斯坦联合工作组医疗组组长，这是全国第一支以中医药为主体的援外抗疫医疗队。中国赴乌兹别克斯坦联合工作组的工作得到乌方领导人及广大民众的高度评价。鉴于前次抗疫卓有成效，2020年8月13日，应乌方邀请，王万春带领10名医生再次奔赴乌兹别克斯坦，协助乌方抗击新冠疫情。

十、产业发展势头良好

（一）院内制剂产业发展

2000年9月，医院投入大量资金，对制剂室（现东湖院区3号楼）进行装修、改造，包括内部功能分区、外墙面改造、增加电梯和制剂设备等。医院投入28.44万元采购了一批不锈钢制药设备，含0.5T提取罐、乙醇回收罐、双效浓缩等5台设备。改造后，制剂室制粒、内包装具有净化区。2009年，热敏灸艾条获省药监部门院内制剂批文，全年完成制剂产值370余万元。2011年，热敏灸艾条产值94.48万元，制剂室产值474.5万元。

（二）江西江中中药饮片有限公司

江西江中中药饮片有限公司创建于2004年5月18日，由医院与江中制药（集团）有限责任公司联合控股，专门从事中药饮片生产、养生保健美容中药生产和中药材种植。企业坐落于江西省九江市武宁县万福工业园区内，占地面积13927m^2，建筑面积达20000m^2。公司拥有普通中药饮片、毒性中药饮片、直接口服中药饮片、食品、医疗器械5条生产线，以及现代中药仓储中心、中药饮片检测中心、中药炮制实训室、中药材标本室、中药编码标本室等，是江西省唯一的中药饮片质量示范生产企业。目前，江中中药饮片有限公司拥有5条生产线，企业年生产能力达3000余吨，经营中药饮片品种600多个。

2015年以前，医院治未病业务主要由国医堂和体检科承担。2015年年底，医院正式成立治未病中心，由项凤梅主持治未病中心工作。治未病中心负责健康宣传和管理、中医药干预等，通过大量的宣传和义诊等活动，使百姓对治未病的概念逐渐了解，并能选择性地来到治未病中心进行健康调理和咨询。

治未病中心平均每年进行健康检测和评估3.5万余人次。体质辨识每年约1.2万人次，经络测评每年约1.5万人次，红外热断层（TTM）每年约4000人次，检后咨询每年3.6万余人次。

（三）健康体检产业发展

健康管理体检中心于2006年3月成立，是集健康体检、医疗保健、健康咨询等健康管理为一体的中西医结合体检中心。体检中心依托医院雄厚的专业技术力量，拥有美国GE公司的1.5T磁共振、3.0T磁共振，宝石CT，美国GE公司彩超机（E9型），德国西门子公司的DR摄片机，日本光电的心电图机，乳腺红外线仪，经颅多普勒，红外热断层扫描仪，全套进口生化分析仪等一系列先进设备。中心建立了一套严格的操作规范和品质管理体系和人性化服务体系，积极参与了国家级课题及多项省、厅级课题的研究，丰富了体检中心的学科建设。中医体检是体检科的核心特色，是根据中医学的基本理论和方法，结合现代科技手段，对人体的健康状况进行综合评估和干预的一种特色服务。

十一、大力推动中医药文化传承创新

医院高度重视中医药文化建设，高举中国特色社会主义伟大旗帜，以习近平新时代中国特色社会主义思想为指导，深入贯彻习近平文化思想，自觉承担起举旗帜、聚民心、育新人、兴文化、展形象的使命任务，传承精华、守正创新，吸收借鉴现代医院文化建设和管理成果，坚持制度创新与理念更新相结合，努力建设具有鲜明时代特征、丰富传统内涵和具有本院特色的医院文化，为构建和谐医患关系，塑造良好医院形象，促进医院高质量发展提供强大的精神动力和文化支撑。

医院贯彻执行《关于加强中医医院中医药文化建设的指导意见》及《中医医院中医药文化建设指南》等相关要求，成功申报并建设了全国中医药文化宣传教育基地。医院成立了文化建设领导小组，成立了党委宣传部，专门负责医院文化规划、建设和管理。医院制订了“十四五”文化建设规划，出台了文化项目管理制度，设有日常文化建设经费和文化项目专项经费，为医院文化建设提供了坚强保障。

医院大力弘扬“敬佑生命、救死扶伤、甘于奉献、大爱无疆”的职业精神，深入挖掘中医药文化内涵，大力宣传中医药核心价值和理念，建立和完善遵循文化发展规律、符合医院发展战略、反映医院优势特色的文化体系，基本形成环境优美、中医药气息浓郁、充满人文关怀、患者职工满意、社会认可度高的文化氛围。

（一）建立医院价值观念体系

医院深入挖掘中医药文化中“医乃仁术”“大医精诚”等价值观念，在思想理念、价值取向、培育方针等方面充分体现中医药文化。

办院宗旨：传承创新、守护健康。

医院院训：精诚为医、厚德为人。

总体发展目标定位：建设国内一流、世界知名的高水平有特色的现代化中医医院。

医院院徽：以医院全称的首字母J作为创意导入元素，结合医疗救护专业符号、药用植物的叶、象征中医阴阳协调的符号，以及医院中英文全称设计而成。标准色为体现中医药特色和地域特色的红木色。中文院名为手写体，英文院名为专用标准字体（见图5-12）。

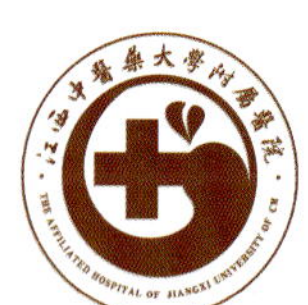

图5-12　江西中医药大学附属医院院徽

医院院旗：为标有医院院徽加医院中英文全称的白色旗帜。

医院院歌：《大爱无疆》。

（二）注重行为文化规范和管理

医院注重行为文化规范和引导，将中医药文化融入各种规章制度、工作规范以及《员工守则》的制订和实施过程，形成富含中医药文化特色的服务文化和管理文化，促进服务质量和服务效率的提升。

在诊疗行为规范方面，医院要求在开展诊察疾病、处方用药等技术服务中，分别体现中医药理论和技术方法的运用，凸显“望、闻、问、切”特色。在言语仪表规范方面，医院开展了服务礼仪培训，要求医务人员在接待患者和家属时，必须遵循文明服务用语规范，做到一要有称呼，二要有礼貌，三要用语亲切，提倡文明敬语，禁止使用忌语，等等。在教学传承规范方面，医院弘扬中医尊师重教、教学相长的优良传统。老师为人师表、修身正行，平易待人、乐育英才，乐教敬业、口传心授，因材施教、循循善诱，非其人勿教、非其真勿授、示人规矩不示人以巧；学生尊师重道、谦逊恭敬，持之以恒、精勤不倦，勤求古训、博采众方，学贵专一、思贵沉潜，继承创新、与时俱进。

（三）强化中医药文化宣传教育基地建设

医院强化全国中医药文化宣传教育基地建设和管理，先后建设了中医药传承创新馆、中药炮制技术传承基地、灸疗推广国家基地（热敏灸文化馆），并对西湖院区、高新院区进行了高规格、高品位医院文化规划。

在东湖院区，利用装修改善办院条件的契机，实施了一系列美化、亮化、绿化项目，在装修改造中突显传统文化元素，并通过文化上墙、上橱窗等形式，使医院的中医药文化氛围更加浓郁，以文化人、以文育人功能得到进一步强化。近几年来，医院整理并实施了中国中医药文化、江西中医药文化、医院文化、治未病（养生）文化、艾文化、热敏灸文化等多层次、相对科学规范的系列文化方案，并先后对中药房、国医堂、中医特色治疗中心等中医特色科室进行了相关装修改造，并建设了一系列科室文化长廊。医院制订出台的热敏灸小镇建设方案，为各地热敏灸小镇建设提供了规范和指导。

通过几年的建设，医院面貌焕然一新，美化了医院环境，提升了医院文化品位，改善了群众就医体验，宣传了中医药知识，促进了中医药文化传播。

（四）推动中医药文化传承传播

医院大力推动中医药文化传承传播，大力推广热敏灸技术，先后在突尼斯、葡萄牙、乌兹别克斯坦等建立了多个中医中心。2023 年，医院在省政府驻京办建设了北京热敏灸体验中心，进一步打响“南看江西灸”品牌。近年来，医院协助省委、省政府承办了太湖文化论坛中医药文化发展高级别会议，世界中医药大会第四届夏季峰会，上海合作组织传统医学论坛，中医中药中国行等大型会议和活动，推动了中医药文化交流互鉴。医院每年都开展丰富多彩的中医药文化宣传推广活动，连续举办膏方节和三伏贴等中医药文化活动近 20 年。

医院加大中医药文化传播推广，建设了医院官网和微信公众号、抖音号、视频号等，大力宣传中医药科普知识，促进中医药素养提升。医院微信公众号影响力一直位居全国中医院排行榜前列，并成为医院信息化的重要载体和平台。近年来，医院配合拍摄了《国医奇术》《盱江医学》《中华医药》3 部大型纪录片；与央视中文国际频道《中华医药》合作拍摄专题节目 8 个，《冬病夏治民间有方》《樟帮传奇》《高血压“老病号”国医大师伍炳彩的养生经》《餐桌上的养生良药》等专题片的播出引起了强大反响。医院还拍摄了医院宣传片、中医特色技术宣传片、三伏贴宣传片、膏方宣传片等 10 余部。

（五）加大新闻宣传和科普宣传力度

医院加强了与人民日报、新华社、中央电视台、健康报、中国中医药报、江西日报、江西电视台等行业媒体和主流媒体的联系与合作，每年都推出一大批重要稿件在国家级、省级媒体刊发，进一步唱响省中好声音，为医院的发展营造良好的舆论氛围（见图 5-13）。

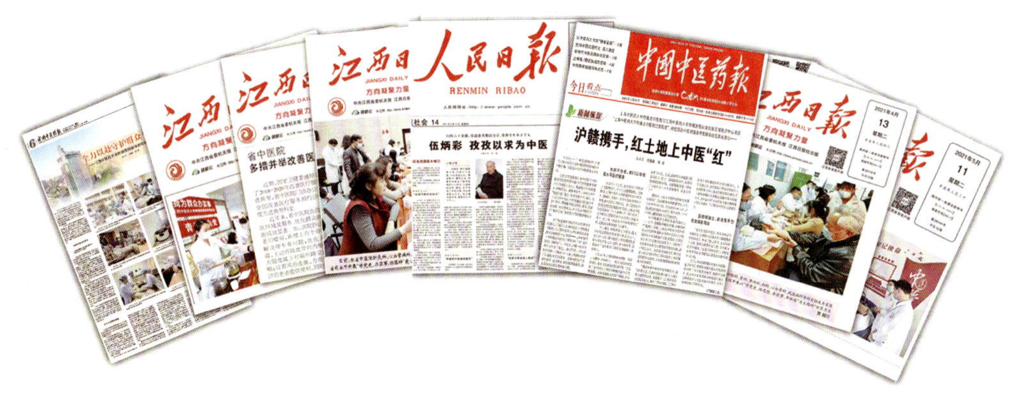
江西日报
JIANGXI DAILY
方向凝聚力量
省中医院
多措并举改善医
人民日报
RENMIN RIBAO
伍炳彩 孜孜以求为中医
中国中医药报
今日看点
沪赣携手，红土地上中医“红”

图 5-13　主流媒体报道的医院新闻汇总

医院加大新媒体建设和宣传，充分利用医院官网、微信公众号、抖音等新媒体，不断创新载体和形式，全方位、多角度宣传医院的精神内涵、精湛的医疗技术、高尚的医德医风、最新的技术成果、医疗方法和重大项目、重点科室建设等，树立和维护医院良好的品牌形象，进一步提升医院的综合竞争力。医院引导全院职工利用新媒体进行宣传，一批专家纷纷开通抖音账号，抢占新媒体阵地，数位专家粉丝数量达数十万，社会关注度明显提高。

经过几年的建设，医院面貌焕然一新，中医药气息日渐浓郁，改善了医院环境，提升了医院形象。与此同时，通过加强基地建设，医院以文化人功能得到进一步增强，中医药特色得到进一步彰显。医院已经成为江西中医药文化宣传的主要阵地，是江西中医药大学附属医院广大师生、进修学员接受中医药传统文化和医德医风教育的课堂，是向社会普及中医药知识、加强中医药对外交流展示的窗口。

十二、神奇的热敏灸

“理本精深，看阶前双水合流，寻到源头方悟彻；学无止境，想屋后孤峰独秀，登来巅顶莫辞劳。”这幅联语正切合了江西中医药大学热敏灸研究团队 30 余年的求学之道与笃学奋勉的敬业精神。在这样的精神指引下，热敏灸团队开始了灸法守正创新研究发展之路。

热敏灸的研究始于 1988 年，源于临床艾灸过程中灸疗热敏现象的发现。团队遵循中医自身的临床研究方法学，沿着肯定现象，总结规律，提高疗效，升华理论，反哺临床的道路走了 36 年（见图 5-14）。

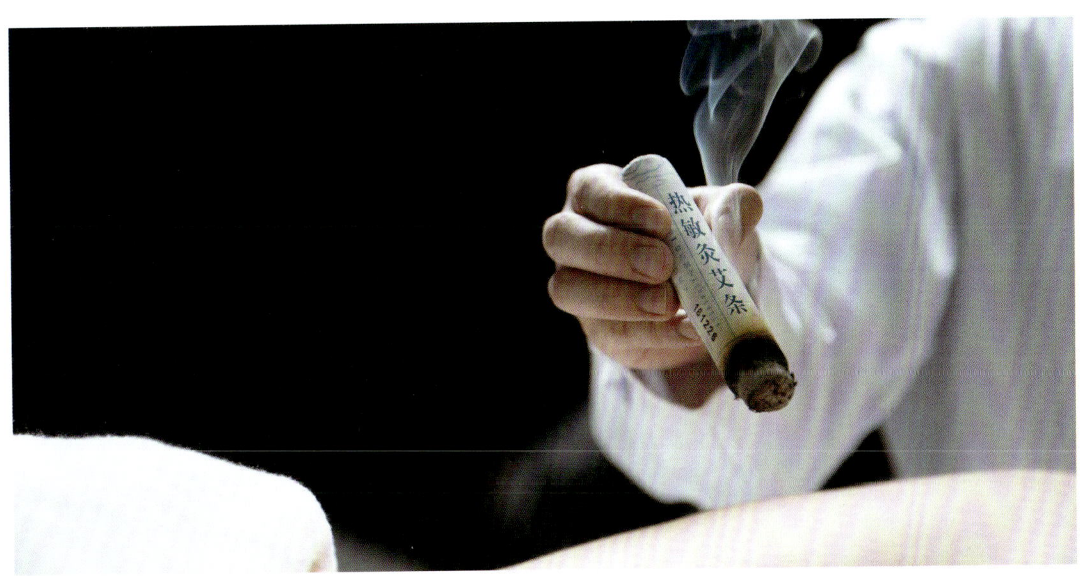

图 5-14　江西中医药大学原始创新技术——热敏灸

（一）发现现象

20 世纪 80 年代，全国针灸临床是“但见针刺病，不闻艾绒香”灸法萎缩的状况。江西中医药大学灸疗科研团队在临床艾灸过程中陆续发现了一组神奇的灸感现象：局部不（微）热远部热，表面不（微）热深部热，非热感觉等。这些现象发生时，灸疗疗效似乎明显提高，然而现代医学不能解释这些现象，这就引起了团队的极大兴趣与重视。

（二）认识规律

陈日新教授带领研究团队普查了神经系统、运动系统、消化系统、呼吸系统、生殖系统等近20种病证后发现，这些患者在艾灸时都能不同程度地产生上述特殊灸感现象，尤其以寒证、湿证、瘀证、虚证患者居多，急性病和慢性病均可出现，出现率高达70%以上，当疾病好转或痊愈后，这种灸感现象消失，而健康人上述特殊灸感现象出现率仅10%。艾灸时出现这些特殊灸感现象后，气至病所率明显提高，表明上述特殊灸感现象的出现具有普遍性、与疾病状态的高度相关性及气至病所率的高效性。至此，团队认识到了热敏现象出现的基本规律，大家非常振奋，似乎看到了振兴灸法、提高疗效的一道曙光。

（三）引发矛盾

然而产生上述特殊灸感的“位点”与教科书中经穴、奇穴、阿是穴的位置并不重合，并且呈现位置“动态”“旁开”的特征。这时就有这样的疑问：产生特殊灸感的位点是穴位吗？如果是穴位，它不在已知穴位位置上；如果不是穴位，疗效却比已知穴位好。这时现有的穴位理论与临床实践发生了矛盾，引起了陈日新团队的困惑与深深思考。团队意识到这很可能是新的灸学理论与提高灸疗疗效的突破口。

（四）求证经典

团队带着“穴位是什么”的困惑，直溯《黄帝内经》求解。通过研读《黄帝内经》，令陈日新团队惊讶的是：《黄帝内经》对穴位的论述竟然与在临床灸疗实践中的观察完全一致！他们深感到中医经典对现代临床的重要指导作用，并可以得出结论：艾灸过程中产生特殊灸感的位点不但是穴位，而且是符合《黄帝内经》中穴位原始定义的正宗穴位，是提高灸疗疗效的特异性穴位。正因如此，他们仿佛感觉到灸疗研究插上了一双腾飞的翅膀——经典支持、临床疗效支撑！

（五）发明技术

团队抓住“灸位”与“灸量”两个关键技术环节，创立了热敏灸技术：“探感定位，辨敏施灸，量因人异，敏消量足。”这是一项全新的灸法技术，穴位已不是一个固化的坐标位点，而是一个动态的功能位点；灸时也不是千人一律的10～15分钟，而是个体化与标准化结合的灸时标准。灸疗适应证也不是用寒热虚实来判断，而是以机体是否开启热敏穴位为判断指征。灸感也不是皮肤温热而无灼痛，而是局部不（微）热远部热，表面不（微）热深部热，非热感觉。辨证施灸改成了辨敏施灸。灸效也不是与热灸强度、热灸时间有关，而是与热敏灸感强度、热敏灸感持续时间有关。一句话，热敏灸从理论到技术，再到疗效都完全不一样了。

（六）检验疗效

为了检验热敏灸的疗效，获得循证医学证据，团队采用大样本、多中心、中央随机对照临床试验方法，分别以急性期腰椎间盘突出症与肿胀型膝关节骨性关节炎、慢性持续期的支气管哮喘患者为研究对象，围绕选取热敏穴位施灸是否优于辨证选穴，以及根据施灸过程中穴位消敏程度确定每穴的个体化施灸时间是否优于常规固定施灸时间这两个关键问题，对比其疗效差异。结果表明，辨敏施灸疗效明显优于辨证施灸，以消敏时间为度的个体化与标准化结合的施灸时间标准也明显优于常规固定施灸时间标准。热敏灸技术的创立开启了一条源于经典、基于临床、继承创新、提高疗效的灸疗发展新路。2015 年，“热敏灸技术的创立及推广应用”获国家科学技术进步奖二等奖。

（七）升华理论

临床实践是检验中医理论正确与否的唯一标准。陈日新团队在基于临床实践发现穴位热敏现象的基础上，在经典理论依据支撑下，2006 年在人民卫生出版社出版了《腧穴热敏化艾灸疗法》，首次大胆提出了腧穴敏化论新观点。腧穴敏化论的提出对针灸学发展具有里程碑的意义。2011 年，根据新的研究进展，团队在《中国针灸》发表论文《岐伯归来——论“腧穴敏化状态说”》，再次阐述腧穴敏化新观点。2016 年，根据新的研究成果，团队发表《再论“腧穴敏化状态说”》论文，从循证评价、基础研究与理论构建三方面再次论述腧穴敏化状态说。2015 年，腧穴敏化论引起科技部重视，首次设立腧穴敏化研究为国家自然科学基金中医重大项目。

（八）推广应用

理论的突破，技术的创新，带来了灸疗疗效的大幅度提高。热敏灸在治疗过敏性病症、脊柱关节痛证、功能性胃肠病症、宫寒性妇科病症、男性前列腺病及强身健体保健等方面具有独特优势。2011 年 9 月，江西南昌开办了全球首家热敏灸医院，2012 年 12 月开办了江西热敏灸医院高安分院，2014 年组建江西省热敏灸联盟，目前省内已有 1177 家联盟分院；省外建立了 10 家分院，在山东博兴建立了热敏灸肿瘤康复基地；在国外开办了加拿大分院、葡萄牙分院、瑞典分院、突尼斯分院。分院的开设标志着热敏灸成果的临床规模转化。目前，全国已有27个省、市、自治区共500余家医院广泛应用热敏灸技术。美国、日本、德国、新西兰、澳大利亚、瑞典、瑞士、葡萄牙等20多个国家的针灸师来江西省中医院学习热敏灸技术，国际辐射效应进一步发挥。

（九）基础研究

基础研究是科技发展的重要基石。团队建立了行业内协同创新，跨学科协同创新与国际协同创新平台，进行热敏灸生物学基础的系列研究。团队应用红外热断层成像技术及温度觉定量测定技术，证实了热敏穴位局部能量代谢明显增强；应用高密度脑电、功能性磁共振与神经计算技术，证实了热敏穴位的客观性、效应特异性，揭示了相关脑区功能连接度与穴位热敏化发生密切相关；首次建立了灸疗热敏动物模型，采用分子生物学技术，提示了热敏现象的产生与中枢谷氨酸能神经元激活有关；采用经颅磁刺激技术，提示了热敏现象的发生于大脑神经网络可塑性变化有关；采用近红外脑成像技术，探索了热敏灸得气与脑效应的量学关系。上述基础研究成果的临床转化建立了基于经颅磁刺激技术的热敏穴位激发技术。

（十）发展学科

继2006年提出腧穴敏化论新理论后，团队2008年在《中国针灸》发表论文又提出了“灸之要，气至而有效”新理念，完善了“刺之要，气至而有效”的针灸理论。该篇论文获得2012年“中国百篇最具影响国内学术论文”的殊荣。2013年，团队再次出版热敏灸专著，提出了“辨敏施灸”新概念，发展了传统“辨证施灸”的理论。这些灸疗新概念已经写入“十二五”规划教材《实验针灸学》，对提高灸疗疗效具有重大的指导意义。2016年，团队发布了热敏灸技术标准，引领了灸疗学的新发展。2019年，团队出版了世界中医药学会联合会国际组织标准；2022年，团队发布了江西省地方标准。2023年，团队在人民卫生出版社出版专著《热敏灸学》。至此，热敏灸形成了一个完整的灸疗新体系，丰富了传承数千年的灸疗理论内涵，促进了灸疗学术发展的新跨越和技术水平的大提升。

（十一）专科建设

医院的发展离不开专病专科的建设。在热敏灸理论的指导下，江西热敏灸医院在针灸、康复、推拿治疗敏性病症（过敏性鼻炎、慢性湿疹、荨麻疹）、脊柱关节病症（颈椎病、腰突症、膝关节骨性关节炎、肩周炎）、神经内科病症（面瘫、偏头痛、带状疱疹）、肺系病症（慢性支气管炎、支气管哮喘、变异性咳嗽、感冒后慢性咳嗽）、脾胃病症（非溃疡性消化不良，功能性肠病）、妇科病症（原发性痛经、卵泡发育不良、不孕、卵巢早衰）、男科病症（慢性前列腺炎、前列腺肥大、性功能障碍）、泌尿系病症（夜尿多、压力性尿失禁）、康复科病症（胃肠功能紊乱、膀胱功能紊乱）、儿科病症（肺常不足、脾常虚诸症）、治未病（未病将病、病后康复）、肿瘤康复（辅助化疗减毒增效、辅助免疫靶向治疗协同增效）等方面形成了显著的专病特色与疗效优势。热敏灸治疗膝关节骨性关节炎、腰椎间盘突出症、支气管哮喘技术分别于 2016 年、2019 年获江西省科学技术进步奖二等奖，2021 年教育部科学技术进步奖二等奖。2023 年，“艾灸得气理论的创建与临床推广应用”获中国针灸学会科学技术奖一等奖。

（十二）人才培养

人才培养是热敏灸学科持续发展的重要保证。江西中医药大学注重培养大学本科、硕士、博士灸学人才，以满足热敏灸高级人才的社会需求。2015 年，医院与葡萄牙传统医学院合作，创办了热敏灸系，专门培养葡语国家热敏灸技术人才；2019 年，与加拿大阿尔伯塔针灸中医学院合作，成立了江西热敏灸医院加拿大分院，开展了系列热敏灸技术培训 39 场，填补了当地从业者艾灸使用几乎空白的现状，为当地百姓提供热敏灸技术服务 2310 人次。此外，医院还为 20 多个国家和地区培养了大量热敏灸技术人才。

（十三）科学普及

科技进步提升我们的生活质量，关键在于科学普及。2016 年，医院为提高百姓治未病意识，提升百姓健康水平，开展了热敏灸走进千家万户活动，建立了太保庄热敏灸小镇。2018 年，医院在江西高阜镇也建立了热敏灸小镇，同年江西丰城市启动全民热敏灸推广应用工作。目前，国内已建立 17 家热敏灸小镇，社会效益重大。《中国中医药报》头版头条报道了热敏灸小镇，倡导热敏灸技术走进千家万户，让老百姓艾灸起来、健康起来、长寿起来、幸福起来。2020 年 11 月，《热敏常灸出奇效——慢病康复新选择》由人民卫生出版社正式出版。本书揭示了热敏常灸新规律、新实践、新成效，为热敏灸普及化做出了新贡献。

（十四）热敏灸抗疫

2020 年年初，江西热敏灸医院积极参与抗击疫情，制订了热敏灸治疗新冠疫情的方案，研制了专用热敏灸设备与便携式消烟器，进入隔离病房开展热敏灸治疗，相关研究成果发表在《中国针灸》杂志上，并出版了《热敏灸防治疫病理论与实践——应对新冠肺炎方案》。世界针灸学会联合会、中华中医药学会、中国针灸学会、万方医学、中国知网邀请陈日新教授主讲“热敏灸治疗新冠肺炎思路与实践”5 场，全球直播，向全球分享了热敏灸技术的抗疫经验。

（十五）热敏灸智能化

随着现代科学技术的飞速发展，人工智能已经走进我们的生活。传统中医技术需要与现代科技相结合，创造出新的符合现代生活需求的智能化产品。2017年，陈日新教授带领团队研发出热敏灸机器人原型机。2019年，热敏灸机器人——膝动力项目参加第五届中国“互联网+”大学生创新创业大赛获得金奖。2020年，团队研发出热敏灸机器人样机，目前正在研发产品机。2023年，团队首次提出了数智热敏灸。它是以热敏灸技术为核心，以灸疗大数据为支撑，以数智终端为前卫，以互联网联系千家万户为桥梁，实现居家健康的一项集成化系统创新技术。数智热敏灸将引领中医艾灸进入标准化、精准化、现代化、国际化、远程化、普及化的新时代，助推中医大健康产业新发展。

十三、抗击新冠疫情贡献“省中力量”

新冠疫情是百年来全球发生的最严重的传染病大流行，是中华人民共和国成立以来我国遭遇的传播速度最快、感染范围最广、防控难度最大的重大突发公共卫生事件。在人民生命安全和身体健康面临严重威胁之际，江西中医药大学附属医院闻令而动，主动作为，坚持人民至上、生命至上，同时间赛跑、与病魔较量，为取得抗击新冠疫情斗争重大战略成果付出了巨大努力。医院前后两次被改建为定点医院、收治新冠患者；多次组建国家中医医疗队支援省外；数次派出专家和医疗队员对兄弟医院和市、区进行指导、紧急医疗支援；制订及修订《新型冠状病毒中医防治方案》，为世界贡献了中医药抗疫“江西方案”。

（一）筑牢医院疫情防控网

2020年2月8日，医院党委主动请缨将西湖院区改建成江西省中西医结合救治定点医院并获得批准（见图5-15）。获批后，医院广大职工在短短3天内，克服种种困难，完成人员选拔、制度和流程的制订、培训、演练、患者迁移、物资储备、人员入驻、隔离病房图纸的设计、改建、验收等各项工作，并得到国务院疫情指挥部指派专家的高度认可和省委、省政府的极大肯定。

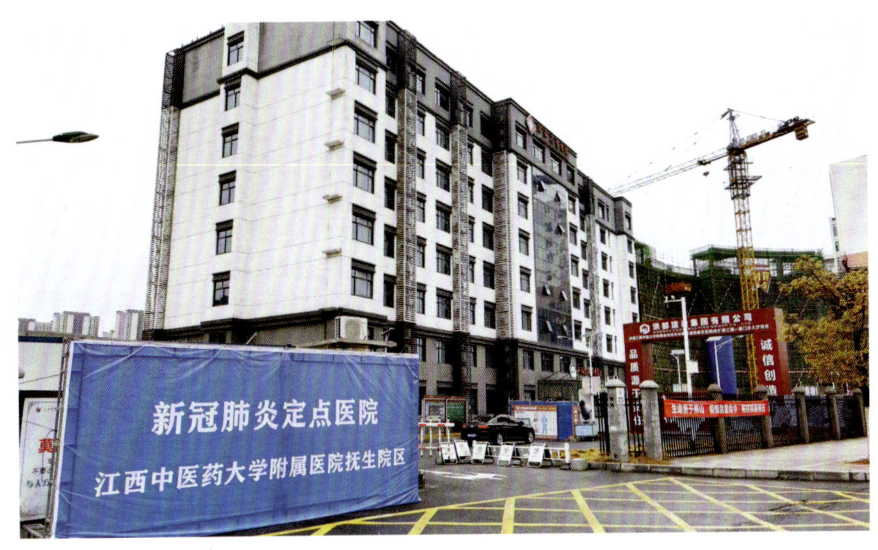

图 5-15　江西省中西医结合救治定点医院

2 月 11 日中午，中西医结合救治定点医院验收完毕，下午 6 点，西湖院区收治第一批确诊患者。

医院于 2020 年、2022 年两次作为江西省中西医定点医院，以刘良徛院长为组长的 100 位医疗骨干共收治新冠患者 84 人，并做到了医护零感染。治愈出院患者 83 人（其中 1 人转院），所有患者入院当日即开始服用中药，一人一方一病一策，中医药参与治疗比例为 100%。我院是除湖北以外，全国唯一的省级中医定点医院，实现了零死亡、零感染、零投诉、零返阳目标。

医院将急诊科按照评价标准改建成“平战结合”的发热门诊，根据风险级别调整用途，最大限度地发挥其“前沿哨点”作用，严格三区两通道，功能齐全，并且组建了一支有战疫经验、多学科的联合团队，可对疑难重症患者开展精细化诊疗。医院开设了新冠中医康复门诊，促进患者早日康复、减轻后遗症、防止肺纤维化，让百姓更全面受益于中医中药。

2020 年 10 月，医院先后设立 6 个核酸检测门诊，截至 2023 年 3 月关闭核酸检测门诊，两院区共检测 1316661 人次。

2021 年 1 月 5 日，医院在两院区改建新冠疫苗接种门诊，举全院之力，应接尽接，门诊开设 2 年来共计接种新冠疫苗 126911 人次。

（二）发布中医药抗疫“江西方案”

疫情在江西出现后，医院第一时间组织专家队伍拟定《江西省新冠肺炎中医药防治方案》，并根据实际情况先后发布四个版本，为全省疫情防控提供了强大助力，有效维护了人民群众的生命安全和身体健康，是中医药抗疫的“江西方案”。

医院抽调疫病防治队队员加入省级中医药防治专家组，研究并先后发布了四版《江西省新型冠状病毒感染的肺炎中医药防治方案》。参与制订的专家有：刘良徛、付勇、蒋小敏、伍建光、张元兵、赵文辉、陈宝国、胡子毅、曾英坚、兰智慧、赖俊宇等。

1. 助力省内外疫情防控

2020年疫情初起时，医院先后6次派出队员14人援助湖北，并组建中医医疗队省外抗疫。2022年4月，医院派出的21名医生接管新国博N3、N4、N5方舱共计1500床位，查房3721人次，发放江西“两方”共计3万余剂，接管的患者均症状消失，顺利转阴。后医院派出125名医疗队员支援重庆，接管寸滩方舱B8区，共计床位1184张，采用江西“两方”治疗患者共计1030人，全部转阴顺利出仓。针对省内疫情防控，医院先后派出2800多人奔赴新余、九江、上饶、萍乡、高安等地区进行新冠疫情防控指导和核酸检测等工作。2021年11月，江西中医药大学附属医院派出抗疫经验丰富的医生和核酸检测专家、核酸检测应急采样队伍协助铅山应对突发疫情（见图5-16）。

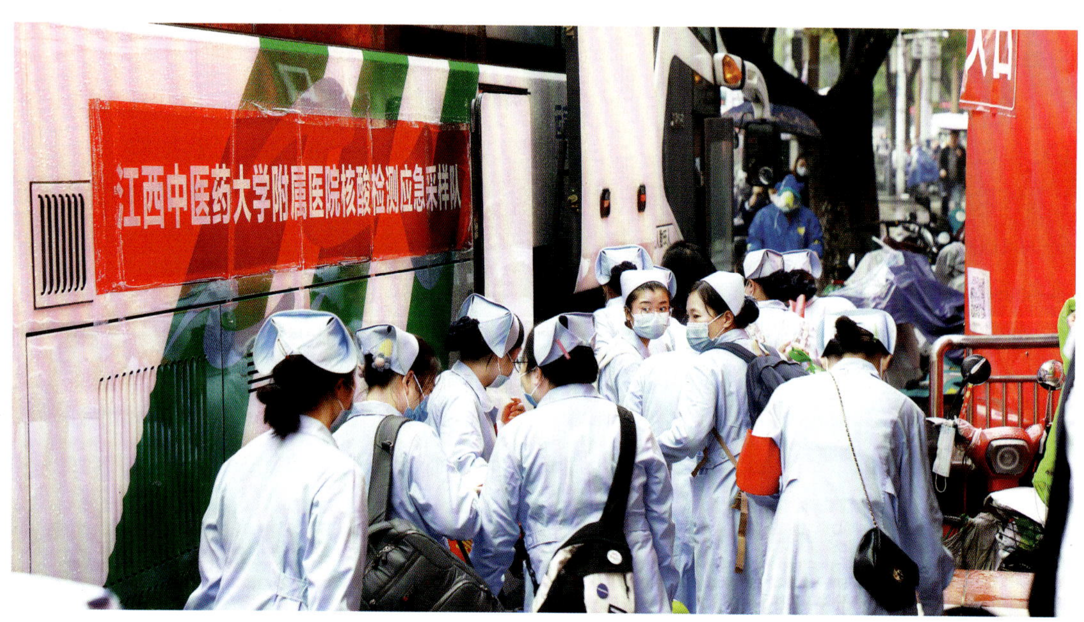

图5-16　江西中医药大学附属医院协助铅山应对突发疫情

2. 援外医疗

应乌兹别克斯坦政府邀请，经中央应对疫情工作领导小组批准，2020年4月17—28日，江西组建的中国政府赴乌兹别克斯坦联合工作组在乌兹别克斯坦开展疫情防控工作。与此同时，医院先后向葡萄牙、瑞典、白俄罗斯、加拿大等国家援赠热敏灸艾条，通过视频连线指导居民居家防疫，并通过远程会诊新冠病例等形式，向全球分享江西中医药抗疫经验。医院专家还主导了《中国——非洲中西医结合防治新型病毒性呼吸道传染病及多发病项目研究》《面向国际的中西医结合防治新型冠状病毒传染病（COVID-19）诊疗建议方案（1.0）》项目，并向全球发布，有力推动了中医药国际化进程，增强了中医药在世界卫生健康体系的话语权，让中医药更好地服务于人类命运共同体。

（三）中医药发挥独特作用

在新冠疫情的医疗救治中，医院积极发挥中医药独特优势，打出了中医药抗疫“组合拳”。除了中药汤剂，医院还采用包括热敏灸技术、穴位贴敷、耳穴压豆、中药熏洗、八段锦、易筋经、中药精油芳香疗法、食疗等多种形式的中医药介入，帮助患者增强体质、改善情志、促进药物吸收、提高免疫力、改善症状等。

医院推出了自拟方——散寒除湿抗毒方和清热化湿抗毒方。这些方剂对轻型、普通型患者疗效明显。对于恢复期的部分患者存在肺间质纤维化、肺部毛玻璃样的改变，又推出了自拟方——温肺化纤汤。温肺化纤颗粒成为疫情发生后江西省批准的第一个治疗新冠肺炎的中药院内制剂（见图 5-17）。医院还开展系列疫病临床研究，承担了“抗新冠肺炎中药研发”“中医药治疗新型冠状病毒肺炎”等临床研究项目，累计经费 1290 万元，项目如下。

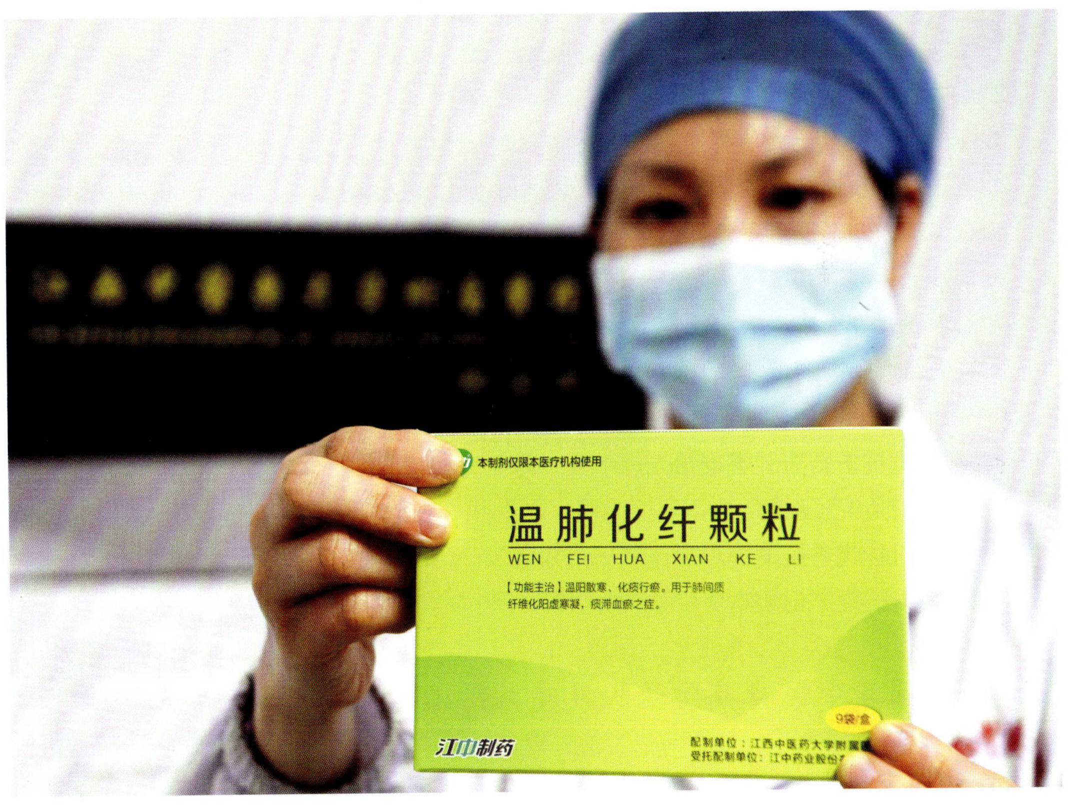

图 5-17 江西省批准的第一个治疗新冠肺炎的中药院内制剂——温肺化纤颗粒

1. 江西省 2022 年度中央引导地方科技发展资金项目，抗新冠肺炎中药研发，

2022ZDH01096，朱卫丰。

2. 江西省科技厅，中医药治疗新型冠状病毒肺炎（寒湿疫毒）的临床研究，2020YBDGWL003，刘良徛。

3. 江西省科技厅，国医大师伍炳彩湿病理论在新冠肺炎治疗中的应用，2020YBBGWL007，伍建光。

4. 新冠肺炎恢复期（肺脾气虚）中医药干预研究，2020YBBCWL003，兰智慧。

5. 江西省科技厅，温肺化纤汤调控 Tregs/Th17 轴治疗新冠肺炎后肺间质纤维化的分子机制，20212BAB216061，柯诗文。

6. 校级创新团队，中医药防治病毒性肺炎后肺间质纤维化创新攻关团队，CXTD22011，刘良徛。

7. 2021 年度校级重点科技攻关项目，“治肺不远温”“从湿治疫”理论的中医药防治肺系疫病研究，2021ZD00，刘良徛。

（四）抗疫荣誉

我院获得抗疫荣誉如下。

1. 全国卫生健康系统疫情防控先进集体。
2. 江西省抗击新冠肺炎疫情先进集体。
3. 江西省抗疫“记大功奖励”（肺病科）。
4. 全国抗击新冠肺炎疫情先进个人（刘良徛）。
5. 全国优秀共产党员（刘良徛）。
6. 全国卫生健康系统疫情防控先进个人（刘涛）。
7. 白求恩式好医生（刘涛）。
8. 抗击新冠肺炎疫情全国三八红旗手（余知依）。
9. “中国好医生、中国好护士”抗疫特别人物（余知依）。
10. 江西省抗击新冠肺炎疫情先进个人（赵文辉、黄仙保、张卫华、柯颖、刘筱珺）。
11. 百名最美抗疫医师（刘涛、徐超）。
12. 全省百佳优秀抗疫护理工作者（余知依）。
13. 江西省抗疫“记大功奖励”（刘良徛、王万春、曾英坚）。

（五）国家中医疫病防治队及疫病防治基地的建设

根据《国家中医药管理局关于印发国家中医应急医疗队伍和疫病防治及紧急医学救援基地依托医院名单的通知》（国中医药医政函〔2020〕2244 号），江西省中医院作为全国 35 家中医医院之一，被选为国家中医疫病防治队及疫病防治基地依托医院。

第二部分

临床发展历程

第六章

急诊护航，安全无忧

——急诊科发展历程

一、背景

（一）成立背景

急诊科是一门涉及多个专业的临床独立科室，具有应急性、综合性、风险性和不间断性的特点，在急性病、危重病的救治以及应对突发公共卫生事件和灾难事件上发挥重要作用，现已成为公共健康事业不可缺少的一部分。急诊科与临床各科均有密切关联，是临床各科急危重症诊治的第一环节，急危重症的诊疗水平也是医院医疗质量评价的重要指标，故在我院建院之初，即对急诊科的建立做出详细规划，经积极筹备，1997 年 7 月我院正式成立急诊科。

（二）科室简介

江西中医药大学附属医院急诊科是国家中医药管理局重点专科、国家中医药管理局重点学科中医全科医学牵头科室、国家中医药管理局重点专科急诊协作组临床路径试点单位，世界中医药学会联合会急症专业委员会副会长单位，中国中医急诊医联体副主席单位、江西省主席单位，国家中医急诊与重症区域诊疗中心江西省分中心，国家中医紧急医学救援基地联盟副主席单位，江西中西医结合学会急救医学专业委员会主任委员单位等。

科室下设门急诊留观、急诊住院、急诊重症监护室 3 个医疗模块，设有院前急救、急诊内外科门诊、急诊抢救室、胸痛中心、卒中中心及溶栓单元、创伤中心、急诊病房、急诊观察室等工作区域，布局合理，设施完备。

在抗击新冠疫情期间，急诊科一直处于抗击疫情一线，总结新冠肺炎救治经验，参与制订了江西新冠肺炎中医药防治方案，科室多位医护人员先后前往南昌定点医院及武汉、上海、重庆方舱医院支援抗击新冠疫情，多位护士分次支援省内新冠核酸采集工作，为抗击新冠疫情工作做出了积极贡献，多人获得“江西省抗击新冠肺炎疫情先进个人”“全国卫生健康系统新冠肺炎疫情防控工作先进个人”“白求恩式好医师”“全国三八红旗手”“中国好护士”“省优秀共产党员”等荣誉称号。

（三）科室特色

科室以中医急诊急救为发展特色，注重中医药及中医特色疗法在危急重症中的应用，中医特色突出，急救手法多样。

1. 外感发热救治

中医辨证施治，退热手段多样，如针刺退热、腧穴热敏灸疗法、中药擦浴泡脚、刮痧退热等。退热效果显著，广受患者好评。

2. 中暑救治

结合中国传统自然疗法——刮痧，解表清暑，促使皮肤血管扩张，促进散热，适用于轻症中暑患者，可迅速缓解不适症状。重症以针灸治疗，针刺内关、中脘、足三里、阴陵泉等穴，疗效确切。

3. 关节脱位救治

关节脱位予中医手法复位，操作简便，避免术后创伤，减少患者痛苦，价廉效佳。

（四）历任急诊科主任及护士长

1. 历任急诊科主任

1997—2003 年，刘义生任急诊科主任。

2003—2007 年，吕国雄任急诊科主任。

2007—2014 年，龚向京任急诊科主任。

2014—2021 年，廖为民任急诊科主任。

2021 年至今，赵文辉任急诊科主任。

2. 历任急诊科护士长

1997—2007 年，龚菊梅任急诊科护士长。

2007—2014 年，黄洁任急诊科护士长。

2014 年至今，侯静任急诊科护士长。

（五）科室取得的主要成就

2014年11月，科室成为世界中医药学会联合会急症专业委员会副会长单位。
2015年10月，科室成功举办省级继续教育培训班“中医全科医学研究进展”。
2016年11月，科室成功举办国家级继续教育培训班“中医全科医学研究进展”。
2016年12月，科室成为江西省研究型医院学会中西医结合急症医学分会会长单位。
2017年9月，科室成功主办世界中医药学会联合会急症医学分会学术年会。
2017年9月，科室成为中国中医药研究促进会急诊分会副会长单位。
2019年8月，科室成为中国中医急诊专科医联体副主席单位、江西省主席单位。
2021年4月，科室成为国家中医急诊与重症医学区域诊疗中心江西省分中心。
2021年4月，科室成为国家中医紧急医学救援基地联盟副主席单位。

二、现状

（一）医疗工作

科室急诊量近年来稳步增长，近5年年均急诊门诊量约4万人次，现承担全省中医急诊、中西医结合急诊、危重症抢救、会诊、临床教学等工作。科室为急诊患者提供全天候快捷及时的急诊诊疗服务，已开展心肺复苏、气管插管、机械通气、洗胃、心电监护、电复律等抢救技术，应对各种急诊患者的抢救。

急诊科病种多样，以急性心脑血管疾病、急性消化系统疾病、急性呼吸系统疾病、各类创伤性疾病为主，包含高血压、急性冠脉综合征、心力衰竭、脑出血、脑梗死、脑动脉供血不足、急性消化道出血、急性胆囊炎、急性胰腺炎、急性阑尾炎、肺部感染、呼吸衰竭、慢阻肺急性发作、哮喘、低血糖昏迷、糖尿病酮症酸中毒、中暑、中毒、毒蛇咬伤、有毒虫类咬伤、多发伤等多种疾病。

（二）疑难急危重症诊疗能力

疑难急危重症的救治水平体现了一个医院的综合实力，急诊科承担了我院大量急危重症的救治工作，在工作的同时，专科团队不断提升自身急危重症救治能力，致力于为患者提供高质量的“一站式”急救服务。为提升疑难疾病的诊治能力，科室着力建设覆盖多学科、多病种的多学科诊疗模式（MDT），进一步规范MDT要求，提升MDT水平。目前，科室接诊抢救的急危重症包括心搏骤停、急性心肌梗死、急性脑卒中、各类休克、多脏器衰竭、各种中毒、严重创伤、复合外伤等重危患者。科室特设“三大中心”，即胸痛中心、卒中中心、创伤中心。科室不断优化救治流程，通过学科交叉融合促进疑难重症救治能力的提升，抢救成功率高，达到同类型专科领先水平。

近 3 年来，科室救治疑难危重症患者比例逐年增加，年住院患者中疑难危重症患者比例增至 60%，救治成功率高达 95% 以上，充分体现了本专科精湛的疑难急危重症诊疗能力。

（三）技术特色

科室以急危重症监护抢救、创伤急救、急性中毒、中暑及虫媒疾病、毒蛇咬伤等为专业特色，已形成区域专科特色品牌，在学科规模、救治能力等方面均居全国同级同类医院领先水平。

科室以眩晕（脑动脉供血不足）、中风（脑梗死）、外感发热（上呼吸道感染）作为专科中医优势病种，并不断归纳总结临床经验，拟定专科中医优势病种诊疗方案运用于临床，频获良效。

1. 眩晕（脑动脉供血不足）中医诊疗优势

科室强调整体观念、辨证论治、标本兼治的治疗原则，在中医临床上对脑供血不足的治疗采用的是通和补相结合的办法。所谓通，就是通经、通络、通血管，改善大脑的微循环，通脑窍，防止大脑细小血管的闭塞；同时，再配合补，防止慢性缺血引起大脑神经元和神经纤维的损伤，而导致脑萎缩的出现。在此基础上，再结合经络疏通、针灸、推拿等治疗方法，改善大脑的供血和供氧，解除脑供血不足的临床症状。

2. 中风（脑梗死）中医诊疗优势

中医辨证施治对中风急性期及后遗症期均有良好疗效。如中医经典名方安宫牛黄丸及其中成药制剂醒脑静针对神昏患者有极佳的醒神开窍效果；后遗症期予针刺、艾灸及推拿等中医特色治疗，临床效果显著。中医综合治疗在减轻急性脑血管病的并发症，如肺部感染等方面也有很多有效的方法。

3. 外感发热（上呼吸道感染）中医诊疗优势

中医辨证施治，退热手段多样，如针刺退热、腧穴热敏灸疗法、中药擦浴泡脚、刮痧退热等。退热效果显著，广受患者好评。

（四）教学情况

科室承担了江西中医药大学急诊医学、中医内科学、中西医结合内科学、全科医学概论等本科生课程教学任务，平均每年接收进修生3名，培养硕士研究生10余人、规培生150余人。

（五）团队建设

科室拥有一支团结稳定、奋发向上、训练有素、抢救技术水平领先的医护队伍，具备多年临床、教学、科研经验。专科团队目前共10人，其中主任（中）医师2人，副主任（中）医师2人，主治（中）医师3人，（中）医师3人；硕士生导师3人；中医类别执业医师6人。团队结构科学合理、老中青搭配适中、职称结构优良，目前团队平均年龄37岁，是一支年轻有为的具有较强发展后劲的专科队伍。团队中硕士学位8人，学士学位2人，具备坚实的理论基础，优秀的临床诊疗能力及科研能力。全体医护人员团结一心、尽心尽力，以高度的责任心、崇高的敬业精神、娴熟的技术、优质的护理竭诚为广大急诊患者服务。

（六）科研情况

科室努力发挥中医急诊优势，以中医药及中医特色疗法参与急诊救治的理论及临床研究为主要学术研究方向，近年来，共参与国家级课题2项，主持省级课题20余项，以第一作者（或通讯作者）发表学术论文30余篇，其中SCI 7篇，核心期刊论文10余篇。

三、未来发展规划

急诊科现已成为医院考察的重中之重，未来，急诊科将“发展”作为第一要务，以新思路、新举措注入我院急诊医学事业新的生机与活力。要加强急诊医疗管理，提高急诊服务质量，巩固并壮大急救医疗队伍，凝神聚力，努力建设成一个装备齐全、技术过硬的先锋科室。科室发展总体目标如下。

（一）不断提高医疗质量

医疗质量是我科临床工作重点，提高医疗质量是我科未来发展的首要目标。患者满意度反映了我科各项工作的成效，进一步提高患者满意度，是我科可持续发展的动力源泉。

（二）提升科室管理水平

科室管理是科室实施各项工作的关键，完善管理制度和管理程序是提升“战斗力”的重要保证。

（三）加强学科建设

学科建设是发展的框架，技术创新是发展的血液。科室致力建立一个功能齐全、设施先进、技术全面的急救医疗中心；建立健全科技创新激励机制，完善技术创新、项目申报、学术论文撰写奖励制度；充分利用现有条件，发挥学科优势，积极引进、推广新技术、新业务；加强国内外学术交流，扩大专科影响力，将本专科建设成为中医急诊急救人才培养基地。

（四）紧抓人才建设

科室重视人才培养和梯队建设，抓好科室医务人员在职教育，全面提高急救人员的综合素质和综合能力，根据学科发展需要选送医护进修深造；培养后备学术继承人，坚持人才引进计划，实现专科建设的可持续发展。

（五）专科研究室的建设

科室成立专科研究室，系统总结中医、中西医结合急诊急救实践经验，以临床为重点，围绕重点病症深入开展科学研究，促进学术与技术进步；配备信息技术设备，建立基本工作情况、临床与科研情况、名老中医药专家学术经验继承等信息资料库；建立协作网络，开展技术协作、学术交流、业务培训、合作研究等；积极采用学术讲座、技术培训、接受进修等形式，开展中医、中西医结合急诊急救专业教育工作，为基层培养专业人才，推广中医、中西医结合急诊急救诊疗方案和技术。

（赵文辉　杜婷婷）

第七章

生命守门员

——重症医学科发展历程

一、背景

（一）科室成立背景

重症医学科在江西省中医院国家三甲中医院建设需要的背景下，于 2017 年 9 月 1 日正式成立。科室团结奋进，聚集了一批能够将临床、科研、教学有机结合在一起的重症专业骨干力量。

（二）科室简介

重症医学科目前拥有医护人员 34 人。医生 12 名，已全部取得重症医学专科资质。医生团队有主任医师 2 人，副主任医师 1 人，主治医师 4 人；硕士学历 11 人；硕士研究生导师 2 名。护士 22 名，其中主管护师 7 人、护师 11 人；重症医学专科护士 3 人。

科室目前在研科研课题 25 项，其中国家自然科学基金 1 项、江西省自然科学基金 1 项、江西省中医药科技计划 17 项、江西省卫健委科技计划 7 项。科室成员以第一作者 / 通讯作者发表论文 35 篇，其中 SCI 论文 2 篇、核心期刊论文 1 篇、国家级论文 10 篇。科室主编专著 4 部，副主编、参编 3 部；授权专利 3 项，其中发明专利 1 项、实用新型专利 2 项。科室累计获得集体荣誉 11 项，个人荣誉累计 29 项。

重症医学科于 2019 年 8 月获批建设江西省中西医结合重点专科，同年获批建设江西省中医临床重点专科。重症医学科现为江西省中医紧急医学质量控制中心委员会副主任委员单位、江西省中西医结合重症医学会副主任委员单位。重症医学科同时也是江西中医药大学住院医师规范化培训基地。

（三）科室特色

科室从重症医学科常见病、多发病入手，打造6个亚专科团队，分别是重症感染组、连续性肾脏替代治疗（CRRT）团队、重症凝血组、重症呼吸组、重症心血管组、重症消化组，涵盖了感染性疾病、凝血功能障碍、呼吸系统疾病、心血管疾病、消化系统疾病等，打造了方向明确、人才梯建、多级各职、医教研一体的亚专业团队，未来将进一步深化亚专科内涵建设。

（四）历任重症医学科主任及护士长

1. 历任重症医学科主任

2017年至今，赵文辉任重症医学科主任。

2022年至今，刘涛任重症医学科副主任。

2. 历任重症医学科护士长

2017—2019年，汤霞任重症医学科护士长。

2019—2023年，余知依任重症医学科护士长。

2023年至今，黄刚任重症医学科护士长。

二、现状

（一）医疗工作

重症医学科是以西医治疗为主，中西医结合治疗为辅，借助现代化诊疗技术治疗各种急危重症疾病的科室。科室目前开展的主要技术有气管插管、经皮穿刺扩张气管切开、各种模式机械通气治疗、深静脉穿刺置管、重症血液净化技术（血液滤过、血液透析、血浆置换、血液灌流＋胆红素吸附）、床旁纤维支气管镜检查与治疗、无创及有创血流动力学监测、床旁重症超声、脑电双频指数（BIS）等危重症监护和治疗方法，成功救治了无数垂危患者。重症医学科优势病种有重症肺炎、重症急性胰腺炎、脓毒症、复杂性腹腔感染、各种类型休克、肾功能衰竭、肝功能衰竭、多器官功能不全或衰竭（MODS/MOF）、创伤、毒蛇咬伤、多发性损伤、中毒，以及生命体征不稳定患者的术后监护。重症医学科非常强调器官功能平衡及内环境的稳定，也即中医的“阴平阳秘”及“整体观念”，因而中医诊治在重症医学科尤显突出。科室始终坚持中西结合，特别在重症感染、重症康复和胃肠功能障碍方面优势明显。

重症医学科目前拥有床位16张，2017年至今收治患者累计3300余人次，平均每年收治患者600余人次。为了体现和突出中医特色，重症医学科开展了一系列中医外治疗法。如2017年率先开展了中药耳穴压豆、中药涂搽、穴位敷贴项目，至今累计治疗患者1200余人次，平均每年累计治疗患者200余人次。另外，重症医学科还开展了推拿、针灸、康复床锻炼等一系列中医特色项目，治疗各种重症及其并发症，如重症营养不良、偏瘫、肌无力等，得到了广大患者及家属的认可。

（二）人才培养

近年来，为紧跟全国优秀三甲医院医疗水平步伐，重症医学科先后派出15名骨干医护人员前往上海交通大学医学院附属瑞金医院、广东省人民医院、东南大学附属中大医院、台湾台中市童综合医院、北京大学第三医院、中南大学湘雅医院、浙江大学第一附属医院等国内顶级医院进修学习。

（三）科研成就

1. 中标课题

重症医学科科室成员在研科研课题20余项，其中国家自然科学基金1项、江西省自然科学基金2项、江西省中医药科技计划17项、江西省卫健委科技计划7项，经费41.10万元。代表性课题详见表7-1。

表7-1　重症医学科代表性课题

来源	课题名称	负责人	年度	项目经费（万元）
国家自然科学基金委员会	黑灵芝多糖通过甘露糖受体（MR）调控单核巨噬细胞抗动脉粥样硬化的作用研究	姚于飞	2019	35
江西省自然科学基金委员会	钙敏感受体（CaSR）在黑灵芝多糖保护高糖损伤血管内皮细胞中的作用及其机制研究	姚于飞	2017	20
江西省自然科学基金委员会	白扁豆多糖通过钙敏感受体（CaSR）对神经细胞缺氧/复氧性凋亡的保护机制研究	姚于飞	2020	6

2. 发表论文

重症医学科成立以来，科室成员以第一作者 / 通讯作者发表论文 35 篇，其中 SCI 论文 2 篇、核心期刊 1 篇、国家级期刊 10 篇。代表性论文详见表 7–2。

表 7–2 重症医学科代表性论文

姓名	论文名称	出版杂志	年度
赵文辉	《1 例 14 肺段切除术麻醉报道》	《中国医药导报》	2007
赵文辉	《椎管内复合麻醉用于剖宫产的临床观察》	《中国医药导报》	2008
赵文辉	《微泵输注琥珀胆碱和瑞芬太尼静脉麻醉用于腹腔镜手术的研究》	《中国医药导报》	2010
赵文辉	《术前不用阿托品的可行性探讨（附 241 例临床分析）》	《航空航天医药》	2009
赵文辉	《应用高频喷射通气行大容量全肺灌洗术麻醉体会》	《当代医学》	2020
刘涛	《基于 CRRT 技术对脓毒症患者 CD 细胞多态性影响的研究》	《实用中西医结合临床》	2020
刘涛	《隔姜灸对功能性消化不良患者胃黏膜肥大细胞表达的影响研究》	《基层医学论坛》	2021
刘涛	《隔姜灸对糖尿病胃轻瘫患者胃排空时间影响的临床应用研究》	《当代医学》	2021
徐晖	《补肺汤加减对慢性阻塞性肺疾病急性加重期机械通气患者的肺顺应性及血气指标的影响》	《中国医学创新》	2021
徐晖	《化痰活血通络法治疗急性缺血性中风病的疗效观察》	《实用中西医结合临床》	2021
姚于飞	"Epigallocatechin-3-gallate alleviates doxorubicin-induced cardiotoxicity in sarcoma 180 tumor-bearing mice"	*Life sciences*	2017
姚于飞	《丹红注射液对多柔吡星所致 Lewis 肺癌小鼠心肌损伤保护作用的研究》	《中国药师》	2017
姚于飞	"Antinociceptive and anti-inflammatory activities of ethanol-soluble acidic component from Ganoderma atrum by suppressing mannose receptor"	*Journal of Functional Foods*	2022
赵丹	《加味五味消毒饮治疗热毒壅滞型脓毒性心肌病患者的临床研究》	《中国医学创新》	2023
赵丹	《重症超声对围手术期突发心肺功能不全者的应用价值》	《吉林医学》	2023

续表

姓名	论文名称	出版杂志	年度
余知依	《熏蒸溻渍配合牵引治疗腰椎间盘突出症的临床观察》	《中国中医药现代远程教育》	2017
余知依	《经鼻肠管行肠内营养支持对机械通气患者胃肠道并发症及呼吸机相关性肺炎发生影响》	《医疗装备》	2020
黄刚	《疏导解郁结合中医康复护理对脑梗死后抑郁状态患者的影响》	《光明中医》	2022
黄刚	《中医辨证护理对重症肺炎患者肺功能的影响》	《吉林医学》	2022

3. 出版图书

科室成员主编专著4部，副主编、参编3部；授权专利3项（发明专利1项、实用新型专利2项）。代表性著作详见表7–3。

表7–3　重症医学科代表性著作

姓名	论著名称	出版社	角色	年度
赵文辉	《食管外科学》	科学出版社	编委	2010
赵文辉	《中西医结合急救医学》第四版	中国中医药出版社	编委	2023
刘涛	《内科学导教·导学·导考》	西北工业大学出版社	编委	2006
刘涛	《中西医临床技能实训教程》（新世纪全国高等中医药院校创新教材）	中国中医药出版社	编委	2010

（四）教学情况

重症医学科有一整套人才培养体系。赵文辉主任医师、刘涛主任医师培养了多名硕士研究生。科室医师承担诊断学、内科学等本科及研究生课程的教学任务，其中“内科学”已建设成为江西中医药大学一流课程。重症医学科同时还承担了各大院校本科、研究生规培和实习带教任务。近3年，科室累计接受本单位及社会中医药从业者1000余人（含不同周期规培学员及进修人员）。科室每年举办专题培训50余场，每次参加者30人左右；构建本专业知识题库系统，每次考核设计题型和分值后，由规培系统随机产生考卷，保障每次考核内容不重复，同时进行技能培训及出科考核，全员考核合格出科。

自科室建立以来，每年周边县级医院派送医护人员到科室进修学习，目前累计进修人员10名，为周边兄弟医院传授临床经验。另外，科室目前培训120救护车工作医护人员20余人，为本院120开展急救工作培养急需人才。本科室医生参与本校本科生及社会规培生、硕士研究生的实习教学及考核任务，并优先在全院开展科室的四大穿刺、气管插管、心肺复苏等技能培训，让每一个学生协作管理患者，教学查房，启发临床思维，手把手带教临床操作，为其打下扎实的基础，积累丰富的临床经验；同时，重症医学科每年接受江西中医药大学、南昌医学院、萍乡市卫生学校、宜春学院、新余学院、江西科技学院等各大院校的护理专业实习生100余人，教导急危重症护理常规操作及基础护理操作。重症医学科每年为社会培养上百名医护精英。

（五）团队建设

重症医学科遵循优势病种的发病规律，打造6个亚专科团队（重症感染组、CRRT团队、重症凝血组、重症呼吸组、重症心血管组、重症消化组），每个团队配备执业医师2～3人，高、中、初三级呈“金字塔”结构搭配。自成立以来，科室累计获得集体荣誉11项，个人荣誉29项。代表性的荣誉详见表7–4。

表7–4　重症医学科代表性荣誉

	荣誉名称	年度
集体	江西中医药大学附属医院“先进基层党组织”	2021
集体	江西中医药大学附属医院“优秀带教科室”	2021
集体	江西中医药大学附属医院“优秀护理团队”	2022
集体	江西中医药大学附属医院“优秀医师团队”	2023
赵文辉	江西省科学技术进步奖“三等奖”	2012
赵文辉	江西省高等学校科技成果奖“二等奖”	2011
赵文辉	江西省抗击新冠肺炎疫情“先进个人”	2020
赵文辉	江西省“优秀共产党员”	2020
赵文辉	江西中医药大学附属医院“优秀党务工作者”	2023
刘涛	“全国卫生健康系统新冠肺炎疫情防控工作先进个人”	2020
刘涛	“白求恩式好医师”（中国医师协会和白求恩精神研究会）	2020
刘涛	“江西省百名最美抗疫医师”（江西省委宣传部和江西省卫健委）	2020
刘涛	“江西省抗疫最美家庭”（江西省妇女联合会和江西省卫健委）	2020
刘涛	“新时代赣鄱先锋”之“突出贡献好榜样”（江西省委教育工委）	2020

（六）社会服务

1. 学术交流

江西中医药大学附属医院重症医学科是江西省中西医结合重点专科、江西省级中医临床重点专科、江西省中医紧急医学质量控制中心委员会副主任委员单位、江西省中西医结合重症医学会副主任委员单位。科室成员每年参加全国学术会议交流学习。科室多名医护人员参加江西省重症相关技能比赛及病例比赛，均获得佳绩。

2. 对口支援

每年重症医学科派送医师前往全省各地对口支援，协助当地医疗机构开展新技术，完善医疗技术空缺，详见表7–5。

表7–5　重症医学科对口支援名单

姓名	时间	支援对象	开展技术
徐晖	2022.6—2022.12	黎川县中医院内二科	电除颤、心肺复苏、呼吸机技术
姚于飞	2021.1—2021.7	进贤县中医院 ICU	机械通气技术
姚于飞	2022.6—2022.12	吉水县中医院急诊科	血滤及气管切开术
李晋	2021.1—2022.1	新建县中医院内一科	呼吸机技术、气管插管术、血液净化术
赵丹	2023.6—2024.6	进贤县中医院 ICU	电除颤、心肺复苏及呼吸机技术

3. 援助全国各地抗击疫情

2020年新型冠状病毒肺炎疫情全面暴发，科室刘涛及余知依2名医护人员主动前往疫情最严重的武汉市一线抗疫。因在武汉抗击疫情的优秀表现，刘涛2020年获得由国家卫健委和人力资源社会保障部及国家中医药管理局举办的“全国卫生健康系统新冠肺炎疫情防控工作先进个人”称号，余知依荣获“2020年江西省百佳抗疫护理工作者”称号。疫情期间，江西建立了应用中西医结合救治新冠肺炎疫情定点医院，科室派出赵文辉、姚于飞、黄刚、杜国强、邹勇明、马思奇6名医护人员参加定点医院工作。科主任赵文辉获“江西省抗击新冠肺炎疫情先进个人”荣誉称号。在疫情连续的3年中，在本科室医护人员紧缺的情况下，科室上下全体医护人员团结一致，艰难克服工作压力，仍先后派出20余名医护人员前往上海、重庆、上饶等地进行一线抗疫，获得当地人民的一致好评。

三、未来发展规划

（一）指导思想

重症医学科以构建国家一流的重症医学科为目标，以立足西医、中西医结合有效治疗重症疾病为己任，努力成为我国重症医学事业发展的重要力量。

（二）工作目标

重症医学科立足西医，注重中医与西医相结合、预防与治疗相结合、临床与基础相结合，在重症领域实现医疗、教学、研究一体化，培育造就出一批具有一定影响力的学科带头人和优秀的重症骨干，形成结构合理、思想文化先进、富有创新精神和能力、中西医兼备的学术团队。

（三）工作计划及保障措施

重症医学科将优化医疗服务流程，建设科学管理平台，规范各项规章制度，严抓医疗质量、医疗安全，加强学科规划、建设和人才培养，真正做到内强素质、外树形象，使重症医学科再上新水平、再登新台阶。重点抓好以下几方面的工作。

1. 优质服务

重症医学科将坚持“以患者为中心，为患者提供满意的医疗服务”的宗旨，向患者提供心理、预防、治疗、保健等全方位综合服务，尊重患者的权利，给予患者更多的人文关怀，努力为医院及科室创造良好的社会效益、经济效益。

2. 科学管理

重症医学科将进一步加强科学管理，培养科室每位成员的主人翁意识，按照医院的总体部署，踏踏实实做好本职工作，努力完成医院下达的各项任务；重视发挥中医特色，拓展服务范围，向服务要效益，向新技术要效益，开源节流，促进医院的可持续发展。

3. 提高医疗水平

重症医学科将继续努力提高全科的整体医疗技术水平，通过举办国家级、市级继续教育项目，不断提高重症医学科的学术地位；通过开展专题讲座、主任查房、院内外专家会诊、疑难病例讨论，及参加学术交流等形式，不断提高重症医学科的诊断治疗水平。科室将充分发挥科室成员的特长，制订计划，要求科室成员轮流进行有特色、有重点的专题讲座，内容涉及专科常见病、疑难病诊治、危重症的抢救、学科新进展等方面的知识，不断提高自身业务水平及素质，掌握国际、国内的先进理论及技术，使全科医疗水平得以提高。在护理工作上，护理人员要树立新的护理理念，严格执行各项护理操作技术，并继续开展优质护理工作，提高护理质量。科室将继续完成江西省中西医结合重点专科的建设工作，争取做到国家急危重症重点专科的建设水平。

4. 科研工作

重症医学科将进一步提高科研意识。重症医学科要求高级职称人员每人每年至少撰写1篇有水平的论文在核心期刊上发表，争取发表SCI文章，继续完成在研科研项目；单独或联合申报具有全国影响力的科研项目，以科研带动临床，临床推动科研；申请筹建重症医学实验室，继续做好基础科研工作，争取在近几年内中标江西省自然科学基金项目及国家级课题。

5. 人才培养

科室根据现有医师的专业特长、个人兴趣及发展方向，细分重症专业发展方向，人尽其能；把科内不同层次医师，送到外省市重症医学重点专科深造，培养不同层次、不同专业方向具有重症医学知识的人才梯队；并努力构筑有利于青年医师成长发展的平台，以培养优秀人才为目标，培养出中西兼备、富有创造性的人才。

6. 信息平台建设

科室利用传统媒体及新媒体平台宣传重症医学科团队。科室通过建立患者随访制度、健康讲堂、义诊、继续教育项目，与基层医院网络携手工程、培训外院进修医师，承办江西省及全国重症医学专业会议，提高科室的知名度；凭借上海中医药大学附属龙华医院江西医院与我院共建国家区域医疗中心的契机，加强彼此间的沟通与交流，采取“请进来、送出去”的方式，紧密跟上上海中医药大学附属龙华医院重症医学科医疗、教学与科研的步伐，打造出一支优良的医护团队。

（赵文辉　赵丹）

第八章

江西省骨伤医院

一、背景

（一）成立背景

江西省骨伤医院是在江西省中医院骨伤科的基础上成立和发展壮大的，是江西骨伤学科的龙头单位。江西省中医院骨伤科成立于1959年，是医院最早设立的科室之一，建科之初，科室名外伤科。1973年，医院将外伤科分为骨伤科和中医外科；1993年被授予中医骨伤硕士学位点；2001年被评为江西省中医骨伤科医疗中心；2002年获批为国家中医药管理局“十一五”重点专科。2003年江西省骨伤医院挂牌成立；2010年被评为国家中医药管理局重点学科；2012年被评为国家中医药管理局“十二五”重点专科；2014年获批为江西省骨伤治疗区域中心；2019年恢复中医骨伤科学本科专业招生，并被授予中医骨伤科学博士生培养点；2020年获批为江西省膝痹临床研究基地，获批江西省本科高水平教学团队；2021年获批为江西省中西医骨伤科疾病临床医学研究中心；2022年医院成立中西医结合创伤骨科临床医疗研究中心；2023年获批为江西省中医骨伤（脊柱、关节、创伤、针刀整脊、骨与软组织肿瘤方向）质控中心。

（二）医院简介

骨伤医院集关节骨科、脊柱骨科、创伤骨科、运动医学与关节镜科、足踝骨科、儿童骨科、骨与软组织肿瘤科、修复重建科、针刀整脊科和经典骨科10个亚学科于一体。我院全体医护人员继承与发扬老一辈骨伤专家的宝贵经验，团结奋进，培养出一大批能够将临床、科研、教学有机结合在一起的骨伤专业骨干力量。目前，骨伤医院是中国中医药研究促进会针刀疼痛康复分会副会长单位，中国中医药信息学会疼痛分会副会长单位和世界中医药学会联合会滞动针专业委员会副会长单位。骨伤医院是中华中医药学会骨伤分会常务委员单位，中华中医药学会骨关节病学组常务委员单位，中华中医药学会针刀医学分会常务委员单位，国家远程医疗与互联网医学中心超声可视化针刀微创技术委员会常务委员单位，中华中医药推拿分会常务委员单位和中美脊骨神经医师学会（美式整脊）常务委员单位。骨伤医院是江西省中医学会骨伤专业委员会主任委员单位，江西省中医骨伤（脊柱、关节、创伤、针刀整脊、骨与软组织肿瘤方向）医疗质量控制中心主任委员单位，江西省研究型医学会推拿分会主任委员单位，江西省中医骨伤学会骨科专业委员会创伤医学组主任委员单位，江西省康复养生协会脊柱病康复委员会主任委员单位，江西省中医药学会骨科分会主任委员单位，江西省中医药学会骨伤专业委员会儿童骨科学组主任委员单位，江西省康复养生协会儿童骨科康复分会主任委员单位，江西省中医药学会针刀医学分会主任委员单位和江西省中西医结合学会骨伤分会主任委员单位。骨伤医院是江西省预防医学会骨与关节病预防与控制专业委员会副主任委员单位，江西省医师学会骨创伤学组副主任委员单位，江西省中西医结合骨伤科专业委员会副主任委员和江西省康复养生协会儿童骨科康复分会副主任委员单位。骨伤医院是江西省中医药学会骨伤科分会创伤学组组长单位，江西省中医药学会骨伤专业委员会骨科护理学组组长单位，江西省中西医结合学会骨伤专业委员会骨科护理学组组长单位，江西省中医药学会骨科分会脊柱组组长单位，江西省中医药学会骨科分会运动医学组长单位和江西省中西医结合骨伤学会足踝学组组长单位。骨伤医院是江西省中西医结合学会骨科微创专业委员会创伤分会副组长单位和骨科微创专业委员会骨科护理分会副组长单位。骨伤医院还是江西省骨关节疾病重点专科建设单位，江西省骨伤优势病种（膝骨性关节炎、股骨头坏死）区域治疗中心，江西省中医药系统脊柱疾病微创治疗中心，江西省中医骨伤治疗中心和江西省骨伤运动医学中心。

（三）医院特色

江西省骨伤医院是目前江西省内分化最为完整、技术力量雄厚、配套设施完善的以治疗全生命周期的各类骨伤疾病为主的医院。骨伤医院秉承医疗、教学、科研协同发展，坚持“中西并重，守正创新”的理念，坚持以中医治疗为主，中西医结合治疗为辅，借助现代化诊疗技术治疗骨伤科疾病的医院。

在中医特色上，我院将盱江骨伤流派代表许鸿照、邓运明、李如里等名医的名方制作成院内制剂及协定方，如“丁苏桂热敷剂”热罨包治疗腰椎间盘突出症、“痛风清消饮”治疗关节痛风、“跌打外敷散”治疗新鲜创伤等，深受老百姓喜爱。在各类骨伤疾病手术治疗上，我院治疗经验达到国内先进水平。

（四）历任科主任及护士长

1. 历任学科带头人及知名专家

第一代学科带头人及知名专家：汤邦杰、李如里。

第二代学科带头人及知名专家：许鸿照（曾任江西中医学院针骨系副主任）、彭太平、肖永安（后调至江西省肿瘤医院骨科主任）、徐运昌、涂文辉。

第二代学科带头人病例讨论，见图 8–1。

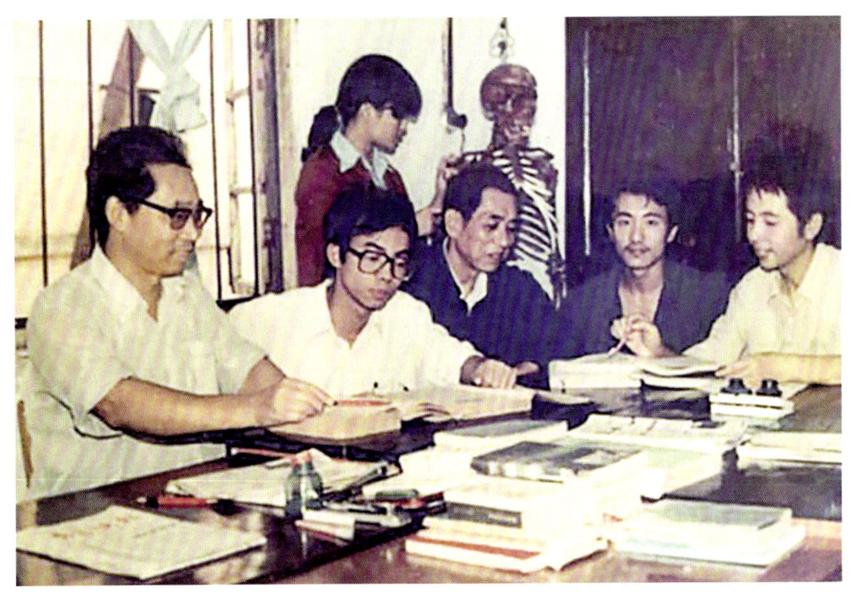

图 8–1　第二代学科带头人病例讨论

第三代学科带头人及知名专家：李海林、袁经琳、邓运明、熊林生、温贤成、陆庆荣。

第三代学科带头人病例讨论，见图 8–2。

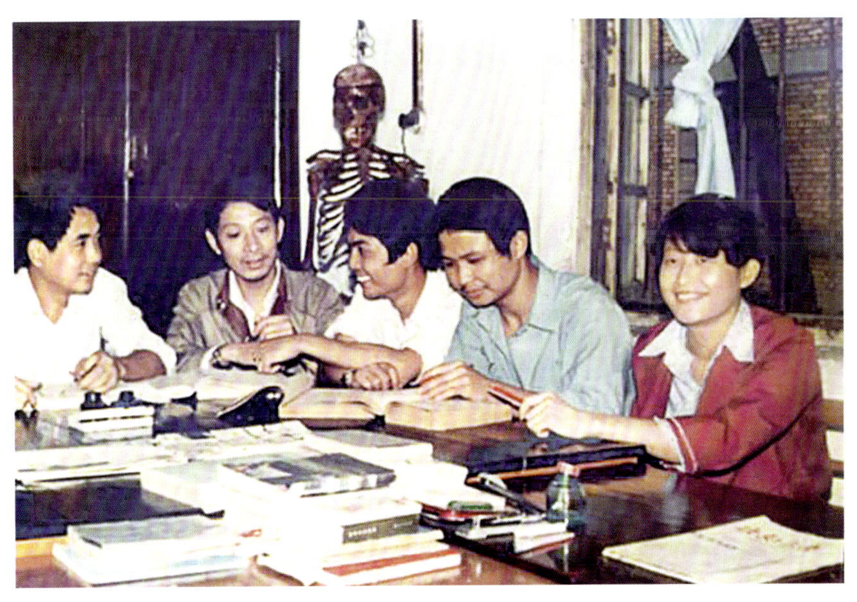

图 8–2　第三代学科带头人病例讨论

第四代学科带头人及知名专家：汤敏予、万小明、杨凤云。

第五代学科带头人及知名专家：王力、李勇、梁卫东、陈岗、刘峰、张恒青、张兵、饶泉、刘福水、肖伟平、张伟、刘小敏、李华南。

2. 骨伤医院创始人简介

李如里（1912—1984），江西省新建县人，江西省著名骨伤科专家。师承于其岳父吴金山先生，20世纪70年代进入江西省中医院工作，历任江西中医学院伤科教研室主任，中国医学科学院江西分院研究员。李老在继承家传正骨技法的基础上，勤求古训，博采众方，使祖传的正骨手法更趋完善。李老善用独特的手法为骨伤患者整骨疗伤，疗效十分显著，在南昌乃至全国均享有很高的声望。李老1957—1965年连续9年被评为省、市劳动模范和甲等、特等劳动模范，1958年被聘为中国医学科学院江西分院研究员。

汤邦杰（1915—1993），1946年毕业于江西省立医学专科学校（原江西医学院），1971年调至江西中医学院任大外科教研室主任兼骨伤科主任。汤邦杰是江西省最早的骨科博士生导师，曾任江西省政协委员，曾指导江西省人民医院、江西省儿童医院教学查房，开展多项国内、省内领先手术，有良好的医德医风，以及强烈的事业心和责任感，为培养接班人尽心尽力。他秉承一颗仁爱之心，练就一双妙手，以仁心仁术，守护万众安康。汤邦杰主任工作照片见图8-3。

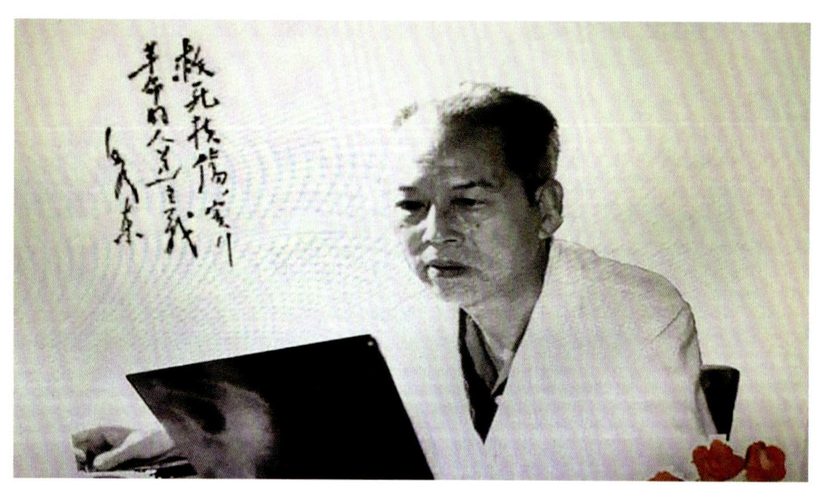

图8-3　汤邦杰主任工作照片

3. 历任护士长

1970—1980年，肖明华任骨科护士长。

1980—1990年，刘丽君、胡志华、李国珍任骨科护士长。

1990—2006年，吴铭娟、闫雅玲、赵锐、肖黎莉任骨科护士长。

2006—2015年，赵建玲、熊淑英、胡建华、余红英任骨科护士长。

2015 年至今，肖莹、周群、黄丽君、蒋玲芳、熊莉、姜文燕任骨科护士长。

二、现状

（一）医疗工作

骨伤医院秉承医疗、教学、科研协同发展，坚持“中西并重，守正创新”的理念，坚持以中医治疗为主，中西医结合治疗为辅，借助现代化诊疗技术治疗骨伤科疾病。骨伤医院现有床位 400 张，年手术量约 5000 台，年门诊量约 10 万人次，从中医传统治疗到手术治疗及术后康复全链条、全生命周期覆盖治疗骨伤科各种疾病，根据学科发展特点分为以下亚学科。

1. 骨伤一科（关节骨科）

关节骨科主要开展具有中医特色的股骨头坏死的保头治疗，膝骨性关节炎等各种关节疾病的诊治以及近关节部位骨折的中西医治疗，尤为擅长髋、膝、肩等主要关节的人工关节初次置换术、翻修术及各种关节畸形的矫形术等。此外，在开展各种常见关节疾患诊治的基础上，我科应用先进的国内外新知识、新技术，对难度大、技术要求高的骨关节疑难杂症进行特色诊治，收到良好的效果。我科现已开展的临床工作包括常见肩、肘、髋、膝关节的置换和翻修，难度大的复杂髋、膝关节置换和翻修，复杂先天性髋关节脱位的治疗等，在骨关节炎、股骨头坏死、类风湿关节炎、强直性脊柱炎关节病变、髋发育不良、痛风性关节炎、近关节骨折等疾病方面积累了丰富经验。在中医特色治疗方面，我科拥有全国名中医工作室 2 个，将盱江骨伤流派代表许鸿照、邓运明、李如里等名医的名方制作成院内制剂及协定方。如用“丁苏桂热敷剂”热罨包治疗腰椎间盘突出症，“跌打外敷散”治疗新鲜创伤，传统膝关节软组织均衡手法治疗膝骨性关节炎，此外，我科以中药内服治疗强直性脊柱炎、痛风等疗效显著。关节骨科开展了骨关节炎、股骨头缺血性坏死、股骨颈骨折、股骨粗隆间骨折、髋臼发育不良、膝关节内、外翻畸形、类风湿关节炎、强直性脊柱炎、痛风性关节炎、骨与关节结核、骨髓炎、筋伤（包括颈椎病、腰椎间盘突出症、腰椎管狭窄症、骨质疏松症、肩周炎）等疾病的诊治。关节骨科还开展了人工全髋、全膝关节初次置换术、人工髋、膝关节翻修术、打压植骨、钻孔减压，及中医辨证配合带缝匠肌骨瓣移植等股骨头坏死的保头治疗、股骨颈骨折闭合复位空心加压螺钉内固定术及带缝匠肌骨瓣移植术、骨与关节先天性及创伤性畸形的截骨矫形术、近关节部位严重粉碎、复杂骨折（如肱骨头严重粉碎性骨折、股骨粗隆间严重粉碎性骨折、胫骨平台严重粉碎性骨折等）的中西医结合方法治疗，采用中药内服、外敷及推拿理筋手法等治疗骨关节疾病（如膝骨性关节炎、肩周炎、腰椎间盘突出症、颈椎病等）的特色治疗。

2. 骨伤二科（脊柱骨科一病区）

脊柱骨科一病区在“中西医结合阶梯治疗脊柱疾病”治疗理念的指导下，运用中医特色保守治疗颈、肩、腰、腿痛等疾病，西医手术治疗脊柱退行性疾病（颈椎病、椎间盘突出症、椎管狭窄症、脊椎滑脱），创伤性脊柱损伤及脊髓损伤、脊柱结核、肿瘤、脊柱侧弯等，尤其是在脊柱微创治疗方面处于全省领先地位。椎间孔镜手术、斜外侧腰椎椎间融合术（oblique lateral interbody fusion，OLIF）及微创腰椎椎间固定融合术（minimal invasive surgery-transforaminal lumbar interbody fusion，MIS-TLIF）是我科优势技术。

3. 骨伤三科（创伤骨科）

创伤骨科成立于2014年。创伤骨科是省内优势学科，与北京积水潭医院、上海市第六人民医院及解放军总医院创伤骨科是紧密医联体，国际知名创伤专家王满宜教授是我科柔性引进专家，以科主任梁卫东教授为引领。创伤骨科医疗资源丰富，目前有53张病床，年手术量超过1000例，门诊量超1万人次。创伤骨科以中西医结合诊治四肢骨关节创伤为主要临床任务和研究方向，为患者提供最恰当的治疗方案和方法，应用传统的闭合手法复位小夹板固定技术、中西医结合内外固定技术和现代生物学固定理念微创技术治疗四肢、骨盆及关节的各类新鲜、陈旧的复杂难治性骨折，注重中医中药骨科三期辨证施治（内服外用）在骨折治疗中的应用。目前，我科在治疗陈旧性骨盆骨折、髋臼骨折方面属省内领先；使用Llizarow技术及外固定支架治疗开放性骨折，慢性骨髓炎，骨折不愈合，创伤引起的肢体畸形，以及软组织修复方面有独特经验。近年来，我科在省内率先开展了系列微创手术治疗各种骨折，尤其是老年髋部骨折（PFNA），使用该方法后，患者术后1周可扶拐行走，明显减少了各种长期卧床并发症，提高了生活质量，取得了良好的社会效益。创伤骨科开展了四肢骨折、脱位、筋伤、骨盆骨折、髋臼骨折、创伤引起的骨折畸形愈合、慢性骨髓炎、骨折不愈合等疾病的诊治。创伤骨科还开展了中医手法治疗四肢骨折、脱位、筋伤，手术（开放式或闭合微创）治疗四肢骨折，股骨近端防旋髓内钉（proximal femoral nail antirotation，PFNA）治疗老年脆性粗隆间骨折，手术治疗复杂肩、肘、膝关节骨折伴脱位，手术治疗陈旧性骨盆骨折，中西医结合治疗复杂陈旧性创伤的功能重建，以及中医传统手法、针灸、热罨包、中药蜡泥、温灸罐、竹圈姜灸、五子散、温通拨筋罐、棍针拨筋疗法等中医特色治疗创伤性骨关节功能障碍疾病、各类痛证及痹病等。

4. 骨伤四科（运动医学与关节镜科）

运动医学与关节镜科在“中西结合防治全身关节运动损伤疾病”治疗理念的指导下，擅长治疗膝、肩、踝、肘、腕、髋等各大关节运动创伤所致韧带、肌腱、半月板、软骨、关节周围骨折等损伤性疾病，特别是在膝关节半月板损伤的修复、交叉韧带损伤后的重建、多发韧带损伤的修复或重建、膝关节髌股关节失稳（髌骨脱位）、腘窝囊肿的微创治疗、肩周炎（冻结肩）松解术、肩袖损伤、肩峰撞击症、肩关节复发性肩关节脱位、肩锁关节脱位、肘关节僵硬松解术、肘关节游离体取出、腕三角软骨损伤、踝关节扭伤不稳、踝关节距骨软骨损伤、髋关节撞击症等方面开展了大量工作，取得了诊疗特色优势，形成了以运动损伤疾病关节镜微创手术、中西结合保守治疗及运动康复、全身各关节慢性退行性疾病中医特色治疗与关节镜微创、颈肩腰腿痛等疾病的中西医结合治疗为主体医疗团队。此外，运动医学与关节镜科还将中西结合、微创无痛治疗贯穿疾病治疗的全过程，创建了江西中医药大学附属医院首个无痛病房。运动医学与关节镜科始终坚持“动静结合”“筋骨并重”“中西结合”理念，为患者提供“精、准、便、捷、洁、静”的就医环境，实现“功能至上、早期康复、重返运动”的目标，努力为患者的运动健康保驾护航。

5. 骨伤五科（足踝骨科）

足踝骨科特色鲜明地采用中西医结合治疗各种足踝创伤（骨折、脱位、肌腱及韧带损伤）、先天及创伤所致各种足踝畸形（踇外翻、扁平足、马蹄内翻足、夏科关节病）以及足踝劳损及退变所致各种疾病。足踝骨科坚持将微创作为诊治足踝疾病的发展方向，在以下疾病诊治中形成了独特优势：①跟骨骨折闭合撬拨复位固定术，各种复杂跟骨骨折全部采用闭合撬拨复位，螺钉或克氏针固定，手术时间短，创伤小，无伤口并发症，无须患肢消肿，住院时间缩短至 1 周，克氏针固定患者无须二次住院，门诊即可去除内固定，极大减轻患者经济负担。②踇外翻微创治疗，轻症患者可门诊行小针刀肌腱韧带松解术，中重度畸形患者可经皮截骨矫形克氏针固定，极大缩短了手术时间和创伤，无须二次住院。③单切口治疗胫腓骨远端关节内骨折（pilon 骨折），采用一个切口同时复位固定胫腓骨远端骨折，很好地避免了多个切口导致的伤口感染坏死的风险，减少了手术创伤，缩短了手术时间。④小针刀治疗各种跟痛症，采用小针刀治疗钙化性跟腱病和跟骨后上缘增生（haglund 畸形）及跖筋膜炎疗效显著，创伤小，恢复快。⑤倒打髓内钉胫骨距骨跟骨融合术，采用倒打带锁髓内钉治疗各种踝关节退变畸形，较传统钢板内固定创伤小，融合及固定效果好。

6. 骨伤六科（儿童骨科）

儿童骨科是以中医治疗为主，中西医结合治疗为辅，借助现代化诊疗技术治疗儿童骨科疾患的科室；分为门诊、病房两部分，病房床位为 15 张，病房设有抢救室、整复室、康复室、换药室及母婴室，门诊诊室为独立诊室，共同承担患儿骨骼创伤及发育畸形疾患的诊治工作。我科年住院人数为 700 余人次，年门诊量为 3000 余人次。科室成员利用业余时间进行社区及线上科普，运营“江西省中医院儿童骨科微信公众号”，关注量达 4000 余人，发表原创科普文章 80 余篇，年阅读量 10000 次左右。我科主要致力于儿童骨与关节损伤、骨病、小儿脑瘫、先天性骨与软组织缺陷、发育不良及其他原因所致各类畸形、其他因素所致各类肢体残疾的临床治疗和基础研究，包括先天性或发育性髋关节发育不良（DDH）、脊柱侧弯、高位肩胛骨、多指并指、Blout病、膝内外翻（X、O型腿）、双下肢不等长，骨软骨瘤病、骨肿瘤等骨病所致半肢畸形，发育障碍所致横型或纵型肢体缺如，痉挛性脑瘫所致不同程度的马蹄内翻足、外翻足、跟骨内外翻、剪刀步态、脚尖着地、踇指内扣、某些肌腱挛缩，手足徐动型脑瘫所致姿势异常，脑瘫所致肌张力高、关节强直及畸形、小儿癫痫，脊柱裂等导致的下肢各类畸形。儿童骨科科室整合社会志愿服务力量，设有管理人员、康复专业人员、保育员等利用现有康复场地及设施，结合中医特色，针对手足徐动型脑瘫患儿（手脚不灵活、吞咽困难、口齿不清、摄食障碍、反应迟钝）、共济失调型脑瘫患儿（运动障碍、语言障碍、智力低下、视听障碍、抓物困难、平衡失调）、各类手术后功能障碍康复需要患儿，开展康复评估、制订和实施整体及个别化康复服务，有条件者引入社区、家庭康复训练指导及线上训练指导。

科室率先联合江西省妇幼保健院开展儿童髋关节发育不良彩超筛查项目，第一时间介入新生儿家庭早期诊断及治疗先天性髋关节发育不良，避免误诊及漏诊，大幅减少了残障发生率，并在省内开办相关学习班，传播彩超筛查技术，造福江西省残障儿童家庭。

为了体现和突出中医特色，儿童骨科开展了一系列中医外治疗法，包括竹圈姜灸、小儿推拿、便利贴、耳穴压豆、刮痧、平衡火罐、履蛋疗法等，累计治疗患者3000人次。另外，儿童骨科还开展了中药穴位贴敷、棍针拨筋疗法、五子散、针灸等一系列中医特色项目，治疗儿童一过性滑膜炎或特发性关节炎及并发症，如生长发育迟缓、皮肤瘙痒、神经痛、关节痛等，深受患者欢迎。

科室坚持“以人为本、患儿至上、疗效第一、紧密随访”的原则，发挥中医药特色优势，运用现代科学技术形成了独具特色的脑瘫等残疾患儿手术及康复技术，设立了科室文化墙及宣传册，形成了特有的儿童骨科团队理念——携手“童”行，“童”心“童”德；微创不留瘢痕，童年不留阴影。

7. 骨伤七科（骨与软组织肿瘤科）

骨与软组织肿瘤科以张兵教授为引领，在江西省内率先独立开展骨盆、骶骨肿瘤切除与重建术，全股骨、全肱骨、全肩胛骨肿瘤切除与重建术，膝关节、肩关节外切除与重建等复杂手术，创新性地开展经耻骨入路切除盆腔、盆底巨大肿瘤的手术方式。

骨与软组织肿瘤科肢体恶性骨肿瘤保肢技术达到国内领先水平，特别是儿童恶性骨肿瘤，采用生物学重建和非生物学重建技术进行保肢手术，取得了良好的效果。手术病例中有2/3为大型的四级手术，骨与软组织肿瘤科目前已完成高难度手术上千例。具体内容如下：①复杂骨盆、骶骨肿瘤的切除与重建术：骨与软组织肿瘤科在江西省内率先独立开展骨盆、骶骨肿瘤切除与重建术，全股骨、全肱骨、全肩胛骨肿瘤切除与重建术，3D打印假体置换术，膝关节、肩关节外切除与重建等复杂手术；创新性地开展经耻骨入路切除盆腔、盆底巨大肿瘤的手术方式；运用综合技术（如骨重建、皮瓣修复、血管移植重建技术等）治疗复发性难治性恶性肿瘤，取得了显著疗效。②肢体恶性骨肿瘤的保肢治疗：骨与软组织肿瘤科在江西省内率先开展肿瘤型人工反肩关节置换，肘、腕、踝等关节置换进行保肢手术，经典型骨肉瘤的保肢率达 90% 以上（达国内领先水平）。特别是对儿童恶性骨肿瘤，我科采用生物学重建、可延长型假体等技术进行保肢，取得了良好的效果；对于巨大或复发性软组织肉瘤，采用皮瓣、血管移植重建技术进行保肢。③骨转移瘤的综合治疗：恶性肿瘤骨相关事件是骨转移瘤中最为常见且严重的表现。我科在肺、乳腺、肾、前列腺、结直肠等来源的骨转移瘤的治疗上积累了大量的临床经验，采取全面细化分期评估，根据患者的机体状况、肿瘤病理学类型、病变累及范围（临床分期）和发展趋势，采取多学科综合治疗模式，有计划、合理地制订以个体化全身治疗为主的综合治疗方式，包括系统治疗（化疗、分子靶向、免疫）、手术、放疗、粒子植入、射频消融、冷冻、中医药等方法，引入精准、微创治疗理念，取得了良好的临床疗效，改善了患者的生活质量，延长了患者的生存期。④内外科合作、中西医结合的运作模式：我科在江西省率先开展了内外科无缝对接的一体化治疗模式，由两名内科医生专门负责恶性肿瘤患者的化疗、靶向、免疫等综合治疗，积累了丰富的临床经验；同时，我们采用中西医结合方法，倡导中医药“减毒化疗”理念，运用中医药防治化疗的毒副反应，如化疗后骨髓抑制、恶心、呕吐、食欲减退、便秘等，疗效显著，得到了患者的广泛认同，成为专科特色。⑤人性化的人文关怀：我科坚持以患者为中心，重视对患者的人文关怀。在临床工作中，医疗团队坚持每天 3 次查房制度，积极解决患者围手术期间和化疗期间的问题；护理团队对患者实行入院至出院全流程精细化管理，降低了肿瘤患者的焦虑和不安。医护密切合作，全程做患者健康的守护神。

8. 骨伤八科（修复重建科）

修复重建科坚持“以患者为中心，以人为本”发展理念，做到每位患者的手术都是“精品”，减少患者伤残是追求的目标，以优质的服务、精湛的技术为患者手健康保驾护航。修复重建科在骨肿瘤软组织缺损修复重建技术方面处于省内领先水平；在四肢创伤合并血管、神经、肌腱损伤修复，创伤、感染等引起的组织缺损修复，巨大肿瘤切除术后创面修复、慢性溃疡褥疮、骨髓炎、四肢畸形矫正、周围神经损伤修复方面有着丰富的经验。2022 年，我科开展桡骨远端骨折及手部骨折专病门诊，周围神经卡压综合征（腕管综合征、肘管综合征等）专病门诊，肌腱炎、腱鞘炎专病门诊 3 个专病门诊，为手、腕疾患患者带来福音。

9. 骨伤九科（针刀整脊科）

针刀整脊科以针刀、整脊为主要治疗手段，配合普通针刺、推拿、拔罐、滞动针、浮针、穴位贴敷、穴位埋线、中药泥灸、中药热罨包、筋膜刀疗法及中药内服等非手术疗法，治疗各型颈椎病、肩周炎、腰椎间盘突出症、膝关节骨性关节炎及各种急、慢性软组织损伤疼痛，疗效显著。其中优势技术有：①可视化针刀技术：可视化针刀（超声引导下针刀治疗）创新性地将超声引导技术融入针刀临床诊疗过程中。超声引导技术作为临床医生的“第三只眼”，可以在针刀诊疗活动中做到术前诊断、术中引导、术后评估，提高针刀操作过程中的精准性和安全性，且其疗效优于传统针刀疗法，实现了针刀临床诊疗水平的跃升。我科开展的可视化针刀技术处于省内领先水平，用于治疗颈椎病、肩周炎、腱鞘炎、膝关节骨性关节病等，避免了针刀“盲视”操作潜在的风险，并提高了针刀的临床疗效，精准、高效地解决了患者的病痛。②中西医结合整脊技术：针刀整脊科以“新医正骨”技术和“脊骨神经医学”（美式整脊）技术为基础，结合“洪派”“海派”及“龙氏治脊”技术，形成自己独特的整脊技术，治疗脊柱及脊柱相关疾病，疗效显著。③滞动针技术：滞动针技术是以“动静结合理论”为指导，以专利滞针为工具，以“静态滞针”为前提，以“动态施针”为目的的针治方法。在传统针灸刺激经络穴位的基础上，滞动针技术采取特殊的滞针手法，在刺激特定经络穴位的同时，松解病患部位的筋膜肌肉，刺激相邻的经络穴位，既能有效地刺激穴位，还达到了松解的疗效，并增加了安全系数，在一定程度上起到了以针带刀的良好治疗效果。因其“以点带面”“张网捕鱼”效应等多功能技法求动效应，与针刀技术形成有益的相互补充，对头痛头晕、急（慢）性软组织损伤、颈椎病、肩周炎、腰椎间盘突出、膝关节炎等疾病疗效显著，尤其对冈上肌、斜角肌、胸锁乳突肌等处劳损有独特的治疗功效。

科室诊治的疾病主要以颈肩腰腿痛为主，主要体现在：①颈椎病：颈椎病是指颈椎椎间盘退行性改变及其继发的相邻结构病理改变累及周围组织结构（神经、血管等）并出现与影像学改变相应的临床表现的疾病。根据症状、体征和影像分析，临床上颈椎病可分为：a. 颈型颈椎病；b. 神经根型颈椎病；c. 脊髓型颈椎病；d. 椎动脉型颈椎病；e. 混合型颈椎病。我科采取保守治疗，根据病情选用针灸、推拿、可视化针刀、中西医结合整脊技术等手段治疗各型颈椎病，临床疗效显著。②腰椎间盘突出症：腰椎间盘突出症的发病原因是因腰椎间盘（由髓核、纤维环及软骨板组成）的退变，同时纤维环部分或全部破裂，髓核突出刺激或压迫神经根、马尾神经所引起的一种综合征，也是临床上常见的一种脊柱退行性疾病。本病主要表现为腰疼、坐骨神经痛、下肢麻木及马尾综合征等症状。本科室擅长非手术治疗，以针刀松解粘连、释放炎性介质、触击神经达到改善神经压迫症状，用整脊手法调整椎体、椎间盘的位置关系，减轻神经根受压，辅以中药口服、针灸、穴位贴敷等中医特色治疗，众多病情严重，又害怕手术的患者在这里得到了康复。③肩周炎：肩周炎也称五十肩、漏肩风等，医学通常称之为粘连性肩关节囊炎、冻结肩等，主要包括不明原因的肩痛和活动障碍。本病表现为肩关节周围疼痛，夜间疼痛加重，肩关节各个方向主动和被动活动度降低。糖尿病和甲状腺功能减退患者更容易患此病。治疗本病，临床常以针刀、推拿、针灸、中药等治疗为主。我科采用可视化针刀疗法、国医大师施杞的“整肩三步九法”及关节松动术等治疗肩周炎具有立竿见影的疗效，能快速、高效解决患者病痛，改善生活质量。

10. 骨伤十科（脊柱骨科二病区）

脊柱骨科二病区以中医骨伤理论为指导，遵循传统中医骨伤外治法并结合现代医学原则，开展骨伤疾病的三级治疗，从而为脊柱常见病提供科学有效并特色突出的诊疗方案。我科擅长运用小针刀、针灸、热敏灸、中药内服外敷、中医正脊、小关节手法推拿、红外微波治疗、穴位贴敷、中药溻渍等方式治疗颈椎病、腰椎间盘突出、急性颈腰扭伤、颈源性眩晕、落枕、脊柱侧弯等常见筋伤及相关病症，具有独到的临床经验。针对保守治疗欠佳的患者，科室开展了各类脊柱手术，常规开展的手术有：椎体成形术治疗骨质疏松性椎体压缩骨折，经皮椎弓根螺钉治疗椎体骨折，腰椎间盘突出的椎间孔镜治疗及后路减压螺钉固定术，联合前、后路减压治疗脊髓型颈椎病和胸椎管狭窄，椎间植骨融合内固定术，微创腰椎椎间固定融合术（minimal invasive surgery–transforaminal lumbar interbody fusion，MIS–TLIF）。我科不断开展新技术，如长节段颈椎前路钢板固定技术、颈椎间盘置换术、脊柱肿瘤后路 Enbloc 切除术、寰枢椎骨折脱位后路椎弓根螺钉固定术、UBE 技术、脊柱侧弯的三维矫形技术、颈椎后路 KEY–HOLE 技术、脊髓内外肿瘤完整切除术等。我科将中西结合、中西并重的理念植入科室的发展之中，取得了更好的疗效，深得广大患者好评。科室已经成为以脊柱退变性疾病、脊柱骨折、脊柱肿瘤、感染及侧弯矫形治疗为特色的脊柱诊疗中心，诊治范围包括各种类型的脊柱骨折及脊髓损伤、颈椎病、颈椎间盘突出症、颈椎后纵韧带骨化症、胸椎管狭窄症、腰椎间盘突出症、腰椎管狭窄症、腰椎峡部裂、腰椎滑脱症、老年性骨质疏松症、脊柱侧弯畸形、强直性脊柱炎、脊柱结核、脊柱肿瘤、急性腰扭伤、腰肌劳损、肌筋膜炎及椎间盘源性腰痛等。

11. 经典骨科

经典骨科以张玮教授为引领，以硕士为主体的医疗团队技术精湛、团队协作、不断进取。科室突出非手术疗法，以中医经典理论和中医骨伤理论为指导，秉承中医学“整体观念”“辨证论治”的基本理念，遵循传统中医骨伤外治法并结合现代医学原则，开展骨伤疾病的三级治疗，从而为常见病提供科学有效并特色突出的诊疗方案。我科擅长运用手法复位、小夹板固定、膏丹丸散、中药内服外用等治疗手段治疗四肢骨折、关节脱位等病症及进行各类骨折术后康复；创新打造独具特色的“结构还原”手法和“系统针法”等诊治体系，采用推拿、针灸、针刀、整脊、银质针、臭氧、PRP、中低频离子导入、筋膜刀、中医微创治疗、现代微创手术等多种诊疗手段，治疗颈椎病、腰椎间盘突出、急性腰扭伤、肩周炎、膝关节炎、脊柱侧弯等常见筋伤及相关病症，其中对各种由结构异常改变引起的心血管、神经、呼吸、胃肠、妇科、内分泌、情绪、心理等相关疾病有独到的研究和临床效验。

（二）人才培养

1. 基层医院人才的培养

近3年我院承担了江西省“西学中”中医骨伤继续教育培训，培养了“西学中”中医骨伤人才580人。骨伤医院成立以来接收进修人员1250人。

2. 高学历层次人才的培养

为加强中医骨伤的学科发展，加强医院高层次专业人才的培养，近3年来我院培养了在读博士后1人、博士研究生3人、在读博士研究生4人、硕士研究生120人、社会规培人员160人。

3. 中医药传承创新人才的培养

骨伤医院为培养中医药人才，提升中医药事业发展水平，推动中医药传承与创新，满足人民群众的健康需求，选送李华南、况君、杨文龙、王民政、余兆仲、杨阳等参加全国老中医药专家学术经验继承项目，以更好地提升骨伤医院的中医药诊治水平。

4. 国际交流人才的培养

骨伤医院非常重视国际化人才交流的培养，拓宽医护人员的国际视野，选送杨文龙2018年赴以色列哈曼医学中心研修3个月，刘福水2019年赴英国帝国理工大学附属医院访问3个月，杨阳2020年赴美国加州旧金山分校访学6个月，梅欧2024年赴美国芝加哥大学医学中心研修6个月，况君及刘敏2024年美国南加州大学访学6个月，以全方位提升骨伤医院医生的综合素质。同时，骨伤医院近10年来培养了30多批次的海外留学生及进修的中医师，接待20多批次来自欧洲、美洲及非洲的官员和学者。

（三）科研成就

1. 中标课题（部分）

江西省骨伤医院中标国家自然科学基金项目见表8–1。

表 8–1　江西省骨伤医院国家自然科学基金项目

来源	课题名称	负责人	年度	项目经费（万元）
国家自然科学基金委员会	基于 VEGFR2/Ca^{2+} 信号通路研究可视化针刀“调筋治骨”减轻颈椎病肌细胞凋亡的分子机制	刘福水	2023	32
国家自然科学基金委员会	基于 Want/β–catenin 信号通路探讨几丁糖–胶原–丹参素缓释复合膜预防腰椎术后硬膜外粘连的研究	余兆仲	2022	33
国家自然科学基金委员会	αVβ6/TGF–β/β–catenin 介导骨质疏松性骨关节炎快速进展的机制及加味阳和汤干预机理研究	夏汉庭	2022	35
国家自然科学基金委员会	基于肠菌轴探讨痛风清消方调控肠道菌群失衡并湿热证 GA 大鼠 TLRs–MyD88–NF–κB 信号通路的机制研究	李华南	2020	31
国家自然科学基金委员会	基于破骨前体 / 成骨细胞“双向”调控 CD31hi Emcnhi 血管偶联成骨探讨骨碎补总黄酮促进 Masquelet 技术骨重建的机制	曾志奎	2019	36
国家自然科学基金委员会	基 JAK2/STAT3 双信号通路补阳还五汤促进骨髓干细胞趋化迁移治疗脊髓外伤性截瘫的机制研究	张国福	2018	37
国家自然科学基金委员会	痛风清消方调控痛风性关节炎自行消散及基于 TGF–β1 信号通路的中性粒细胞外捕作用研究	李华南	2018	36
国家自然科学基金委员会	针刀干预对 PI3K/Akt/mTOR 信号通路介导颈椎病肌细胞自噬与凋亡研究	刘福水	2015	45.6

江西省骨伤医院中标江西省自然科学基金项目见表 8–2。

表 8–2　江西省骨伤医院江西省自然科学基金项目

来源	课题名称	负责人	年度	项目经费（万元）
江西省自然基金委员会	基于肠菌轴探讨痛风清消方调控肠道菌群失调合并 GA 大鼠 TLRs–MyD88–NF–κB 信号通路的研究	李华南	2020	6

续表

来源	课题名称	负责人	年度	项目经费（万元）
江西省自然基金委员会	几丁糖－胶原－丹参素缓释复合膜预防腰椎术后硬膜外粘连的实验及其Wnt信号通路作用机制研究	余兆仲	2019	6
江西省自然基金委员会	一体化全景成像人工智能平台的研制与应用	涂宏	2019	10

2. 主编及副主编医学著作（部分）

江西省骨伤医院代表性医学著作见表8–3。

表8–3 江西省骨伤医院代表性医学著作

姓名	论著名称	出版社	参编方式	年度
许鸿照	《许鸿照骨伤心录》	人民卫生出版社	主编	2023
杨凤云 张兵	《躯干骨伤疾病诊断学》	中国中医药出版社	主编	2023
杨凤云 梁卫东	《上肢骨伤病诊疗学》	中国中医药出版社	主编	2023
杨凤云	《中医骨伤科学》	人民卫生出版社	主编	2021
杨凤云 杨文龙	《中医骨伤科学总论》	中国中医药出版社	主编	2021
杨凤云 杨文龙	《医宗金鉴正骨心法要旨白话解及医案助读》	中国医药科技出版社	主编	2020
梁卫东	《创伤骨科手术操作与技巧》	科学技术文献出版社	主编	2018
王力 李华南	《邓运明骨伤经验荟萃》	江西科学技术出版社	主编	2016
刘福水	《针刀医学》	中国中医药出版社	副主编	2023

3. 高质量论文（部分）

江西省骨伤医院代表性论文见表8–4。

表 8-4　江西省骨伤医院代表性论文

姓名	论文名称	出版杂志	出版年
曾志奎（通讯作者）	“Direct osteogenesis and immunomodulation dual function via sustained release of naringin in the polymer scaffold”	*Journal of Materials Chemistry*	2023
曾志奎（通讯作者）	“Enhancing bone scaffold interfacial reinforcement through in situ growth of metal–organic frameworks（MOFs）on strontium carbonate：Achieving high strength and osteoimmunomodulation”	*Journal of Colloid And Interface Science*	2023
李华南（通讯作者）	“Icariin regulates miR–23a–3p–mediated osteogenic differentiation of BMSCs via BMP–2/Smad5/Runx2 and WNT/β–catenin pathways in osteonecrosis of the femoral head”	*Saudi Pharmaceutical Journal*	2021
夏汉庭（第一作者）	“Integrated Strategy of Network Pharmacological Prediction and Experimental Validation Elucidate Possible Mechanism of Bu–Yang Herbs in Treating Postmenopausal Osteoporosis via ESR1”	*Frontiers in Pharmacology*	2021
夏汉庭（第一作者）	“Jiawei Yanghe decoction ameliorates cartilage degradation in vitro and vivo via Wnt/β–catenin signaling pathway”	*Biomedicine & Pharmacotherapy*	2020
刘福水（通讯作者）	“The effectiveness and safety of moxibustion for treating benign prostatic hyperplasia：A protocol for systematic review and meta–analysis”	*Medicine*	2020
刘敏（第一作者）	“Effectiveness and safety of moxibustion for De Quervain disease：A protocol for systematic review and meta–analysis”	*Medicine*	2020
刘福水（通讯作者）	“Effect and safety of acupotomy in treatment of knee osteoarthritis：a systematic review and meta–analysis”	*Journal of Traditional Chinese Medicine*	2020
刘福水（第一作者）	“Acupuncture for Chronic Pain–Related Insomnia：A Systematic Review and Meta–Analysis”	*Evidence-based Complementary And Alternative Medicine*	2019

续表

姓名	论文名称	出版杂志	出版年
刘福水（第一作者）	"Acupotomy Therapy for Shoulder Adhesive Capsulitis：A Systematic Review and Meta–Analysis of Randomized Controlled Trials"	*Evidence-based Complementary And Alternative Medicine*	2019
肖伟平（第一作者）	"Electroacupuncture Promoting Axonal Regeneration in Spinal Cord Injury Rats via Suppression of Nogo/NgR and Rho/ROCK Signaling Pathway"	*Neuropsychiatric Disease And Treatment*	2019
刘福水（第一作者）	"Association of Depression/Anxiety Symptoms with Neck Pain：A Systematic Review and Meta–Analysis of Literature in China"	*Pain Research & Management*	2018
曾志奎（第一作者）	"Is percutaneous pinning needed for the treatment of displaced distal radius metaphyseal fractures in children？：A systematic review"	*Medicine*	2018
刘福水（第一作者）	"Acupotomy Therapy for Chronic Nonspecific Neck Pain：A Systematic Review and Meta–Analysis"	*Evidence-based Complementary And Alternative Medicine*	2017

4. 制订行业标准

江西省骨伤医院制订行业标准（部分）见表 8–5。

表 8–5　江西省骨伤医院制订行业标准（部分）

姓名	标准名称	参编方式	年度
李华南	《腕管综合征中西医结合诊疗专家共识》	参与	2023
刘福水	《髌下脂肪垫损伤针刀临床诊疗指南》	参与	2020
万小明	《中医药防治原发性骨质疏松专家共识》	参与	2020
李华南	《膝骨关节炎中西医结合诊疗指南》	参与	2018

（四）教学情况

骨伤医院医疗团队承担本院、社会规培、硕士、博士以及国外留学生中医骨伤教学任务，年平均课时2000学时，年平均培养硕士研究生50余人。团队注重本专业一流课程建设，采用理论授课、实践教学、模拟病房教学、翻转课堂、PBL等多种教学手段，教学成果显著。2001年，皮持衡、韩立越、马超英、肖宏浩、熊渭平的项目“高等中医药院校实验教学改革与实践”荣获中华人民共和国教育部国家级教学成果奖二等奖。2011年，团队获江西省教学成果奖二等奖1项；2020年，获批江西省本科高水平教学团队。团队主编国家“十四五”规划教材2部。骨伤医院成立以来接收进修人员1250人，近3年承办8次继续教育学习班，分别于2021年举办了省级继续教育项目“骨科患者手术后早期预防深静脉血栓新进展研修班”、2021年举办了国家级继续教育项目“脊柱微创手术的介绍及应用学习班”、2022年举办了江西省继续项目“中医适宜技术在骨科围手术期中的应用学习班”、2022年举办了江西省继续教育项目“基于医康护共管模式在骨科病房中的应用研究学习研讨班”、2022年举办了国家级继续项目“中医适宜技术在骨科围手术期中的应用学习班”、2023年举办了国家级和省级继续教育项目“中医特色护理技术规范及中医护理门诊建设思考学习班”等。近3年，我院承担了江西省“西学中”中医骨伤继续教育培训，培养了“西学中”中医骨伤人才580人，在南昌和赣州举办的中医骨伤年会举办了4次培训班，培养在读博士后1人，博士研究生3人，在读博士研究生4人，硕士研究生120人，师承人员35人，社会规培人员160人。

近几年，我院涌现出一批年轻优秀的教学骨干，分别为：况君于2019年、2021年获江西中医药大学教学标兵；余兆仲于2018年获江西中医药大学科技学院优秀带教老师、2019年江西中医药大学优秀教师；杨文龙于2020年获江西中医药大学创新创业教育优秀教师；刘敏于2021年获江西中医药大学优秀教师、2022年江西中医药大学优秀教师；黄丽君分别于2008年、2011年、2018年、2022年荣获江西护理职业技术学院、赣南卫生健康职业学院、江西中医药高等专科学校优秀带教老师荣誉称号，同时于2023年荣获江西省科学技术（简称江西省科技厅）“最佳指导教师”荣誉称号。

（五）团队建设

骨伤医院是一支由143名医护人员组成的专业团队，其中医师85人，包括41名高级职称、14名中级职称和30名初级职称。医疗团队架构层次搭配合理，有博士21名，有硕士50名，博士生导师4名，硕士生导师26名，有4位国医名师和4位省级名中医。护理团队有4名骨科护理专科护士，2名中医护理专科护士。医护团队协作快速推动中医骨伤学科的发展。骨伤医院致力于打造一支专业技能过硬、团结协作、富有责任心的医护团队，通过强化培训和学术交流，不断提升团队专业水平，紧跟医学前沿；同时，注重团队成员之间的沟通与协作，倡导相互尊重、相互支持的团队文化。我们相信，只有通过团队的共同努力，才能为患者提供最优质的医疗服务，实现医院的可持续发展。

（六）社会服务

骨伤医院作为重要的社会机构，肩负着保障人民健康的重任，也担负着社会责任的使命。我院主动参与社会公益事业，促进社会和谐稳定，积极组织医生、护士、志愿者利用业余时间进行各类服务，比如义诊、健康讲座、科普咨询等活动，为人民群众送去专家型的医疗服务；同时，积极做好与各设区市中医医院的帮扶、助力活动，与赣州市中医院、宜丰县中医院、南昌县中医院、新建区中医院、万载县中医院等中医医院组建医联体，把上级医疗资源下沉到基层，以惠及更多的老百姓。

三、未来发展规划

（一）指导思想

骨伤医院坚持“中西并重，守正创新”的理念，坚持以中医治疗为主，中西医结合治疗为辅，借助现代化诊疗技术治疗骨伤科疾病。诊治疾病过程中，我院强调个体化治疗和整体治疗相结合，根据患者具体情况，制订个性化的治疗方案，以达到最佳治疗效果。骨伤医院坚持临床实践与研究相结合，通过临床实践和科研工作，不断探索治疗骨伤科疾病的新方法、新技术，提高治疗效果和学术水平。同时，骨伤医院强调以患者为中心，以患者的需求为出发点，提供全方位、全生命周期的医疗服务，为健康江西及中医药强省做出新的贡献。

（二）工作目标

我院以构建国内一流骨伤医院为己任，充分发挥中医药的独特优势，实现骨伤科领域的全面发展，树立起中医、中西医结合防治骨伤科疾病的新标杆。骨伤医院落实江西省中医药管理局关于建设江西省中医优势病种区域治疗中心建设的文件要求，发挥骨伤医院在省内龙头单位的优势，在现有人才、技术、设备的基础上，结合本院实际情况，明确建设目标和发展规划，努力做优、做强、做大，形成具有中医药特色的骨伤疾病专科，力争把骨伤医院建设成全省优质一流的医疗服务品牌，造福人民群众。

同时，我院及时加强特色专科专病的建设，满足广大人民群众的诊治需要，提高社会效益和经济效益，借助中医优势病种区域治疗中心建设的东风，充分利用现代科学技术手段，建立一个学术上有号召力、发展上有潜力、条件上有吸引力的现代化中医骨伤科治疗中心，以祖国传统医学治疗手段为主导，中西互用，共同发展，提高人民生活质量，并加强骨伤科专科人才培养及科研教学，完善人才梯队建设，努力建设成一支“团结协作、严谨务实、管理规范、技艺精湛”的骨伤疾病防治专科团队。

（三）工作计划及保障目标

1. 提供优质医疗服务，改善患者就医体验

医院将定期组织医护人员参与专业培训和学术讲座，以提升其专业知识和技能，从而确保为患者提供最新、最优质的医疗服务，并将建立严格的中医骨伤质量控制体系，对医疗服务过程进行监控和评估，及时发现问题并进行改进，不断提高医疗服务质量。为了给患者提供更好的就医体验，我院加强人文护理，为患者提供多元化的人文护理服务，让患者感受到关怀和尊重；同时加强医疗安全管理，严格遵守操作规程，以防止医疗事故的发生，保障患者的生命安全。工作中，我院将定期征求患者的反馈和建议，分析医疗服务过程中的不足之处，持续改进和优化医疗护理服务。

2. 引进先进医疗理念，提升患者就医信任度

医院与北京积水潭医院、上海市第六人民医院及解放军总医院等国内顶尖医院构建紧密医联体，通过柔性引进专家进行教学查房和授课等方式，实现优质医疗资源共享；同时，今后将继续派遣医护人员参加国际、国内学术会议和培训，与国内外医疗领域的权威人士进行深度交流，及时掌握骨伤科最新技术动态；此外，依据医院的发展需求和规划，有针对性地采购先进骨伤诊疗设备，提升医院的硬件水平。

3. 培养专业化人才，提升专业技术精度

为满足医院发展需求，我院制订了中长期相结合的人才培养规划，明确培养目标及方向，通过各类专业培训，不断提升医护人员的专业素养和技能；并在临床实践中为其提供实践机会，不断锻炼和提升医护人员的能力；建立导师制度，以老带新，促进年轻医护人员成长；设立考核机制，对医护人员表现进行评估，给予相应激励和奖励；鼓励医护人员保持学习热情，不断更新知识，提高自身素质。

4. 强化科研与学术交流，提升学科学术水平

医院通过激励医务人员积极申报科研项目、组织各类学术讲座、研讨会及培训班，通过邀请国内外知名专家来院讲学等多种形式不断提升团队的学术水平；同时，大力支持医护人员在国内外学术期刊发表研究论文，加大中医骨伤学科的建设，与国内外科研机构及

高校建立合作关系，联合开展研究项目等多种形式提升科研水平。

5. 强化信息化建设，加快构建智慧医疗服务

医院今后将建设智能化医院，利用信息技术实现医疗服务的电子化、智能化，提高医院信息化的效益和效率，提升医疗服务的效率。医院可通过提供互联网、电话等多种方式提供挂号、医疗、康复、居家服务等多元化的医疗服务，加快构建智慧医疗服务。

6. 推广中医骨伤疗法，传承和发展中医骨伤事业

借助抖音、江西省中医院微信公众号及视频号等新媒体平台，我院大力宣传骨伤科疾病的科普知识以及医院的各项新技术、新业务，以此提升医院及科室的知名度；通过举办义诊、健康讲座等活动，向社会推广中医骨伤疗法，提高公众对中医骨伤科的认知度和接受度，让老百姓了解如何运用中医科学防治骨伤科疾病；同时，作为中医骨伤科省内的领军单位，我院将充分发挥引领作用，与省内各基层医院携手举办各类中医骨伤学术活动，传承和发展中医骨伤事业。

四、历史时刻

1986年7月，江西省骨伤科学会首次学术经验交流会召开，见图8–4。

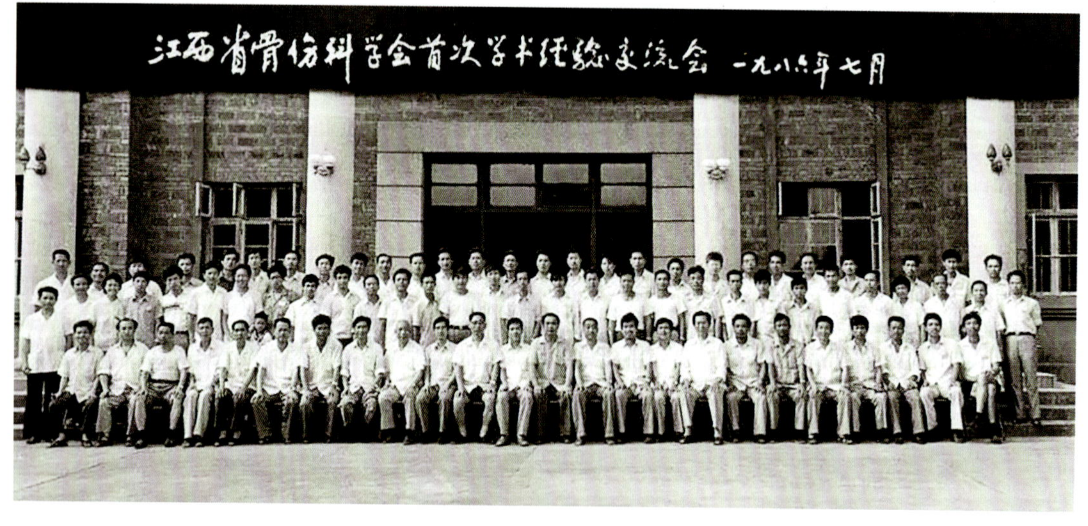

图8–4　1986年7月江西省骨伤科学会首次学术经验交流会

（梁卫东　杨文龙　黄丽君）

第九章

江西省肛肠医院

一、背景

（一）成立背景

江西省肛肠医院的前身为江西中医药大学附属医院肛肠科，由江西省著名肛肠专家蒋云鹏于 1983 年创立。最初，科室设在医院原住院大楼 1 楼，拥有 20 位医护人员和 45 张床位。在老一辈医护人员的不懈努力下，肛肠科在 1993 年获得江西省卫生厅技术创新二等奖，2006 年成为江西省重点中医专科，2007 年获批江西省医学领先专业。这些进步使得科室医疗服务能力大幅提升，“省中肛肠”声名鹊起。随着医院建设规划的进行，2009 年肛肠科暂时迁址医院空地，以临时活动板房（2 层）建立住院病区，包括医护人员 32 名，住院床位 99 张，独立手术室 1 间，换药室 1 间。科室条件虽然艰苦，但病床使用率高达 180%，“省中肛肠一床难求”的局面就此展开。2011 年，肛肠科设立全国中医肛肠学科熊腊根名医工作室。2012 年，肛肠科获批国家中医药管理局“十二五”重点专科建设单位。2014 年，医院 1 号住院大楼落成，肛肠科搬迁至 1 号楼 5 层、6 层、7 层，医护人员扩充至 48 名，同时科室硬件水平也得到极大提升，拥有住院病区 3 个，床位数 161 张，独立手术室 4 间，中医治疗室 3 间，换药室 2 间，示教室 1 间。从此，肛肠科进入快速发展通道。2015 年，肛肠科获批江西省中医优势病种（区域）治疗中心。2017 年，肛肠科设立中国民间中医医药研究开发协会肛肠分会肖慧荣名医工作室；首次立项国家自然科学基金；获批江西省研究型医院中西医结合肛肠分会挂靠单位。2018 年，肛肠科牵头成立江西省肛肠专科联盟；2020 年，获批江西中医药肛肠疾病重点研究室；2021 年，成为江西省医师协会肛肠医师分会挂靠单位；2022 年，成为江西省中医肛肠医疗质量控制中心挂靠单位。

2021 年 12 月 18 日，江西省肛肠医院正式由江西中医药管理局授牌成立。江西省肛肠医院现有医护人员 65 人，包括江西省名中医 1 人，江西省青年井冈学者 1 名，博士生导师 2 名，主任中医师、副主任中医师 13 人，主治、住院中医师 16 人，其中医学博士 5 人、在站博士后1人、医学硕士18人。近10年来，江西省肛肠医院（含原江西中医药大学附属医院肛肠科，下同）累计承担国家自然科学基金科研项目5项，省级科研项目9项，厅局级科研项目70余项；我院医护人员发表SCI论文10余篇，核心期刊论文30余篇，国家级或省级期刊论文170余篇，主编论著12部，参编论著20余部，获得专利20余项。

江西省肛肠医院由肛肠一科和肛肠二科组成，下设5个亚专科治疗组，包括结直肠肿瘤组、肛门良性疾病组、炎性肠病组、便秘治疗组、肠镜诊疗组。我院常规开展微创技术治疗痔疮、肛裂、肛瘘、肛周脓肿、结肠直肠肿瘤等多种肛肠疾病，如治疗痔疮的硬化注射术、PPH术、TST术、RPH术等，治疗肛周脓肿的Seton挂线术、切开排脓术、TRIDS术，治疗肛瘘的LIFT术、改良PARKS、TROPIS、改良HENLEY术等，治疗直肠脱垂的Delorme术、Altemier术等，治疗藏毛窦的Limberg皮瓣转移、Karydakis术、BASCOM术，肛门成型术如V-Y皮瓣、钻石皮瓣，治疗肛门直肠狭窄、腹腔镜下直肠癌的全系膜切除术（TME）以及结肠癌全结肠系膜切除术（CME）等。

江西省肛肠医院秉承“传承精华、守正创新、开放包容”的思想，运用中西医结合方法治疗溃疡性结肠炎、克罗恩病、便秘等内科疾病，疗效显著。近3年来，医院年均门急诊患者2万人次，住院患者5000人次，业务量7000万。江西省肛肠医院为江西中医药大学教学医院和江西省肛肠疾病区域治疗中心，年均培养中医外科学硕士研究生25人次，规培生200人次，进修、实习生50人次。江西省肛肠医院在业务量、床位数、门诊和住院人数、学科建设、科研和教学能力、人才队伍等方面位居全省肛肠专科第一，跻身全国同类专科前列。

（二）医院简介

江西中医药大学附属医院肛肠科创立于1983年，是江西省历史最悠久且规模最大的中医肛肠专科，历经40余年的发展，现已成为集医疗、教学、科研于一体，功能齐全，治疗手段完备且独具中医特色的专业科室。肛肠科为国家中医药管理局“十二五”重点专科，江西省重点中医专科，江西省医学领先专业，江西省中医优势病种（区域）治疗中心，江西中医药肛肠疾病重点研究室，江西省肛肠专科联盟牵头单位，江西省中医药学会肛肠专业委员会、江西省研究型医院中西医结合肛肠分会、江西省医师协会肛肠医师分会和江西省中医肛肠医疗质量控制中心挂靠单位。2021年12月18日，江西中医药大学附属医院肛肠科正式由江西中医药管理局授牌成立江西省肛肠医院。这一举措标志着科室实力已领航全省，跻身全国前列。

（三）江西省肛肠医院特色

江西省肛肠医院常规开放病床161张，包括肛肠一科、肛肠二科，配备腹腔镜微创手术平台、电子内镜诊治平台、肛门测压仪、生物反馈仪、结肠水疗仪等先进设备。目前，医院已常规开展微创技术治疗痔疮、肛裂、肛瘘、肛周脓肿、结肠直肠肿瘤等多种肛肠疾病。

作为全省肛肠疾病疑难急危重症诊疗中心，江西省肛肠医院借助专科在全省的影响力，建立以本专科为引领的肛肠专科联盟，实现了坏死性筋膜炎、高位复杂性肛瘘、盆腔脓肿、直肠阴道瘘、骶前囊肿、重度直肠脱垂等肛肠疑难急危重症的绿色转诊通道，并借助强大的队伍实力制订了肛肠疾病疑难急危重症诊治流程和多学科诊疗模式。

江西省肛肠医院不断加强学科建设，多次组织医务人员前往江苏省中医院、南京市中医院、中山大学第六附属医院、广东省中医院等专业领先医院进修学习 20 余次。医院坚持“专科引领，多元发展”学科发展理念，初步形成结直肠肿瘤组、肛门良性疾病组、炎性肠病组、便秘治疗组、肠镜诊疗组等多个亚专业组。

江西省肛肠医院秉承“守正创新”思想，传承“盱江医学流派”思想，坚持突出中医特色，深入挖掘中医经典防治肛肠疾病的特色及优势，先后研制了一系列疗效确切的专科用药，如“肛门洗剂”“红油膏”“金黄膏”“九华膏”“生肌散”等；同时，将中药熏洗、中药涂搽、热敏灸、中药化腐清创术、埋针治疗、耳穴压豆等中医特色技术应用于肛肠疾病术后的治疗，取得了显著的疗效。

（四）历任肛肠科主任及护士长

1. 历任肛肠科主任

1959—1990 年，蒋云鹏任肛肠科主任。

1991—2013 年，熊腊根任肛肠科主任。

2013—2023 年，肖慧荣任肛肠科主任。

2023 年至今，张磊昌任肛肠科主任。

2. 历任肛肠科护士长

1983—1985 年，祝战英任肛肠科护士长。

1986—1990 年，阎亚玲任肛肠科护士长。

1991—1992 年，张雪珍任肛肠科护士长。

1993—1995 年，黄淑珍任肛肠科护士长。

1996—2000 年，王莉萍任肛肠科护士长。

2000—2017 年，刘玉珠任肛肠科护士长。

2019—2023 年，舒燕萍任肛肠一科护士长。

2019 年至今，蒋玲芳任肛肠二科护士长。

二、现状

（一）医疗工作

江西省肛肠医院拥有医护人员65人，包括江西省名中医1人，江西省青年井冈学者1名，博士生导师2名，主任中医师、副主任中医师13人，主治、住院中医师16人，其中医学博士5人、在站博士后1人、医学硕士18人。历经40年的发展，医院的病种范围逐渐从最初的痔瘘裂专业发展为肛门直肠良性病变、便秘、结直肠肿瘤、炎症性肠病、小儿肛门病、盆底疾病、结肠镜诊疗、肛门疑难病等多个亚专业疾病，涉及的病种广泛，包括混合痔、肛瘘、肛周脓肿、肛裂、直肠脱垂、直肠阴道瘘、骶前囊肿、坏死性筋膜炎、盆底疝、盆腔脓肿、结直肠癌、肛管癌、出口梗阻型便秘、结肠息肉、肛周克罗恩病、溃疡性结肠炎、小儿肛周脓肿和小儿肛瘘等。目前，医院开放病床161张，下设3个病区、6个治疗组，拥有独立手术室4间，中医治疗室3间，换药室2间，示教室1间，肛肠病研究室1间，并配备腹腔镜微创手术平台、电子内镜诊治平台、肛门测压仪、生物反馈仪、结肠水疗仪等专科先进设备。近年来，医院业务量呈逐年上升趋势。2023年，医院全年门急诊患者近2.5万人次，住院患者近6500人次，全年业务量达到9000万。混合痔、肛瘘、肛周脓肿是医院特色优势病种。2023年，优势病种门诊患者近15000人、住院患者近4000人，约占全院诊疗人数的60%。此外，医院作为全省肛肠疾病疑难急危重症诊疗中心，每年收治全省肛肠疑难急危重症患者达300例，并建立了肛肠疾病疑难急危重症的绿色转诊通道、诊治流程和多学科诊疗模式。

（二）技术特色

中医药理论传承创新方面，医院秉承“守正创新”思想，传承“盱江医学流派”思想，坚持突出中医特色，深入挖掘中医经典防治肛肠疾病的特色及优势，先后研制了一系列疗效确切的专科用药，如“枯痔注射液”“肛门洗剂”“红油膏”“金黄膏”“九华膏”“生肌散”等；同时，将中药熏洗、中药涂搽、热敏灸、中药化腐清创术、埋针治疗、耳穴压豆等中医特色技术应用于肛肠疾病术后的治疗，疗效显著。其中，3项中医特色技术（一种止血剂及其制备方法、肛周脓肿的中药药线和应用、一种肛肠科伤口冲洗装置）已获得国家发明专利。蒋云鹏教授在全国首先提出以“弧形切口引流治疗高位脓肿”，提高了高位脓肿的治愈率。江西省名中医肖慧荣教授率先提出“肛肠疾病发病不离湿与热”学术思想，认为肛肠疾病中因湿而发为多，多采用清肠凉血方治疗混合痔、肛周脓肿、直肠炎等多种肛肠疾病。肖慧荣教授继承“陆氏外科”精髓，根据中医传统的“腐脱新生”和“蚀管”原理，在省内先后开展和实践了“脱管黏合法治疗高位肛瘘的研究”和“隧道式对口拖线引流法治疗复杂性肛瘘”的研究，开创了治疗高位复杂性肛瘘的新模式，明显缩短了病程，显著提高了临床疗效，同时避免了对肛周组织的严重损伤。此外，肖慧荣教授还运用“外切内扎半闭锁缝合皮桥整形术”治疗环形混合痔。该术式不仅能彻底切除痔核，同时能最大限度地保留肛门功能和恢复肛门正常形态。这一术式的开展填补了省内在此领域的空白，其临床疗效达到国内领先水平。

现代医疗技术方面，医院继承结扎疗法、挂线疗法、硬化剂注射治疗、中药药线等中医肛肠微创术式，强调精准手术理念与中医传统特色技术相结合，中西医并重，取长补短。医院率先在全省开展复杂性高位肛瘘、高位肛周脓肿磁共振诊断技术和核磁影像手工3D重建技术，助力微创和精准实施手术。在高位复杂性肛瘘手术过程中，强调精准解剖瘘管，保护未损伤的肌肉；对于高位瘘管不能切除的情况，采用中医挂线疗法；对复杂性瘘管采用中医拖线疗法，不仅切除了病灶，又治愈了肛瘘。在痔疮手术方面，在外剥内扎术基础上，提出了保护肛垫式痔切除术，既切除了痔核，又恢复了正常肛垫的解剖结构。在肛肠脓肿手术方面，应用精准手术入路（肌间、肌外），将传统拖线疗法与置管引流结合，最大限度地保护了肛门括约肌。同时，医院创立了药线双挂一号方、药线双挂二号方及药线双挂三号方，分别治疗肛周脓肿初起、溃脓、恢复三个阶段的患者，加速了创面的愈合。该技术获得了美国结直肠外科学会的认可。

医院关注肛肠疾病治疗全过程，遇到问题善于总结经验，创造性地提出自己的解决方案，并获批专利10余项。其中，肛肠检查、清洗、换药、药物挤出装置有效地解决了患者术前诊断、术后清洗、换药等问题。肛周脓肿吸附清洗装置有效解决肛周脓肿术后深部脓肿引流困难的问题。这些新设备和器械的创新，不仅解决了临床过程中的实际问题，更提高了疾病的治愈率。

（三）科研成就

江西省肛肠医院科研成绩斐然，近10年来累计承担国家自然科学基金科研项目5项，省级科研项目9项，厅局级科研项目70余项；发表SCI论文10余篇，核心期刊论文30余篇，国家级或省级期刊论文170余篇；主编论著12部，参编论著20余部，拥有专利20余项。

目前医院拥有稳定的科学研究方向：①肛肠疾病中医特色疗法的经验传承与创新。②中医药防治溃疡性结肠炎的作用机制方向。③肛肠疾病中医特色制剂创新与产业化发展。这一系列研究方向不仅为医院在学术领域的深耕提供了坚实基础，也为未来更广泛地应用奠定了科学的理论支持。

江西省肛肠医院国家级、省级课题立项情况见表9-1。

表 9-1　江西省肛肠医院国家级、省级课题立项情况

来源	课题名称	负责人	年度	项目经费（万元）
国家自然科学基金委员会	基于 ROR-γt/IL-17F 信号通路分析壮医药线点灸干预溃疡性结肠炎大鼠的机制	张磊昌	2018	32
国家自然科学基金委员会	基于 CD4+T 细胞探讨新金汁（粪菌移植）干预湿热型溃疡性结肠炎大鼠的机制	张磊昌	2019	20
国家自然科学基金委员会	基于寒热并用探讨左金丸调控巨噬细胞糖代谢重编程治疗寒热错杂型溃疡性结肠炎的作用机制研究	葛巍	2022	34
国家自然科学基金委员会	基于“辛开”“苦降”协同理论从 AMPK-mTOR 信号通路分析左金丸治疗溃疡性结肠炎小鼠的机制	张磊昌	2023	33
国家自然科学基金委员会	基于代谢组学分析“新金汁”FMT 干预湿热溃疡性结肠炎的机制	张磊昌	2024	48
江西省科技厅	隧道拖线术治疗低位肛瘘临床应用示范	安明伟	2012	2
江西省科技厅	肛周脓肿一次性根治术临床研究	安明伟	2013	2
江西省自然科学基金委员会	基于 ATP-P2X7 信号探索四神丸调控 Treg/Th17 平衡治疗溃疡性结肠炎的作用机制研究	葛巍	2019	6
江西省自然科学基金委员会	基于 LuxS/AI-2 群体感应系统研究肛门洗剂促进肛瘘术后创面愈合的机制	肖慧荣	2020	10
江西省自然科学基金委员会	基于 p38MAPK 信号通路探讨大鼠创面愈合的修复机制	刘新红	2021	6
江西省自然科学基金委员会	基于肠道菌群结构特征及 5-HT 研究枳术汤改善功能性便秘大鼠肠道传输功能的作用机制	姚玉乔	2020	6
江西省自然科学基金委员会	基于清热润肠法分析“金汁”（粪便移植）干预热秘型大鼠的疗效及 SCF/c-kit 通路在其中的价值	张磊昌	2021	6
江西省自然科学基金委员会	基于 KEAP1-NRF2/ARE 通路探讨参苓白术散改善溃疡性结肠炎氧化应激及线粒体保护的内在机制	张全辉	2023	10

续表

来源	课题名称	负责人	年度	项目经费（万元）
江西省自然科学基金委员会	痛泻要方通过调节 p38MAPK 信号轴抑制溃疡性结肠炎肠道上皮细胞铁死亡的机制研究	刘新红	2024	10

江西省肛肠医院论著出版情况见表 9–2。

表 9–2　江西省肛肠医院论著出版情况

姓名	论著名称	出版社	参编方式	年度
熊腊根	《痔疮家庭自疗》	江西科学技术出版社	主编	1996
熊腊根	《痔》	中国中医药出版社	主编	2005
安明伟	《肛肠外科学》	科学技术文献出版社	主编	2017
肖慧荣	《肛肠疾病诊断与防治》	科学技术文献出版社	主编	2019
张磊昌	《李瑞吉学术思想和临证经验总结》	江西科学技术出版社	主编	2020
陈光华	《肛肠外科诊治精要》	科学技术文献出版社	主编	2020
张全辉	《肛肠外科学常见病诊治与微创技术应用》	科学技术文献出版社	主编	2021
肖慧荣	《肛肠病诊疗学》（上册和下册）	江西科学技术出版社	主编	2021
谢昌营	《肛肠病诊疗学》（上册和下册）	江西科学技术出版社	主编	2021
安明伟	《肛肠病诊疗学》（上册和下册）	江西科学技术出版社	主编	2021
张磊昌	《现代肛肠外科疾病诊治学》	吉林科技出版社	副主编	2018
张磊昌	《肛肠病诊疗学》（上册和下册）	江西科学科技出版社	副主编	2021
余绪超	《肛肠病诊疗学》（上册和下册）	江西科学技术出版社	副主编	2021
李俊	全国中医药行业高等教育“十四五”规划教材《外科学》	中国中医药出版社	副主编	2021
张全辉	《喻文球临床验案精选》	中国医药科技出版社	副主编	2022
张全辉	《喻文球医论医话》	中国医药科技出版社	副主编	2023

江西省肛肠医院论文发表情况见表 9–3。

表 9–3　江西省肛肠医院论文发表情况

姓名	论文名称	出版杂志	出版年
谢昌营（第一作者）	《肛门洗剂对肛瘘模型大鼠 TGF-β1/p-Smad3/MMP-1 信号通路蛋白的影响》	《中成药》	2016
张全辉（第一作者）	《消痔灵注射液联合选择性痔上黏膜吻合术对混合痔患者肛肠动力及治疗效果的影响》	《广州中医药大学学报》	2017
谢昌营（第一作者）	《肛门洗剂对肛瘘术后创面恢复的影响》	《中国中西医结合杂志》	2017
谢昌营（第一作者）	《麻元通便止痛汤对慢传输型便秘大鼠肠道推进功能的影响》	《中国实验方剂学杂志》	2018
葛巍（第一作者）	《论肠道菌群与中医“气”的相关性》	《中华中医药学刊》	2019
陈光华（第一作者）	《姜黄素通过 IL-6/STAT3 信号通路调控 Th17/Treg 平衡治疗溃疡性结肠炎》	《中国病理生理杂志》	2019
谢昌营（第一作者）	《肛门洗剂对肛瘘模型大鼠创面组织修复作用及创面血管生长相关因子、炎症相关因子、FGF 蛋白的影响》	《中国中医基础医学杂志》	2019
葛巍（第一作者）	“Effect of Sishen Pill on Memory T Cells From Experimental Colitis Induced by Dextran Sulfate Sodium”	*Frontiers in pharmacology*	2020
张磊昌（第一作者）	《壮医药线点灸对溃疡性结肠炎大鼠结肠组织 Th17 细胞及 IL-17F 的影响》	《针刺研究》	2020
吴云翔（第一作者）	《加减地榆汤通过调控 SOCS2 表达影响 JAK2 和 STAT6 的磷酸化治疗溃疡性结肠炎的作用机制》	《中药材》	2020
刘新红（第一作者）	《丹参酮ⅡA 对溃疡性结肠炎大鼠的治疗作用》	《中国临床药理学杂志》	2020
安明伟（第一作者）	《湿热质与肠道菌群关系探讨》	《时珍国医国药》	2020
安明伟（通讯作者）	“Effect of diverting stoma for rectovaginal fistula: A protocol of systematic review and meta-analysis”	*Medicine*	2020
张全辉（通讯作者）	“Efficacy and safety of heat-sensitive moxibustion in the treatment of ulcerative colitis：A protocol for a systematic review and meta-analysis”	*Medicine*	2021
张全辉（第一作者）	“Efficacy and safety of Shenling Atractylodes Powder in the treatment of ulcerative colitis：A protocol for systematic review and meta-analysis”	*Medicine*	2021

续表

姓名	论文名称	出版杂志	出版年
张磊昌（第一作者）	"Treatment and mechanism of fecal microbiota transplantation in mice with experimentally induced ulcerative colitis"	*Experimental biology and medicine*	2021
吴云翔（第一作者）	《基于 EphB2/Ephrin-B1/JNK 通路探讨复方苦参汤调控溃疡性结肠炎的内在机制研究》	《中药材》	2021
吴成成（第一作者）	《基于 AMPK/mTOR/Akt 途径探究肛门洗剂促进肛瘘大鼠术后创面愈合的机制》	《实用医学杂志》	2021
吴成成（第一作者）	《肛门洗剂对肛瘘术后患者的临床疗效》	《中成药》	2021
胡晓阳（通讯作者）	"Different moxibustion therapies for urinary retention after anorectal surgery：A protocol for systematic review and network meta-analysis"	*Medicine*	2021
安明伟（第一作者）	《葛根芩连汤对溃疡性结肠炎大鼠 IL-6/JAK/STAT 信号通路的影响》	《时珍国医国药》	2021
葛巍（第一作者）	"Sishen Pill Ameliorates Dextran Sulfate Sodium（DSS）-Induced Colitis with Spleen-Kidney-Yang Deficiency Syndromes：Role of Gut Microbiota，Fecal Metabolites，Inflammatory Dendritic Cells，and TLR4/NF-κB Pathway"	*Evid Based Complement Alternat Med*	2022
葛巍（第一作者）	《四神丸对脾肾阳虚型溃疡性结肠炎小鼠炎性树突状细胞的调节作用》	《中华中医药学刊》	2022
葛巍（第一作者）	《姜黄素对自身免疫性肝炎小鼠 miRNA-mRNA 表达谱的调控作用》	《中华中医药杂志》	2022
葛巍（第一作者）	《四神丸对结肠炎小鼠结肠能量代谢水平调控机制》	《中华中医药杂志》	2022
张磊昌（通讯作者）	"Comparison of high or modified low tie of the inferior mesenteric artery in laparoscopic rectal cancer surgery：A meta-analysis"	*Medicine*	2022
张磊昌（通讯作者）	"Screening and identification of hub gene and differential gene and mutation sequence analysis of related genes in colorectal cancer based on bioinformatics analysis"	*JOURNAL OF GASTROINTESTINAL ONCOLOGY*	2022
张磊昌（第一作者）	"Ligasure hemorrhoidectomy versus the procedure for prolapse and hemorrhoids：A meta-analysis of randomized controlled trials"	*Medicine*	2022

续表

姓名	论文名称	出版杂志	出版年
张磊昌（通讯作者）	“LAP+CD4+T cells regulate the anti–tumor role of CIK cells in colorectal cancer through IL–10 and TGF–β”	*American journal of translational research*	2022
张磊昌（通讯作者）	《基于 NOXs–ROS–P38MAPK 信号通路探讨加减地榆汤治疗溃疡性结肠炎的作用机制》	《时珍国医国药》	2022
张磊昌（通讯作者）	《粪菌移植对不同溃疡性结肠炎小鼠的疗效及其中药性味研究》	《中医全科医学》	2022
张磊昌（通讯作者）	《粪菌移植干预治疗溃疡性结肠炎的免疫学机制研究》	《中医全科医学》	2022
谢昌营（第一作者）	《麻元通便止痛汤调控 AMPK/eNOS 信号通路改善大鼠慢传输型便秘的作用机制》	《中国药房》	2022
葛巍（第一作者）	《寒热错杂病机实质初探》	《中华中医药杂志》	2023
葛巍（通讯作者）	《基于“病证方药”结合探析左金丸对寒热错杂证溃疡性结肠炎的治疗价值》	《时珍国医国药》	2023
汪雯（通讯作者）	《TIGIT 联合白细胞介素 6 检测在克罗恩病状态评估中的应用研究》	《中华预防医学杂志》	2023
张磊昌（通讯作者）	《基于生物信息学与机器学习鉴定溃疡性结肠炎的诊断生物标志物》	《中国免疫学杂志》	2023
吴云翔（通讯作者）	“Genetically predicted levels of circulating cytokines and the risk of six immune skin diseases：a two–sample Mendelian randomization study”	*Frontiers in immunology*	2023
葛巍（第一作者）	《四神丸对 DSS 诱导的结肠炎小鼠巨噬细胞极化的调控机制》	《时珍国医国药》	2023

（四）教学情况

自 1959 年江西中医学院建校以来，中医外科学一直是主要基础学科之一，其中中医肛肠病学更是其重要组成部分。学科的发展得益于医院涌现出的一批杰出的中医外科学专业人才，包括蒋云鹏、喻文球、熊腊根、肖慧荣等肛肠学界的资深学术领军人物，他们主编并出版了一系列具有广泛影响力的著作，如《中医肛肠病学讲义》《大肠肛门病学》《中医外科学》《实用中西结合医学》《痔》等。医院秉承学校“为国家需要服务，为中医药事业发展服务，为地方经济发展和社会全面进步服务”的办学宗旨，在发挥自身优势的同时，突出学科特色，致力于不断提高医护人员的科研能力和学术水平，以培养具有创新、实践能力的人才为目标，努力建设一支一流的教师队伍、一流的科学团队和临床特色突出的学科。

江西省肛肠医院为江西中医药大学教学医院和肛肠疾病区域治疗中心，承担学校本科、硕士、博士和全省肛肠专业进修生、规培生的教学任务。医院师资力量雄厚，拥有博士研究生导师 2 名、硕士研究生导师 15 名及中医规培指导老师 17 名。医院教学成果硕果累累，近 10 年来主持完成多项教学改革科研课题，荣获多项教学比赛大奖。医院教学骨干肖慧荣参编全国中医药行业高等教育“十三五”规划教材《中医肛肠病学》；教学骨干张磊昌参编全国中医药行业高等教育“十四五”规划教材《中西医结合肛肠病学》；教学骨干李俊副主编全国中医药行业高等教育“十四五”规划教材《外科学》；教学骨干安明伟荣获江西中医药大学优秀硕士研究生指导老师；教学骨干张全辉荣获全国高等中医药院校“中医药社杯”青年教师教学基本功竞赛三等奖、江西中医药大学融合信息技术说课比赛二等奖、江西中医药大学附属医院临床医师教学查房竞赛二等奖、江西中医药大学附属医院“优秀规培秘书”和“优秀规培带教老师”称号，同时作为中医外科指导老师指导第五届泛珠三角区域中医大学生临床能力竞赛学生取得第一名；教学骨干刘新红荣获江西中医药大学临床医学院第三届教学查房竞赛三等奖、江西中医药大学微课设计与制作大赛二等奖；教学骨干李璐荣获江西中医药大学临床医学院第二届教学查房竞赛三等奖；青年医生郭昌荣获第五届泛珠三角区域中医大学生临床竞赛团队一等奖、2018 年“慧医谷杯”全国中医大学生临床竞赛特等奖、全国大学生医学技术技能大赛优秀选手、江西省第三届“杏林杯”中医经典知识竞赛特等奖。教学骨干徐美娟和杨勤荣获护理教学“优秀带教老师”称号。

截至 2023 年，医院已累计培养博士研究生 3 名，硕士研究生 234 名。此外，医院每年还接收来自全国各地的进修生，教学工作成绩斐然，培养了一大批中医肛肠专业人才。进修学员学成后均能独立开展肛肠专业工作，多数已成为医院业务骨干。

（五）团队建设

江西省肛肠医院拥有一整套人才梯队建设体系，拥有全国老中医药专家学术经验继承工作指导老师、江西省名中医肖慧荣，江西省老中医药专家学术经验继承工作指导老师胡晓阳、叶茂、陈光华，全国中医临床特色技术传承骨干人才谢昌营，江西省青年名中医安明伟，江西省青年井冈学者张磊昌，江西省中医药中青年骨干人才培养对象张全辉、葛巍，江西省博士研究生十佳学术之星葛巍，“青年中医药求真学者”张磊昌、葛巍，江西中医药大学“1050 青年人才工程”青年骨干人才张磊昌，江西中医药大学明湖科技工作者张磊昌、葛巍，全国老中医药专家学术经验继承工作继承人张全辉、谢昌营、吴成成、唐勇、吴云翔，江西省老中医药专家学术经验继承人陈教华、李璐、廖武、余绪超、刘新红、贺应林、杨苏琴。

江西省肛肠医院经过多年临床积累和沉淀，科室诊疗病种不断扩大，为了集中优势资源，开展专科研究，为患者提供高效、精准的诊疗，医院积极提升专科竞争力和综合实力，结合自身专科优势，积极推动5个亚专科分化，包括结直肠肿瘤组、肛门良性疾病组、炎性肠病组、便秘治疗组、肠镜诊疗组。

结直肠肛门肿瘤治疗组以结直肠肛门良、恶性疾病诊疗为主，成员包括张磊昌、李俊、谢昌营、刘新红、廖武、郭昌、肖强、曹文杰。

盆底疾病治疗组以盆腔器官松弛、脱垂性疾病诊疗为主，成员包括叶茂、晁希平、吴云翔、陈光华、李璐、陈教华。

炎性肠病治疗组以克罗恩病、溃疡性结肠炎疾病诊疗为主，成员包括万顺兰、胡晓阳、张全辉、余绪超、毛源婷。

便秘治疗组以各种原因所致排便功能障碍诊治为主，成员包括熊腊根、安明伟、姚玉乔、唐勇、陈婷。

肠镜治疗组以结肠良性疾病内镜下诊疗为主，成员包括肖慧荣、吴成成、葛巍、杨苏琴、贺应林。

（六）社会服务

1. 学术交流

江西省肛肠医院为江西省中医药学会肛肠专业委员会、江西省研究型医院中西医结合肛肠分会、江西省医师协会肛肠医师分会和江西省中医肛肠医疗质量控制中心挂靠单位。目前，医院已连续举办17届江西省肛肠学术交流会、3期江西省肛肠菁英培训班以及11期江西肛肠赣鄱论坛。同时，医院还主办了江西省医师协会肛肠医师分会成立大会和江西省中医肛肠医疗质量控制中心成立大会等重要活动。江西省中医药学会肛肠分会换届时间见表9–4。

表9–4　江西省中医药学会肛肠分会换届时间表

时间	地点	会议内容	主任委员
1981年11月	南昌	第一次换届委员会	蒋云鹏
1986年11月	赣州	第二届换届委员会	蒋云鹏
1995年6月	南昌	第三届换届委员会	李瑞芝
1999年11月	南昌	第四届换届委员会	熊腊根
2005年11月	九江	第五届换届委员会	熊腊根
2010年6月	南昌	第六届换届委员会	熊腊根
2019年10月	赣州	第七届换届委员会	肖慧荣

2. 援建帮扶

1998年，叶茂、熊腊根受江西省卫生厅委托援助九江、抚州抗洪医疗队。2005年，晁希平受江西中医学院委托援建新疆维吾尔医医院；2010年，受江西省卫生厅委托援建四川省小金县中藏医院。2018年，张磊昌受江西省卫生健康委员会委托援建赣州市中医院并挂职副院长。2022年，谢昌营受江西省卫生健康委员会委托挂职援建宜春市中医院并挂职副院长。2022年3月，张磊昌、安明伟、吴成成、吴云翔、唐勇、陈教华、葛巍受江西省卫生健康委员会委托参与南昌市青山湖区抗击新冠疫情防控工作。2022年4月，谢昌营受江西省卫生健康委员会委托参与上海市抗击新冠疫情防控工作。2022年5月，刘新红、李璐受江西省卫生健康委员会委托参与高安市抗击新冠疫情防控工作。2022年8月，葛巍受江西省卫生健康委员会委托参与鹰潭市抗击新冠疫情防控工作。2022年9月，郭昌受江西省卫生健康委员会委托参与永丰县抗击新冠疫情防控工作。2023年，贺应林受江西省卫生健康委员会委托援建克孜勒苏中医医院。

3. 组建江西肛肠专科联盟

江西肛肠专科联盟为了贯彻落实江西省政府办公厅《关于推进医疗联合体建设和发展的实施意见》、省卫生和计划生育委员会《关于加强医联体规划管理工作的通知》等文件精神，探索有中国特色的专科联盟医疗发展模式，促进不同区域医疗机构间技术和资源的互助互补，江西中医药大学附属医院（江西省肛肠医院）向全省从事肛肠疾病防治工作的医疗机构、社会组织、产学研单位发出倡议并于2018年10月19日共同组建“江西省肛肠专科联盟”。截至目前，全省共有63家单位参与专科联盟建设，其中包括17家常务理事单位（主要为各地市三级甲等中医院）、46家理事单位（主要为各县中医院及少部分社会办医医院）。联盟几乎涵盖了每个县域，充分体现了代表的广泛性。江西肛肠专科联盟的宗旨在于提升省内肛肠专科诊治水平，建立双向转诊机制，加强信息沟通联系，进行技术培训，以及加强专科联盟能力建设等方面。截至目前，江西省肛肠医院累计帮扶36家联盟单位，提供义诊服务人数超过万余人，进行带教手术200余次，推广新技术10项，免费赠送仪器、药品50000元，同时开展科研协作10余项，举办大型讲座30余场。这一系列举措使得江西省肛肠医院在省内的影响力不断扩大，同时促进了专科联盟单位的肛肠疾病诊治水平的整体提高，形成了共同发展和共同繁荣的良好局面。

4. 其他

江西省肛肠医院积极推动中医药标准化工作，先后完成了《肛瘘中医临床诊疗技术指南》《混合痔中医临床诊疗技术指南》《经括约肌间药线引流技术操作规范》等省级中医药肛肠专业标准化工作，这一系列标准的制订切实提升了我省肛肠疾病治疗水平，为我省中医人才培养和技术推广提供了标准指引。医院坚持学术引领，努力提升全国学术影响力，张磊昌、葛巍获聘《中华中医药杂志》青年编委，张磊昌获聘《结直肠肛门外科》杂志编委，谢昌营获聘《药品评价》杂志编委，安明伟获聘《实用中西医结合临床》杂志编委。此外，张磊昌参与制订了《排粪失禁临床诊治中国专家共识（2022版）》，李璐参与制订了《骶尾部藏毛疾病诊治中国专家共识（2023版）》。这些都充分体现了我院的学术影响力日益提高。

三、未来发展规划

（一）指导思想

1. 以患者为中心

科室的发展应以提高患者治疗效果和生活质量为核心，通过多学科合作提供全面的肛肠疾病诊治服务，关注患者的身心健康。

2. 质量管理

科室强化医疗服务的质量管理，建立和完善相关制度和流程，不断提高医疗服务的水平，确保患者得到安全、高效的治疗。

3. 技术创新

科室引入最新的肛肠外科技术和治疗手段，提高科室的技术水平，不断追求创新，保持在该领域的领先地位。

4. 团队建设

科室重视医护团队的培训和发展，建立良好的团队合作氛围，激发每位成员的工作激情，确保团队协作效果。

5. 科研推动

科室加强科研力量，突出中医药特色，提高科室的学术声誉，推动医学进步。

6. 合作共赢

科室与各级医疗机构建立紧密的合作关系，共同推动健康服务和医学知识的传播。

（二）工作目标

1. 提升患者满意度

江西省肛肠医院建立患者满意度评价体系，通过患者反馈改进服务质量，提高患者对科室的满意度。

2. 建立健全的质量管理体系

江西省肛肠医院制订科室内部的质量管理标准和流程，建立医疗事故的防范机制，确保医疗服务的安全和高效。

3. 技术水平提升

江西省肛肠医院持续培训医务人员，鼓励学历提升，积极引进龙华医院肛肠专科先进理念及技术，提高整个团队的专业水平，确保科室的技术处于全省、全国前列。

4. 加强团队协作

江西省肛肠医院建立多学科合作机制，加强内外科的协作，提高患者的综合治疗效果，确保医疗服务的连续性和全面性。

5. 推动科研进展

江西省肛肠医院积极参与国内外学术交流，做好名医名家学术思想继承工作，坚持临床与基础并进，发表高水平的科研论文，争取科研项目支持，推动科研成果的转化，提高科室的学术影响力。

6. 义诊帮扶

江西省肛肠医院定期组织义诊活动，向基层医疗机构提供免费的技术帮扶，并举办各类型学术讲座，提高各级医疗机构关于肛肠疾病的诊疗水平。

（三）工作计划及保障目标

1. 优质服务

江西省肛肠医院倾听和尊重患者，始终把患者的感受和需求放在关注的重点；注重细节，为患者提供细致入微的关怀；清晰的沟通和教育，提升患者的理解和参与度；以患者为中心，为患者制订个性化的医疗服务；关心和理解，建立良好的医患信任和亲和力；持续改进和学习，只为提供更加优质的优质服务。

2. 科学管理

江西省肛肠医院将进一步加强科学管理，着重关注医疗质量管理，保证医疗质量的稳定性和可持续性。规范流程管理，提高医疗服务的效率和准确性。严格成本控制，进一步降低医疗成本。通过科学人力资源管理，提高医院的绩效和竞争力。加强品牌建设，提高医院的知名度和影响力。优化信息化管理，提高医院的服务水平和效率。完善风险管理，确保医院的安全和稳定。持续创新管理，推动医院的可持续发展。

3. 提高医疗水平

江西省肛肠医院全力打造三个一流——一流设施、一流团队、一流学科，逐步形成一流科室生态，内化为核心竞争力，扩大省内领先优势，达到国内一流专科水平；以国家区域医疗中心和江西省肛肠医院建设为契机，持续改善就诊和住院环境，并高标准配备门诊和住院部专科诊疗设备；全力推动亚专业分化（门诊 + 病房），专业细化，重点培植，实现人人有专长，个个是专家；聚焦结直肠亚专业发展，努力培育结直肠外科团队，使之成为医院发展新动力；持续推动肠镜诊治工作，努力实现住院患者肠镜全覆盖；以上海中医药大学附属龙华医院为引导，加强学科建设，提升科研水平，推动成果转化，致力于打造品牌学科。

4. 科研工作

江西省肛肠医院依托江西省肛肠病重点研究室，传承“盱江医学流派”和“顾氏外科”思想，深挖中医药防治肛肠疾病的特色及优势，做好中医经典传承，并总结名医名家学术思想；同时，积极遴选肛肠科经方、验方，开展相关临床研究及基础研究；继续做大做强中医药防治溃疡性结肠炎的基础与临床研究；不断优化中药特色制剂配方及生产技术，保证中药的质量和功效，持续推动产业转化。

5. 人才培养

江西省肛肠医院坚持“人才兴院”理念，逐步建立和完善能够满足医疗卫生服务需求的重点专科体系及高素质的人才队伍。医院继续做好国家级及省级名中医学术思想继承工作；同时，积极培养和引进高科技复合型人才，确定临床、教学、科研梯队，围绕研究方向重点培养；坚持采用“走出去、请进来”的多渠道方式，鼓励医务人员攻读博士学历，外出深造学习，加速人才培养；通过老中医讲座、师带徒、学术交流等多途径培养高层次的中医药临床人才，以实现人才建设的可持续发展。

6. 社会服务

江西省肛肠医院持续做好引领示范工作，继续做好江西省中医药学会肛肠专业委员会、江西省研究型医院中西医结合肛肠分会、江西省医师协会肛肠医师分会和江西省中医肛肠医疗质量控制中心等学会工作；努力推动江西省肛肠专科联盟成员单位覆盖全省，致力于提升专科联盟单位的肛肠疾病诊治水平，努力形成共同发展和共同繁荣的良好局面；同时，持续开展基层医疗机构义诊的帮扶工作，为助推江西省基层肛肠专科医疗事业的发展贡献力量；持续推动江西省肛肠专业标准化工作，为提升我省肛肠疾病治疗水平提供切实保障。

（肖慧荣　张磊昌　安明伟　葛巍　毛源婷）

第十章

江西热敏灸医院介绍

一、背景

江西热敏灸医院，现位于江西中医药大学附属医院西湖院区，始建于2011年。1988年，江西中医药大学附属医院陈日新教授团队在长期的临床研究中发现了神奇热敏现象，并在2006年在《黄帝内经》穴法的基础上提出了“腧穴敏化”“灸之要，气至而有效”等学说，建立了“敏消量足”的灸量标准，创立了辨敏施灸的热敏灸新技术，构建了热敏灸理论体系，为灸疗临床和科学研究带来了新的生机。

为进一步发展中医特色技法，体现地方区域优势，2011年9月7日，经江西省卫生厅批复，江西中医药大学附属医院开办了全球首家热敏灸医院——江西热敏灸医院。医院落址于江西省南昌市东湖区文教路，这标志着江西省达成了国内国际领先水平的原始创新成果的临床规模转化。江西热敏灸医院落成后，增设针灸二科、针灸三科、针灸四科；2014年，随着我院东湖院区1号楼投入使用，增设针灸一科。2017年11月，为配合医院发展建设，我院迁至南昌市西湖区抚生路，增设急症综合科、热敏灸科。2019年8月，为了落实国家中医临床研究基地重点研究病种以及深度推广热敏灸技术，我院增设三个专病专科，分别是针灸过敏性鼻炎科、针灸膝关节病科以及针灸肿瘤康复科。2022年3月8日，为进一步提高医院中医文化内涵建设，推进中医药人才培养与团队孵化，我院增设中医经典科。2022年12月，为配合西湖院区发展，我院增设综合内科、综合外科。至2024年年初，江西热敏灸医院应建设需求，进行科室重组，最终成立含急症综合科、中医经典科、康复科、针灸二科、针灸三科、针灸四科、针灸五科在内的7个独立专科集合。

二、现状

（一）医疗工作

江西热敏灸医院现已发展成一所集医疗、教学、科研、预防保健、康复于一体的针灸康复专科医院，是世界中医药联合会热敏灸专业委员会会长单位、国家中医药管理局中医诊疗技术灸法类组长单位、中国针灸学会理事单位、江西省针灸学会挂靠单位、江西省热敏灸联盟领军单位、中医学专业一级学科博士授权单位、针灸推拿学硕士授权单位。

我院拥有一批临床医疗、专科建设平台，包括国家临床重点专科，国家区域中医诊疗中心，国家中医药管理局重点专科（“十一五”“十二五”），国家中医药管理局重点学科（“十一五”“十二五”“十四五”），国家中医药临床研究基地，国家中医药管理局全国灸法协作组组长单位、腰痛病协作分组组长单位、肘劳病协作分组组长单位，江西省热敏灸临床研究中心，江西省优势病种区域治疗中心（中风病），江西省卫生厅南方灸疗中心，江西省特色专科，江西省中医优势专病专科（颈椎病、中风病、鼻鼽），江西省中风病临床研究基地，江西中医药大学重点培育学科在内的一系列平台 18 个。

（二）人才培养

我院每年招收本科生 320 ～ 360 人。近 5 年，我院在国家级、省级各类比赛中获奖 22 次，尤其是在 2019 年中国“互联网 +”大学生创新创业大赛上，“Godlike 膝动力——全球热敏灸治疗膝骨关节病技术开创者”项目获得高教赛道创意组金奖。近 5 年，我院本学科招收博士研究生 20 名，授予博士学位 6 名，招收硕士研究生 242 人，授予硕士学位 176 人，目前在读硕士研究生 242 人。

（三）科研成果

江西热敏灸医院科学研究积淀深厚，近 5 年来主持各类科研课题 90 项，主持国家重点基础研究发展计划（973 计划）2 项、国家自然科学基金课题 18 项，主持省厅级课题 56 项。我院获得国家科学技术进步奖二等奖 1 项、省部级科学技术进步奖 10 项。我院医护团队发表学术论文 288 篇，其中 SCI 48 篇，中文核心论文 66 篇；主编专著 / 教材 16 部，副主编 20 部，参编 53 部；提出了“腧穴敏化”“灸之要，气至而有效”“艾灸得气”新理论；研发了全球首台艾灸技术与人工智能相结合的新产品——热敏灸机器人；制订并颁布了 4 项热敏灸相关标准；搭建了 30 余个包括国家中医药管理局重点研究室（热敏灸研究室）、国家中医药管理局三级实验室（腧穴敏化实验室）、热敏灸国家临床医学研究中心（培育版）、江西省 2011 协同创新中心（灸疗研究与临床转化）、江西科技创新团队、江西省热敏灸技术应用与开发工程研究中心、力敏针刺重点实验室等科研平台。

（四）特色优势

1. 原始创新突出

以陈日新为首的教学、临床、科研团队创立了具有自主知识产权的原始创新成果——热敏灸技术，获国家科学技术进步奖二等奖。

2. 智能化、标准化建设成效显著

我院研发出全球首台热敏灸机器人智能化艾灸新产品；先后在世界中医药学会联合会及江西省市场监督管理局颁布热敏灸技术标准，是江西省标准化示范基地。

3. 社会服务辐射面广

我院依托学科优势搭建了全球热敏灸医院联盟、热敏灸小镇、世界中医药学会联合会热敏灸专业委员会、中国针灸学会灸养专业委员会等国内外、省市区县村等多渠道、多维度社会服务平台，让中医药技术走出国门，走进千家万户。

（五）教学情况

我院拥有7个教研室——经络腧穴、刺法灸法、针灸治疗、针灸学、实验针灸、推拿学、康复治疗教研室；建立了2支江西省高水平教学团队（热敏灸传承与创新教学团队、针灸推拿专业核心课程群教学团队）、1支江西省优秀研究生导师教学团队、1个校级经络腧穴学教学团队。近5年，我院承担各类教学改革课题41项，获得省级、校级一流课程16个，校级精品在线课程、思政示范课程、实践教学示范课程、慕课课程等12门，副主编、参编教材48部，指导研究生参加各类创新基金、训练计划等36项。

（六）团队建设

医院现有博士后合作导师3人，博士生导师9人，硕士生导师26人，教授/主任医师16人，副教授/副主任医师23人，博士16人，拥有各类国家级荣誉称号人才12人次，省级各类荣誉称号人才48人次。高水平人才包括全国名中医，享受国务院政府特殊津贴专家，国家中医药管理局重点学科带头人，国家青年岐黄学者，全国中医临床优秀人才研修项目培养对象，全国老中医药专家及其学术经验继承人，江西省井冈学者特聘教授，江西省百千万人才工程人选，江西省“双千计划”人才，江西省名中医，江西省卫生和计划生育委员会有突出贡献中青年专家，江西省青年井冈学者，江西省杰出青年人才资

助对象，江西省卫生系统学术和技术带头人，江西省卫生计生系统先进工作者，江西省中医药青年骨干人才培养对象，江西省首批健康科普专家等。我院培育形成了一支临床业务能力较强、学术科研水平较高，学历、学缘、年龄结构合理的高层次专业技术人才队伍。

医院编制病床 306 张，设有急症综合科、中医经典科、康复科、针灸二科、针灸三科、针灸四科、针灸五科共 7 个临床科室，康复医学研究部 1 个，国家 973 基础研究项目办公室 1 个。

（七）成果转化与社会服务

鉴于江西热敏灸医院在灸疗学领域的独特优势与特色，2019 年 5 月江西省委、省政府专门出台了《关于促进热敏灸产业发展的实施意见》，积极推动热敏灸技术在产、学、研、用中的作用，进一步夯实了本学科在中医药强省中发挥的作用。热敏灸技术的创立在艾草种植与加工、艾产品的研制与开发、艾灸服务行业的服务能力的提升等方面发挥了积极的作用，已成为本省经济发展新的增长点。

以热敏灸联盟医院、热敏灸小镇、热敏灸专业委员会等为代表的技术推广平台的建立，大幅提升了百姓懂灸、信灸、用灸的水平，使艾灸受众群体空前扩大，艾灸服务能力大幅提升。新型冠状病毒（简称新冠）疫情期间，学科团队进入一线隔离病房，制订的“一艾三用”预防方及治疗方案被编入《江西省新型冠状病毒感染的肺炎中医药防治方案》，并在全省医疗机构推广使用。

江西热敏灸医院依托本专科高级别科研、教学平台，建立了“科研平台－技术成果－教育教学”联动机制，创新了人才培养模式。以江西热敏灸医院为核心，我院拓宽了学生实践基地，目前辐射省内 70 余家联盟医院，包括省外 3 家、海外 3 家分院。以热敏技术推广为抓手，我院建立了海外热敏灸中心，提升了学生国际化视野，进一步拓展了中医药国际合作，向世界展示了热敏灸这张闪亮名片。

二、未来发展规划

（一）指导思想

江西热敏灸医院以构建一流中医康复中心为目标，立足中医，结合现代优秀医疗技术手段，充分发挥地域灸疗优势，努力成为省级康复风向标，为中国的健康事业提供力量。

（二）工作目标

江西热敏灸医院充分发挥中医优势，借助现代医学发展，发掘地域特色，推广优势疗法，将预防保健相结合，以基础研究促进临床治疗。

（三）工作计划及保障目标

江西热敏灸医院紧紧抓住我院快速发展的大好时机，继续加快院区项目建设，扩充病床数量，打造优势专科，大幅提高业务收益，继续完善分院目标管理，理顺全院管理框架；把内涵管理作为重点工作来抓，提升医院整体管理水平；继续加强人才队伍建设，完善分配制度，保障职工待遇，继续加大市场开发及争取、引进资金力度，保持医院快速增长的势头，使我院整体规模、业务总量、管理水平跃上新的台阶。

1. 遵守规章制度

贯彻医疗规章制度是医院长期实践经验的总结，违反或不严格执行规章制度、法律、法规，容易造成不良医疗后果，发生医疗纠纷，引发患者不满，从而失去诚信。工作中，要引导医务人员正确执行国家的法律、法规，部门的规章制度及操作规程，以抓制度管理为落脚点，制订严格的管理制度和奖惩措施，在实践中要坚持反复抓，抓反复，保证各项制度、法规贯彻落到实处。

2. 严格博闻强识

江西热敏灸医院医疗工作人员来自五湖四海，专业水平和诊疗习惯各不相同，为了提高大家的业务水平和综合专业能力，要加强对专业人员的培训。医院根据业务建设需要，制订业务培训计划。院部定期、不定期举行专家讲学，学术报告，经验交流等，科室要开展业务学习、技术练兵、操作表演等。要活跃全院学术氛围，营造学习气氛，采取多种方式与渠道，加强业务学习与培训，不断提高业务技术水平。

3. 规范质量管理

进一步建立质量管理体系，制订质量管理目标，明确质量管理重点，规范医疗行为，切实加强医疗质量的管理与考核，加强医疗质量安全教育，采取措施，避免差错事故发生。严格从医准入制，对重点规章制度、法律法规必须严格执行，并经常组织督查，建立医疗质量责任追究制，保证医疗质量不断提高，确保医疗安全。

4. 优质医患服务

做到“以病人为中心”，以满意为目标实施全程优质服务。全院职工要爱岗敬业，坚守岗位，以院为家，勤奋工作，做好本职工作。要为患者努力改革管理制度，改进就医环境，改善服务态度，提高技术水平，内强素质，外树形象，更进一步落实首诊负责制，提高导医服务，开展整体护理，患者选医生，巩固文明诚信建设成果，积极争创“青年文明号”先进集体。

5. 树立优良医风

职业道德高尚的医德医风是每一个医务工作者必须具备的基本素质。江西热敏灸医院坚持以抓职业道德为先导，制订职业道德、岗位行为规范，树立医务人员的自律精神和诚信意识。“医生信，患者信”是维护医患关系的基础。要实行医务公开、院务公开，全员挂牌服务，设立举报电话、投诉信箱，定时召开患者及家属座谈会，适时开展问卷调查、进行电话回访等，进行医德医风督查，接受患者的监督。对好人好事要给予及时表扬与奖励，对违反医德医风承诺内容的人和事一经发现，立即查处，一经查实，坚决惩处，决不姑息。

6. 督促制度改革

江西热敏灸医院深入医保制度的实施，重视医疗服务项目和病种成本核算。针对存在的问题，要坚持勤俭办院，加强成本核算管理。要完善成本核算的项目、名称、科目分类规范及其对应关系的标准，确定成本核算内容和方法，探索理想模式；对管理和后勤保障部门发生的各项费用，能够核定标准的，实行相对控制，不能核定标准的实行绝对控制。

7. 加快精神文明建设

医院文化是医院的底蕴和灵魂，是医院的生存基础和精神支柱，我们要在医疗实践中培育优良的医院精神，要重视医院外部和内部建设的协调统一相互结合，营造独特个性的文化氛围，同时要注意医院的品牌文化建设和职工队伍素质建设。医院要关心职工的学习、工作、生活状况，注意调动职工的创造力，培养职工对医院的责任感、目标感和荣誉感。实践证明，具有一支高素质的职工队伍是医院生存和发展的关键。全院职工要紧密团结、相互配合、踏实工作、稳步前进。

（廖凯）

第十一章

呼吸道健康卫士

——肺病科发展历程

一、背景

（一）科室成立背景

为进一步提升医院服务能力，满足群众日益增长的就医需求，提升江西省肺系疾病防治水平，攻关肺系疾病疑难与危重症，肩负龙头医院引领职责，洪广祥教授于1997年7月牵头成立了肺病科，设立专科门诊，唐根太任科主任，吴铭娟任护士长，成立了呼吸疾病研究所，洪广祥任所长。经历几代人传承与发展，我科先后被评为“十一五”国家中医药管理局重点学科、“十五”“十一五”国家中医药管理局重点专科、国家临床重点专科；在临床、教学和科研等各方面均有突破性发展，国医大师洪广祥传承工作室、江西省肺系疾病临床研究中心、江西省肺病诊疗中心、江西中医药大学中西医结合呼吸病研究所、江西省中医肺病学重点实验室等建设平台，为学科进一步快速、高效发展奠定了扎实的基础。

（二）科室简介

江西中医药大学附属医院肺病科成立于1997年7月，2021年更名为呼吸与危重症医学科（肺病科），同年获批国家呼吸与危重症医学科（PCCM）优秀单位，先后被评为“十一五”国家中医药管理局重点学科、“十五”“十一五”国家中医药管理局重点专科、国家临床重点专科，是江西省肺病诊疗中心、江西省肺系疾病临床研究中心、江西省肺胀病区域诊疗中心，拥有国医大师洪广祥传承工作室、中国中医药循证医学中心流感循证能力建设项目、江西省中医肺病学重点实验室、江西中医药大学中西医结合呼吸病研究所等平台。科室开放床位96张，设有重症监护室、肺功能检查室、睡眠呼吸监测室、电子支气管镜室，拥有无创/有创呼吸机、床旁电子支气管镜、床旁可视喉镜、心电监护仪、除颤仪、负压吸引器等专科仪器设备。我科是江西省最早开展支气管激发试验检查、睡眠呼吸监测的单位。

（三）科室特色

科室始终坚持继承发扬国医大师洪广祥学术思想和经验，提出“全程温法治疗肺间质纤维化”“注重咽喉，兼顾治鼻，分消湿热，调畅气机”的湿热咳嗽诊治原则、健脾益胃为晚期肺癌治疗大法、“冬夏并治”穴位敷贴防治哮病等学术观点；持续以哮病（支气管哮喘）、肺胀（慢性阻塞性肺疾病）、肺痿（肺间质纤维化）、咳嗽病（慢性咳嗽）、肺癌（支气管肺癌）为 5 个长期建设的优势病种，形成了特色鲜明、疗效确切的诊疗方案，并逐年优化。肺胀病现已建设成为江西省肺胀病区域诊疗中心，肺痿病、哮病成为江西省中医优势病种防治中心。近年来，科室先后开展“无痛”支气管镜、胸膜活检术、经支气管镜淋巴结活检（TBNA）和肺活检（TBLB）、肺结节微波消融术、皮肤点刺试验等多项新技术、新方法；先后开展慢性咳嗽、睡眠呼吸、肺结节、肺间质纤维化、肺癌 5 个专病门诊；医院支持外派进修，配置先进专科诊疗设备，重症监护室建设显著增强，专科诊治水平和服务能力有显著提高；专科先后开展“冬夏并治”三联疗法、热敏灸、穴位注射、自血疗法、督灸、中药热熨、中药熏洗、中药溻渍、床边红外线治疗、耳穴压豆、拔罐等 10 余种中医特色疗法；开发研制温肺化纤颗粒、清热化湿抗毒颗粒、散寒除湿抗毒颗粒、温肺煎颗粒、益气温阳护卫颗粒、补元颗粒、咳喘固本冲剂、复方冬花糖浆 8 个经省级药监部门批准的院内制剂。2020 年新冠肺炎疫情暴发后，科室有 10 余名医护人员参加国内抗疫一线及乌兹别克斯坦援外工作，牵头负责制订四版《江西省新型冠状病毒肺炎中医药防治方案》，为中医药防治新冠做出了应有贡献，获得省级“记大功”奖励。

（四）历任肺病科主任及护士长

1. 历任肺病科主任

1997—2003 年，唐根太、邱忠民先后任肺病科主任。

2003—2014 年，刘良徛任肺病科主任，薛汉荣、万丽玲任肺病科副主任。

2014—2017 年，万丽玲任肺病科主任，2016 年张元兵任肺病科副主任。

2017 年至今，张元兵任肺病科主任，2022 年兰智慧任肺病科副主任，2023 年李少峰任肺病科副主任。

2. 历任肺病科护士长

1997—2003 年，吴铭娟任肺病科护士长。

2003—2008 年，肖慧华任肺病科护士长。

2008—2019 年，舒燕萍任肺病科护士长。

2019 年至今，柯颖任肺病科护士长。

二、现状

（一）医疗工作

科室开放床位 96 张，设有重症监护室、肺功能检查室、睡眠呼吸监测室、电子支气管镜室；拥有无创 / 有创呼吸机、经鼻高流量加温加湿吸氧（HFNC）、床旁电子支气管镜、床旁可视喉镜、心电监护仪、除颤仪和吸引器等专科仪器设备；先后开展慢性咳嗽、睡眠呼吸、肺结节、肺间质纤维化、肺癌 5 个专病门诊。科室年门诊量 5 万人次，收治患者 5000 人次，服务总量为 5.5 万人次。

科室始终坚持以中医为主，中西汇通，运用中西医结合方法治疗呼吸系统常见病、多发病、疑难病。经过长期的临床实践及经验积累，我科中医诊治水平和服务能力不断提高，现有包括哮病（支气管哮喘）、肺胀（慢性阻塞性肺疾病）、肺痿（肺间质纤维化）、咳嗽（慢性咳嗽）、肺癌（支气管肺癌）5 个优势病种，经过不断优化，形成了特色明显、疗效确切的诊疗方案。

在疑难急危重症诊疗方面，本专科基于国医大师洪广祥教授学术思想和临床经验，运用刘良徛教授中医急救思维，中西结合救治危重症，取得了良好的临床疗效，重症监护及救治技术在省内处于领先地位。在长期的临床过程中，我科确定反复发热、耐药菌感染、肺纤维化、呼吸衰竭以及重症肺炎等急危重症为优势、主攻病种。

（二）技术特色

科室先后开展“冬夏并治”三联疗法、热敏灸、穴位注射、自血疗法、督灸、中药热熨、中药熏洗、中药溻渍、床边红外线治疗、耳穴压豆、拔罐等 10 余种中医特色疗法；研制成温肺化纤颗粒、清热化湿抗毒颗粒、散寒除湿抗毒颗粒、温肺煎颗粒、益气温阳护卫颗粒、补元颗粒、咳喘固本冲剂、复方冬花糖浆 8 种院内制剂；引进“无痛”支气管镜检查、胸膜活检术检查、经支气管镜淋巴结活检（TBNA）和肺活检（TBLB）、肺结节微波消融术、皮肤点刺试验等新技术、新方法。

（三）科研成就

科室积极开展临床与实验研究，成果丰硕，先后获得国家自然科学基金 16 项，国家级、省部级课题资助70余项；作为组长单位完成制订国家中医药管理局中医标准化项目《中医内科临床诊疗指南——慢性咳嗽》并参与制订专家共识《胸腔积液》；牵头制订江西省内专家共识《肺痿诊疗专家共识》；参与制订中国专家共识《特发性肺纤维化诊断和治疗中国专家共识》《慢性阻塞性肺疾病中医肺康复临床应用指南》；开发国家三类新药2个（冬苑止咳颗粒、蠲哮片），获得国家发明专利7项；获得2021年江西省科学技术进步奖二等奖，2019年中国中西医结合学会科学技术奖三等奖，2020年中华中医药学会科学技术奖三等奖，2022年中华中医药学会科学技术奖三等奖，2023年江西省科学技术进步奖二等奖；在各级期刊发表论文200余篇。

呼吸科部分课题见表11-1。

表11-1 呼吸科部分课题

来源	课题名称	负责人	年度	项目经费（万元）
国家自然科学基金委员会	温肺化纤汤动员自体骨髓间充质干细胞修复肺纤维化损伤的分子机制研究	刘良徛	2013	48
国家自然科学基金委员会	温肺化纤汤介导Wnt经典信号通路调控骨髓间充质干细胞向Ⅱ型肺泡细胞分化的机制研究	刘良徛	2015	49
国家自然科学基金委员会	温肺化纤汤对肺间充质干细胞外泌体的影响及分子机制	刘良徛	2019	37
国家自然科学基金委员会	疏利气机、涤痰行瘀方（蠲哮片）对哮喘大鼠炎症白三烯通道干预作用机制研究	薛汉荣	2015	48
国家自然科学基金委员会	益气温阳护卫法对哮喘大鼠Th 17细胞/Treg细胞免疫失衡的影响及作用机理研究	薛汉荣	2017	33
国家自然科学基金委员会	支气管哮喘气道重塑与“痰瘀伏肺”的相关性以及蠲哮片干预气道重塑的作用机制研究	薛汉荣	2012	50
国家自然科学基金委员会	基于细胞自噬mTOR信号通路调控研究益气温阳护卫法防治支气管哮喘的作用机制	薛汉荣	2020	33
国家自然科学基金委员会	温肺化纤汤通过Notch信号通路增强BMSCs免疫抑制功能的机制研究	张元兵	2017	43

续表

来源	课题名称	负责人	年度	项目经费（万元）
国家自然科学基金委员会	温肺化纤汤对肺纤维化微环境中BMACS定向分析功能调控机制的研究	兰智慧	2016	39
国家自然科学基金委员会	基于Myostatin介导的信号通路调控细胞自噬探讨补元汤对COPD大鼠骨骼肌萎缩的干预效应及机制	兰智慧	2018	34
国家自然科学基金委员会	基于NLRP3炎症小体介导的免疫失衡探讨补元汤对COPD大鼠气道炎症和气道重塑的干预效应及机制研究	兰智慧	2021	34
国家自然科学基金委员会	基于AMPK/ULK1/FUNDC1介导的信号通路调控线粒体自噬探讨补元汤干预COPD大鼠骨骼肌萎缩的效应与机制研究	兰智慧	2023	33
国家自然科学基金委员会	温肺化纤汤通过Klotho调控“衰老－干细胞－线粒体”轴促进肺组织修复的分子机制研究	柯诗文	2024	30
国家中医药管理局	中医药治疗流感优势研究	刘良徛	2019	200
江西省科技厅－重点研发计划	中医药治疗新型冠状病毒肺炎（寒湿疫毒）的临床研究	刘良徛	2020	60
江西省自然科学基金委员会	温肺化纤汤增强BMSCs调控VEGF修复微血管的机制研究	张元兵	2019	6
江西省青年科学基金	温肺化纤汤介导Nrf–ARE信号通路抑制肺纤维化的机制研究	李少峰	2017	6
江西省自然科学基金委员会	温肺化纤汤对小鼠肺间充质干细胞增殖和迁移能力的影响机制研究	兰智慧	2017	6
江西省青年科学基金	温肺化纤汤调控Tregs/Th 17轴治疗新冠肺炎后肺间质纤维化的分子机制	柯诗文	2021	10
江西省自然科学基金委员会	益气温阳护卫汤含药血清对哮喘大鼠Th 17细胞/Treg细胞免疫失衡的影响及作用机理研究	薛汉荣	2018	6
江西省中医药管理局	江西省中医优势病种首批建设项目——肺痿	刘良徛	2021	450
江西省中医药管理局	江西省中医优势病种首批建设项目——哮病	薛汉荣	2021	100

呼吸科发表专著见表 11–2。

表 11–2　呼吸科部分专著

姓名	论著名称	出版社	参编方式	年度
刘良徛	《走近国医大师洪广祥》	中国中医药出版社	主编	2015
刘良徛	《走近国医大师洪广祥》（英文）	中国中医药出版社	主编	2018
刘良徛	《国医大师洪广祥医论医话》	中国中医药出版社	主编	2020
刘良徛	《中医内科学》（普通高等教育“十三五”规划教材）	科学出版社	副主编	2017
薛汉荣	《中医内科学》（第四版）	人民卫生出版社	副主编	2021
薛汉荣	《常见肺系疾病中西医结合临床诊治》	中国科学技术出版社	主编	2014
薛汉荣	《慢性阻塞性肺疾病中西医结合诊治》	科学技术文献出版社	主编	2014
薛汉荣	《支气管哮喘中西医结合诊治》	科学技术文献出版社	主编	2014
兰智慧	《肺系病 PBL 教学医案选粹》	中国中医药出版社	主编	2022
兰智慧	《中医内科学案例教学》	中国中医药出版社	主编	2022
张元兵	《中医呼吸生理病理学》	江西科学技术出版社	主编	2022
薛汉荣	《咳嗽的中医临床诊治》	中国中医药出版社	主编	2022
梁启军	《防癌抗癌肿瘤专家经验谈》	中国中医药出版社	主编	2018
刘良徛	《中医肺病学临床研究》（国家卫计委“十三五”规划教材）	人民卫生出版社	编委	2017
兰智慧	《赣鄱中医文化教育思想集萃》	中国中医药出版社	编委	2021
兰智慧	《中西医结合内科学》（全国中医药行业高等教育“十四五”规划教材）	中国中医药出版社	编委	2021
兰智慧	《中医内科学》（中西医结合类住院医师规范化培训“十二五”规划教材）	人民卫生出版社	编委	2015
兰智慧	《临床药物治疗学》（全国高职高专院校药学类与食品药品类专业“十三五”规划教材）	中国医药科技出版社	编委	2017
兰智慧	《中西医结合内科学》（全国中医药行业高等教育“十三五”规划教材）	中国医药科技出版社	编委	2016

呼吸科部分论文见表 11–3。

表 11-3 呼吸科部分论文

姓名	论文名称	出版杂志	出版年
刘良徛	《温肺化纤汤对过氧化氢诱导的肺间充质干细胞氧化应激损伤模型有氧糖酵解功能的影响》	《中医杂志》	2022
刘良徛	《国医大师洪广祥诊治肺结核经验》	《中华中医药杂志》	2021
薛汉荣	《蠲哮汤对哮喘大鼠肺组织 CysLTs 和 CysLTR1 mRNA 的影响》	《中华中医药杂志》	2019
薛汉荣	《国医大师洪广祥全程温法治哮喘经验探析》	《中华中医药杂志》	2019
张元兵	《国医大师洪广祥教授应用气机升降理论辨治肺系病症思想探讨》	《中华中医药杂志》	2019
李少峰	《国医大师洪广祥辨治肺系疾病常用温肺药对浅析》	《中华中医药杂志》	2019
兰智慧	《补益宗气方对慢性阻塞性肺疾病大鼠营养状态、血清 TNF-α 及 MSTN 水平的影响》	《中华中医药杂志》	2018

（四）教学情况

我科科室成员长期承担本科、硕士、博士阶段教学任务，其中博士生导师 4 人、硕士生导师 14 人，培养硕士研究生 101 名，博士研究生 12 名，博士后 2 名；开设“抗疫大家谈”主题课程，被评为 2021 年江西省线上一流本科课程。

科室成员指导学生荣获第七届中国国际“互联网 +”大学生创新创业大赛“铜奖”，中医药理论传承创新全国中医药院校研究生学术论坛二等奖，岐黄杯第九届、第十届、第十一届全国中医药博士生学术论坛优秀论文奖，慧医谷杯全国中医大学生临床能力大赛“团体特等奖”“团体二等奖”，第七届江西省“互联网 +”大学生创新创业大赛高教主赛道“金奖”，“创响中国”赣江新区站暨“中医药 +”创新创业大赛冠军等荣誉。

（五）团队建设

团队现有医护人员 53 人，医师 23 人，护士 30 人，其中正高级职称 8 人，副高级职称 6 人，中级职称 6 人；博士后 1 人，博士 7 人，硕士 14 人；享受国务院特殊津贴 1 人，全国中医临床优秀人才研修项目 4 人，江西省名中医 2 人，江西省百千万人才 3 人。我科专科团队结构合理，分工明确，充分尊重并发挥了每一个成员的优势，尤为重视青年人才培养，现有第七批全国名老中医药专家学术经验继承人 2 名，江西省中医药青年骨干培养人才 1 名，江西省名老中医药专家学术经验继承人 2 名，确保了科室的高水平可持续发展。

三、未来发展规划

（一）指导思想

以构建一流的中医肺病学科为目标，以立足中医、中西医结合有效防治肺系疾病为己任，努力成为我国中医肺系病事业发展的重要力量。

（二）工作目标

立足中医，注重中医与西医相结合、预防与治疗相结合、临床与基础相结合，在中医肺系领域实现医疗、教学、研究一体化。培育造就出一批具有一定影响力的学科带头人、优秀的中医肺病骨干，形成结构合理、思想文化先进、富有创新精神和能力、中西医兼备的学术团队。

（三）工作计划及保障措施

科室优化医疗服务流程，建设科学管理平台，规范各项规章制度，严抓医疗质量、医疗安全，加强学科规划、建设和人才培养，真正做到内强素质、外树形象，使肺病科再上新水平、再登新台阶。重点抓好以下几方面的工作。

1. 建立国内一流的呼吸重症监护病房（RICU），显著提高科室救治危重症患者的能力和水平

由于呼吸系统危重疾病，特别是各种呼吸衰竭是极为常见的危重疾病，而且可影响心脑、肝肾、胃肠道等重要脏器功能及水电解质平衡，而呼吸监测和支持技术又较为复杂，因此有必要设立专门从事呼吸系统危重疾病强化治疗的RICU，从人员、装备和技术手段等方面给予充分保证，对于提高呼吸危重症的救治水平，促进呼吸专业的学术发展尤为重要。科室计划在抚生院区或高新院区建立1个国内一流的RICU，病床12张，配备有先进监测、治疗设备，如中心监护台、心电监护、无创呼吸机、有创呼吸机、高流量吸氧仪、支气管镜、内科胸腔镜、除颤仪、G5振荡排痰仪等；具备一支受过专门训练、掌握重症医学基本知识和基本操作技能、具备工作能力的专职高水平的RICU医疗护理团队；团队计划医师12人，其中主任医师3人，主治医师6人，住院医师3人，护士24人。

2. 建立呼吸内镜诊治中心，提高科室解决疑难病症的诊治能力和水平

呼吸内镜介入技术发展迅猛，已部分代替外科手术。科室将建立呼吸内镜诊治中心，

打造呼吸介入团队，引进设备，开展参照四级手术管理的新诊疗技术，如经支气管镜热消融技术（包括电烧蚀、激光、氩等离子体凝固、微波等技术）、经支气管镜冷冻切除术气管/支气管内支架植入术、硬质气管/支气管镜诊疗术等；开展经支气管镜介入诊疗技术、经皮介入诊疗技术，如硬镜下支架植入，对重度支气管狭窄处理有明显优势；引进超声支气管镜（EBUS+TBNA，EBUS+GS），该技术对肺部及纵隔包块、肺癌分期具有重要价值；可弯曲内科胸腔镜，该技术对胸膜疾病诊断与治疗、肺癌的分期诊断具有重要意义；冷冻肺活检，对肺部弥漫性疾病的诊断有重要意义；同时，开展肺癌或肺结节的微波消融、放射性粒子植入治疗。中心将设专职负责人1人，团队人员医师4人，护士3～5人。

3. 利用各种建设平台，加强学科建设，优化重点优势病种，提高科室服务能力

科室利用国医大师洪广祥传承工作室、中医药循证建设能力提高项目、江西省肺病诊疗中心、省级优势病种（肺痿病、哮病）等现有建设平台，在加强慢性咳嗽、慢阻肺、哮喘、肺间质纤维化等传统优势病种建设的同时，重点推进肺癌、肺纤维化、哮病等疾病的中西医结合诊治建设，同时加强亚专科团队建设；最终形成慢性咳嗽、慢阻肺、哮喘、肺间质纤维化等5种亚专科及亚专科团队，形成肺间质纤维化、肺癌、哮喘3个病种的国家级诊治中心；利用慢性咳嗽、睡眠呼吸、肺结节、肺间质纤维、肺癌等专病门诊及肺结节多学科诊疗门诊（MDT门诊），提高科室总体服务能力和水平。

4. 加强人才队伍建设，建设一支年龄结构合理、专业素质强、充满活力的医护队伍

人才队伍建设是科室发展的关键要素，根据整体发展的需要，科室将引进2～3名能独当一面专业高级人才，博士2～3名，硕士4～6名；自身培养博士2～3名，培养有专项技能人才4～6名（RICU、呼吸介入、内科胸腔镜、肺癌放化疗等项目进修学习），外派国内高水平医院呼吸内科进修学习人员4～6名；同时，采取多种形式，如邀请国内知名中医药专家讲学、中医专项进修、参加学术会议等，加强中医药专业知识进修和培训学习，建立中医经典病房，提高中医药诊治水平和能力。

5. 加强临床教学、科研能力和水平，助力科室发展

科室十分重视教学的重要性，加强临床带教，强化对研究生和规培生培养计划的管理，坚持每周1次的教学查房、小讲课、疑难讨论等制度；完成承担的各级教学任务；加强对本科室硕士研究生的管理和教育，督促其完成各项学习任务，按质按量、及时完成毕业论文，同时加强本科博士研究生的管理；鼓励科室人员在完成临床诊治工作的同时，积极申报各项科研课题，科室为各位医师申报课题提供必要的支持。

6. 加强学术交流，扩大科室的影响力

科室继续举办好国家级继续教育项目——国医大师洪广祥教授学术经验研修班，力求每年有新内容、新特色，使之成为科室的一张名片；积极参加如中华中医药学会肺系病分会年会、中华医学会呼吸专业委员会年会等高水平学术会议，力求有专题演讲、主持；管理、建设好江西省中医呼吸专科联盟、中医（重大疫病）临床研究协同网络平台，开展科研协作、远程会诊查房、义诊等，加强与省内各市县级医院的联系。

（张元兵　兰智慧　李少峰　何军　徐磊）

第十二章

踔厉奋发，心心向荣

——心血管病科发展历程

一、背景

（一）成立背景

心血管病科起源于急诊科，随着医院的不断发展壮大，2000 年成立心脑血管科，2006 年分科成立心血管病科。在科主任刘中勇的领导下，科室人才梯队建设成效显著，逐渐形成老、中、青三代具有较强可持续发展能力的学术队伍。经历几代人的不懈努力，心血管病科 2012 年成为国家临床重点专科、国家中医药管理局重点学科、国家中医药管理局重点专科；2018 年成为江西省心血管疾病中医临床医学研究中心、国家中医药管理局国家重大疑难病（冠脉血运重建后心绞痛）中西医临床协作牵头单位；2019 年成为国家中医心血管病临床医学研究中心分中心；2021 年成为江西省中医优势病种心痛病区域治疗中心、江西省中医优势病种胸痹心痛病防治中心、江西省中医心血管病重点实验室；2023 年成为国家中医药管理局高水平学科。

（二）科室简介

江西中医药大学附属医院心血管病科成立于 2006 年，先后评为“十二五”国家临床重点专科、国家中医药管理局重点学科、国家中医药管理局重点专科，是国家中医药管理局高水平学科、国家中医药管理局国家重大疑难病（冠脉血运重建后心绞痛）中西医临床协作牵头单位、国家中医心血管病临床医学研究中心分中心，是江西省心血管疾病中医临床医学研究中心、江西省中医优势病种心痛病区域治疗中心、江西省中医优势病种胸痹心痛病防治中心，拥有“伍炳彩国医大师”传承工作室、刘中勇全国名老中医传承工作室、江西省中西医结合心血管病研究所、江西省中医心病学重点实验室等平台。科室拥有临床病区 3 个，开放床位 153 张，设有重症监护病房、心脏介入室、动脉粥样硬化检测室、睡眠呼吸监测室、中医技术治疗室、心电网络系统，拥有通用电气公司减影血管造影（GEDSA）、主动脉球囊反搏、血管内超声仪（IVUS）、冠脉旋磨系统、冠脉内压力检测系统、心电监护仪、心脏康复系统、动态心电图记录仪、卧式心电图运动实验系统、动态血压记录仪和12导同步心电图机等专科仪器设备。

（三）科室特色

科室始终坚持继承发扬国医大师伍炳彩学术思想和经验，持续以眩晕病、心悸病、心痛病、心衰病、脉痹病为五个长期建设的优势病种，形成了可向全省乃至全国推广的中医诊疗方案，并逐年优化。心痛病已建设成为江西省中医优势病种心痛病区域治疗中心、江西省中医优势病种胸痹心痛病防治中心。近年来，科室先后开展冠状动脉造影、冠状动脉支架植入术、经皮冠状动脉旋磨术、经皮冠状动脉血栓抽吸术、经皮冠状动脉球囊扩张成形术、经皮冠状动脉腔内血管成形术、心脏起搏器置入、经皮卵圆孔未闭封堵术、主动脉瘤支架置入术、心脏射频消融术等各类手术，以及中药涂搽、中药溻渍、中医定向透药、针刺治疗、穴位敷贴、热敏灸、耳穴压籽、足浴、放血、中药热罨包等一系列中医特色治疗项目；并先后开发研制出健脾化浊调脂颗粒、疏肝健脾调脂颗粒、调肝活血稳压颗粒、补肾活血稳压颗粒、补肾启枢强心颗粒、益气活血通脉颗粒、散寒除湿抗毒颗粒、清热化湿抗毒颗粒8个院内制剂。

（四）历任心血管病科主任及护士长

1. 历任心血管病科主任

2006—2008年，刘中勇任副院长兼心血管病科主任。2006—2008年，马琍任心血管病科副主任；2007—2008年，伍建光任心血管病科副主任。

2008—2015年，马琍任心血管病科主任，伍建光任心血管病科副主任。

2015年至今，伍建光任心血管病科主任。2022年至今，邹国辉任心血管病科副主任；2023年至今，何怀阳任心血管病科副主任。

2. 历任心血管病科护士长

2006—2013年，刘丽华任心血管病科护士长。

2013年至今，刘英华任心血管三病区护士长。

2015年至今，王敏任心血管二病区护士长。

2017年至今，杨淑娟任心血管一病区护士长。

二、现状

（一）医疗工作

心血管病科是以中医治疗结合现代化诊疗技术防治心血管疾病的科室，现有临床病区3个，开放床位153张，病房设有重症监护病房、心脏介入室、动脉粥样硬化检测室、睡眠呼吸监测室、心电网络系统；同时配备万元以上仪器设备20余件，仪器设备总价值4000余万元；年收治门诊患者6万人次，年住院患者5000人次。心脏介入室目前能够完成冠状动脉造影、冠状动脉支架植入术、经皮冠状动脉旋磨术、经皮冠状动脉血栓抽吸术、经皮冠状动脉球囊扩张成形术、经皮冠状动脉腔内血管成形术、心脏起搏器置入、经皮卵圆孔未闭封堵术、主动脉瘤支架置入术、心脏射频消融术等各类手术，年手术量近9000人次。随着心血管病科重点专科的建设，心血管病科制订了一套融合中医特色的中西医结合治疗心血管疾病诊疗方案，包括眩晕病、心悸病、心痛病、心衰病、脉痹、血浊病、卒心痛等，并逐年总结、改进、修订这些方案，使其更贴近于临床，更便于操作。按照国家中医药管理局的要求，我科已将其中的眩晕病、卒心痛、血浊、脉痹病4个病种纳入临床路径管理。本专科长期持续建设眩晕病、心悸病、心痛病、心衰病、脉痹病5个优势病种，形成了可向全省乃至全国推广的中医诊疗方案。

本专科在学术带头人国医大师伍炳彩和专科负责人刘中勇教授的带领下，结合长期的临床打磨、历练，总结和创造出了具有一定创新性的中医理论和治疗方法。

学术带头人、国医大师伍炳彩教授的学术思想可以概括为“轻”“宣”“平”“和”四个字。轻，是指用药轻灵，避免重剂伐胃；宣，在于细分表里，宣散疏导，给邪以出路；平，讲究寒热阴阳，以平为期；和，提倡攻而勿伐，补而勿滞。这四个字体现了伍老治病必求于本的中医治病观。同时，通过长期临床经验的总结和思辨，伍老提出了一些创新的理论：①对于内伤病，构建了五脏相关为基础的杂病诊疗体系，深化仲景“肝病实脾”之论，提出“肝脾相关”的理论。②在内伤杂病的病因研究上，提出了湿邪致病的九个特点以及湿病辨证七大要点，对湿病的诊断、辨证、治疗形成了系统的框架性方案，独创了益气化湿汤、枳壳芍药散等疗效确切的方剂，提高了湿病治疗的思维水平和临床效果。③在内伤杂病的病机研究方面，提出“因病致郁，因郁致病”的观点。④治疗心血管疾病提出“心动过缓从湿论治”“心动过速从热从虚论治”“水肿从肝论治”“心痛病从肝论治”等辨治思路。科室将上述宝贵的经验应用于临床常能够获得较好的疗效。

专科负责人刘中勇教授通过多年临床实践，做出了如下学术贡献：①建立了现代中医浊痹理论体系：基于古今文献、数据库分析整理，在浊邪相关概念及其内涵及外延、特征特性、发生机制等全方位阐释的基础上，将代谢产物等病理因素或致病因子与中医浊邪联系起来，阐释了浊病的发生机制并指导临床进行有效防治，构建了概念明确、结构清晰、逻辑严谨的现代中医浊痹理论体系框架。刘中勇教授总结了治浊六法——健脾化浊法、调肝活血化浊法、补肾活血化浊法、益气活血化浊法、补肾启枢化浊法、理肺养心化浊法，并研发了6大治浊颗粒剂。②传统中医理论与现代药理研究结合：利用现代定量药理学原理，以药效为指标，中医"方证"理论为指导，深入研究复方药物配伍机制和加减变化规律，阐释复方中药物的相互作用机制、体内代谢变化，对心血管疾病的影响及作用机制，开展了一系列相关临床和实验研究，摸索出了心血管疾病治疗的规律，提高了患者治疗的好转率及稳定率。

心血管病科前科主任马琍主任在长期的临床工作中，对中医药治疗冠心病、心律失常、高血压等心血管疾病有着独特的见解。她认为冠心病稳定性心绞痛需要根据发病的不同时期而分别治之，早期以化痰祛瘀为主；病情迁延，则需要兼顾正气，益气养阴；疾病后期，需要补肾固本。她将活血化瘀贯穿治疗始终，且注重疏肝解郁。治疗心悸则首应分辨虚实，慎用温燥之药，且擅用性味相近或相制之药配对使用，可达到增加疗效及减轻药物毒性的作用，如瓜蒌配伍薤白、青皮配伍陈皮、枳壳配伍郁金等。

江西省名中医秦琬玲主任从事临床及教研工作30余年，尤在心力衰竭、冠状动脉粥样硬化性心脏病、失眠等方面有着丰富的经验。她认为心衰、冠心病临床上以痰瘀互结型较为常见，考虑老年患者偏多，病程易迁延，故在祛瘀化痰的同时，强调扶助正气的重要性，既可避免祛瘀化痰太过耗伤正气，同时亦能保证正气足则邪无所附，因而以益气活血为治疗原则。针对失眠，秦琬玲主任认为本病多因生活、工作压力致情志不遂，肝气郁结，心神不宁，故常用逍遥散合酸枣仁加减。

为了体现和突出中医特色，心血管病科亦开展了一系列中医外治法，包括：中药涂搽、中药溻渍、中医定向透药、针刺治疗、穴位敷贴、热敏灸、耳穴压籽、足浴、放血、中药热罨包等一系列中医特色治疗项目，临床疗效显著，深得广大患者的认可。

此外，科室目前已注册8个院内制剂，包括健脾化浊调脂颗粒、疏肝健脾调脂颗粒、调肝活血稳压颗粒、补肾活血稳压颗粒、补肾启枢强心颗粒、益气活血通脉颗粒、散寒除湿抗毒颗粒、清热化湿抗毒颗粒，疗效卓越，深受广大心血管病友欢迎。

（二）人才培养

心血管病科拥有一整套人才培养和人才梯队建设体系，科室拥有"伍炳彩国医大师"传承工作室、刘中勇全国名老中医传承工作室、江西省中西医结合心血管病研究所和江西省中医心病学重点实验室。本专科是江西中医药大学中医内科学心病学方向博士、硕士点培养单位。本专科拥有国家级师承指导老师2名，分别是国医大师伍炳彩教授以及全国名中医刘中勇教授，带徒2人；省级师承指导老师3名，分别是伍建光教授、何怀阳教授、秦琬玲教授，带徒4人；刘中勇教授、伍建光教授、邹国辉主任医师是本专科的博士生导师，秦琬玲主任医师、马琍主任医师、曾建斌主任医师、何怀阳主任医师、唐娜娜副教授为硕士生导师代表，迄今为止，本专科先后培养硕士、博士研究生150余人。

刘中勇、秦琬玲、伍建光、曾建斌、何怀阳、邹国辉、陈章生、唐娜娜、陈智军、戴飞、施恒等20位医师承担了心血管病科的临床带教任务，每年带教规范化培训基地学生上百人。

近年来，本专科有唐娜娜、杨雪、赖俊宇、陈智军、邓鹏等8位医生前往中南大学湘雅医院、中国医学科学院阜外医院、华中科技大学附属同济医院、首都医科大学附属北京安贞医院、福建省立医院、上海中医药大学附属曙光医院等国内名院进修，积极学习了一系列心血管科新兴和前沿的诊疗技术，如冠脉介入技术、心脏电生理技术与起搏治疗术、心肺康复等。

通过不断学习、交流与教学实践，我科医护人员不断成长进步，形成了良好的学习氛围，科室整体的医疗水平不断提高。全科门诊量以及出院人次均逐年增加。

（三）科研成就

本专科依托江西中医药大学心血管病研究所、江西省中医心病学重点实验室，建立了中医临床传承创新平台，全面挖掘、整理了国医大师伍炳彩教授，国家级名老中医刘中勇教授诊治心系疾病的学术经验，在临床医疗服务中积极开展临床及基础研究，坚持传承和创新，在科研工作中取得了可喜的成绩。

1. 课题

本专科近年来先后获得各级课题74项，其中国家自然科学基金课题8项，省部级课题27项，其他课题38项，合计经费3860万元。主持省部级及以上课题见下表12–1。

表12–1　心血管科主持的省部级及以上课题

来源	课题名称	负责人	年度	项目经费（万元）
江西省科技厅	调脂1号治疗动脉硬化临床疗效观察及细胞损伤修复机制、mRNA表达的研究	刘中勇	2014	10
国家自然科学基金委员会	真武汤抗心衰与TGF、Smad–periostin蛋白关系实验研究	刘中勇	2015	48
江西省科技厅	从浊论治冠心病稳定型心绞痛的辨证体系构建与临床研究	刘中勇	2015	10
国家自然科学基金委员会	CD4+CD25+Foxp3+调节性T细胞在PM2.5所致动脉粥样硬化形成中的作用及定心方的干预研究	万强	2016	40

续表

来源	课题名称	负责人	年度	项目经费（万元）
广东省科技厅	脂质运载蛋白 -2 在动脉粥样硬化形成中的作用及定心方的干预机制	万强	2016	10
国家自然科学基金委员会	基于“浊的理论”的健脾化浊调脂颗粒调控 NOX、ROS-NF-κB 信号通路治疗动脉粥样硬化机制研究	刘中勇	2017	36
国家中医药管理局	国家重大疑难疾病中西医临床协作牵头单位——冠脉血运重建后心绞痛	刘中勇	2018	250
江西省科技厅	江西省中医心血管疾病临床医学研究中心	刘中勇	2018	50
国家中医药管理局	国医大师、全国名中医学术传承工作室建设项目	伍建光	2018	100
国家中医药管理局	中医药循证能力建设项目	刘中勇	2019	200
国家自然科学基金委员会	基于 miRNA-126 介导 VEGF 信号通路的解毒活血法促进损伤血管再内皮化的机制研究	邹国辉	2019	35
中国博士后科学基金委员会	定心方调控铁稳态失衡抑制动脉粥样硬化形成的机制研究	万强	2019	18
国家自然科学基金委员会	健脾化浊调脂方通过肠肝 FXR/FGF15 轴调控肠道菌群失调防治动脉粥样硬化的机制研究	刘中勇	2020	35
江西省科技厅	国医大师伍炳彩湿病理论在新冠肺炎治疗中的应用	伍建光	2020	10
江西省科学技术厅	基于 TLRs/MyD88/NF-κB 信号通路探讨芳香疗法对冠心病稳定型心绞痛的治疗作用及机制研究	万强	2020	10
江西省科技厅	江西省中医心血管病重点实验室	刘中勇	2022	50
江西省科技厅	基于 Notch 信号通路探讨 Tregs 介导的补阳还五汤抗动脉粥样硬化的机制研究	范增光	2022	10
国家自然科学基金委员会	基于细胞焦亡的解毒活血法改善血管内再狭窄“效应－机制”的研究	邹国辉	2022	33
国家自然科学基金委员会	基于 Nrf2/ARE 调控的线粒体损伤和 NLRP3 炎症小体活化探讨健脾方防治动脉粥样硬化的机制研究	刘言薇	2022	33

续表

来源	课题名称	负责人	年度	项目经费（万元）
江西省自然科学基金委员会	基于Keap1/Nrf2通路探讨定心方调控巨噬细胞焦亡防治动脉粥样硬化的机制研究	万强	2023	10
国家自然科学基金委员会	基于Hepcidin–FPN1轴探讨定心方调控铁稳态失衡防治动脉粥样硬化的机制研究	万强	2023	45
江西省自然科学基金委员会	健脾方在动脉粥样硬化中调控巨噬细胞线粒体损伤串扰铁死亡的机制研究	刘言薇	2023	10
江西省科技厅	基于Nrf2介导的铁死亡探讨温胆汤抗动脉粥样硬化的机制研究	欧阳效强	2023	10
国家中医药管理局	国家高水平重点学科建设项目	刘中勇	2023	300

2. 专著、论文

本专科共计编写论著28部，其中教材16部，代表性著作见下表12–2。

表12–2　心血管科代表性著作

姓名	论著名称	出版社	参编方式	年度
邹国辉	《现代实用综合医学》	吉林大学出版社	主编	2016
刘中勇	《伤寒论（中葡对照）》（葡语中医教材系列）	中国中医药出版社	主编	2017
刘中勇	《冠心病效验秘方》	中国中医药出版社	主编	2017
刘中勇	《难经（中葡对照）》（葡语中医教材系列）	中国中医药出版社	副主编	2017
刘中勇	《中西医结合急救医学》	中国中医药出版社	副主编	2017
刘中勇	《当代名中医诊治冠心病临证经验集要》	中国中医药出版社	编委	2017
秦琬玲	《中医内科学》	中国中医药出版社	编委	2017
邹国辉	《中医病案学》	中国中医药出版社	编委	2017
曾建斌	《诊断学基础》	上海科学技术出版社	编委	2019
刘中勇	《实用心血管病证中西医治疗学》	人民卫生出版社	副主编	2019
刘言薇	《实用心血管病证中西医治疗学》	人民卫生出版社	编委	2019

续表

姓名	论著名称	出版社	参编方式	年度
刘中勇	《中医内科临床实训教程》	中国中医药出版社	主编	2022
刘中勇	《冠心病痰瘀互结证诊断标准及其研究技术和方法》	中国医药科技出版社	编委	2022

本专科已发表论文600余篇，其中国内核心期刊论文160余篇，SCI、EI和ISTP收录论文20篇，代表性论文见表12-3。

表12-3　心血管科代表性论文

作者姓名	论文名称	出版杂志	出版年
万强（第一作者）	“Beijing ambient particle exposure accelerates atherosclerosis in ApoE knockout mice by upregulating visfatin expression”	*Cell Stress Chaperones*	2014
刘中勇（通讯作者）	《H型高血压与中医证型的相关性及其动态血压特点研究》	《中国全科医学》	2015
刘中勇（通讯作者）	《真武汤抗心衰与TGF-β/JNK信号通路关系的相关性研究》	《时珍国医国药》	2016
何怀阳（通讯作者）	《顽固性心力衰竭中医证候调查分析》	《时珍国医国药》	2016
刘中勇（通讯作者）	《丹参酮ⅡA通过抑制p38MAPK通路减轻PM2.5对血管内皮细胞的损伤》	《时珍国医国药》	2016
刘中勇（通讯作者）	《姜黄素对脂质运载蛋白2诱导人脐静脉内皮细胞损伤的影响》	《中国动脉硬化杂志》	2016
万强（通讯作者）	《大蒜素对PM2.5损伤EA.hy926内皮细胞的保护作用及机制研究》	《中国药理学通报》	2016
万强（通讯作者）	《丹参酮ⅡA对脂质运载蛋白2诱导人脐静脉内皮细胞损伤的影响研究》	《中国全科医学》	2016
刘中勇（通讯作者）	《黄连素抑制ERK1/2途径减轻大气细颗粒物对EA.hy926内皮细胞损伤的研究》	《中药材》	2016
刘中勇（通讯作者）	《小檗碱对PM2.5诱导的血管内皮细胞损伤的抑制作用及其p38 MAPK通路机制研究》	《中国药房》	2016
万强（通讯作者）	《葛根素减轻PM2.5对血管内皮细胞损伤的机制研究》	《中国中药杂志》	2016
刘中勇（通讯作者）	《黄芩苷对脂质运载蛋白-2诱导人脐静脉内皮细胞损伤的影响》	《中国药学杂志》	2016
刘中勇（通讯作者）	《嗜铁蛋白对血管内皮细胞的损伤作用及葛根素的保护机制》	《中国新药与临床杂志》	2016

续表

作者姓名	论文名称	出版杂志	出版年
刘中勇（通讯作者）	《姜黄素减轻大气细颗粒物对血管内皮细胞损伤的作用》	《中国临床药理学杂志》	2016
刘中勇（通讯作者）	“Effect of zhen-wu decoction on chronic heart failure in rats”	*Journal of Pharmaceutical Research*	2017
刘中勇（通讯作者）	《调脂 I 号方对动脉粥样硬化大白兔血清炎症因子及腹主动脉 LDL-R、VCAM-1mRNA 表达的影响》	《中医杂志》	2017
刘中勇（通讯作者）	《调脂一号含药血清对 H_2O_2 诱导 HUVECs 炎症因子表达的影响》	《中华中医药学刊》	2017
刘中勇（第一作者）	《真武汤对心力衰竭模型大鼠心室重构及心肌细胞凋亡、纤维化的影响》	《中医杂志》	2017
刘中勇（通讯作者）	《丹参酮 Ⅱ A 对动脉粥样硬化小鼠脂质运载蛋白 -2 表达的干预研究》	《中华中医药学刊》	2017
万强（通讯作者）	《川芎嗪通过下调 JNK 磷酸化抑制 PM2.5 诱导的血管平滑肌细胞增殖》	《中国药理学与毒理学杂志》	2017
万强（通讯作者）	《小檗碱减轻幽门螺杆菌诱导的人胃黏膜上皮细胞损伤》	《中国病理生理杂志》	2017
万强（通讯作者）	《黄芩苷对幽门螺杆菌诱导人胃黏膜上皮 GES-1 细胞损伤的保护作用及机制》	《中国实验方剂学杂志》	2017
万强（通讯作者）	《定心方降低脂质运载蛋白 -2 表达抑制 $ApoE^{-/-}$ 小鼠动脉粥样硬化形成的研究》	《时珍国医国药》	2017
唐娜娜（第一作者）	《失眠的阴证阳证分类探析》	《中华中医药杂志》	2017
唐娜娜（第一作者）	《基于阴阳寤寐学说的失眠症中医健康管理模式探索》	《中华中医药杂志》	2017
唐娜娜（第一作者）	“Therapeutic effects of Jiaotai pill on rat insomnia via regulation of GABA signal pathway”	*Tropical Journal of Pharmaceutical Research*	2017
刘中勇（通讯作者）	“Association of Depression/Anxiety Symptoms with Neck Pain：A Systematic Review and Meta-Analysis of Literature in China”	*Pain Res Manag*	2018
刘中勇（通讯作者）	《基于“伏毒学说”探讨冠心病的病因病机》	《时珍国医国药》	2018
万强（第一作者）	“Puerarin inhibits vascular smooth muscle cells proliferation induced by fine particulate matter via suppressing of the p38 MAPK signaling pathway”	*BMC Complement Altern Med*	2018

续表

作者姓名	论文名称	出版杂志	出版年
万强（第一作者）	“Suppressive effects of berberine on atherosclerosis via downregulating visfatin expression and attenuating visfatin-induced endothelial dysfunction”	*Int J Mol Med*	2018
万强（第一作者）	《大黄素对氯吡格雷损伤人胃黏膜上皮细胞的保护作用及机制研究》	《中华中医药学刊》	2018
万强（第一作者）	《定心方减轻嗜铁蛋白诱导血管内皮细胞损伤的机制研究》	《中药新药与临床药理》	2018
万强（第一作者）	《定心方通过上调 CD4+CD25+Foxp3+ 调节性 T 细胞表达对 PM2.5 所致动脉粥样硬化的影响》	《中国实验方剂学杂志》	2018
万强（第一作者）	《甘草总黄酮对阿司匹林损伤人胃黏膜上皮细胞的保护作用及机制研究》	《中国全科医学》	2018
万强（第一作者）	《雷公藤甲素对 PM2.5 损伤足细胞的保护作用》	《环境与健康杂志》	2018
万强（第一作者）	《大蒜素对 PM2.5 诱导血管平滑肌细胞增殖的抑制作用及机制研究》	《中国中西医结合杂志》	2018
邓鹏（第一作者）	《中药热罨法治疗慢性稳定型心绞痛阴寒凝滞证 50 例回顾性队列研究》	《中医杂志》	2018
刘言薇（第一作者）	《基于“心与小肠相表里”的肠道菌群与冠心病的关系探讨》	《时珍国医国药》	2018
刘言薇（第一作者）	《健脾化浊调脂方通过 NOX/ROS-NF-κB 通路抑制 ox-LDL 诱导的血管平滑肌细胞增殖》	《中华中医药杂志》	2018
唐娜娜（第一作者）	《补肾活血法治疗 H 型高血压的临床疗效及对同型半胱氨酸的影响》	《中华中医药杂志》	2018
刘中勇（通讯作者）	《刘中勇治疗冠心病经验总结》	《中国中医基础医学杂志》	2019
刘中勇（通讯作者）	《基于中医的“浊”与核因子-κB 探讨动脉粥样硬化的病机》	《中华中医药学刊》	2019
邹国辉（第一作者）	“Detoxification and activating blood circulation decoction reduces restenosis involving the TLR4/NF-κB pathway after balloon injury”	*Prostaglandins Other Lipid Mediat*	2019
邹国辉（第一作者）	《健脾化痰活血散结法治疗高血压病合并亚临床甲状腺功能减退症的临床研究》	《中华中医药杂志》	2019
万强（第一作者）	“Acceleratory effects of ambient fine particulate matter on the development and progression of atherosclerosis in apolipoprotein E knockout mice by down-regulating CD4+CD25+Foxp3+ regulatory T cells”	*Toxicol Lett*	2019

续表

作者姓名	论文名称	出版杂志	出版年
刘言薇（第一作者）	《调脂I号通过NOX/ROS–NF–κB通路对巨噬细胞氧化应激损伤的保护作用》	《时珍国医国药》	2019
唐娜娜（通讯作者）	“Acupuncture for Chronic Pain–Related Insomnia：A Systematic Review and Meta–Analysis”	*Evidence-Based Complementary and Alternative Medicine*	2019
唐娜娜（通讯作者）	《针刀干预对颈椎病兔软骨终板整合素β1–FAK力学信号通路的影响》	《中华中医药学刊》	2019
黄浪浪（第一作者）	《基于网络药理学和分子对接技术的玉屏风散防治新型冠状病毒肺炎活性化合物研究》	《中药药理与临床》	2020
刘中勇（通讯作者）	《基于“阴火”理论试析动脉粥样硬化炎症机制的中医内涵》	《世界科学技术——中医药现代化》	2020
刘中勇（通讯作者）	《健脾化浊调脂方调控NOX/ROS/NF–κB通路对动脉粥样硬化大耳兔的抗氧化应激损伤作用研究》	《时珍国医国药》	2020
刘言薇（第一作者）	“Jianpi Huazhuo Tiaozhi granules reduce oxidative stress injury in macrophages by inhibiting the nicotinamide adenine dinucleotide phosphate oxidase/reactive oxygen species–nuclear transcription factor kappa B pathway”	*J Tradit Chin Med*	2020
黄浪浪（第一作者）	“Regulatory effect of traditional Chinese medicine on gut microbiota in patients with atherosclerosis：A protocol for systematic review and meta–analysis”	*Medicine*	2020
刘中勇（通讯作者）	《基于“三因制宜”的全国各省区中医药防治新型冠状病毒肺炎用药规律探析》	《中药材》	2020
刘中勇（通讯作者）	《基于网络药理学的黄连解毒汤治疗新型冠状病毒肺炎机制研究》	《中药材》	2020
刘中勇（通讯作者）	《基于网络药理学及分子对接研究健脾化浊调脂颗粒治疗非酒精性脂肪肝的分子作用机制》	《中华中医药学刊》	2020
刘中勇（通讯作者）	《疏肝健脾调脂颗粒治疗冠心病合并高脂血症的临床研究》	《中药药理与临床》	2020
刘中勇（通讯作者）	《六君子汤合二陈汤加减对冠心病患者Hcy，NO，hs–CRP的影响》	《中国实验方剂学杂志》	2020
刘中勇（通讯作者）	《益气活血通脉颗粒治疗慢性心力衰竭的临床研究以及对氧化应激的影响》	《中药药理与临床》	2020
刘中勇（通讯作者）	《补肾启枢强心颗粒辅助治疗心肾阳虚型慢性心力衰竭40例临床观察》	《中医杂志》	2020

续表

作者姓名	论文名称	出版杂志	出版年
刘中勇（通讯作者）	《补肾活血稳压颗粒对高血压合并左心功能损害患者 Hcy、hs-CRP 影响》	《中药药理与临床》	2020
伍建光（第一作者）	《中西医结合治疗 2019 冠状病毒病一例》	《中华中医药杂志》	2020
伍建光（第一作者）	《中医药治疗 2019 冠状病毒病疗效思考》	《中华中医药杂志》	2020
万强（第一作者）	"Triptolide ameliorates fine particulate matter-induced podocytes injury via regulating NF-κB signaling pathway"	*BMC Mol Cell Biol*	2020
伍建光（通讯作者）	《国医大师伍炳彩运用丹栀逍遥散异病同治经验》	《中华中医药杂志》	2021
万强（第一作者）	"Urban fine particulate air pollution exposure promotes atherosclerosis in apolipoprotein E-deficient mice by activating perivascular adipose tissue inflammation via the Wnt5a/Ror2 signaling pathway"	*Ecotoxicology and Environmental Safety*	2021
万强（第一作者）	"Atmospheric fine particulate matter exposure exacerbates atherosclerosis in apolipoprotein E knockout mice by inhibiting autophagy in macrophages via the PI3K/Akt/mTOR signaling pathway"	*Ecotoxicology and Environmental Safety*	2021
万强（第一作者）	"Ambient fine particulate matter aggravates atherosclerosis in apolipoprotein E knockout mice by iron overload via the hepcidin-ferroportin axis"	*Life Sciences*	2021
邹国辉（通讯作者）	《解毒活血方通过调控 CD40L-NF-κB 信号通路对 $ApoE^{-/-}$ 小鼠斑块稳定性的影响》	《时珍国医国药》	2021
黄浪浪（第一作者）	《益气活血通脉颗粒治疗下肢动脉硬化闭塞症的临床研究》	《中药药理与临床》	2021
黄浪浪（第一作者）	《基于网络药理学探讨健脾化浊调脂方治疗动脉粥样硬化合并肠道菌群失调的机制》	《中成药》	2021
邓鹏（第一作者）	《茯苓水提物对环磷酰胺荷瘤小鼠免疫微环境的影响》	《中国全科医学》	2021
邓超（通讯作者）	"Is there a difference in the effect between the ACEI and ARB on COVID-19？"	*Clin Cardiol*	2021
李祖伟（第一作者）	"Prevalence of Atrial Fibrillation and Associated Mortality Among Hospitalized Patients With COVID-19: A Systematic Review and Meta-Analysis"	*Front Cardiovasc Med*	2021

续表

作者姓名	论文名称	出版杂志	出版年
赖俊宇（第一作者）	《伍炳彩心悸诊疗经验》	《时珍国医国药》	2021
陈智军（第一作者）	“Effectiveness and safety of traditional Chinese medicine in the treatment of senile hypotension：A protocol for systematic review and meta-analysis”	*Medicine*	2021
熊建华（第一作者）	“Hyperuricemia Is Associated With the Risk of Atrial Fibrillation Independent of Sex：A Dose-Response Meta-Analysis”	*Front Cardiovasc Med*	2022
黄浪浪（第一作者）	《基于LC-MS的健脾化浊调脂方治疗动脉粥样硬化小鼠的肝脏代谢组学研究》	《时珍国医国药》	2022
黄浪浪（第一作者）	《从炎症损伤角度探讨雾霾与动脉粥样硬化相关性及中医药干预策略》	《中药药理与临床》	2022
伍建光（第一作者）	《清热化湿抗毒法治疗SARS-CoV-2 B.1.1.7毒株感染1例》	《中医杂志》	2022
刘中勇（通讯作者）	《补肾活血稳压颗粒对原发性高血压合并早期肾损害患者ET-1.NO、Hcy及生活质量影响》	《时珍国医国药》	2022
邹国辉（通讯作者）	《基于心与小肠相表里探讨瘀毒理论防治冠心病》	《时珍国医国药》	2022
万强（通讯作者）	《巨噬细胞极化与动脉粥样硬化的研究进展》	《中华中医药学刊》	2022
刘中勇（通讯作者）	《疏肝健脾化浊法治疗心律失常》	《中医杂志》	2023
邹国辉（通讯作者）	《解毒活血方调控PI3K/Akt/mTOR信号通路对$ApoE^{-/-}$动脉粥样硬化小鼠斑块稳定性的影响》	《中国实验方剂学杂志》	2023
唐娜娜（通讯作者）	《肝郁脾虚方对抑郁失眠模型大鼠结肠组织GABA能信号系统及肠道菌群的影响》	《中医杂志》	2023
刘珊珊（第一作者）	“Association between the Triglyceride Glucose Index and Hyperuricemia in Patients with Primary Hypertension：A Cross-Sectional Study”	*Int J Endocrinol*	2023
杨雪（通讯作者）	《解毒活血方调控NF-κB/NLRP3/Caspase-1促进大鼠胸主动脉损伤血管再内皮化》	《中国实验方剂学杂志》	2023

3. 学术交流

本专科连续5年主办心血管疾病相关主题的国家级继续教育学习班，如国医大师伍炳彩教授分别于2017年11月、2019年11月、2021年12月举办了国家级继续教育项目“伍炳彩学术思想与临证经验学习班”，伍建光、赖俊宇等在上述学习班中授课、主持。心血管病科为推进中医、中西医结合在心血管疾病中的应用，全国名中医刘中勇教授分别于2019年12月、2020年12月、2021年12月、2022年12月举办了国家级继续教育项目“动脉粥样硬化疾病中西医结合诊疗进展学习班”，刘中勇、伍建光、何怀阳、邹国辉等在上述学习班中主持和授课。

本专科每年多次受邀在长城国际心脏病学会议、世界中西医结合大会等国内外一级学会做学会报告，将学术理念推广至国内外。同时，本专科还是多个学会主任委员单位，通过各类平台向国内外及省内外推广。

在临床技术推广方面，本专科积极推动院际间的学术沟通、联系，组建了学术发展联盟，与天津、北京、江苏等地的单位建立了良好的合作关系，并与江西省人民医院、江西省中西医结合医院、九江市中医院、高安市中医院等省内多家医疗单位建立了协作关系，推广中药临床经验系列方；通过中心的引领示范、辐射带动作用，增强各市、县级中医院中医药诊治心血管病的水平，建立良性运行机制，在专科建设和利益共享等方面建立长效运行机制，加强精细化管理，制订合作协议，促进可持续健康发展；提高同质化水平，做实做细对基层医疗机构医疗服务及管理工作的指导，将省级医院管理经验传下去，提升医疗服务同质化水平，为推进中医、中西医结合在心血管疾病中的应用做出重要贡献。

4. 荣誉奖励

本专科近年来获得国家科学技术进步奖二等奖一项（排名第三）、江西省科学技术进步奖一等奖一项、江西省科学技术进步奖二等奖一项。2020年11月刘中勇主持的《基于“浊的理论”的健脾化浊调脂颗粒治疗动脉粥样硬化机制研究》项目，荣获中国中西医结合学会心血管病专业委员会科学技术一等奖。

5. 制订中医诊疗指南、方案等标准规范

本专科主持/参与制订2项国家中医药标准化项目，参与制订并发布《慢性心力衰竭中西医诊疗专家共识》等4个专家共识，《中医痰证诊断标准指南》等5个行业标准，主持制订《中医内科临床诊疗指南——心胀病（高血压左室肥厚）》《中医内科临床诊疗指南——真心痛PCI术后》等多项临床诊疗指南。

6. 其他

本专科获得发明专利2项，计算机软件著作权4项。

（四）教学情况

科室成员长期承担本科、硕士、博士阶段教学任务，其中博士后指导老师1名、博士

生导师3名、硕士生导师12名，先后培养硕士、博士研究生150余人；指导学生多次荣获国家奖学金、江西省政府奖学金、岐黄杯全国中医药博士生学术论坛优秀论文提名奖、江西省优秀学位论文、江西中医药大学优秀学位论文等荣誉；指导学生主持江西省研究生创新专项、江西中医药大学校级研究生创新专项10余项。

刘中勇、秦琬玲、伍建光、曾建斌、何怀阳、邹国辉、陈章生、唐娜娜、陈智军、戴飞、施恒等20位医师承担了心血管病科的临床带教任务，每年带教规范化培训基地学生上百人。其中伍建光被评为“优秀教学主任”，曾建斌、何怀阳被评为“优秀带教老师”。

（五）团队建设

团队现有医护人员117人，医师40人，护士77人。其中正高级职称人员8人，副高级职称9人，中级职称18人；博士后2人，博士15人，硕士25人；享受国务院政府特殊津贴2人，国家中医临床优秀人才1人，江西省卫生和计划生育委员会有突出贡献中青年专家1人，江西省名中医2人，江西省百千万人才工程人选1人，江西省青年井冈学者1人，全国老中医药专家学术经验继承工作指导老师2人、继承人2人。

科室人才梯队建设成效显著，形成了老、中、青三代具有较强可持续发展能力的学术队伍。

（六）社会服务

本专科作为中医心血管疾病的区域诊疗中心，近年来积极发挥引领带头作用，多次派遣科室人员至各级兄弟单位支援帮扶。

其中，陈智军于2013年1—9月和2022年7月—2023年1月2次对口支援新建区中医院，帮助他们做好中西医结合治疗心血管病的诊疗工作。李彦斌于2017年12月—2018年6月和2021年9月—2023年6月分别对口支援了新建区中医院和新疆克孜勒苏中医医院（江西省第一批中医药援建项目），帮助他们做好中西医结合治疗心血管病的诊疗工作。邓鹏于2018年6—12月和2022年6—12月2次对口支援南昌县中医院，帮助他们做好中西医结合治疗心血管病的诊疗工作。徐驲于2018年10月—2020年5月对口支援了兴国县方太乡分水村，主要对该村进行了健康帮扶。万强于2018年12月—2019年6月对口支援新建区中医院，帮助他们做好中西医结合治疗心血管病的诊疗以及心内科建设工作。赖俊宇于2019年12月—2020年6月参加了对口支援南昌县中医院，帮助他们做好中西医结合治疗心血管病的诊疗以及心内科建设工作。唐娜娜于2022年7月—2023年1月参加了对口支援婺源县中医院，帮助他们做好中西医结合治疗心血管病的诊疗以及诊疗方案的编写，为建设省级重点专科做准备。刘珊珊于2022年12月—2023年6月参加了对口支援黎川县中医院，帮助他们做好中西医结合治疗心血管病的诊疗工作。熊建华于2023

年 1—7 月，参加了对口支援南昌县中医院，帮助他们做好中西医结合治疗心血管病的诊疗工作。杨雪于 2023 年 6 月—2024 年 6 月对口支援丰城县中医院，帮助他们做好中西医结合治疗心血管病的诊疗工作。

2020 年疫情期间，国医大师伍炳彩教授作为江西省新冠肺炎中医诊疗组顾问参与了新冠肺炎的诊疗和江西省新冠病毒肺炎防治方案第一、第二、第三、第四版的编写，创立了治疗新冠肺炎的清热化湿抗毒方。曾建斌于 2020 年 5—9 月参加了对外支援乌兹别克斯坦抗击新冠肺炎疫情，帮助他们减少疾病传播，减少疾病死亡率、重症率。作为科室主任，伍建光以身作则，在 2020 年抗击新冠肺炎疫情期间，带领 8 名同志参与新冠肺炎一线防治工作，圆满完成了医院交代的任务。

三、未来发展规划

（一）指导思想

坚持以习近平新时代中国特色社会主义思想为指导，坚持人民至上、生命至上，大力弘扬伟大建党精神，围绕医院“十四五”总体规划，以构建一流的中医心血管病学科为目标，坚持中医药为主体，坚持中西医结合，不断推动我科综合实力、核心竞争力和社会影响力再上新台阶，努力成为我国中医心血管病事业发展的重要力量。

（二）工作目标

立足中医，充分发挥中医药特色优势，注重中西医协同发展，促进中医、中西医结合诊治心血管疾病学术水平和临床技术协同发展，在中医心病领域实现医疗、教学、研究一体化。以目标为导向聚焦人才梯队建设，学科带头人面向行业领军人才，亚专科负责人面向临床医学科学家，核心骨干面向双栖人才，培养复合型青年人才。

（三）工作计划及保障措施

心血管病科作为国家临床重点专科、国家中医药管理局重点专科、国家中医药管理局高水平学科建设单位，将以促进科室整体实力建设为主体，围绕重点，整合资源，充分发挥中医药诊治心血管系统疾病的较大优势，促进科室在人文服务、科学管理、医疗水平、科学研究、人才培养、硬件建设等方面迈上新的台阶。

1. 优质服务

我科始终并将继续坚持“以患者为中心”的理念，让患者的需求和利益成为科室工作的出发点和落脚点，将精益化的专业素质结合人性化的优质服务带给每一位患者，常常去帮助，总是去安慰，努力打造科室品牌，优化软实力，全心全意为患者服务，构建更加和谐的医患关系。

2. 科学管理

科室管理不仅在于科室管理者，也在于科室全员，在医院的统一指挥下，规范管理制度，充分调动科室的主观能动性，增强整个科室人员的主人翁意识。始终坚持公益的医疗服务方向，在质量管理方面严格要求、一丝不苟、精益求精，真正落实以患者为中心的服务理念，在人才管理方面不仅注重人才引进，同时注重与原有人才的融合，形成新的团队，提高科室的资源利用效率，同时健全激励机制，充分调动科室医护人员的积极性，与各科室团结合作，为医院发展凝神聚力。

3. 提高医疗水平

提高临床疗效一直是医疗工作的核心，也是患者最为关注的问题，我科人员将继续利用专家坐诊、业务培训及业余时间努力学习专业知识，利用病例讨论、主任查房积累临床经验，不断提高临床水平；进一步安排青年中医师跟师学习，继承名老中医丰富的临床经验，通过开展以院内跟师学习为主的临床师承教育，依靠名老中医丰富的临床经验和学术影响，指导青年医师在临床实践中进一步熟练运用中医药知识，较快提高中医理论水平，强化临床辨证施治能力；同时，强化科室间学习制度，充分发挥周间小讲课作用，及时跟进、学习国内外专业指南、文献，全面提升全科中西医结合诊疗水平。

4. 科研工作

科研水平与临床能力是相辅相成的统一体，我科将继续通过科研座谈会等方式进一步强化科室医务人员的科研意识，拓宽临床工作中的科研思维，提升科研能力；健全激励机制，鼓励各级基金申报、各类专利申请；做好在研项目的管理，确保课题研究的实效性，提升课题的研究质量，鼓励医务人员将科技创新和日常工作紧密结合，培养科研协作精神，充分发挥团队作用，科研工作争取每年 10 余项立项，学术论文争取每年 30 余篇发表，其中 SCI 论文及北大中文核心期刊论文争取占比 50% 以上，以科研带动临床，临床推动科研，实现科研水平与临床能力齐头并进。

5. 人才培养

我科将继续挖掘、整理国医大师伍炳彩教授，国家级名老中医刘中勇教授诊治心系疾病的学术经验，发表学术论文及学术专著，坚持继承和创新；组建以专科学术带头人、专科负责人、后备专科带头人为核心，凝聚学术队伍的人才组织模式，组建结构合理学术梯队，探索“专科负责人＋后备专科带头人＋学术梯队”的人才培养和管理模式，创造良好的吸引和培养中青年学术骨干的环境，坚持人才培养“引进来”“走出去”相结合，坚持引进高技术人才，定期派医师外出培训、进修，进修培训内容与业务主攻方向一致，大力培养亚专科人才，促进我科可持续发展；贯彻落实“中西医并重”的新时期卫生健康方针，进一步推动“中学西”“西学中”实践，以培养优秀中医人才为目标，培养中西融会贯通、优势互补的中医临床医学专家，培养专业理论扎实、临床本领过硬的中医药高层次临床人才。

6. 信息平台建设

配备信息技术设备，建立基本工作情况、临床与科研情况、名老中医专家学术经验继承等信息资料库，以临床为重点，围绕重点病症等深入开展科学研究，促进学术与技术进步；继续依托江西中医药大学心血管病研究所、江西省中医心病学重点实验室建设，建立中医临床传承创新平台，全面挖掘、整理国医大师伍炳彩教授、国家级名老中医刘中勇教授诊治心系疾病学术经验，在临床医疗服务中积极开展临床研究，努力提升本专科中医临床研究能力与水平；利用传统媒体及新媒体平台不断介绍、宣传心病科团队，提高科室专科专病和部分专家名医的知名度；继续申办国家级中医药继续教育年度项目学习班，开展专科专题讲座及义诊活动，扩大科室影响力，提高科室知名度，走入基层，走向国际。

（伍建光　何怀阳　黄浪浪　陈正涛　陈静）

第十三章

蓬勃发展，共建美好明天

——脑病科发展历程

一、背景

（一）成立背景

脑病科起源于急诊科。随着医院的不断发展壮大，2000 年医院成立心脑血管科，2007 年春，脑病科独立建科。在院领导的大力支持下，在饶旺福科主任的强有力领导下，全科继承和发扬老一辈脑病专家的宝贵经验，团结奋进，培养出一批能够将临床、科研、教学有机地结合在一起的脑病专业骨干力量。

（二）科室简介

脑病科为江西省级临床重点专科，国家区域（华中）中医脑病专科诊疗中心建设联盟单位，江西省卒中中心联盟成员单位，中医脑健康与认知障碍防治试点单位，江西省研究型医院学会中医脑病学分会主任委员单位，江西省三级卒中中心。

目前，脑病科共有医疗技术人员 39 名，医师 18 名；其中主任中医师（教授）5 名，副主任中医师（副教授）5 名；具有博士研究生学位者 3 人，具有硕士研究生学位者 14 人；硕士生导师 7 人。护理人员 22 名，其中副主任护师 2 名、主管护师 13 名、护师 7 名。

（三）历任脑病科主任及护士长

1. 历任脑病科主任

2007—2013 年，饶旺福主任中医师任脑病科主任。

2013 年至今，吕国雄主任中医师任脑病科主任。

2. 历任脑病科护士长

2007—2011 年，章淑华任脑病科护士长。

2012 年至今，程建兰任脑病科护士长。

二、现状

（一）医疗工作

脑病科运用中西医结合诊疗技术治疗急（慢）性脑血管疾病（脑梗死、脑出血、蛛网膜下腔出血、烟雾病、短暂性脑缺血发作、脑小血管病等）、睡眠障碍疾病（失眠、快动眼期睡眠行为异常、不安腿综合征等）等；制订了脑病科常见疾病诊疗方案，并逐年持续改进、修订这些方案，使其更贴近临床实际，更便于操作使用，并且按照国家中医药管理局的要求已将眩晕病、中风病纳入临床路径管理。

脑病科本着“中医引领、西医跟进、服务管理匹配到位”的发展思路，以中风（脑血管病）、眩晕、颤病（帕金森病）为主攻病种，开展了热敏灸、针刺、拔罐、刮痧、推拿按摩、足浴、耳穴压豆等众多优势中医特色疗法，善于吸收运用现代医学先进方法和手段，分病种、分层次、分阶段进行中西医结合诊治，形成了颇具特色的脑病科诊疗技术，临床疗效得到大幅提高。脑病科坚持“以人为本、患者至上、疗效第一”的原则，强调中西医完美结合的诊治理念，竭诚为广大患者精心诊治，给患者带来信念和希望。

脑病科分为门诊、病房两部分，年门诊量约 5 万人次，年住院患者 3 万人次。病房设有卒中溶栓观察室、监护室、中医特色治疗室。2023 年，我院脑病科（神经内科）、脑外科、急诊科、介入室、影像科、检验科等相关科室组建成立了卒中中心，并成立卒中门诊，目前能够开展急性脑梗死的静脉溶栓和介入取栓等治疗。

在硬件设施方面，我院配有 3.0T 和 1.5T 磁共振成像仪、64 排和 16 排螺旋 CT、（美国鸟牌）VELA 型呼吸机、多功能心电监护、动态血压计、动态心电图、血管彩色多普勒仪和 TCD、肌电图、良性位置性眩晕诊断治疗系统、控温毯等多种现代化先进设备，还有多台远红外治疗仪、压力波空气治疗仪、艾灸盒、电动刮痧仪、艾灸烟雾净化器等中医特色设备。

（二）人才培养

脑病科人才培养计划是以临床医疗为主体，以提高中医药临床疗效为核心，以继承发扬中医药特色优势为重点，优化临床诊疗方案，提高人才队伍素质，提高科学管理水平，推动医疗服务水平提高及科研学术创新，增强可持续发展能力为主要内容。科室通过规划性、目标性地建立完善的人才管理培养制度，确定明确的培养方式和方法措施，重视人才培养的数量、质量，来有效促进专科的发展。

本专科有吕国雄、王慧萍、张卫华、徐秀梅、刘海顺、赵丽群、于晓明、肖俊锋、饶凯华9位医生前往海军军医大学第二附属医院（上海长征医院）、中南大学湘雅医院、上海复旦大学附属华山医院神经内科专科进修，积极学习了一系列脑病科新兴和前沿的诊疗技术，通过不断学习、交流与教学实践，科室医生业务水平与职业素养不断进步，形成了良好的学习氛围。

（三）科研成就

神经内科是医学领域中研究神经系统疾病的重要学科，其研究方向包括脑血管病、帕金森病、癫痫、脑炎等众多领域。随着社会老龄化趋势的加剧，神经系统疾病日益受到社会的关注。因此，神经内科的科研工作具有重要意义。对神经系统疾病的研究，有助于深入了解其病因、病理及发病机制，为临床治疗提供理论支持和实践指导。这些成果和技术的应用对于深入探讨神经系统疾病的病因、病理及发病机制提供了强有力的支持，同时提高了医疗服务的质量并为患者带来了更多的希望。近年来，全科室人员在临床医疗服务中积极开展临床及基础研究，坚持传承和创新，在科研工作中取得了可喜的成绩。全科总计主持课题60余项，发表论文近百篇。

吕国雄主任中医师，神经内科科主任，从事中医内科临床工作、教学、科研30余年，发表论文20余篇，主持及参与省厅级课题10余项，提出“不寐病”从肝立论，提倡“以肝为用”，“痰湿为本”。

张卫华主任医师，从事中西医结合临床工作、教学、科研30余年，发表论文10余篇，主持及参与省厅级课题4项，主编或参编医学专著3部，其中《中西医临床技能实训教程》获得江西省普通高等学校优秀教材一等奖。

王慧萍主任中医师，从事中西医结合临床工作、教学、科研30余年，发表论文10余篇，主持及参与省厅级课题10余项。

徐秀梅主任中医师，撰写学术论文20余篇，主持并参与省厅级科研课题10余项，其中核心论文1篇。

黄春华中西结合主任医师，作为第五批全国中医临床优秀人才、江西省中医药中青年骨干人才培养计划培养对象、饶旺福名老中医传承工作室负责人，主持并参与省厅级课题7项，撰写学术论文60余篇，其中SCI 1篇，核心论文5篇。

于晓明主任中医师，撰写学术论文20余篇，主持并参与省厅级科研课题10余项。

赵丽群副主任医师，是第五批全国老中医药专家学术经验继承人，撰写学术论文10余篇，主持并参与省厅级科研课题5项。

饶凯华副主任中医师，撰写学术论文10余篇，主持并参与省厅级科研课题2项。

肖俊锋中西结合副主任医师，撰写学术论文10余篇，主持并参与省厅级科研课题2项。

刘海顺副主任医师，是第五批全国老中医药专家学术经验继承人，撰写学术论文3篇，主持并参与省厅级科研课题2项。

虽然目前科室仍然面临许多困难及挑战，但随着新技术的不断发展和应用，未来神经系统疾病的治疗将会有更多的突破和创新。

（四）全国名老中医药专家传承工作室

为了深入贯彻落实《中医药人才发展“十三五”规划》，加强中医药继承与创新，进一步做好名老中医药专家学术经验传承工作，培养高层次中医药人才，探索建立中医药学术传承及推广应用的有效方法和创新模式，国家中医药管理局开展了全国名老中医药专家传承工作建设项目。全国名老中医饶旺福教授学术经验传承工作室成立于2016年。工作室现有工作室成员13人，其中主任医师4名，副主任医师5名，主治医师4名；医学博士4名，医学硕士8名；硕士生导师8人。工作室培养硕士60余人，江西省国医名师1人，江西省名中医1人，第五批全国中医临床优秀人才1名，江西省中医药中青年骨干人才培养计划培养对象1人，省自然科学基金同行评议专家3人。

传承工作室的主要任务是收集饶老诊治的典型病历，研究其辨证思维特点，传承饶旺福名老中医的学术思想和临床经验，培养一批有思想、有理想、有担当的高层次中医药人才。

在饶旺福教授的带领下，工作室培养了一批中青年高层次中医人才，完成了工作室要求的论文发表、经验总结及病案记录任务，培养了6名进修人员。饶旺福教授运用益气健脾补肾法治疗痿病（重症肌无力、慢性炎症性脱髓鞘性多发性神经病）取得较好疗效。工作室对其治疗重症肌无力、慢性炎症性脱髓鞘性多发性神经病、帕金森病、中风、失眠、头痛、三叉神经痛、眩晕等疾病的临床资料进行挖掘整理研究，形成了独特的诊疗方案。工作室多次举办饶旺福学术经验继续教育学习班，发表相关论文60余篇，论著6部。其中，《饶旺福四十年临证精粹：重症肌无力治验传承录》在中国中医药出版社出版。

（五）学科带头人

吕国雄，江西中医药大学附属医院脑病科科主任，主任中医师，硕士研究生导师；现任江西省研究型医院学会中医脑病学分会主任委员，江西省研究型医院学会神经病学分会副主任委员，江西省中西医结合学会神经病专业委员会副主任委员，原国家卫计委脑卒中防治工程专家委员会中西医结合专业委员会常务委员，中国中西医结合学会眩晕专业委员会常务委员；发表论文20余篇，主持及参与省厅级课题10余项；从事临床工作30余年，擅长头痛、眩晕、失眠及中风病的治疗。

（六）教学情况

我科绝大部分人员承担了学校的教学任务，主要分布在中医内科教研室、中西医结合内科教研室、西医内科教研室，负责讲授中医内科学、中西医结合内科学、内科学和诊断学等课程；同时，科室有众多本科和研究生实习生、规培生，科室人员多人为硕士生导师，每年招收数个中医内科学（脑病方向）硕士研究生。科室不断提升任课和带教老师的理论和实践的教学水平，每周均安排科室小讲课、教学查房，并对轮转学生进行严格、规范的出科考核。

（七）团队建设与文化建设

为了严抓医疗质量，建设良好的医护团队，本科室成立了由科主任领导，护士长、病区责任组长、科研秘书、教学秘书、病区质控员共同参与的核心工作小组，定期召开会议讨论专科发展及目前存在的问题。工作小组狠抓核心制度的落实，保证医疗服务质量；制订出详细的科内评价体系，即从工作人员自我评价、核心工作小组总体评价、临床基础工作、新技术的掌握、科研论文、奖励荣誉等方面对科内医务人员进行综合评价，作为年度评优的依据，增强医务人员的主人翁意识，提高工作积极性，带动专科的发展。

中医药文化是中华民族优秀传统文化的重要组成部分，是中医药学发生发展过程中形成的精神财富和物质形态，是中华民族几千年来认识生命、维护健康、防治疾病的思想和方法体系，是中医药服务的内在精神和思想基础。一直以来，脑病科十分重视科室中医药文化建设，建科初期即提出了“诚信做人，严谨做事，中西汇通”的科训，确立“西为中用，中为立足之本”的发展战略，制订《脑病科管理细则》，规范医务人员的中西医诊疗行为，强调“以病人为中心”的服务理念，在医院树立起良好的形象。近2年，为进一步提高中医药文化内涵，科室一方面将病区走廊建成反映科室内涵建设的中医药文化长廊，其内容包括科室简介、科室特色疗法、新业务新技术的介绍、中医小知识等，突出了我科中医药文化内涵；另一方面，扩建并美化示教室、走廊和护士站摆放休息座椅，墙壁上挂有科室工作人员的集体照等。

三、未来发展规划

（一）指导思想

科室以习近平新时代中国特色社会主义重要思想为指导，全面贯彻党的二十大精神，坚持中西医并重，继承创新的工作方针，积极转变发展观念，创新发展模式，提高医疗质量，努力适应中医药事业改革与发展的总体要求，积极推进中医药现代化进程；以提高中医药服务能力为中心，继承与发展中医药为主题，加强中医科室的内涵建设、保持发挥中医药特色优势与作用为主线，不断提高中医药学术水平和综合服务能力，为人民群众提供更加完善的中医药服务，为提高人民健康水平做出应有的贡献。

（二）工作目标

科室以新时期卫生工作方针为指导，按照我院工作计划要求，把我科建设成为设施配套、综合功能健全、中医特色突出、临床疗效显著，能够承担中医医疗、康复、科研、教学的现代化中医重点专科，努力成为省内一流的中西医结合脑病诊治中心。

（三）工作计划及保障目标

1. 科室管理

（1）建立健全并严格执行各项规章制度、岗位职责、诊疗方案与技术操作规程，保证医疗质量和医疗安全。

（2）在常规脑病科门诊基础上，开设中风病、眩晕、头痛、失眠、颤证等专病门诊。

（3）配置中医治疗室，能够开展针灸、火罐、热罨包、中药外治疗法、理疗等。

（4）强化中医基本功训练，不断提高中医诊疗水平。执行三级医师查房制度，查房内容要体现中医辨证思想，做到辨证准确、理法方药一致，充分发挥上级医师对下级医师中医诊治的指导作用，及时开展病例讨论，提高急危重症、疑难病的中医诊治水平。

（5）注重引进吸收新的诊疗技术，并以临床为基础，疗效为核心，在中医理论、技术方法、药物研发等方面积极探索，大胆创新。

（6）发挥江西省研究型医院中医脑病学分会主任委员单位的作用，组织联系县市级中医脑病科，加强合作，起到学术及医疗带头作用。

2. 新技术、新业务

（1）加强卒中中心队伍建设：在今后的工作中，我科将继续外送人员进修学习脑血管介入治疗技术及引进技术成熟介入人员，逐步完善介入人才团队建设。

（2）DSA 诊断及治疗：专科将进一步开展神经介入，在颅内外动脉狭窄支架治疗和血管内机械取栓治疗方面积极探索，每年引进 1 ～ 2 名医师，每年至少选送 1 名主治医师外出进修神经介入，逐步达到科内主治医师以上职称人员能独立操作脑血管造影术，3 名医师完全掌握并独立操作血管内支架植入术及血管内机械取栓术。

（3）睡眠中心建设：拟引进睡眠监测仪，在常规西药干预的同时，配合中药、中医特色治疗等，不断提升对睡眠障碍人群的诊疗水平。

3. 人才培养规划

（1）总体思路：以专科整体发展为前提，亚专科的发展与推进为目标实行有针对性的人才培养；设立脑血管病（神经介入）、眩晕、头痛、失眠等学组，对各学组的带头人及主要成员进行有针对性的培养，使其回科以后能成为本区域内该亚专科具有一定影响力的高级人才。

（2）人员培养方式及具体措施：脑病科将继续实行“请进来”（请专家讲学、技术指导、会诊、带教）、“送出去”（外出进修学习、参加院内外各类学术活动及培训班）的培养形式，院内组织专题学术讲座，科主任（护士长）查房，科室内定期业务学习，多种形式、多层次地开展继续医学教育；鼓励学科带头人及学术骨干外出参加高层次学术研讨会，每年派出1～2名医师到国内及省内一流医院进修学习，以及时掌握国内外本专业最新发展动态；积极开展院内继续医学教育项目，每年不少于1次；积极开展科室内继续教育，每月不少于1次；加强“中学西”或“西学中”人才培养计划；对中医学院毕业的医师实行有计划、有步骤的派往国内知名西医院神经内科进修学习，从而提高其西医基础知识与专科临床技能；对临床医学专业毕业的医师，积极参加医院组织的“西学中培训班”，并创造条件推荐其参加国内“西学中高级研修班”；有计划地安排科主任、护士长参加省、市学术会议及短期培训班等，为培养学科带头人奠定良好基础；鼓励并支持医务人员在各种期刊上撰写、发表学术论文，每年至少有2篇以上论文发表并上报业务部备案，科室给予奖励。

4. 科研方面

（1）申报国家自然科学基金或省、部级课题。

（2）成立脑病研究室，搭建科研、教学平台，完善科研基础条件。

（3）不断引进有医学基础科研背景的博士（硕士）研究生，利用医院和学校的实验平台，促进基础科研水平的提升。

（4）五年内拟申报相关科研课题3～5项，在研课题鉴定2～5项。

（5）五年内每年在国家核心期刊发表论文10篇左右，SCI论文1～2篇。

（6）五年内出版专著1～2部。

5. 发挥中医药特色

（1）增设专病（中风、眩晕、睡眠）门诊。

（2）开展各种中医特色治疗。

（3）牵头成立江西省研究型医院学会中医脑病分会，加强全省中医脑病同行交流。

（4）引进中医高层次人才多名。

（5）积极申报中医药相关省、厅级科研课题。

（6）实现住院患者中医药治疗率 90% 左右。

6. 落实医疗质量管理

（1）严抓医疗质量管理，实行医生、护士考核制度，要求甲级病案率 100%，基础护理合格率 >95%。

（2）制订中西医结合脑血管病诊疗常规，在日常医疗活动中全体医护人员以诊疗常规为标准进行诊治，使中西医结合诊疗规范化、系统化，促进疗效不断提高。

（3）在不断提高医疗技术水平的同时，追求医疗服务质量的提高，执行一系列的治疗流程及服务规范，如《单病种病情介绍规范》《服务细节》等。

（4）不断完善《脑病科管理细则》，全科医护人员须严格遵守，自觉履行。

（5）成立以科主任牵头、病区质控员具体负责的医疗质量管理小组，每月定期对科室的医疗质量进行抽查。

（吕国雄　朱宣蓉）

第十四章

培育后天之本，疏导将军之官

——脾胃肝胆科（消化内科）发展史

一、背景

（一）历史沿革

脾胃肝胆科（消化内科）是在医院大内科的背景下，由脾胃学科与肝胆学科两个方向历经数次分分合合组建而成。1997 年独立成科后，消化内科一直致力于脾胃肝胆病的学科建设。其中，我科 2010 年建立陈崑山名中医工作室；2012 年获批建设国家中医药管理局重点专科；2013 年获批建设国家临床重点专科；2017 年张小萍教授当选为全国名中医；2020 年实现国家自然科学基金零的突破，同年立项建设江西中医消化病临床研究基地；2022 年何晓晖教授当选为全国名中医。科室成员编写了《中医消化病诊治指南》《当代名老中医经验方荟萃》《当代名老中医典型医案集》等专业书籍，发表论文 60 余篇。众多老一辈脾胃肝胆病专家带领年轻一代继往开来，共同努力，推动了我科不断发展壮大。

（二）科室简介

消化内科是国家重点临床专科和国家中医药管理局重点专科，江西中医药大学“十四五”重点学科，立项建设江西中医消化病临床研究基地、5 个名中医工作室及 3 个省级中医药学会分会；主持完成国家中医药管理局“中医药标准化项目”2 项，已制订发布《功能性腹痛中医临床诊疗专家共识》与《不全性肠梗阻中医临床诊疗专家共识》，使这两个脾胃肝胆常见病形成中医临床诊疗行业标准的“江西方案”；近 3 年，我科获批省级优势病种 1 个，立项国家自然科学基金 3 项、省自然基金 5 项，发表 SCI 论文 7 篇，授权专利 6 项；已建成出入库有序、信息完备、管理完善的生物样本信息库；是中医博 / 硕士培养、实习及规范化培训的中医高层次人才培养基地；现有博士 / 博士后 6 人，高级职称医师 9 人，硕士生导师 8 人，博士生导师 5 人，全国名中医 2 人，国医名师 2 人，省级名中医 3 人，培育全国中医临床优秀人才 1 人、省级中医药中青年骨干人才 3 人。

（三）科室特色

我科从脾胃肝胆常见病、多发病入手，以胃脘痛、肠郁、肝著、臌胀 4 个中医病种为发展方向，分别涵盖上中消化道疾病、肠道菌群失调、各类肝炎、肝硬化、脂肪肝等，打造 4 支方向明确、人才梯建、多级各职、医教研一体的亚专业团队，未来将进一步深化亚专科内涵建设，力图以全消化系肿瘤防治、粪菌移植、胃肠动力监测及肝胆胰腺介入为突破点，形成品牌。

创新性传承龚琼模、陈崑山、张小萍、何晓晖、江一平、胡珂、傅萍、甘淳、姜国平等国家级及省级名中医的学术思想，总结名中医群体治疗脾胃肝胆病的经验方，在消胃痞汤、温摄止血冲剂、泻心止血汤、益气活血利水方、张氏益胃汤、双蒲散、臌胀系列方等名老中医验方基础上，不断创新，加以提高，利用现代技术手段研究其作用机制，促进配伍优化与剂型转换，使名家验方转化为定制配方的成熟剂型。在此基础上，我科整合现代医学诊疗技术形成消化病诊治中医体系，最终提炼为综合设计、符合产业标准的行业共性技术。

科室建设的消化内镜中心紧跟业界前沿，在常规胃肠镜的基础上不断发展新技术，已形成主流项目全覆盖、综合实力跃居全省前列的新格局；以"发现一例早癌，挽救一个家庭"为宗旨，将癌防治从消化道覆盖全消化系；省内独家开展洗涤菌群移植，将源自《肘后备急方》的粪菌移植融入现代中医中药，使因菌群失调引起的肠道疾病乃至全身疾病得以从肠论治；借助内镜完成胃肠深部置管，使中药给药直达病变靶位，回避消化道无效部位的"黑箱"效应，实现中药靶定治疗；开展胃肠动力检测，使中医药干预下的胃肠蠕动力、pH 水平的动态规律得以可视化呈现，积极开展慢性肝炎、肝硬化、脂肪肝、肝癌的临床与实验研究，发挥中医治疗胰腺炎的优势，打造中医治疗胰腺炎的特色专科。

（四）历任脾胃肝胆科（消化内科）主任及护士长

1. 历任脾胃肝胆科（消化内科）主任

1997—1999 年，内二科更名为消化内科，龚琼模任消化内科主任，胡珂任消化内科副主任。

1997—1999 年，内三科更名为肝胆风湿科，陈崑山任肝胆风湿科主任。

1999—2001 年，消化内科与肝胆风湿科合并，更名为脾胃肝胆科（消化内科），陈崑山任脾胃肝胆科（消化内科）主任。

2001—2017 年，江一平任脾胃肝胆科主任。

2017—2019 年，傅萍任脾胃肝胆科主任。

2019 年至今，葛来安任脾胃肝胆科主任。

2023 年 10 月，肝胆科与脾胃科分别更名为脾胃肝胆一科（消化一科），葛来安任科主任；脾胃肝胆二科（消化二科），何凌任科主任。

2. 历任脾胃肝胆科（消化内科）科护士长

1997—1999 年，刘玉珠任消化内科护士长，聂芳任肝胆风湿科护士长。

1999—2006 年，合并为脾胃肝胆科（消化内科）后，聂芳任护士长。

2006—2011 年，胡春媚任脾胃肝胆科（消化内科）护士长。

2011—2015 年，张群芳任脾胃肝胆科（消化内科）护士长。

2015 年至今，刘兰花任消化内科二病区护士长。

2015—2023 年，施翠芬任消化内科一病区护士长。

2023 年至今，黄芬任消化内科一病区护士长。

二、现状

（一）医疗工作

科室以名中医传承为中心，以消化内镜建设为先导，以菌群移植为抓手，以肝胆胰腺介入为引领，在脾胃肝胆门诊和消化内镜及消化病介入诊疗基础上，不断打造脾胃肝胆系统专病门诊体系，充分发挥对胃食管反流病、消化性溃疡、消化不良、肝炎、肝硬化、脂肪肝、胰腺炎、炎症性肠病、功能性便秘、急（慢）性腹泻、消化系统肿瘤、幽门螺杆菌根除、脾胃亚健康等消化系统疾病的中西医优势。

针对当前普遍出现的肝脂肪变、乏力厌食、胃胀腹痛、便秘腹泻、口臭口苦等消化系统健康失衡病证，科室致力于创新性继承名中医群体的学术思想，配制脾胃肝胆病的系列膏方，利用现代技术研究内在机制，配合特色针灸、穴位贴敷、热罨熏蒸、中药泡脚、中药蒸脐、食谱保健、养生指导等多元化的手段，使之临床效应最大化。

科室建设的消化内镜中心紧跟业界前沿，在常规胃肠镜检查的基础上不断开拓无痛胃肠镜、超声内镜、胶囊内镜、经内镜逆行胰胆管造影（ERCP）技术、十二指肠乳头括约肌切开取石术（EST）、息肉切除、内镜下黏膜切除术（EMR）和内镜下黏膜剥离术（ESD）、超声内镜（EUS）、内镜下支架置入、肠内营养、曲张静脉的套扎及硬化剂栓塞等 10 余项新技术、新项目，已形成完备的消化内镜诊疗体系，内镜下诊疗量逐年攀升，使许多以往需要手术治疗的棘手问题可以直接在内镜下微创干预，惠及更多患者，避免了手术及术后恢复之苦。在不断提升医疗服务水平的同时，我科还承载中医规范化培训、研究生教学、医联体单位交流进修的中医消化内镜人才培养工作，成为生物样本收集、生物信息汇总、科学研究管理的单元，是具备集医疗、科研、教学、培训于一体的复合型中医消化内镜基地。

科室开设全省首家中医幽门螺杆菌门诊，已建设成为省级示范门诊，先后开展碳 13 呼气检测、粪便幽门螺杆菌检测和幽门螺杆菌培养，从幽门螺杆菌常规筛查、用药后幽门螺杆菌假阴性及耐药菌的药物敏感分析等不同维度入手，精细指导个体杀菌方案，实施幽门螺杆菌根除战略。

科室入盟国家消化道早癌防治中心联盟以及中医肝病防治联盟，践行消化道早癌防治战略的推广和中医防治慢性肝病的特色推广。科室以消化内镜门诊为依托建设早癌筛查专科门诊，形成筛查、诊治、随访为一体的标准化消化道早癌防治项目，促进消化道早癌筛查、早诊早治适宜技术的应用，培养具备早诊早治能力和运用新技术的整合型人才，提升消化道早癌防治认可度、筛查质量和推广度。作为华中区域中心肝病联盟及华东南区域中医肝病联盟副理事长单位，我科积极开展各种类型的肝胆常见病及疑难病的临床和科研协作，制订了黄疸与血证等疾病的中医诊疗方案。

在新院区建设中，已获批面积约 $700m^2$ 的专用场地，拟建设成为集消化内镜、生物样本信息库、研究型门诊、研究室、会议中心及公共卫生突发事件消化疾病应急中心等为一体的中医脾胃肝胆产学研复合型基地。

（二）技术特点

1. 洗涤菌群移植

粪菌移植最早源自葛洪的《肘后备急方》，李时珍所著《本草纲目》记载用人粪治病的疗方多达 20 多种。洗涤菌群移植是借助现代技术获取高度纯化的菌群，再经内镜或引流管将量化的菌液输注到患者肠道。胡佳博士专程研修并熟练掌握该项技术，引进后在省内独家开展，针对性诊疗肠道菌群失调起主导作用的各类复杂疑难性肠道疾病乃至全身性疾病，从肠论治，并构建肠郁亚专业团队，引领新兴学科布局。

2. 中医药全结肠治疗

中医药全结肠治疗是经内镜消化道深部置管，留置于回盲部并利用钛夹固定于原位，以此建立体外经肛直达回盲的传输通道。传统煎煮灌喂的中药汤剂可以借助置管直接给药于回盲部，利用结肠转运时长实现药效全结肠覆盖。胡佳博士在开展洗涤菌群移植的同时，独创性地将中医药治疗精准定位于结肠，针对性诊疗各类肠道疾病，使中医药疗效聚焦于肠道，完全回避结肠以上消化道的“黑箱”效应。

3. 蒸脐疗法

腹部是阴经汇聚之地，而位于肚脐的神阙穴更是总汇诸经，联系脏腑，无皮下脂肪，皮肤、筋膜和腹膜直接相连，是前腹壁薄弱之处，深层为小肠，非常有利于药物在熏蒸的作用下透过表皮。葛来安主任医师创立的蒸脐疗法正是利用这一特性，选择适当药物，将其研成细粉末，用白醋或白酒调成糊状，填敷于脐部后再进行艾灸或热熨，借肚脐将药物渗透弥散到人体各个器官组织，疏通经络，调理气血，扶正祛邪，从而达到治疗效果。蒸脐疗法适用于脾胃肝胆系统多种疾病的治疗，尤其对肠易激综合征等功能性胃肠病、脂肪肝及肝硬化腹水等疾病效果突出，通过辨病、辨时、辨人来选药处方，使药力透过表皮进入血液，随之流遍周身，更加有利于发挥药物的整体疗效。

4. 消化早癌

何凌主任医师构建的消化早癌防治体系，不仅可以确定黏膜下病变的来源及可能性质，帮助制订随访或切除方案，也可以判断胆道、胰腺疾病的良恶性，明确消化道恶性肿瘤的浸润范围、淋巴结转移情况，制订个体化治疗方案。

5. 肝脏介入

我科引进贺柯庆副主任医师，开展肝脏介入，通过肝动脉化疗栓塞及灌注治疗肝癌、部分脾动脉栓塞治疗脾功能亢进、经皮经肝穿刺胆道引流治疗阻塞性黄疸、经颈静脉门体分流治疗食道 - 胃底静脉曲张破裂出血及顽固性难治性腹水；此外，对肝脏破裂出血、肠道部位不明的急性出血及痔疮出血，通过介入定位及紧急介入止血，可以挽救患者于危难之中。

6. 人工肝

外派上官定主治医师研修、引入人工肝清除体内毒素及代谢产物、纠正水液电解质紊乱、防治脑水肿、改善有效灌注、预防肾衰竭，促进肝性脑病苏醒，为肝移植创造时机。

（三）科研成果

科室建设有总面积达 $25m^2$ 的独立研究室，配备了台式计算机、笔记本电脑、投影仪、录音笔、照相机、摄像机、分析软件等办公用品。近 3 年，科室成员在研科研课题 36 项，其中国家自然科学基金 3 项、省自然科学基金 6 项、省中医药科技计划 14 项、省卫健委科技计划 9 项、省教育厅科技项目 4 项、其他 1 项，经费 206.44 万元；以第一作者 / 通讯作者发表论文 44 篇，其中 SCI 论文 7 篇、核心期刊 3 篇；全省优秀博士论文 1 篇；主编专著 2 部，副主编、参编 4 部；授权专利 6 项（发明专利 1 项、实用新型专利 5 项）；立项建设江西中医消化临床基地（肠郁病临床基地），搭建临床研究公共平台，建成样本出入库有序、管理完备、信息完善的生物样本信息库。

（四）教学情况

科室承担江西中医药大学中医内科学、诊断学、西医内科学等本科及研究生课程的教学任务，其中“中医内科学”与“西医内科学”已建设成为江西中医药大学一流课程。

近 3 年来，科室累计接受外单位及社会中医药从业者 239 人，含不同周期学员，其中 15 人次≥ 6 月；举办专题培训 40 余场，每次参加 25 人次左右；构建本专业知识题库系统，每次考核设计题型和分值后，由系统随机产生考卷，保障每次考核内容不重复，期满全员考核合格。

近 3 年来，科室共招收培养博士研究生 6 人、硕士研究生 45 人，师承人员 19 人，规范化培训 1078 人次；在院内首创以搭建科室平台的模式统一培养本专业研究生，助力导师拔高研究生能力，该模式一经推出，座无虚席，还吸引了许多非本专业研究生自主参与；同时，创新培养研究生为主体撰写本专业科普文稿，在帮助研究生完成专业知识原始积累的同时实现科室在医疗宣传方面的大丰收，使研究生培养与科室发展良性双赢。

（五）团队建设

科室遵循优势病种的发病规律，打造了 4 个亚专科团队（胃脘痛、肠郁、肝著、臌胀），每个团队配备执业医师 6 ～ 7 人，高、中、初三级呈“金字塔”结构搭配。

胃脘痛团队整合张小萍名医验方与消化内镜，形成消化早癌防治体系，使既往许多需要手术的问题得以内科处理，在此基础上进一步发展 EUS，使早癌早诊早治从消化道覆盖全消化系；张氏益胃汤阻断早癌炎癌转化的内在机制已成为学术研究的攻关方向。

肠郁团队省内独家开展洗涤菌群移植，将源自《肘后备急方》的粪菌移植融入现代中医中药，全面覆盖肠道菌群失调起主导作用的肠道疾病乃至全身各类疾病，引领中医药调控肠道菌群及中药胃肠靶定治疗的研究开展。

肝著团队通过人工肝治疗，促进肝衰竭缓解，为肝移植创造时机；使用人工智能整理肝炎临床大数据，集成创新了中医大健康数字化与可视化的管理模式，所构建的大数据模型成为探究肝炎发病规律的方向。

臌胀团队以陈崑山名医名方益气活血利水汤为基石，研究各类肝硬化及常见并发症，突出诊疗血吸虫肝硬化的地方病；引进肝脏硬度检测仪，无创性检测肝脏硬度；打造肝脏介入平台，通过肝介入挽救中晚期肝硬化及肝癌患者。

三、未来发展规划

1. 打造“医疗－人文－社会”三位一体新型医疗模式，提升常见病、多发病诊疗品质

不满足于对常见病、多发病的短期头痛医头、脚痛医脚，科室将持续追求提升诊治内涵，新型医疗模式的体系构建应涵盖“缓解症状→病因溯源→生活纠偏→胃肠体检→早癌早诊早治→治疗后随访→周期性复查→血源亲属筛查”；同时，根据新型医疗模式的需求配置医疗团队，形成上下游医疗链，在这个过程中融合专病专技，最终实现以就诊个体覆盖其家庭，从根本上升华常见病、多发病的诊疗品质。

2. 坚持消化内镜诊疗与非内镜特色诊疗两方面协同发展

科室持续促进年轻医师从零基础培养成熟技能。具体策略为：在现有基础上，拟轮派年轻医师轮流进修专项技能，学成归来后能开创各自落位、各攻一块、各有所长、各成品牌的新局面；切实提高专科专病的诊疗效果，提升科室以及名医品牌影响力，在较高起点带动科学研究开展。

3. 以菌群移植为切入点，紧跟业界热点，努力实现在省内的弯道超车

在省内已独家开展洗涤菌群移植的基础上，科室与南京医科大学第二附属医院达成战略合作，依托其成熟的洗涤菌液制备体系，开拓本专科的菌群移植事业。在此过程中，科室陆续派出多批次不同层次人员研修，落地“菌群移植平台江西分中心”于本院，进一步带动医疗、科研及平台申报等多方面突破。

4. 打造复合型中医脾胃肝胆病基地

科室每年度举办全国名老中医学术传承班，常态化接收培养省内外中医系统的消化人才，建设生物样本收集、生物信息汇总、科学研究管理的中心单元；利用新老院区建设拓展我科发展新空间；效仿江西消化病研究所模式，从中长期建设集特色病诊疗、消化内镜、消化介入等于一体的临床、科研、教学相结合的江西中医脾胃肝胆产学研复合基地。

5. 充分发挥中医治疗肝胆胰腺疾病的优势

中医中药及中医特色疗法在治疗肝炎、肝纤维化、肝硬化、肝癌、脂肪肝、胆囊泥沙型结石、急（慢）性胰腺炎方面具有很大优势，我们不仅要把肝胆胰腺疾病的介入治疗做大做强，更要发挥中医治疗肝胆胰腺疾病的优势，把我科系列经验方如乙肝三阳方、清肝伐脂膏、新清胰一号方、新清胰二号方、五金化石排石汤，以及臌胀系列方等挖掘整理，

推广应用，并充分发挥蒸脐疗法、颊针疗法、穴位埋线、溻渍疗法、热敏灸疗等对肝胆胰腺疾病有很好疗效的中医特色治疗，造福广大患者。

（葛来安　何凌　胡佳）

第十五章

肾生不息，探索进步的每一程

——肾病科发展历程

一、背景

（一）科室成立背景

江西中医药大学附属医院肾病科成立于1993年2月，由时任江西中医学院副院长皮持衡组建，是江西省首个中医肾病专科，床位45张，医生8名，血透机2台。1998年，我院与德国费森尤斯公司联合，引进了7台全进口费森尤斯血透机，成立血透室（图15-1)。2002年5月，肾病科首次独立开展腹膜透析置管术;2003年10月，开展肾穿刺活检术、慢性肾衰竭动静脉内瘘吻合术及深静脉置管术。科室2014年之前将发展重心倾于临床工作，致使科研发展工作停滞不前，自2014年6月起在国医大师皮持衡的指导下，在学科带头人科主任吴国庆的直接领导下，科室加强了人才培养工作，全科继承与发扬老一辈肾病专家的宝贵经验，守正创新，奋发进取，大力发展科研，培养出了一支集医、教、研为一体的肾科专业骨干人才团队，连续7年获国家自然科学基金项目8项、省自然科学基金7项，取得了不俗成绩。目前，肾病科拥有医护人员65名，国医大师、全国名中医1人，江西省国医名师1名，江西省名中医3名，全国中医临床优秀人才2名，博士5名，硕士19名，博士研究生导师7名，硕士研究生导师11名；其中，主任医师10名，副主任医师4名。

肾病科作为江西省肾病中医医疗中心、江西省慢性肾衰病重点研究室、江西省中医药肾病联盟理事长单位、江西省中医药学会肾病分会主任委员单位、江西省中西医结合学会肾病分会主任委员单位、江西省研究型医院学会中西医结合肾病分会主任单位、江西省传统中医中药研究会理事长单位，于2013年成为江西省中医肾病重点专科，并于2017年顺利通过验收，2006年成为国家临床试验质量管理规范（GCP）基地；2010年国家中医药管理局批准成立国家级名老中医皮持衡传承工作室、国家级名老中医赵纪生传承工作室，2017年皮持衡获首届全国名中医后更名为“皮持衡全国名中医传承工作室”，2022年皮持衡荣获第四届国医大师后工作室更名为“国医大师皮持衡传承工作室”。肾病科也是江西省中医住院医师规范化培训基地之一。

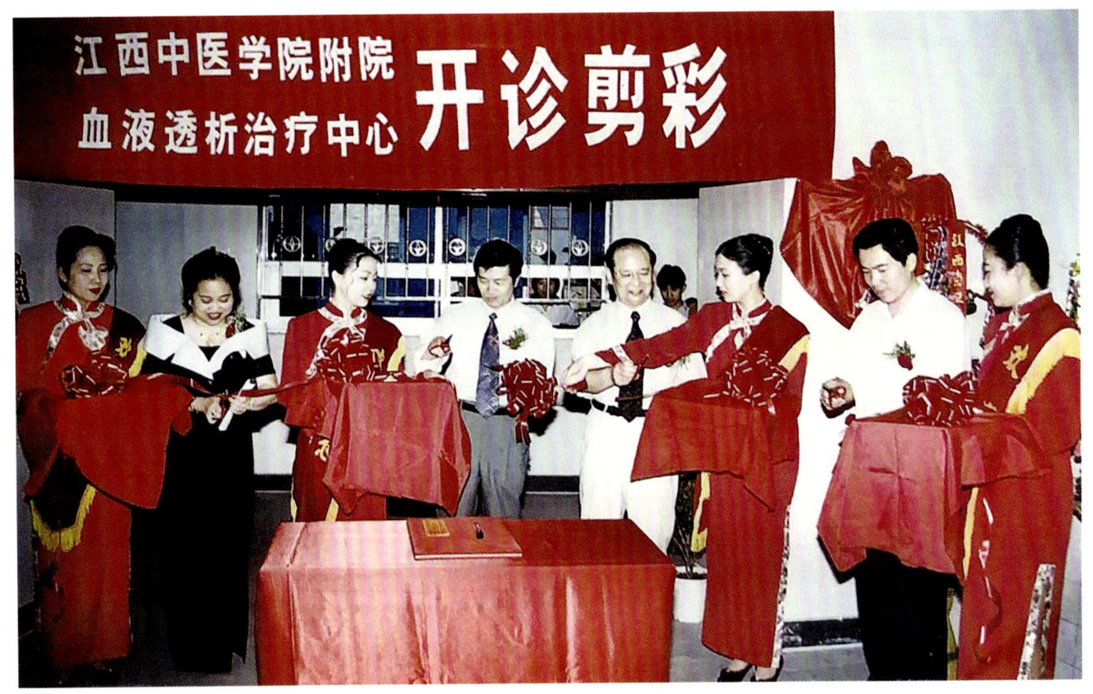

图 15-1　国医大师皮持衡参加血液透析中心开诊剪彩

肾病科现以国医大师皮持衡为学术带头人，科主任吴国庆为学科带头人。

（二）历任肾病科主任及护士长

1. 历任肾病科主任

1993—2009 年，赵纪生任肾病科主任。

2009—2013 年，章念伟任肾病科主任。

2014 年至今，吴国庆任肾病科主任。

此外，科室还拥有曾任科副主任的李旭主任中医师，李旭主任中医师为首批江西名中医陈瑞春高足，擅长使用经方治疗肾系病症及各类内科杂症。江西省名中医、江西中医药大学中医内科教研室主任、江西省传统中医药研究会理事长王茂泓主任，擅长运用传统中医药方法治疗内科疑难杂症。现任科室副主任宋卫国主任中医师为江西省国医名师贺支支教授首徒，也是江西省国医名师贺支支传承工作室主任，江西省研究型医院学会中西医结合肾病分会主任委员。这一批名医名家，为科室的发展壮大做出了卓越的贡献。

2. 历任肾病科护士长

1993—2003 年，饶晓明任肾病科护士长。

2003—2019 年，李清萍任肾病科护士长。

2019 年至今，彭国蕊任肾病科护士长。

2021 年至今，赵艳辉任血透室护士长。

二、现状

（一）医疗工作

肾病科是以中医治疗为主，中西医结合治疗为辅，借助现代医疗技术治疗肾病的科室，分为门诊、病房及血液净化中心三部分。病房拥有 3 个病区，开放床位 92 张，设有抢救室、结肠透析室、肾穿室、腹膜透析操作室、中医特色治疗室及名老中医传承研究室，年收治患者 2500 余人次。门诊有 4 个诊室，2 个名老中医传承工作室，年门诊量近 5 万人次。肾病科主要的治疗病种有急（慢）性肾衰竭、肾病综合征、急（慢）性肾炎、糖尿病肾病、高血压肾病、尿酸性肾病及狼疮性肾病等各类原发继发性肾脏病，疗效确切。

为进一步提高认识，努力继承发掘、发扬整理中医药优势，2013 年肾病科在江西省中医药管理局重点专科建设中，制订了以慢性肾衰竭、糖尿病肾病、肾病综合征、慢性肾小球肾炎、泌尿道感染及泌尿系结石等优势病种的诊疗方案，并逐年修订优化完善这些方案，使其更加贴近临床实际，便于管理使用。本专科确立了以慢性肾衰、肾病综合征和慢性肾炎综合等为重点病种，坚持以整体观念、辨证论治和内外合治为特色，以临床实践为基石，以提高临床疗效为目的，重点进行中医药或中西医结合诊疗方案的持续优化和特色有效方药研发等临床研究。在建设期间，科室建立了慢性肾衰、肾病综合征和慢性肾炎综合等疾病的证治规律、中医临床疗效评价体系，并发展了中医药对这些疾病的病因病机、理法方药等理论，进一步提高了中医药防治慢性肾脏病的学术水平。

科室现为江西省肾病中医医疗中心、江西省肾病临床重点专科。慢性肾功能衰竭为省级重点专科专病，建立了江西省中医药管理局慢性肾衰病重点研究室。以科室为主任委员单位，先后成立了江西省中医药学会肾病分会、江西省中西医结合肾脏病专业委员会、江西省研究型医院学会中西医结合肾病分会及江西省中医肾病联盟。为强化中医特色建设，科室开展了多项中医特色诊疗技术，如中药结肠透析、坤土健脾益肾包、耳穴压豆、中药足浴、热敏灸、穴位敷贴、磁珠压耳穴、中药熏洗、中药封包治疗、热罨包治疗、针刺、放血疗法、刮痧技术、拔罐等。本团队成员均已熟练掌握中医特色治疗技术原理及操作流程，住院患者中医特色诊疗技术使用率超过 90%。其中，结肠透析灌液、坤土健脾益肾包为科室专科特色疗法。

本专科秉承医院“中医很强，西医不弱”的发展理念，坚持“突出重点、发展强项、扶持特色”的专科建设理念，优化专科布局，做精优势专病，建设特色专科，推动亚专科建设，针对严重危害人民健康的急（慢）性肾衰竭、高钾血症、急性药物中毒、代谢性脑病、充血性心力衰竭、严重酸中毒及脓毒血症等本专科危急重症，整合相关学科资源，打造了一批能承载疑难危重症救治的高水平医技学科群，显著提高了疑难危重症救治水平。目前，科室能开展血液透析、血液透析滤过、血液灌流、血液灌流吸附、血浆置换、CRRT 及床旁腹膜透析等肾脏替代治疗手段，广泛运用于各类急（慢）性肾衰竭、高钾血症、急性药物中毒、代谢性脑病、充血性心力衰竭、严重酸中毒、脓毒血症及肝硬化顽固性腹水等病种的救治；依托国医大师皮持衡传承工作室，科室每周开展中医诊疗疑难病例分析讨论，在坚持安全第一的前提下，治疗理念回归以中医主导、“先中后西、中西联合”的原则，已开展各种临床常见病、急危重症和复杂疑难疾病的诊疗，进一步推动了中医药在诊疗疑难杂症、多重复合型病症上的应用与发展。

（二）人才培养

肾病科非常重视人才培养工作，秉承人才兴科的理念，建立了一整套人才培养和人才梯队建设体系。国医大师皮持衡教授及省国医名师赵纪生教授在第 2 ～ 7 批国家名老中医师带徒项目中共带教本科室学员 6 名，外埠及本市获国家中医药管理局师承人才项目资助的优秀人才近 20 名。

科室注重对中青年医师的培养和锻炼，通过多种途径提高医护人员的专业素质和综合能力。首先，科室定期组织内部培训，邀请知名专家进行学术交流，使医护人员掌握最新的医学知识和技术；其次，科室鼓励医护人员参加各类进修班、学习班，提高专业水平，历年来多次派遣中青年医师到北京大学第一医院、东部战区医院、南方医科大学南方医院、上海仁济医院、中日友好医院、广东省中医院及江苏省中医院等国内多家肾脏专科技术领先医院学习深造，提高业务水平；此外，科室还积极安排临床各专业组轮转，为年轻医师提供更多的实践机会和成长空间，现科室青年医师基本熟练掌握深静脉置管术、动静脉造瘘术、腹膜透析置管术及肾穿刺活检术，可独立开展血液透析、血液滤过、血液吸附、血液灌流、血浆置换、腹膜透析、自动腹膜透析等治疗技术。

肾病科不但注重本科室人才培养，也非常重视对基层医院进行人才输送，科室吴国庆、宋卫国、晏子友、王茂泓、罗学文、范伟、李庆珍及黄勇等硕、博士研究生导师承担了研究生培养工作，近 5 年来培养肾病专科硕、博士研究生近百人，每年带教培养江西中医药大学附属医院及江西省中医住院医师规范化培训基地学员上百人。

通过不断学习、交流与教学实践，肾病科医护人员不断成长进步，形成了良好的学习氛围，使得科室整体素质得到了显著提升。

（三）科研工作

肾病科立足于临床研究，在前期的工作基础上，细分化出原发性肾病（IgA 肾病、膜性肾病、慢性肾衰竭）、代谢性肾病、免疫性肾病、血液净化中心及腹膜透析中心 5 个亚专科，结合国医大师皮持衡教授“五论”学术思想及治肾理论，以“补肾泄浊法治疗慢性肾衰病研究”“益肾活血法治疗慢性肾病”“益气祛风、养血和络法防治慢性肾病”为研究方向，围绕“中医药防治肾脏纤维化”“肾小球固有细胞功能调节”“肾脏血管损伤修复”等问题展开基础研究，采用在体动物模型及体外细胞实验，通过多层次、多靶点的研究，阐释了中医药干预慢性肾病的特异性靶点识别体系，优化了中医药治疗方案。近年来，科室共承担国家自然科学基金课题 8 项，省自然科学基金课题 7 项，承担省科技厅课题、省卫健委课题等 50 余项，发表 SCI、中文核心、国家级、省级论文 300 余篇，论著 40 余部。

1. 中标课题

国家自然科学基金与江西省自然科学基金项目见表 15–1、表 15–2。

表 15–1　肾病科中标国家自然科学基金

来源	课题名称	负责人	年度	项目经费（万元）
国家自然科学基金委员会	基于 miRNA126 调控 PI3K/Akt/mTOR 信号通路探讨肾衰泄浊汤对 CKD As 的作用机制	晏子友	2022	34
国家自然科学基金委员会	基于 miR–379 通过 PERK–elF2a–CHOP 调控内质网应激 – 自噬探讨肾苏Ⅳ干预糖尿病肾病足细胞损伤的机制	王茂泓	2021	34
国家自然科学基金委员会	基于肾小管上皮细胞外泌体 miR–17–5p 调控巨噬细胞 M2 型极化探讨大黄干扰急性肾损伤的机制	吴国庆	2020	34
国家自然科学基金委员会	基于硫化氢介导 Txnip–Trx 硫羟基化阻抗 ASKI 通路活化探讨肾苏Ⅳ干预肾小球足细胞损伤机制的研究	黄勇	2020	34
国家自然科学基金委员会	PINK1/Parkin 介导的线粒体对慢性肾脏病心肌损伤及肾衰方的干预机制	晏子友	2019	34
国家自然科学基金委员会	基于肠道菌群调整和 TRL/NYD88/NF–@b 信号通路探讨大黄延缓尿毒症动脉硬化机制的研究	吴国庆	2018	34

续表

来源	课题名称	负责人	年度	项目经费（万元）
国家自然科学基金委员会	肾苏Ⅳ干预 lncRNAH19/DIRAS13t 调控足细胞自噬阻抑肾小球足细胞损伤机制研究	黄勇	2017	34
国家自然科学基金委员会	肾衰泄浊汤及其拆方干预周细胞阻抑 UUO 大鼠肾小管间质纤维化机制的研究	晏子友	2016	34

表 15-2　肾病科中标江西省自然科学基金

来源	课题名称	负责人	年度	项目经费（万元）
江西省自然科学基金委员会	基于 miR-145-5p 调控 TLR4/NF-κB 信号通路探讨大黄素抗腹膜纤维化的作用机制研究	范伟	2021	10
江西省自然科学基金委员会	基于 Wnt/β-catenin 调控 EMT 探讨益肾化瘀方对糖尿病肾病大鼠肾小球足细胞损伤的干预机制	宋卫国	2020	6
江西省自然科学基金委员会	基于巨噬细胞 / 外泌体 /miRNA-30e-5p/Beclin-1 信号轴探讨肾衰方对尿毒症心肌细胞自噬的影响	罗富里	2019	6
江西省自然科学基金委员会	基于“厥阴风木”理论探讨糖尿病“内质网应激 - 自噬失调”及乌梅丸干预机制	王茂泓	2018	6
江西省自然科学基金委员会	肾衰方及其拆方干预周细胞阻抑 UUO 大鼠肾小管间质纤维化的机制研究	晏子友	2017	6
江西省自然科学基金委员会	肾苏Ⅳ号基于 mTOR 信号通路调控足细胞自噬肾小球阻抑足细胞损伤机制的研究	黄勇	2017	6
江西省自然科学基金委员会	肾衰泄浊汤及其组方对肾间质纤维化 wnt/B-catenin 信号转导通路的干预	晏子友	2016	6

肾病科主编及副主编医学著作见表 15-3。

表 15-3　肾病科主编及副主编医学著作

姓名	论著名称	出版社	参编方式	年度
皮持衡	《皮持衡临床带教问答录——肾脏病诊疗解析》	中国中医药出版社	主编	2024
李福生	《慢性肾炎全国名老中医治验集萃》	中国中医药出版社	副主编	2024
王茂泓	《中医内科学案例教学》	中国中医药出版社	副主编	2022
王茂泓	《中医内科临床实训教程》	中国中医药出版社	副主编	2022
皮持衡	《衡医心悟》	江苏凤凰科学技术出版社	主编	2021
吴国庆	《常见中医疾病专科诊疗学》	天津科学技术出版社	主审	2020
宋卫国	《中医内科临证精要》	科学技术文献出版社	主编	2018
皮持衡	《内科成方临证应用辑要》	江西科学技术出版社	主编	2017
吴国庆	《临床肾脏内科疾病基础与精要》	科学技术文献出版社	主编	2017
王茂泓	《头痛眩晕效验秘方》	中国医药科技出版社	主编	2017
皮持衡	《皮持衡肾病学术思想及临证经验》	江西高校出版社	主编	2016
赵纪生	《赵纪生医论医案集》	中国中医药出版社	主编	2016
王茂泓	《张小萍脾胃气化学说》	上海科学技术出版社	主编	2016
王茂泓	《中医内科学》	人民卫生出版社	副主编	2016

2. 制剂研发

肾病科在药品研发方面也取得了一系列成果。针对慢性肾衰竭、肾病综合征、糖尿病肾病等疾病，科室积极开展中药及复方制剂的研究与开发，取得了显著的进展。科室研发的中药复方制剂肾衰泄浊汤、肾药Ⅲ号能够在一定程度上改善肾功能衰竭患者的临床症状，保护残余肾功能，延缓病情进展。现已开发投入临床使用的制剂有肾衰泄浊汤、肾药Ⅲ号、凤锦尿感汤、三草尿毒灵、二仙龟鹿膏及补肾益元膏等，受到了患者的广泛好评。

3. 获得奖励

2017年，肾病科王茂泓主任中医师获中国医师协会首届“白求恩式好医生”提名奖。

2017年，肾病科王茂泓主任中医师获国家中医药管理局“全国卫生计生系统先进工作者”。

2015 年，肾病科王茂泓主任中医师获“江西省最美医生”荣誉称号。

2012 年，肾病科吴国庆主任荣获江西省尿毒症免费救治工作先进个人。

2011 年，肾病科王茂泓主任中医师获中华中医药学会全国“郭春园式的好医生”荣誉称号。

2009 年，肾病科王茂泓主任中医师获江西省卫生系统“医德医风标兵”荣誉称号。

（四）对口支援

2022—2024 年，肾病科黄勇副主任中医师受江西省委组织部委派至宜春市人民医院挂职副院长。

2022 年，肾病科李庆珍副主任中医师参加对口支援新疆阿克陶县人民医院，帮助该院发展肾病科及血透室。

2018—2019 年，肾病科罗学文副主任中医师挂职九江市第一人民医院副院长，共建肾病科。

2008—2009 年，肾病科王茂泓主任中医师挂职赣州市中医院副院长，帮助该院建立发展肾病科。

（五）学术交流

为进一步继承发展中医药，王茂泓主任中医师多次赴马来西亚、新加坡、韩国及中国香港进行中医学术交流。2019 年，黄勇副主任中医师作为访问学者赴日本山梨大学学习交流 1 年。2019 年、2022 年，科主任吴国庆教授在中华中医药学会肾病分会年会上做肾脏病专题学术报告。

肾病科为推进中医、中西医结合在肾脏病治疗领域中的应用及国医大师皮持衡教授经验的传承，分别成立了江西省中医药学会肾病分会、江西省中西医结合学会肾病分会、江西省研究型医院学会中西医结合肾病分会，并于 2017—2023 年连续举办国家级继续教育项目“皮持衡肾病学术思想及临床经验学习班”，共培训学员 2000 余人次；与国内 18 家医院建立学术交流平台，邀请国医大师、岐黄学者等 30 余位知名专家进行学术讲座与交流，为进一步提高我省中医肾病的诊治水平做出了重要贡献。

三、未来发展规划

肾病科坚持以人民健康为中心，以建立健全现代化科室管理制度为目标，以深化体制机制改革为根本动力，以满足人民日益增长的美好生活需要为根本出发点，坚持中医特色，强化体系创新、技术创新、模式创新、管理创新，推动中医肾病专业高质量发展。

（一）指导思想

肾病科以科学发展观为指导，以现有设施规模为基础，以改善病区条件为突破口，以专科梯队建设为核心，提高内涵建设，中西医并重，打造一个引领江西、中部有优势、全国有特色的知名专科；坚持以中医药为主导，秉承中西医结合的方针，在慢性肾衰、肾水、肾风治疗上有特色，其他肾脏病治疗有优势，充分发挥中医药疗效，建设成全方位系统治疗肾病医、教、研于一体的名科。

（二）管理发展计划

强化肾科各病区在学科建设中的职能，强化肾科病区、血液净化中心、腹透室及肾病研究室在专科结构中的交叉作用，以慢性肾功能衰竭、肾病综合征、慢性肾小球肾炎、泌尿道感染、痛风性肾病、糖尿病肾病为重点病种，计划继续完善中西结合诊疗规范及护理常规；按国家中医药管理局要求进行单病种管理，信息录入工作；严格执行双重诊断及国家行业标准，建立并进一步完善三级医师查房、会诊、转诊制度；建立危急重症病员信息管理制度；逐步完善和加强病房工作质量综合考核。

肾病科将进行中医药及中西医结合防治方案的持续优化、慢性肾病特色有效方药研发等临床研究；建立慢性肾病诊治规律、中医临床疗效评价体系，建立可供临床推广应用的中医药或中西医结合防治慢性肾病的临床方案，发展中医药防治慢性肾病的病因病机、理法方药等理论，进一步提高中医药、中西医结合防治慢性肾病的学术水平及在慢性肾脏疾病治疗的中医参与率。

（三）专科队伍与人才培养计划

肾病科将建设高水平的医师队伍作为工作的重中之重，按照汇聚人才、培育团队、成就大师的医师队伍建设方针，引进、培养、聘用并举，在专科建设上坚持以人才为本，发挥人才优势，凝聚学科力量。

肾病科目前形成以国医大师皮持衡教授为学术带头人、吴国庆教授为学科带头人的人才队伍，同时加强宋卫国主任医师、王茂泓主任医师、罗学文主任医师、黄勇副主任中医师、范伟副主任中医师、李庆珍副主任中医师、王金艳副主任医师、薛松副主任中医师、李福生主治中医师、武雯雯主治中医师及彭璘主治中医师等为学术骨干和青年后备骨干三个层次的队伍建设，为实现创建一流专科目标提供坚实的人才保证；做好后备学科带头人的培养工作，抓紧选拔和培养新的业务学术骨干；加强人才引进与培养，组建合理人员梯队，在未来5～10年，计划引进2～5名高层次、高学历、高水平人才，引领科室科研进一步发展；把引进人才作为扩大人才队伍规模、提高人才整体素质、优化人才队伍结构的重要手段；坚持按需引才的原则，立足于现实和发展的需要，着眼于多层次需求，大力引进紧缺的各类人才，制订出台优惠政策；根据各类人才的特点，加大教育培训力度；充分利用现有资源，建立完善长期培养与短期培训相结合、外出进修与院内培训学习相结合、学历教育与岗位练兵相结合、集中学习与个人学习相结合的多层次、多方式的培养体系；加大继续教育力度，建立经费保障制度；坚持人尽其才、才尽其用、用其所长的原则，大胆、放手、科学地使用人才，最大限度地发挥人才的作用、释放人才的潜能、实现人才的价值。

（四）科研工作的管理与学术交流

肾病科立足于临床研究，挖掘中医药治疗肾脏病的中医疗法，加大院内制剂的研发，同时积极开展多种形式、不同层次的科学研究，将现阶段主要进行的临床研究进行拓展，与大中院校科研部门开展横向联系，构建前沿科研平台，开展如药效学、药物毒理学、细胞生物学、分子生物学、免疫学、遗传学等研究，借助现代科学，探讨中医学精髓；积极申报课题，提高本专科科研水平，由目前主要进行的国家级、省级课题延伸，着手申请国家级重大课题；针对国家和省部级科研项目较少、省部级以上科技奖励和科研平台缺乏、重大科研成果少和科技转化能力弱及专职科研人才缺乏的现状，进一步夯实基础，整合资源，实现突破。

肾病科积极承办国家级及省级学术会议，使学术交流成为重点专科学术人员的自觉行为。通过学术交流，找出差距，获得推动学科发展的动力；通过交流与合作，积极寻求科研合作伙伴，努力开拓合作领域，获取信息，不断提高科研水平和创新能力，逐步扩大肾病科的影响力和知名度，增强肾病科在国内的竞争能力。

（吴国庆　宋卫国　李福生）

第十六章

传承创新，勇毅前行建新功

——糖尿病（内分泌）科发展历程

一、背景

（一）成立背景

糖尿病（内分泌）科成立于1997年11月8日，初成立时与血液科一起称“血液内分泌科”。建科之初，大家对专科并不了解，科室影响力弱，为此科室人员多次去上海等地进修学习，引进先进技术，并进行义诊、宣讲等活动提高民众知晓率，就这样，在蔡灿林主任带领下，全科人员不断努力，科室初具规模，并于2002年成为江西省卫生厅重点中医专科。在继任张慧主任的带领下，2011年12月31日糖尿病（内分泌）科开启了独立病区，为科室发展壮大奠定了坚实的基础；同时，参与贺支支国医名师工作室的建设，一直坚持继承和发扬江西省国医名师贺支支教授临床经验及学术思想。在第三任主任曾英坚主任的领导下，科室两个专业具备独自发展条件，于2018年10月，血液内分泌科分为血液病科和糖尿病（内分泌）科两个科室。自此，糖尿病（内分泌）科单独成科，重点发展中西医结合诊治内分泌及代谢性疾病，继续挖掘、继承江西省名中医贺支支、蔡灿林、张慧、胡齐鸣等专家的临床经验，促进学科向纵深发展。

（二）科室简介

糖尿病（内分泌）科主要以消渴病（2型糖尿病）、瘿类病（甲状腺功能亢进症）和肥胖病等为重点病种，坚持以整体观念、辨证论治为特色，以临床实践为基石，以提高临床疗效为目的，继承江西省名中医贺支支、蔡灿林、张慧、胡齐鸣等专家的学术思想，持续优化中医药和中西医结合诊疗方案，积极探索临床诊断治疗新模式，探索出专科特色突出和疗效显著的中医药防治方法，加强科室人员业务能力学习及人才培养，提高中医药防治内分泌疾病的学术水平。

蔡灿林，主任中医师，江西省名中医，师承国医大师洪广祥，曾任我院大内科副主任、内一科主任、心脑科主任，中华中医药学会内分泌学分会及血液病分会委员，从事临床教学 53 年，对糖尿病及并发症、甲状腺疾病、再生障碍性贫血、急性白血病等有深入研究。他认为“痰瘀”是心脑血管病形成的重要病理标志，以益气活血、祛痰化瘀法治疗；善于运用温胆汤加减治疗内科疾病；认为治疗肺胀及预防哮喘发作应涤痰化瘀、扶助正气、温补肺肾。

张慧，主任中医师，江西省名中医，硕士生导师，贺支支名中医工作室负责人，从事中医血液内科及糖尿病科临床及基础研究 20 余年。1997 年，张慧被评为全国第二批老中医专家学术经验继承人，师从国医大师皮持衡教授。张慧现任中国中华医学会中西医结合血液病专业委员会委员、江西省血液专业委员会委员，擅长治疗糖尿病周围神经病变、糖尿病肾病等。她继承皮持衡教授、贺支支教授的思想，认为内分泌疾病应辨证施治，三因制宜。

胡齐鸣，主任中医师，江西省名中医，硕士生导师，曾任我院临床五支部书记，工作得到上级党委的肯定，为科室党建工作做出了贡献，曾任中华中医药学会糖尿病分会委员、江西省中西医结合学会内分泌（糖尿病）分会副主任委员、江西省中医药学会老年病分会副主任委员、江西省研究型医学会内分泌专业委员会常务委员等。他提出消渴应重视“脾虚湿困”，治疗上突破“三消分治”传统，主张“五型（五期）分治”。

（三）科室特色

糖尿病（内分泌）科制订了一套有中医特色的中西医结合治疗糖尿病、甲状腺疾病、肥胖等疾病的诊疗方案，并逐年持续改进、修订这些方案，使其更贴近临床实际，便于临床使用操作。

在科主任的带领下，全科开展了胰岛素泵、动态血糖监测等手段满足精细控糖；开展了中医特色治疗热敏灸、针刺、按摩、足浴、热罨包、穴位注射、穴位敷贴、耳穴压豆、微波治疗、中药涂搽辨证治疗上述疾病，疗效独特，深受患者欢迎。

（四）历任糖尿病（内分泌）科主任及护士长

1. 历任糖尿病（内分泌）科主任

1997—2010 年，蔡灿林任血内科主任。

2010—2017 年，张慧任血内科主任。

2017—2018 年，曾英坚任血内科负责人。

2018—2019 年，林安华任糖尿病（内分泌）科负责人。

2019—2022 年，李征锋任糖尿病（内分泌）科负责人。

2022 年至今，李征锋任糖尿病（内分泌）科副主任。

2. 历任糖尿病（内分泌）科护士长

1997—2008 年，罗莉萍任血内科护士长。

2006—2007 年，杨来香任血内科副护士长。

2008—2011 年，李小艳任血内科护士长。

2011—2018 年，张欢任血内科护士长。

2014 年，陶南娟任血内科副护士长。

2018—2019 年，同消化内科共用一个护理单位，刘兰花、施翠芬任消化、糖尿病（内分泌）科护士长。

2019—2023 年，施翠芬任糖尿病（内分泌）科护士长。

2023 年至今，黄芬任糖尿病（内分泌）科护士长。

二、现状

（一）医疗工作

糖尿病（内分泌）科是以中医治疗为主，中西医结合治疗为辅，借助现代化诊疗技术治疗内分泌代谢系统疾病的科室，分为门诊、住院部两个部分。2022 年，科室门诊量 2.8 万余人次。科室主要以中医及中西医结合治疗各种内分泌及代谢性疾病，如糖尿病、糖尿病酮症酸中毒、糖尿病非酮症高渗综合征、糖尿病慢性并发症、甲状腺疾病、垂体疾病、肾上腺疾病、继发性高血压、肥胖症、代谢综合征、高尿酸血症及痛风、脂代谢紊乱、骨质疏松症、钙磷代谢异常、甲状旁腺疾病等；中医治疗内分泌紊乱，如皮肤色素沉着、黄褐斑、青春痘等。

（二）人才培养

糖尿病（内分泌）科积极主动完成江西中医药大学各级各类教学工作。科室全员均承担了科室临床带教及授课等工作，每年带教住院医师规范化培训基地学生 200 余人。

贺支支教授为国家第三批、第六批全国老中医药专家学术经验继承工作指导老师，培养学术继承人 3 名，硕士研究生 4 名，协助指导博士研究生 2 名。张慧培养硕士研究生 7 名，社会规培生 1 名，师承学术继承人 2 名。胡齐鸣培养硕士研究生、社会规培生 20 余人。李征锋培养硕士研究生 7 名，社会规培生 3 名。

此外，科室人员勤学上进，多人外出进修学习。如张慧主任、操儒森曾前往上海交通大学医学院附属瑞金医院进修，李征锋曾前往中国医学科学院血液病研究所（血液病医院）进修，樊启辉前往中山大学第三附属医院进修，吴伟前往中南大学湘雅二医院内分泌科进修，将所学知识带回我科临床实践。

通过不断学习、交流与教学实践，我科医护人员不断成长，形成了良好的学习氛围，整体医疗水平不断提高，全年诊疗人次不断增加。

（三）科研工作

1. 课题

贺支支教授主持和参与省部级及厅级科研课题 7 项。张慧主任先后主持参与完成厅级及校级科研课题 5 项。胡齐鸣主持江西省卫生厅中医药科研基金课题 1 项，主持江西省卫生和计划生育委员会中医药科研课题 1 项。李征锋主持江西省教育厅课题 1 项，参与江西省教育厅课题 2 项。韩琳完成江西省卫生厅课题 1 项。汤菲主持江西省卫生厅项目 1 项。操儒森主持江西省卫生和计划生育委员会中医药管理局项目 1 项，申请专利 1 项。吴伟主持江西省教育厅课题 1 项，江西省卫生和计划生育委员会课题 1 项。樊启辉主持江西省卫生和计划生育委员会项目 1 项，申请专利 2 项。吴滢主持江西省中医药管理局课题 1 项。李晨希主持江西省中医药管理局课题 1 项。

2. 专著、论文

我科近 5 年内以第一作者累积发表论文 10 余篇。贺支支教授在国家和省级杂志发表专业论文 50 余篇。张慧主任发表学术论文 10 余篇。胡齐鸣主任发表论文 10 余篇、科普文章 30 余篇。李征锋发表学术论文 7 篇。

科室人员参编著作 10 余部，详见表 16–1。

表 16–1　糖尿病（内分泌）科专著出版情况

姓名	论著名称	出版社	参编方式	年度
李征锋	《内分泌疾病中医临床诊疗专家共识》	科学出版社	副主编	2022
李征锋	《江西省临床实践基本技能训练考核项目标准》	江西科学技术出版社	编委	2015
李征锋	《临床医学概论》	中国医药科技出版社	编委	2021
李征锋	《内科学》（新世纪第五版）	中国中医药出版社	编委	2021
李征锋	《诊断学》（新世纪第五版）	中国中医药出版社	编委	2023

续表

姓名	论著名称	出版社	参编方式	年度
李征锋	《诊断学实习教程》（新世纪第四版）	中国中医药出版社	编委	2024
李征锋	《肥胖相关慢性疾病及防治策略》	上海交通大学出版社	编委	2022
李小艳	《江西省护理技术操作规程》	江西科学技术出版社	编委	2012
樊启辉	《内分泌疾病诊断和治疗》	河南大学出版社	编委	2021
操儒森	《血液系统疾病诊断方法与治疗精要》	科学技术文献出版社	副主编	2016
操儒森	《内分泌代谢疾病临床诊疗学》	科学技术文献出版社	编委	2016

3. 学术交流

2019年，我科作为主任委员单位牵头成立江西省研究型医院学会中西医结合内分泌学分会，并成功举办2届学术会议，举办了2届国家级教学教育项目培训班，促进了我科同省内外同行的学术交流。2022年，我科成为江西省医学会糖尿病学分会中医药学组组长单位，并举办1届学术交流会。2019年，我科成为华中国家区域内分泌诊疗中心专科联盟单位。此外，我科多人次参加白求恩精神研究会内分泌和糖尿病学分会、中华中医药学会慢病管理分会、中华中医药学会糖尿病分会、江西省医学会糖尿病学分会、江西省医师协会内分泌代谢科医师分会、江西省研究型医院学会内分泌代谢病学分会、江西省研究型医院学会糖尿病分会等国家级、省级学会，任职并进行学术交流。

（四）教学情况

李征锋2018年指导学生参加“慧医谷杯”全国中医大学生临床能力竞赛获“团体特等奖”“团体二等奖”，李征锋获优秀指导老师证书；2019年指导学生参加全国中西医结合大学生临床能力大赛获“团体二等奖”，李征锋获优秀指导老师证书；2021年指导学生参加第十届中国大学生医学技术技能大赛荣获中医学专业赛道“团体银奖”，李征锋获优秀指导老师证书。

（五）团队建设

目前糖尿病（内分泌）科有医生15人，江西省国医名师1人，江西省名中医3人，硕士生导师1人，博士3人，硕士9人；其中，中医类别医师12人，高级职称5人。我科是华中国家区域内分泌诊疗中心专科联盟单位，是全国纯中医治疗2型糖尿病联盟单位，江西省研究型医院学会中西医结合内分泌学分会主任委员单位，江西省中西医结合学会内分泌专业委员会副主任委员单位。

科室鼓励成员积极参与各项专业活动，荣获系列奖项。李征锋2007年获江西省卫生厅临床技能大比武竞赛医生组“岗位技能标兵”称号，2007年江西省卫生厅临床技能大比武竞赛集体一等奖，2008年江西省卫生厅临床技能大比武竞赛集体二等奖。张慧主任荣获2012年江西省卫生系统“医德医风标兵”。胡齐鸣主任1998年第一批赴九江抗洪一线，成绩突出获政府表彰；曾获江西省卫生和计划生育委员会医德医风标兵、江西中医药大学党员先锋岗、江西中医药大学优秀党务工作者等称号。罗莉萍1994年获江西省省直医疗卫生单位首届护理技术操作比赛个人全能二等奖、青霉素皮试单项三等奖、氧气吸入单项奖第三名。李小艳2008年获全省护士临床技能大比武集体三等奖，2012年获江西省护理学会安全型静脉留置针操作竞赛技能标兵。施翠芬2019年获全省优秀护士，江西中医药大学附属医院优秀护士长、党员先锋岗、医院优质护理服务十佳案例演讲比赛一等奖。闵彩云2020年参加第一批江西省抗击新冠肺炎疫情援鄂医疗队，被湖北省委及湖北省人民政府授予新时代“最美逆行者”。

（六）社会服务

科室重视城乡医院对口支援工作，贯彻落实对口支援工作的有关文件精神，努力解决人民群众反映突出，迫切需求的看病就医问题，使偏远山村的广大人民群众享受优质的医疗服务，用心、用情、用力地做好对口支援工作，做到帮扶形式多样化，帮扶地点基层化。

李征锋2017年参加江西省第十批卫生人才服务团，前往赣州市人民医院挂职副院长，接受组织培养并完成帮扶任务。胡齐鸣2010年在宁都县中医院下乡对口支援，使得该院糖尿病诊治工作从无到有，得到医院上下的一致好评。汤非在宁都县中医院下乡对口支援。李征锋在婺源县中医院下乡对口支援。樊启辉于2014年4—9月及2022年6—11月在黎川县中医院对口支援。冯儒庭于2019年5—11月在婺源县中医院下乡对口支援。吴伟于2020年12月—2021年6月在南昌县中医院对口支援，2022年8—9月在贵溪市参加防疫工作，2022年12月—2023年6月在南昌县中医院支援。

此外，科室成员多次参与江西省内义诊活动，并多次进行糖尿病教育等健康科普宣教。

三、未来发展规划

（一）指导思想

糖尿病（内分泌）科紧跟医院“十四五”发展规划，坚持以党的建设为引领，大力弘扬党的精神，坚持以人民健康为中心，以临床实践为基石，以整体观念、辨证论治为特色，以中医为主体，中西医融合发展，努力提高中西医结合、中医药防治内分泌疾病水平，为建设健康中国和促进中医药事业的可持续发展做出积极贡献。

（二）工作目标

糖尿病（内分泌）科把握发展中医药事业的机遇，进一步完善与加强科室管理，努力将学科打造为中医特色突出、疗效显著、创新能力强、示范带动作用明显、服务规范、科研及教学水平一流的现代化中医内分泌疾病医、教、研基地，不断扩大和提升本专科在糖尿病领域诊治重大疑难疾病的省内省外影响力。

（三）工作计划及保障措施

糖尿病（内分泌）科坚持以患者为中心的服务理念，落实医院各项规章制度，提高医疗质量，加强人才队伍建设，建立科室科研团队，提高科室人员科研创新能力，充分发挥中医药特色优势，使内分泌科再上新水平、新台阶。

1. 提供优质服务

糖尿病（内分泌）科坚持以患者为中心的服务理念，切实做到“一切为了患者，为了一切患者”，对待患者态度和蔼、接诊细心、诊疗耐心，多解释，多安慰，多理解，多帮助，尊重患者权利，给予患者更多的关怀。

2. 发挥中医药特色优势

糖尿病（内分泌）科开展本专科领域中药古籍文献、名家医案和名老中医的学术思想、临证经验和技术的整理研究，做好中医药传承工作；制订科室关于中医药特色治疗的具体措施及奖惩制度，积极鼓励科室医生从多个途径、多个方面使用中医治疗方法（包括中药饮片、免煎中药、拔罐、针灸、穴位敷贴、耳穴压豆、中药足浴、穴位注射等），改变患者单一的治疗手段，改善患者的生存质量。

3. 加强人才队伍建设

糖尿病（内分泌）科强化人才队伍建设，通过多种形式的继续教育，如跟师学习、高级研修班、学术会议、进修、市级以上培训、科内培训等多种方式，培养具有糖尿病诊疗扎实临床技能和专业特长的临床医学人才队伍。科室开展中医师承培养，把造诣深厚、学有专长、经验丰富、活跃在工作一线的名老中医专家请上讲台，为骨干医师进行专业指导及临床传授指导；开展非中医类别专业技术人员“西学中”教育，提高中医理论，提高中医辨证论治水平，加强科室中医人才培养和队伍建设，传承糖尿病中医诊疗技术。

4. 提高科研能力

糖尿病（内分泌）科加强科室科研创新团队建设，鼓励科室科研团队申报国家和江西省各级各类科研项目及人才计划，争取国家级科研课题 1 项以上或省部级科研课题 2 项以上，实现重大项目、重大成果新突破。科室将科研创新工作和中医临床经验提升及中医特色服务技术发展相结合，促进中医特色发展，以科研带动临床，临床带动科研。

5. 提高科室医疗质量

糖尿病（内分泌）科落实医院规章制度和人员岗位责任制度，特别是医疗质量和医疗安全的核心制度，包括首诊负责制度、三级医师查房制度、分级护理制度、疑难病例讨论制度、会诊制度、危重患者抢救制度、死亡病例讨论制度、查对制度、病历书写基本规范与管理制度、交接班制度等。科室成立质控小组，建立切实可行的质量控制方案和定期效果评价制度，使科室三级查房、会诊、疑难病例讨论等各项工作得到落实，使各项医疗质量得以充分保证。

6. 推动教学质量发展

糖尿病（内分泌）科加强教学文化的宣传与引导，提升全科室人员的教学意识；结合科室小组构成及职称情况，成立教学小组及总带教，科主任亲自把关，以认真负责的态度完成教学任务；加强对教学实施过程的量化监控，充分调动带教人员的积极性，有计划地加强带教师资培养；将教学工作纳入质控范畴，确保教学质量。科室定期对进修、实习同学安排专科知识讲座及三级查房，每天查房结合患者情况进行相关提问并学习，督促学生利用业余时间努力学习，出科前进行理论及技能考核，并完成相关病历书写。

（李征锋）

第十七章

血液病科，生命源泉的守护者

——血液病科科室发展史

一、背景

（一）成立背景

江西中医药大学附属医院血液病科源于医院血液内分泌儿科，由江西省名中医蔡灿林教授于 1997 年 9 月领衔建立，与内分泌科、儿科一起并科发展，科室命名为“血液内分泌儿科”。建科之初，科室规模和影响力相对较小，为此蔡灿林主任带领全科医护人员励精图治，努力为患者提供优质的中西医结合诊疗服务，并通过引进先进技术、定期举办形式多样的学术活动、医疗义诊、中医药下乡等来不断提高科室医疗技术水平、学术影响力和社会知晓度，取得了较好的社会效益，科室得以持续发展壮大，并于 2002 年成为江西省卫生厅重点中医专科，建设成就显著。2010 年 3 月，江西省名中医张慧主任担任血液内分泌专业（专科）主任。随着血液、内分泌两个专业医疗服务量的不断增加，血液内分泌科于 2011 年 12 月 31 日独立病区发展。在张慧主任的带领下，血液、内分泌两个专业得到了更快、更好地发展，血液内分泌科不断壮大，社会美誉度日渐提高，为血液、内分泌两个专业的后续专科化细分发展奠定了坚实的基础。

2017 年 5 月，张慧主任卸任血液内分泌科科主任职务。为顺应和满足全省及医院中医、中西结合血液、内分泌专业更高质量发展的迫切需求，在学校的关心关怀下，医院于 2017 年 7 月从广东引进全国中西医结合血液病中青年专家曾英坚主任中医师来院工作。曾英坚主任抱着服务家乡百姓健康的满腔热情，从暨南大学附属江门中医院回到母校，带领同事们一起投身于彼时医院最弱小的内科——血液内分泌科的建设发展。2018 年 10 月底，按照医院的发展部署，血液内分泌科拆分为两个独立科室，曾英坚任血液病科主任，血液病科自此踏上了更高更快发展的新征程！在医院的关心支持下，在兄弟科室的无私帮助下，曾英坚主任带领血液病科全体医护人员不畏艰难、团结奋斗、勇于拼搏，使得科室得以快速成长。经过近几年来的励精图治和奋发作为，江西中医药大学附属医院血液病科已经发展成了在省内外享有较高知名度的中西医结合血液病专科。

（二）科室简介

27 余年来，血液专科学术薪火相传，先后在我院国医大师伍炳彩教授，国医大师皮持衡教授，全国名中医张小萍教授，国家级名老中医、江西省首届国医名师贺支支教授，全国著名中医、中西医结合血液病专家孙伟正教授、杨文华教授、陈信义教授、胡晓梅教授、周郁鸿教授、陈志雄教授、李铁教授等前辈专家的指导下，在全科医护人员的共同努力和不懈奋斗下，血液病科已经发展成为江西省内中医、中西医结合血液病领域诊疗高地，取得了显著的建设成效。科室目前是江西省中医血液病临床研究基地、江西省临床重点专科、江西省青年文明号，是中华中医药学会血液病分会副主任委员单位、世界中医药学会联合会血液病专业委员会常务理事单位、中国民族医药学会血液病分会常务理事单位、江西省研究型医院学会中西医结合血液病分会主任委员单位、江西省中医药学会血液病分会主任委员单位等，也是硕士及博士研究生培养科室。

蔡灿林，主任中医师，江西省名中医，师承国医大师洪广祥，曾任我院大内科副主任、内一科主任、心脑科主任，中华中医药学会内分泌学分会及血液病分会委员，从事临床教学 53 年，对糖尿病及并发症、甲状腺疾病、再生障碍性贫血、急性白血病等有深入研究。他认为“痰瘀”是心脑血管病形成的重要病理标志，以益气活血、祛痰化瘀法治疗；善于运用温胆汤加减治疗内科疾病；认为治疗肺胀及预防哮喘发作应涤痰化瘀、扶助正气、温补肺肾。

张慧，主任中医师，江西省名中医，硕士生导师，贺支支名中医工作室负责人，从事中医血液内科及糖尿病科临床及基础研究 20 余年。1997 年，张慧被评为全国第二批老中医专家学术继承人，师从国医大师皮持衡教授。张慧现任中国中华医学会中西医结合血液病专业委员会委员、江西省血液专业委员会委员，擅长治疗糖尿病周围神经病变、糖尿病肾病等。她继承皮持衡教授、贺支支教授的思想，认为内分泌疾病应辨证施治，三因制宜。

胡齐鸣，主任中医师，江西省名中医，硕士生导师，曾任我院临床五支部书记，工作得到上级党委的肯定，为科室党建工作做出了贡献，曾任中华中医药学会糖尿病分会委员、江西省中西医结合学会内分泌（糖尿病）分会副主任委员、江西省中医药学会老年病分会副主任委员、江西省研究型医学会内分泌专业委员会常务委员等。他提出消渴应重视“脾虚湿困”，治疗上突破“三消分治”传统，主张“五型（五期）分治”。

曾英坚，医学博士，博士生导师，主任中医师，血液病科主任；全国中西医结合血液病中青年专家，中华中医药学会血液病分会副主任委员，全国第四批中医临床优秀人才，江西省中医药学会血液病分会主任委员，江西省研究型医院学会中西医结合血液病分会主任委员，江西省首批中医药中青年骨干人才；获江西省委组织部、省人社厅、省卫健委抗疫记大功奖励。曾英坚具有丰富的西医临床、中医临证及中西医结合诊疗经验，擅长恶性血液病、肿瘤化疗后的中医调治及不能耐受化疗恶性血液病、肿瘤的中医治疗。

（三）科室特色

科室坚持积极发挥中医药优势和特色，具有简、便、效、廉和毒副作用小的特点，以综合方法和技术诊治各种血液疾病：①各种贫血性疾病，如急（慢）性再生障碍性贫血、阵发性血红蛋白尿、营养性贫血、慢性病贫血、溶血性贫血。②各种血液肿瘤疾病，如骨髓增生异常综合征MDS、急（慢）性白血病、多发性骨髓瘤、恶性淋巴瘤等。③各种出凝血疾病，如血友病、血小板减少性紫癜、过敏性紫癜等。④各种骨髓增殖性疾病，如骨髓纤维化、真性红细胞增多症、特发性血小板增多症等。⑤其他血液病，如各种原因所致的白细胞减少、血小板减少等。

近年来，经全体医技人员不断努力及科研攻关，科室发挥中医药优势和中西医结合特色，在以中西医综合疗法治疗慢性再生障碍性贫血、慢性难治性血小板减少症、白血病、骨髓增生异常综合征、淋巴瘤、骨髓瘤以及老年血液病方面特色鲜明，形成了紫癜病、老年血瘤（血癌）病两大中医优势病种，临床疗效和特色显著，研发了一系列特色专科制剂和协定方，如益髓生化颗粒、益板生化颗粒、升板贴、生髓贴、消脾散、活血消肿膏、通络护脉丹等。

科室同时开展多项中医特色治疗技术：①安营护卫中药熏药疗法，针对血液病患者免疫缺陷易感染而进行内外环境保护。②护髓生血穴位贴敷疗法，针对化疗后骨髓抑制及各种血细胞减少，研制了生髓贴、升板贴穴位贴敷护髓生血产板。③逐痹通络中药熏洗疗法，针对血液病化疗后周围神经损伤和疾病本身所致的神经损害。

科室开展了一系列特色中医内外治技术，疗效深受患者信赖和好评，其以中医中药结合现代医学技术治疗慢性难治性血小板减少、再生障碍性贫血、中老年MDS、白血病、淋巴瘤、骨髓瘤等老年恶性血液病的综合水平在国内同领域居于前列水平和省内领先地位。

（四）历任血液科主任及护士长

1. 历任血液科主任

1997—2010年，蔡灿林任血液内分泌儿科主任。

2010—2017年，张慧任血液内分泌科主任。

2017—2018年10月，曾英坚任血液内分泌科负责人。

2018年至今，曾英坚任血液病科主任。

2. 历任血液科护士长

1997—2008 年，罗莉萍任护士长。

2008—2011 年，李小艳任护士长。

2011—2023 年，张欢任护士长。

2023 年至今，周世妹任护士长。

二、现状

（一）医疗工作

血液病科作为江西省临床重点专科，在医疗质量、医疗安全和服务效率方面不断追求卓越，针对优势病种老年血瘤病（老年骨髓增生异常综合征、急性白血病、淋巴瘤、骨髓瘤等）、紫癜病（免疫性血小板减少性紫癜）、紫癜风（过敏性紫癜）、髓劳病（再生障碍性贫血）等进行严格的临床路径管理，不断提高临床疗效，为相关患者提供了简、便、效、廉的医疗服务。自建科以来，科室严格执行医疗护理核心制度，较好保障了患者的生命安全。科室疑难危重患者救治率逐年提高，在做好日常的血液病患者诊疗以及急危重症患者救治工作的同时，科室医护人员也经历了新冠疫情等重大医疗事件的考验和磨炼，专业技术及职业素质不断提升，召之能战、战之能胜。

近年来，科室的学术影响力不断提升，中西医结合诊疗血液疾病的综合能力在省内处于一流水平。科室人才队伍不断优化、治疗手段日臻完善，医疗服务内涵不断提升，诊疗收治省内外患者，各项医疗核心指标较优，取得了良好的社会效益。

科室目前拥有在岗医护人员 25 人。其中，医师 11 人（含专职科研人员 1 名），均为研究生学历，其中高级职称 3 人，博士学位 2 人（在读 1 人）；拥有省名中医 1 人，全国中医临床优秀人才 1 人，江西省首批中医药中青年骨干人才 1 人，全国老中医药专家学术经验继承人 2 人；博士研究生导师 1 人，硕士研究生导师 2 人；国家级专业委员会副主任委员 1 人，省级专业委员会主任委员 2 人。护理队伍 14 人，均为本科以上学历。

科室开放床位数 52 张，百级洁净造血干细胞移植病房 4 间，独立专科门诊诊室 2 间，拥有中医特色治疗室、远程医疗工作室等。科室目前各类中西医专科设备配置齐全，拥有血细胞分离机、简易洁净层流床、无创呼吸机、除颤仪、心电图机、便携式化疗泵、微量泵、静脉注射泵、指脉氧仪、血糖仪、心电监护仪、吸痰器、毫针、梅花针、三棱针、普通火罐、真空拔罐器具、刮痧板、中药熏药仪器、中药熏洗桶、紫外线杀菌灯车、神灯照射仪器、中药打粉机、中药离子导入仪、穴位敷贴、推拿辅助治疗设备。

（二）教学情况

血液病科为江西中医药大学中医内科学学术型和专业型硕士、博士培养科室，现有博士生导师1人、硕士生导师2人，现在培博士研究生3人、硕士研究生14人。科室承担江西中医药大学中医内科学、内科学、诊断学等教学任务，年均承担课堂教学500课时左右，同时承担省内外进修医师培训及中医药大学临床研究生的规范化培养工作。血液病科虽然是一个相对年轻的科室，但作为教学医院科室，始终把规培带教工作放在重要位置，同时把思想政治教育放在重中之重。在党支部（支部建立在科室上）及科室进行的各项主题教育及思想政治学习活动中，科室力争全员覆盖，把规培生、研究生、实习生均纳入其中。曾英坚主任荣获2019年中医住院医师规范化培训“优秀教学主任”荣誉称号，并作为指导老师指导学生在第十届中国大学生医学技术技能大赛中获中医学专业赛道“团体银奖”。科室创新性举办“杏林新声”教学活动，由研究生、本科生选择自身感兴趣或有研究的中医主题进行主讲，由带教老师和参会学生进行点评和讨论，旨在提高教师和学生们对中医的兴趣和讲课能力。此外，我科的规培教学工作多次获得医院的肯定和表扬。

（三）科室科研情况

1. 科室学术影响

科室聘请国医大师伍炳彩教授、国医大师皮持衡教授、全国名中医张小萍教授、国家级名老中医、江西省首届国医名师贺支支教授为科室的学术指导老师，全国著名中医、中西医结合血液病专家孙伟正教授、杨文华教授、陈信义教授、胡晓梅教授、周郁鸿教授、陈志雄教授、李铁教授等为科室的学术顾问。目前，科室是中华中医药学会血液病分会副主任委员单位、世界中医药学会联合会血液病专业委员会常务理事单位、中国民族医药学会血液病分会常务理事单位、江西省研究型医院学会中西医结合血液病分会主任委员单位、江西省中医药学会血液病分会主任委员单位、上海瑞金血液病医疗联合体理事单位等。

2. 科室科研成果

科室独立成科后，在曾英坚主任的带领下，科研工作不断有效推进。近6年来，我科发表包括中文核心及SCI在内的各级专业论文50余篇，撰写及参编专业书籍5部；立项各级科研课题二十余项；2022年、2023年连续两年成功获得国家自然科学基金立项；举办国家级继教项目5项，省级继教项目1项。详见表17-1、表17-2、表17-3。

表 17–1　血液病科中标国家自然科学基金

来源	课题名称	负责人	年度	项目经费（万元）
国家自然基金委员会	基于 STAT3/PD–L1 介导的细胞自噬探析姜黄素抑制白血病细胞免疫逃逸的作用机制	伍振辉	2023	30
国家自然基金委员会	基于 NKG2D–NKG2D–L 轴探讨姜黄素联合三氧化二砷调控自噬抑制白血病干细胞免疫逃逸的机制研究	曾英坚	2022	34

表 17–2　血液病科著作

姓名	论著名称	出版社	参编方式	年度
曾英坚	《血液肿瘤及出血性疾病中西医规范化诊疗及管理》	陕西科学技术出版社	主编	2023
曾英坚	《临床血液病中西医诊疗手册》	郑州大学出版社	主编	2022
曾英坚	《常见血液疾病中西医 1000 问》	天津科学技术出版社	主编	2020
曾英坚	《临床内科治疗学》	天津科学技术出版社	主编	2019
曾英坚	《中医内科临床实训教程》	中国中医药出版社	编委	2022

表 17–3　血液病科发表论文

姓名	论文名称	出版杂志	出版年
曾英坚（第一作者）	《热敏灸对 21 例老年急性髓系白血病化疗后临床观察》	《江西中医药》	2023
伍振辉（第一作者）	《基于化学成分药理作用及网络药理学的肿节风质量标志物预测分析》	《中国现代中药》	2023
曾英坚（第一作者）	“Curcumin combined with arsenic trioxide in the treatment of acute myeloid leukemia：network pharmacology analysis and experimental validation”	*Cancer Res Clin Oncol*	2023
曾英坚（通讯作者）	“Visual analysis of research hotspots and trends in the treatment of immune thrombocytopenia with traditional Chinese medicine”	*Digital Chinese Medicine*	2022
伍振辉（第一作者）	《基于网络药理学及体外实验探讨青黄散抗急性髓系白血病的分子机制》	《中国实验方剂学杂志》	2022

续表

姓名	论文名称	出版杂志	出版年
伍振辉（第一作者）	《自噬与肿瘤免疫逃逸相关性及中药干预研究进展》	《中国实验方剂学杂志》	2022
曾英坚（通讯作者）	“Sub-acute toxicity of licorice-sargassum extract in Sprague-Dawley rats: biochemical, histopathological, and pharmacokinetic studies”	*Chin Med J（Engl）*	2022
曾英坚（第一作者）	“Effects of Qinghuang Powder on Acute Myeloid Leukemia Based on Network Pharmacology, Molecular Docking, and In Vitro Experiments”	*Evid Based Complement Alternat Med*	2021
曾英坚（通讯作者）	“Targeting the NKG2D/NKG2D-L axis in acute myeloid leukemia”	*Biomed Pharmacother*	2021
曾英坚（通讯作者）	《曾英坚治疗不寐经验探析》	《国医论坛》	2021
梁桢尧（第一作者）	《甘草泻心汤加减治疗白血病化疗后口疮体会》	《国医论坛》	2021
曾英坚（通讯作者）	《中医药治疗江西普通型新型冠状病毒肺炎病案4则》	《江西中医药》	2021
曾英坚（通讯作者）	《从脾胃气化探讨难治免疫性血小板减少症证治》	《中国中医急症》	2020
曾英坚（通讯作者）	《从紫癜病案中浅析中医营卫理论》	《中国民族民间医药》	2020
曾英坚（通讯作者）	《中医药在老年急性髓系白血病去甲基化化疗前干预应用优势探讨》	《中国中医急症》	2020
曾英坚（通讯作者）	《从寒温统一谈新型冠状病毒肺炎的中医治疗》	《江西中医药大学学报》	2020

（四）疫情防控

在抗击新冠肺炎疫情期间，血液病科全体医护人员积极投身于抗击疫情一线工作中，为新冠疫情的防治工作做出了较大的贡献。

2020年2月14日—3月13日，曾英坚主任作为省中医药组专家，赴新余市参加新冠肺炎中医药防治工作，开展中医诊疗400余次，开具中药汤剂千余剂，有效改善了患者症状，减少了激素、抗生素、抗病毒药物的使用频次，缩短了患者住院天数，取得了良好的治疗效果；同时，曾英坚主任根据中医学预防知识、康复理论，对各隔离点人群的日常饮食调摄、生活起居调养给出了专业意见和建议，并就相关科普知识撰写了《新冠肺炎患者出院后的调养》，发表于《中国中医药报》，并被学习强国所引用。2020年2月22日，曾英坚主任代表江西省中医药医疗队专家组接受了时任江西省委书记刘奇的视频慰问。因中医药疫情防治工作的显著成效，2020年7月曾英坚主任被江西省委组织部、江西省人社厅、江西省卫健委联合授予记大功奖励。

三、未来发展规划

（一）指导思想

科室始终坚持人民至上、生命至上，围绕医院总体规划，以构建一流的中医血液病学科为目标，坚持中医药为主体，坚持中西医结合，不断推动我科综合实力、核心竞争力和社会影响力再上新台阶，努力成为我国中医、中西医结合血液病事业发展的重要力量。

（二）工作目标

立足中医，充分发挥中医药特色优势，注重中西医协同发展，促进中医、中西医结合诊治血液系统疾病学术水平和临床技术协同发展。在中医血液病领域实现医疗、教学、研究一体化。以目标为导向聚焦人才梯队建设，学科带头人面向行业领军人才，亚专科负责人面向临床医学科学家，核心骨干面向双栖人才，培养复合型青年人才。

（三）工作计划及保障措施

1.医疗服务方面，继续坚持西医不落后，中医有优势、有特色，积极总结和成果化既往科室所取得的技术优势并持续放大，持续建设和建成“慢性难治性血小板减少症中西医结合防治中心”“老年恶性血液病中西医结合防治中心”“恶性血液病中西医结合照顾医学中心”三大血液病防治特色中心，并形成优势品牌，进一步将科室建设成为全省乃至全国的中西医血液病防治诊疗高地。

2.人才建设方面，继续坚持“走出去、请进来”的方针，选派医护人员赴国内不同特色的中西医血液专科进修学习、访学游学，取百家之长，为我所用、为患者健康服务。同时，继续加大人才引进力度，继续以灵活方式邀请血液病领域一流专家参与科室学科建设，继续和国内外一流血液专科建立云合作，打造具有良好合作机制的云诊疗平台。

3.科研方面，将继续强化科研助医疗、促临床、兴专科、强学科的观念，拓宽临床工作中的科研思维，提升科研能力。健全激励机制，鼓励各级基金申报、各类专利申请。做好在研项目的管理，确保课题研究的实效性，提升课题的研究质量，鼓励医务人员将科技创新和日常工作紧密结合，培养科研协作精神，充分发挥团队作用，以科研带动临床，临床推动科研，实现科研水平与临床能力齐头并进。

4. 文化建设方面，将继续不断传播和弘扬优秀中医药文化，突出展示中医、中西医结合防治血液病的鲜明特色和优势，着力建设血液科优秀“家文化”，把科室打造成为“患友忘我服务、为社会无私奉献”的精诚之科。

5. 宣传及科普方面，继续积极做好科室宣传及科普工作，塑造科室“医德好、服务好、技术好，中西医融合治疗血液疑难重病疗效好”的百姓口碑，讲好省中血液“好故事”。

6. 持续推动教学、教育工作，促人才培养，进一步树立和坚定“人才是学科发展第一生产力”的思想。科室成员根据自身的专业特长及个人兴趣爱好，明确各自的发展方向后，科室为其提供各种学习机会及资源保障，使其能更快更好地成长为具有深厚中西医功底、热爱中医事业的血液病专业人才。在强化科室成员自身培养的同时，重视本科生、研究生、规培生等的教育教学工作，使他们对中医血液病诊疗知识、技能有相对系统的了解及掌握，播种下热爱中医的种子，为学科的发展储备源源不断的生力军。科室将通过学术交流、培训班、研讨会等方式，提升中医学子和其他医务人员的中医血液病诊疗水平，培养更多的中医、中西医结合血液病专业人才。

（曾英坚　吴敏　肖斌）

第十八章

赣鄱风湿践行者

——风湿病科发展历程

一、背景

（一）成立背景

自 2002 年风湿病专科成立以来，科室在江西省名中医喻建平教授的带领下，经历了从综合内科中独立出来的发展历程。2004 年，科室获江西省风湿病重点专科的批准，这标志着专科在风湿病领域的地位得到了认可。2006 年，风湿病科正式成立，为全科医护人员提供了一个更加广阔的发展平台。

（二）科室简介

历经 20 余年，经全科医护人员的不懈奋斗和共同努力，我科现已成为江西省中医临床重点专科、中华中医药学会风湿病分会副主任委员单位、中华中医药学会风湿病防治创新共同体副主席单位、江西省中医风湿病医联体联盟理事长单位、江西省中医药学会风湿病专业委员会主任委员单位及江西省保健协会罕见病分会副主任委员单位。

科室坚持以中西医并重、内外兼治为业务发展方向，以尪痹（类风湿关节炎）、痛风（痛风性关节炎）、红蝴蝶疮（系统性红斑狼疮）、大偻（强直性脊柱炎）等疾病为优势病种，开展了一系列的临床和基础研究以及特色疗法，如针刺、特色中药外敷疗法、刺络放血疗法、反应点柔和刮痧疗法、穴位贴敷、中药熏蒸等。这些疗法在缓解疼痛、改善病情、提高患者生活质量方面发挥了重要作用。科室以“临床为核心，科研为龙头”为立科之本，临床与科研全面发展，积极探索新的治疗方法和技术，为临床提供了更多的理论依据和实践经验。在人才培养方面，科室医生们通过不断学习和实践，逐渐成为江西省风湿病领域的骨干力量。同时，科室还积极开展各种形式的培训和进修，提高医护人员的专业技能和服务质量。此外，注重与国内外同行进行交流和合作，不断引进和推广先进的医疗技术和管理经验。目前全科开放床位55张。现有14名医师，其中省名中医1人；高级职称1人，副高级职称2人；博士研究生导师2名，硕士研究生导师5名；博士后1人，博士4人。目前，我科已发展为江西省中医风湿病领域的龙头科室，在江西风湿病领域占有重要的地位。

（三）科室特色

科室在学科带头人喻建平主任的带领下，坚持中西医并重的原则，内外兼治为业务发展方向，减少了风湿病对关节、肌肉及多种脏器的损害，减轻激素等西药的毒副作用，提高患者的生活质量。同时开展了各种针对风湿病的特色疗法，如针刺、特色中药外敷疗法、经皮骨骼肌温针疗法、中医微针（松解术）疗法、膏泥灸疗法、软组织外科学压痛点推拿疗法、刺络放血疗法、反应点柔和刮痧疗法、穴位贴敷、中药熏蒸。这些疗法在缓解疼痛、改善病情、提高患者生活质量方面发挥了重要作用。在近20年来，科室在尪痹、痛风、红蝴蝶疮、大偻等疾病上进行了一系列研究，总结出针对上述疾病的特色疗法。

1. 尪痹方向

科室强调尽可能无激素治疗尪痹的理念，不断开发与研究内服方剂（如祛痹通络方、益肾祛痹通络方、健脾活血补肾4号方、健脾补肾强督5号方、气血虚痹病6号方、痹病7号方）及外治方法（如小针刀、火针、针灸、药物外敷、穴位贴敷、中药熏洗等），结合现代医药和康复关节操，防治尪痹致残致畸疾，提高患者生活质量。

2. 痛风方向

痛风急性期践行“外治＋内服”的治疗原则，采用多种外治方法（如外敷痛风外敷颗粒、清消方，膏泥灸疗法，刺络拔罐放血疗法，小针刀等）并联合中药内服缓解症状；缓解期中药内服（银山丹方等）为主，调理患者体质，预防复发，改善预后。

3. 红蝴蝶疮方向

红蝴蝶疮采用自拟滋阴清热方结合外治方法（如中医微针松解术疗法、穴位贴敷）治疗；针对蛋白尿、血尿，科室积累了丰富的临证经验，采用中医方药进行合理加减，发挥增效解毒的功效，减少了激素用量，同时长期稳定病情，延缓疾病进展。

4. 大偻方向

大偻采用中医综合疗法，即内服健脾活血补肾汤联合中医外治法（热敏灸、按摩、小针刀、针刺、督脉灸等）治疗。针对寒湿、痰瘀型关节疼痛、肿胀，采用喻氏外敷颗粒或温通方醋调外敷，缓解关节肿痛症状。缓解期冬令时节主张内服膏方联合强身健步膏巩固病情。

（四）历任风湿病科主任及护士长

1. 历任风湿病科主任

2002—2022 年，喻建平任风湿病科主任。

2023 年至今，邱明亮任风湿病科副主任（主持工作）。

2. 历任风湿病科护士长

2002—2008 年，罗莉萍任风湿病科护士长。

2008 年至今，李小艳任风湿病科护士长。

二、现状

（一）医疗工作

风湿病科作为江西省中医临床重点专科，针对优势病种尪痹、痛风及骨痹等严格进行临床路径管理，不断提高医疗疗效，疑难危重患者救治率逐年提高，为人民群众提供安全、有效、方便、廉价的医疗服务。自创科以来，科室严格执行医疗质量安全核心制度，未发生完全或主要责任的医疗事故。科室开放床位 55 张，独立专科门诊诊室 3 间，其中在病房、门诊分别配备中医治疗室各 1 间。科室目前有正压通气治疗机 1 台、心电监护仪 1 台、微波治疗仪 1 台、磁振热治疗仪 1 台、紫外线杀菌灯车 2 台、多功能粉碎机 2 台、多功能熏蒸仪 2 台、电子针治疗仪 2 台、臭氧治疗仪 1 台、中药定向透药仪 1 台，以及龙骨灸盒数台、经皮骨骼肌温针疗法专用艾灸盒数个、神灯数十个。

近年来，科室人才队伍不断优化、治疗手段日臻完善、业务内涵不断提升，取得了良好的社会效益。科室收治患者涵盖全省，各项指标在同类中医院中处于领先地位，且门诊及住院部患者满意度调查在 95% 以上。科室目前周一至周日开设普通门诊及风湿病中医治疗门诊，主任医师及副主任医师均每周出专家诊 3 ～ 5 次。科室门诊及住院人次逐年提升，业务量不断提高。科室年均门诊人次约 1.5 万，年均出院人次约为 1500 余人。

经多年临床实践及科研探索，科室积累了丰富的临床工作经验。科室坚持以“中西医并重、内外兼治”为业务发展方向，近 20 年来，在尪痹、痛风、红蝴蝶疮、大偻等疾病上取得了一系列研究成果。科室以内服中药为主，结合外治法 [经皮骨骼肌温针疗法、中医微针（松解术）疗法、膏泥灸疗法、软组织外科学压痛点推拿疗法、特色外敷疗法、刺络放血疗法、反应点柔和刮痧疗法、穴位贴敷、中药熏蒸] 防治风湿病。中西医结合的应用可以减少风湿病对关节、肌肉及多脏器的损害，减轻激素等西药的毒副作用，提高患者的生活质量。

（二）人才培养

科室成员喻建平自1997年被卫生部、人事部、国家中医药管理局选定为第二批全国名老中医药专家学术经验继承人，师承全国名老中医陈崑山。他总结名老中医临床经验，积极参与教材编写，为《中医风湿病学》编委、《中国风湿病学（修订版）》编委、《实用中医风湿病》学编委，并着力培养后备人才，带领科室成员把中医学医学教育传承下去。

风湿病科是中医内科学博士学位授权点、风湿病学硕士学位授权点，有全国老中医药专家学术经验继承人1人，江西省老中医药专家学术经验继承人2人，江西省中青年骨干人才2人。目前，科室拥有博士研究生导师2名，硕士研究生导师5名，英国牛津大学访问学者1名。近20年来，科室培养了风湿免疫专业硕士研究生50余名，博士研究生1名，为中医风湿免疫专业培养了接班人，为中医事业输注了大量优秀新鲜血液。

为了激发青年医生的创新精神，提升他们的临床能力，作为主任委员单位，科室每年都会牵头举办江西省青年医生中医医案交流大赛，并选拔出第一名参加全国比赛。这种比赛不仅有助于提升青年医生的诊疗水平，还有助于传承和弘扬中医药文化。

为了跟进最新的学术动态和掌握最新的诊疗技术，科室还选派医生参加历届中华中医药学会风湿病学术年会及中华医学会风湿病分会年会等。这些年会为科室医生提供了与国内同行交流和学习的机会，有助于提升中医药诊治风湿病的整体水平。

（三）科研成就

风湿病科首任科主任、学科带头人喻建平教授为博士生导师、全国名老中医药专家学术经验继承人、江西省名中医、江西省中医风湿病学科带头人；现任中华中医药学会风湿病分会副主任委员、世界中医药学会联合会风湿病专业委员会常务理事、江西省中医风湿病医联体联盟理事长、江西省中医药学会风湿病专业委员会主任委员，一直从事中医药风湿病学科学术传播工作；曾参与编著《中医风湿免疫病学》（中国中医药出版社）、《中医风湿病学》（人民卫生出版社）、《实用中医风湿病学》（人民卫生出版社）、《实用肝炎学》《慢性病诊治与生活指南》《实用中医风湿病》《中国风湿病学》《关节与风湿病》等著作，多次担任《江西中医药》杂志的审稿专家。

风湿病科副主任、专科负责人邱明亮主任是医学博士、博士后，现任中华中医药学会风湿病分会青年委员、世界中医药联合会风湿病专业委员会理事、江西省中医药学会风湿病专业委员会常务委员兼学会秘书、江西省保健学会罕见病分会副主任委员及江西省研究型医院学会风湿病分会常务委员。他有着扎实的中西医结合临床基础以及卓越的科研能力，带领科室主攻研究类风湿关节炎、痛风性关节炎、系统性红斑狼疮、强直性脊柱炎、干燥综合征等优势病种，推动江西省中医风湿病临床、科研发展。

1. 课题

风湿病科先后承担国家自然科学基金 4 项，省自然科学基金 6 项，省教育厅课题 6 项，省中医药管理局项目 2 项，省卫健委课题 20 余项。

2. 专著、论文

风湿病科代表性著作见表 18–1。

表 18–1　风湿病科参编论著

姓名	论著名称	出版社	参编方式	年度
喻建平	《实用中医风湿免疫病学》	中国中医药出版社	编委	2022
邱明亮	《风湿病中医临床诊疗丛书——银屑病关节炎分册》	中国中医药出版社	编委	2019

风湿病科发表 SCI 论文及核心期刊论文 30 余篇，其他高水平论文 100 余篇，代表性论文见表 18–2。

表 18–2　风湿病科发表论文情况

姓名	论文名称	出版杂志	出版年
邱明亮（第一作者）	“Effects of miR–150–5p on the growth and SOCS1 expression of rheumatoid arthritis synovial fibroblasts”	*Clin Rheumatol*	2020
邱明亮（通讯作者）	“Quantification of 3–bromopyruvate in rat plasma by HPLC–MS/MS employing precolumn derivatization and the application to a pharmacokinetics study”	*Biomed Chromatogr*	2022
丁宇康（第一作者）	“Anti–melanoma differentiation–associated gene 5 antibody–positive dermatomyositis complicated with macrophage activation syndrome”	*Ther Adv Chronic Dis*	2022
丁宇康（第一作者）	“Inflammatory myopathy following coronavirus disease 2019 vaccination: A systematic review”	*Front Public Health*	2022
罗红梅（第一作者）	“Role and therapeutic target of P2X2/3 receptors in visceral pain”	*NEUROPEPTIDES*	2023
邱明亮（第一作者）	《外周血 miR–150–5p、SOCS1 mRNA 对类风湿关节炎“病”“证”诊断意义的初步探讨》	《世界科学技术——中医药现代化》	2020
邱明亮（第一作者）	《刺络拔罐放血疗法治疗湿热蕴结型急性痛风性关节炎的临床研究》	《中华中医药杂志》	2019

3. 学术交流

风湿病科每 2 年举办 1 次全省风湿病学习班，每次学习班均有 100 人左右参加，会议邀请中医、西医专家传授风湿病专业前沿知识。学习班培养了大批中医风湿人才，在全国具有一定的影响力。科室在中医诊治风湿病方面具有深厚的学术背景和丰富的实践经验，为了不断提升学术水平和促进中医药事业的发展，科室积极参与各种学术交流活动并致力于人才培养。2016 年 12 月 9 日，在国家级继续教育培训班——“中西医风湿病学习班”中，科室喻建平、邱明亮等知名专家分别担任授课老师以及主持工作，为学员们提供了宝贵的学习机会和交流平台。2023 年 2 月 17 日，科室成功举办了首次赣江中医风湿论坛，论坛汇聚了众多中医药领域的专家学者，共同探讨中医诊治风湿病的最新研究成果和技术进展。此外，科室还多次举办了国家级及省级继续教育培训班，为中医药行业培养了大量的专业人才。这些学习班不仅有助于提升中医药诊治风湿病的临床水平，还有助于推广中医药文化。

（四）教学情况

风湿病科喻建平、丁宇康、莫丽莎、罗红梅为中医内科教研室成员，参与中医内科风湿病方向教学工作；胡翊健、何露露为金匮教研室成员，参与中医经典教学工作；邱明亮、刘秋萍为中西医结合内科教研室成员，参与中西医结合内科教学。喻建平、邱明亮先后任职科室教学主任，其他成员均为带教老师，承担规培生、本科实习生中医痹病、西医风湿免疫性疾病教学，每年培养井冈山大学、江西中医药大学科技学院、江西中医药大学，以及中医住院医生规范化培训规培生数百人。邱明亮副主任分别于 2018 年、2019 年指导学生在“慧医谷杯”全国中医大学生临床能力竞赛中荣获团体特等奖、二等奖。

（五）团队建设

风湿病科由一支底蕴深厚、技术过硬、亲和友爱的高水平医护队伍组成。团队具有扎实的中医经典理论，熟练掌握多种中医特色疗法，具备丰富的中西医综合救治急危重症及疑难杂病的能力。通过近些年的持续努力，风湿病科已经形成了层次分明、分工合理、效率极高的科室梯队建设。在不断推进自身学术水平和临床能力的同时，风湿病科也十分注重与国内外知名医院的交流与合作。作为进修学习的举措，科室骨干医师先后前往北京协和医院、中日友好医院、中南大学湘雅医院、浙江大学第一附属医院以及甘肃省中医院等国内知名医疗机构深造。这些进修交流不仅有助于提升科室医生的临床技能和理论知识，还为科室在诊治风湿病方面提供了宝贵的经验和学术资源。

此外，风湿病科还与英国牛津大学、美国俄勒冈健康与科学大学（OHSU）、以色列埃莫克医学中心（EMek）等国外知名院校建立了紧密联系。这些合作联系的建立为科室医生提供了更多的学习和交流机会，有助于引进国际先进的诊疗技术和管理理念，同时为科室在风湿病领域的学术研究提供了更广阔的平台。

风湿病科于2022年被评为院级优秀基层党支部。科室成员曾获得中华中医药学会科学技术奖三等奖，2018年慧医谷杯全国中医大学生临床能力大赛“团体特等奖”优秀指导老师，2019年慧医谷杯全国中医大学生临床能力大赛“团体二等奖”优秀指导老师，2022及2023年度江西中医药大学附属医院优秀医师、江西中医药大学优秀研究生指导老师，2022年抗疫“最美逆行者”等奖励。

（六）社会服务

我科室作为内科第十党支部，以“映山红”党建品牌为引领，全面融入党建、教学、科研、业务学习和拓展的全过程。支部不断深化品牌建设，通过开展“映山红”义诊系列服务活动，积极向群众普及疾病知识、药膳知识和八段锦等健康知识，致力于推进医联体或合作医疗的建设，强化科室管理，优化服务模式，切实提升基层优质医疗服务供给能力。

为了更好地服务群众，支部不定期在病房开展“映山红”健康学堂，组织患教会，为群众提供免费的疾病咨询、诊断和治疗服务。此外，科室通过向患者普及疾病知识，指导患者正确认识和应对风湿病，增强了患者的治疗信心和自我管理能力。支部还积极采取系列举措深入基层，服务群众。例如，支部举行痛风义诊、“世界狼疮日”大型义诊等活动，走进江西科技大学附属小学宣传中医知识，走进莲塘六中和江西财经大学校园、红谷滩祥云社区、胡坊镇御景城社区送健康服务活动，联合基层医院如崇仁县中医院、铜鼓县人民医院等进行大型公益义诊活动，并参加江西广播电视台少儿频道《我们爱健康》栏目进行“巧治风湿，中医有方”“远离干燥，滋润生活”等直播活动，此外，还参与了南昌日报药膳栏目“小食光”宣传药膳科普等项目。支部通过做有温度的公益活动，为更多人送去健康和关爱。

科室通过“映山红”党建品牌的建设，不断提升自身服务群众的能力和水平。支部以实际行动践行着“全心全意为人民服务”的宗旨，为推进全民健康事业做出了积极的贡献。

疫情期间，科室成员多人多次参与新冠抗疫援助工作和核酸采集工作。疫情封控解封后，我科室作为新冠病房，收治新冠患者数十人。此外，科室还积极参加对口支援工作，科室成员被派到铅山县中医院、南昌县中医院、婺源县中医院、丰城市中医院等参加对口支援工作。

三、未来发展规划

（一）指导思想

风湿病科遵循“临床为核心，教学为基石，科研为龙头”的理念，以立足中医、中西医并重有效防治风湿病为己任，努力成为我国中医风湿病事业发展的重要力量。

（二）工作目标

风湿病科以构建一流的中医风湿病学科为目标，发挥中医药的特色与优势，实现在中医风湿病学领域的全面发展，树立起中医、中西医并重防治风湿病的一面旗帜。为此，科室将努力提高医疗质量、加强教学工作、提升科研水平，以实现风湿病防治工作的创新和发展。

（三）工作计划及保障措施

为提高医疗技术及服务水平，重视人才培养及教育教学工作，凝练科研发展方向，狠抓内涵、强化宣传，促使风湿病科跨越发展、勇立潮头，科室重点工作如下。

1. 提高医疗技术水平，让患者放心

医疗技术水平的提高是科室生存之本。风湿病科将秉承“内部培养、狠抓学习”“外部助力、学以致用”的原则，不断优化诊疗流程，提升医疗设备水平，加强医疗团队建设，提高风湿病患者的诊断准确率和治疗效果。科室通过国家级、省级继续教育项目，不断提高风湿病科的学术地位；与省内外各大医院、本院各相关专业科室联合开展专题讲座、专家会诊；科室定期开展业务学习、疑难病历讨论，以及参加学术交流等形式，强化科室成员对本科室常见病及疑难危重症的学科新进展等方面的知识的掌握，不断提高自身医疗水平；加强与国内外知名医院和学术机构的合作与交流，引进先进的医疗技术和理念，推动中医风湿病学科的全面发展。

2. 提高医疗服务水平，让患者满意

医护人员均应牢记“以患者为中心，为患者提供百分百满意的医疗服务”的宗旨，既要求医疗团队提高服务意识，也需要护理团队的尽心精心付出。在护理工作上，护理团队仍需继续锤炼服务技能，严格执行各项护理操作技术，并继续开展优质护理工作，提高护理质量。科室应重点关注患者的需求和体验，优化服务流程，提供个性化、专业化的诊疗

服务，让患者在轻松愉悦的环境中得到有效的治疗。争取在不久的将来，将科室建设成为国家级中医风湿病重点专科及中医风湿病专科护理服务的标杆，让患者满意。

3. 重视教学教育工作，促人才培养

人才是学科发展的第一生产力。科室成员根据自身的专业特长及个人兴趣，明确各自的发展方向后，科室为其提供各种学习机会及资源保障，使其能更快更好地成长为具有深厚中西医功底、热爱中医事业的风湿病学专业人才。在强化科室成员自身培养的同时，重视本科生、规培生、研究生等的教育教学工作，使他们对中医风湿病有相对系统的了解及掌握，种下热爱中医风湿病的种子，为学科的发展，储备源源不断的生力军。科室将通过学术交流、培训班、研讨会等方式，提升中医学子和其他医务人员的中医风湿病诊疗水平，培养更多的中医风湿病人才。

4. 发挥各大平台优势，促学科宣传

利用我科的抖音百万大 V、江西省中医风湿平台公众号及视频号等新媒体平台，重点宣传中医风湿病的科普知识及我科的各项新技术、新业务等，提高医院、科室的知名度，抢占信息高地，让老百姓知道如何真正运用中医科学防治风湿病；同时，充分发挥江西省中医药学会风湿病专业委员会及江西省中医风湿病医联体联盟等专业平台，与省内各基层医院携手，举办各类学术活动，让更多医生了解风湿病，投身到中医风湿病学科的事业当中来。

5. 凝练科研发展方向，促学科进步

科研水平是科室学术地位的体现，风湿病科的科研意识仍需进一步提高。科室应结合本地区、本科室诊治的常见病、多发病，凝练科研发展方向，在现有类风湿关节炎、系统性红斑狼疮、结缔组织病相关间质性肺病等国家级、省部级课题基础上，有效整合科室的科研力量，建立一支以博士为骨干、梯队合理、年富力强的科研团队，形成 3 ～ 5 个专业科研方向，积极开展中西医结合科研工作，探索风湿病的发病机制和治疗方法；继续单独或联合申报具有全国影响力的科研项目，进而带动临床，良性互动，促学科进步，发挥中医药在风湿病防治中的独特作用。

（邱明亮　莫丽莎　夏媛）

第十九章

老年医学科发展史

一、背景

（一）成立背景

随着老龄化社会的到来，随着老年人群健康需求的提高，2022 年 9 月 26 日，我院老年医学科在医院领导的大力支持下，正式建科并服务于老年人群。成科后，科室以提高老年人群健康素质、延缓衰老和减少疾病、治疗老年人常见病、多发病，管理老年人多药并用等为目标，进行中西医结合及治未病干预。科室不断引进综合性人才，促进老年医学科以全科为基础、专科为特色的科室发展，同时，积极引进目前老年医学的先进技术和方法，促进老年综合评估在科室的开展，改善科室的就医环境，加强老年人群健康、疾病、用药等方面的宣传，参与医院多学科 MDT 诊疗建设以及老年友善医院建设，使我科成为集健康保健、疾病治疗为一体的临床科室。

加强科室人才队伍在科研和教学能力等方面的建设，通过规范的教学，使科室临床教学逐渐趋于标准化、规范化；同时，提高科室成员的科研水平，争取短期内形成多个科研方向，促进科室老年健康的研究。

（二）科室特色

老年人群具有多病共存、多药同服、躯体衰弱等特点。老年医学科有以下特色。

1. 老年综合评估可以全方位评估随着年龄的增大引起的老年人健康状态的变化。评估结果不仅影响着老年人疾病缓解期的中西医干预，还影响着疾病治疗期的疗效和预后。因此，针对 65 岁以上的老年人，科室必须完成老年综合评估，从而为后期的治疗提供参考。

2. 老年人很容易因为衰弱产生各种不测，如跌倒、吞咽困难、误吸、骨折等，在日常的临床和教学中，科室特别注重老年人的防护，除加强老年人的健康宣教外，在病房设有防滑地板、防跌倒扶手、睡觉三注意等警示，以减少各种意外发生。

3. 科室注重引进不同专业的人才，以应对老年医学科患者多病共存的特点。科室还将在条件允许的情况下，派人才分别进行专科和老年医学科的进修，以尽快提高老年医学科人才队伍的素质。

4. 科室目前有骨质疏松、中风、慢性胃炎三个优势病种。针对这 3 个优势病种，我们不断总结经验，形成老年医学科特有的集管理和治疗于一体的干预规范。

5. 科室属全科医学范畴，病种覆盖所有内科学的范畴。因此，在干预方面，科室治疗上采用的手段较多，除基本的中西医治疗外，还包括各种适宜技术的治疗，如中药贴敷、熏蒸、沐足、中药溻渍、灸疗和推拿等。

6. 注重老年人的健康提升，根据老年人的不同健康状态，在门诊进行健康宣教和管理，帮助老年人群提高健康意识，并减轻老年衰弱症，减少疾病的复发，防止疾病进展等。

（三）科室人员

科室现有医师 9 人。其中，博士学历 2 人，硕士学历 7 人；主任医师和副主任医师各 1 人；硕士生导师 2 人。

（四）老年医学科主任及护士长

1. 历任老年医学科主任

2022 年 10 月至今，项凤梅任老年医学科负责人。

2. 历任老年医学科护士长

2022 年 10 月至今，柯颖任老年医学科护士长。

二、现状

（一）医疗工作

科室主要针对老年常见病、多发病、疑难病进行干预。由于老年人多属偏颇体质，常多病共存、多药同服，且躯体随着年龄的增大而衰弱。因此，老年医学科收治病种较其他专科多且复杂，故在治疗上，涉及所有专科的诊疗和服务。自建科至今，科室收治病种达 150 多种，涉及专业包括各种肿瘤、脑病、心病、肺病、肾病、风湿免疫、骨科等多个专科。高龄患者更是因为病种多、体质弱而病情变化快且复杂，因此，需要专科医生快速且准确地给予正确的干预；同时，对老年人的健康进行全面的评估，与疾病变化时变化相结合，以达到准确把握老年人健康的目标。

科室针对各种老年病，给予特色治疗，如针刺类、灸疗类、热疗类、中药外用（贴敷、熏洗、溻渍）、推拿等特色治疗和饮食教育、运动教育、睡眠教育、褥疮教育、吞咽教育、认知和记忆教育等，以帮助老年人恢复健康。

老年综合评估可为中老年性慢性疾病制订个性化的诊疗方案和医疗服务。针对性地进行预防保健、病后疗养、膳食调养等未病先防、既病防变的治未病工作可以形成病前预防、病期治疗、病后康养为主的健康干预模式。科室在日常的医疗中，不断提升科室医疗服务水平，注重规培生、研究生的规范化培训和教学，注重科研思路的培养，是集医疗、科研、教学、培训于一体的科室。

（二）教学情况

科室承担中医内科学、诊断学、西医内科学等本科及研究生课程的教学任务，其中“中医内科学”与“西医内科学”已建设成为江西中医药大学一流课程。此外，科室还承担本科、规培生在老年医学科的临床教学任务。

（三）科研工作

科室目前拟建立标准数据库，进行老年健康状态、功能评估，以及一些老年人疾病如骨质疏松、老年人认知障碍等方面的研究工作。

三、未来发展规划

1. 科室将人才培养当作未来发展规划的重大任务。由于老年患者体质衰老，多病共存，故需要多学科、全方位、科研思维能力强、教学水平高且能快速应对老年人健康状态改变的高素质临床人才，故在未来的发展中，科室人才培养将成为老年医学科的重要任务。

2. 融科研、教学、临床为一体是未来科室发展的规划之一。作为教学医院，科室需要将教学、科研水平提到很高的水平，科室也将打造一批科研方向，从而发挥我省中医老年医学科研和教学龙头引领作用。

3. 科室老年文化的打造也是未来发展的规划之一。老年人的健康需全程管理，在发病时可通过治病来恢复健康，在疾病缓解期要通过治未病的方式来维护健康，老年人的健康文化是其中非常重要的内容。故打造老年人中医文化，促进老年人健康管理发展，是科室发展的规划之一。

4. 科室筹建省内中医老年医学学术会议，引领省内老年医学学术发展，提高省内老年医学的学术水平。

5. 加快推进老年综合评估在科室的建设，建立综合评估在科室的发展制度，形成对老年机体各方面的评估和干预措施，维护老年人的健康。

6. 加强老年人群健康宣教。针对老年人群，进行功能评估、饮食、运动等的健康宣传，针对因疾病引起的认知障碍、记忆减退、功能衰弱，进行一些必要的训练及宣传等。

总之，老年人医学科具有“以全科为方向，专科为龙头，全生命周期的治疗和保健一体进行干预和管理”的全面发展规划。

（项凤梅　姚亮亮）

第二十章

点亮希望的灯，抗癌路上你我同行

——肿瘤科发展历程

一、背景

（一）科室成立背景

江西中医药大学附属医院肿瘤科创建于1991年，至今已有30余年的发展历史。科室在专业领域内已经成为技术设备先进，集医疗、教学、科研、预防保健为一体的优秀科室。

1991年，在时任院领导陈瑞春等的大力支持下，付竞成主任等人怀着对肿瘤事业的热爱和满腔的热情，为了更好地服务赣鄱大地肿瘤患者，创建了肿瘤科。建科伊始，仅有一间诊室，付竞成主任凭借其多年行医积累的精湛医术，吸引了不少患者，为肿瘤科的创建树立了良好的口碑，并于次年成立了肿瘤科住院部，付竞成同志担任科主任，宗秋玲同志担任护士长，当时主要采取中医治疗手段，如中药、针灸、耳穴压豆等。

肿瘤科的第二任科主任是温尔新同志。温尔新主任率先在院内开展化疗，采用中西医结合综合治疗肿瘤疾病，为肿瘤科的发展做出了贡献。而后在历任科室主任刘义生、蔡汝錞、郭红飞等老一辈专家的带领下，学科日益壮大。

2020年1月，医院从广州引进高层次人才李志明博士接任肿瘤科主任。李志明主任为肿瘤名家、国医大师周岱翰弟子，初心不改，在家乡人民的殷切期待下，回归乡梓，致力打造中西医结合防治肿瘤的优秀平台。上任后，李志明主任优化科室管理，在团队管理上注重带领，以身作则，充分培养和发挥团队成员各自优势，各有分管，共同管理科室，制订了详细发展规划及具体实施计划；提出“中医顶尖，西医一流”的发展目标，坚持“一切为了病人，手段不分中西”的服务理念；规范整理中医各种治疗措施，使其更加规范、更有特色、更有疗效；大力开展穿刺活检术、微波消融术（热消融术）、康博刀（冷热多模态消融术）、氩氦刀消融术、肿瘤血管介入术、腔内支架植入术等各项介入微创技术；不断优化舒适化诊疗技术，提高医疗质量，造福更多患者。

2022 年 10 月 18 日，第四批国家区域医疗中心项目——上海中医药大学附属龙华江西医院正式获批，根据建设方案规划，肿瘤科作为重点发展科室。整合两院两地医疗资源，依托我科，创建“上海中医药大学附属龙华医院江西医院”肿瘤科，规划 3 年后床位达到 200 余张，目前由上海龙华医院肿瘤科主任李和根担任学术主任，科主任为“上海 + 江西”双主任制，逐步平移龙华医院先进的管理和医疗技术，在疑难危重症诊断与治疗、医学人才培养、临床研究、疾病防控、医院管理等方面将逐步达到区域内顶尖水平。科室通过由龙华医院管理与运营，与上海开展学术交流和 MDT 远程会诊，引进上海新技术、新方法、新项目，全面提升科室管理、医疗技术、教学水平、科研能力，逐步与上海龙华医院达到同质化水平，不断增强疑难病种救治能力，降低外转率，逐步发展成为区域内顶尖、全国一流的中西医结合肿瘤诊疗中心。

（二）科室简介

江西中医药大学附属医院肿瘤科，成立于 1991 年，经过几十年的发展，已形成集医疗、科研、教学、预防保健为一体的江西省重点肿瘤专科，成为省内外知名的肿瘤医疗单位。科室是江西省中医肿瘤医疗质量控制中心挂靠单位、江西省研究型医院学会中医肿瘤分会主任委员单位、江西省中西医结合学会肿瘤康复专业委员会主任委员单位、江西省中医药学会肿瘤专业委员会副主任委员单位、江西省中医药学会乳腺专业委员会副主任委员单位、江西省抗癌协会传统医学专业委员会副主任委员单位、江西省抗癌协会科普委员会副主任委员单位、江西省中西医结合学会肿瘤专业委员会副主任委员单位、江西省康复养生协会肿瘤专业委员会副主任委员单位、江西省抗癌协会常务理事单位、中国中医药信息学会名医学术传承分会常务理事单位、国家肿瘤微创联盟中西医结合微创副主任委员单位。国医大师周岱翰教授、国医大师刘嘉湘教授、全国名中医张小平教授、上海市名中医邱佳信教授、上海市名中医徐振晔教授、上海市名中医杨金坤教授为科室顾问专家。我科还承担江西中医药大学的临床教学工作，是硕士、博士研究生培养单位。

目前，科室开放床位 60 余张，医护人员共 36 名，其中医师 17 名，护士 19 名。医师队伍中主任医师 4 人，副主任医师 4 人，主治医师 6 人，其中医学博士 4 人；硕士生导师 3 人，博士研究生导师 1 人。根据临床需要，科室多次选派医生到国内外顶尖肿瘤医院进修交流学习。科室人员结构合理，拥有中医、西医、中西医结合三大专业技术人才，形成了老、中、青结合的人才梯队和学术传承体系。经过多年的科学探索和临床实践，科室构建了完整的中西医结合肿瘤诊疗体系，形成了独特的学术特色和专科优势。

科室治疗手段全面，坚持“一切为了病人，手段不分中西”的服务理念，充分挖掘传统中医药抗癌优势，在口服汤药的基础上，结合穴位贴敷、火针、耳针等各种中医外治技术，明显提高了临床疗效；紧跟学科发展前沿，依据国际最新治疗指南，开展了常见恶性肿瘤的规范化治疗，包括全身化疗、靶向治疗、免疫治疗；开展了各项介入微创技术，包括血管介入治疗（TACE、TAE、HAIC）、微创消融术（热消融、冷消融、冷热多模态消融、化学消融）、腔内支架植入术（胆道、食管、气管）、穿刺活检术等，所有现代治疗技术达到与同级西医院相当的水平，为广大患者免除了中医院、西医院轮流转的不便。

科室收治病种齐全，包括鼻咽癌、喉癌等头颈部肿瘤，肺癌、乳腺癌、食管癌等胸部肿瘤，胃癌、肠癌、肝癌等消化系统肿瘤，宫颈癌、子宫内膜癌、卵巢癌、前列腺癌等生殖泌尿系统肿瘤，以及恶性淋巴瘤等全身恶性肿瘤。依托国家区域医疗中心高端的人才优势、先进的诊疗设备、完善的多学科合作机制，科室充分发挥中医药与现代科学技术相结合的优势，医生根据患者病情和病种的不同选用最佳的治疗手段；开展独具特色的治疗，主要包括：配合放化疗增强疗效，减轻毒副作用的中医药治疗；采用中医药预防肿瘤手术及放化疗后的复发转移；延长生存期的治疗；改善临床症状，提高生存质量，延长患者生存期等。多年的临床实践证明，我们的特色中医治疗，可以显著提高肿瘤患者的临床疗效，尤其是中晚期癌症患者，减轻患者的痛苦，延长患者的生存时间，治疗理念和治疗疗效在全国处于领先地位。通过全程、规范化、个体化开展对恶性肿瘤的综合治疗，专科每年吸引大量肿瘤患者前来就诊，年门诊量2万余人次。

（三）历任肿瘤科主任及护士长

1. 历任肿瘤科主任

1991—1994年，付竞成任肿瘤科主任。

1994—1998年，温尔新任肿瘤科主任。

1998—2000年，刘义生任肿瘤科主任。

2000—2007年，蔡汝錞任肿瘤科主任。

2007—2018年，郭红飞任肿瘤科主任。

2018—2020年，肖晓敏主持肿瘤科工作。

2020年至今，李志明任肿瘤科主任。

2. 历任肿瘤科护士长

1991—1995年，宗秋玲任护士长。

1995—1999年，黄淑珍任护士长。

1999至今，杨菊莲任护士长。

二、现状

经过几代医务工作者几十年的辛勤努力，肿瘤科在中西医结合治疗肿瘤领域享有较高的盛誉。

为达到更好的治疗效果，在中西医结合治疗模式下，我科积极挖掘中医特色治疗优势，形成了一整套系统的、特色而有效的治疗方法。特色治疗或单用或联合，临床上往往得到意想不到的疗效。

（一）中医特色疗法

1. 消瘤止痛膏外敷止痛、消瘤。

2. 逐水膏治疗恶性胸腔积液、腹水、脑积水及局部水肿。

3. 痹痛泡洗方浸泡防治化疗周围神经毒性。

4. 六子温通包主治肢体疼痛、麻木，肢冷，腹胀，嗳气，嗝逆等。

5. 火针围刺肿瘤反应点（白斑、疼痛点）或围刺肿瘤周边，以激发局部反应，调动全身免疫治疗肿瘤。

6. 肚脐敷药扶正固元、调理胃肠防治手术、放化疗后胃肠功能紊乱。

7. 耳穴压豆用于治疗肿瘤相关性疼痛性、失眠、焦虑、皮疹、恶心、呕吐、腹痛、腹泻等疾病。

8. 黄金紫地汤湿敷防治输液静脉炎、输液局部水肿。

9. 皮肤解毒汤熏洗防治化疗、靶向治疗、免疫治疗皮疹。

10. 开胃醒脾食疗方防治食欲不振、纳呆厌食。

11. 参芪二仙三胶汤食疗方防治肿瘤治疗骨髓抑制。

12. 五色五行汤防治肿瘤治疗后口腔溃疡。

13. 穴位注射疗法治疗肿瘤、防治毒副反应。

14. 腹针疗法（灵龟八法）、子午流注法治疗肿瘤，防治毒副反应。

15. 刺络拔罐治疗恶性肿瘤术后淋巴水肿，肠梗阻，白细胞减少，血小板下降等。

16. 穴位埋线减轻癌性疼痛，改善失眠抑郁，减轻放化疗后胃肠反应等。

（二）中医特色疗法常用组合

1. 扶正组合包括艾灸、脐部敷药、中药封包大椎穴、穴位注射、耳穴、中药泡脚、辨证食疗等，适合体虚不能耐受攻伐，或配合化疗、放疗等减少副作用。

2. 消瘤组合包括火针围刺、消瘤膏外敷、中药封包、穴位埋线治疗、耳穴、穴位注射、辨证食疗等，适合身体尚健，仍有肿瘤残余需要行攻伐等治疗，可配合扶正组合。

3. 化疗组合包括中药湿敷、中药泡洗法、中药封包防治静脉炎及周围神经炎、脐部敷药、双足三里注射改善胃肠功能、耳穴、辨证食疗等，适合围化疗期，以减少化疗各种毒副反应。

4. 逐水组合包括艾灸神阙、关元、足三里、期门、水道、大椎等穴位，逐水膏穴位贴敷，穴位埋线治疗，中药泡洗，耳穴等，适合各种胸腔积液、腹腔积液、脑水肿及体表局部水肿。

一切为了患者，手段何分中西？为了更好的治疗效果，我科一直坚持中西医并重。西医方面我们一直强调手段要全面、治疗要规范、模式要综合、个体要考虑，形成了一整套系统、规范、科学的肿瘤综合治疗模式，从诊断到治疗，从内科到微创，从传统到前沿，我们有肿瘤全程、全面、中西医结合诊治的特色和优势！

（三）开展的诊治手段

1. 各种实体瘤规范化疗、靶向治疗、免疫治疗。
2. 肺、肝、脾、胰腺、肾等实体肿瘤的穿刺活检术。
3. 锁骨下深静脉穿刺置管术、颈内静脉穿刺置管术、经皮外周静脉中心静脉置管术、输液港植入术。
4. 胸腔穿刺引流术、腹腔穿刺引流术、心包穿刺引流术、骨髓穿刺术等。
5. 肿瘤微创消融术，可开展射频消融术、微波消融术、化学消融术、放射性粒子植入术、冷冻消融术等。
6. 肿瘤血管介入治疗，包括血管内栓塞术、血管内药物灌注术及血管内化疗栓塞术等几种方法。
7. 胆道阻塞、黄疸经皮经肝穿刺胆汁引流术与经皮胆道支架置入术。
8. 上腔静脉压迫综合征血管内支架置入术。

三、未来发展规划

（一）科室整体发展建设目标

1. 建设规模

科室在不断加强内涵建设的同时，增加科室规模，预计3年后开设4个病区，其中肿瘤内科病区3个、介入放射病区1个，共计200张床位。

2. 人才队伍建设

科室常年坚持三基训练与考核，不定期聘请知名专家进行科内讲座，及时开展新技术，新业务培训；通过3～5年，招聘、引进、培养和进修等模式完成人才储备，培养或引进病区负责人4名，科主任和病区负责人均具有高级职称、临床水平高、教学和科研组织管理能力强、能带动学科持续发展和梯队建设；专业骨干为具有较高学术和技术水平、作为学科带头人后备力量的高级职称人员；成立名医工作室，科室主要骨干向名中医拜师；同时，至下级医院成立肿瘤专家工作室或医联体，由科内骨干组成，定期开展门诊，进一步扩大各级人才影响力。

3. 亚专科建设

3～5年，科室逐步完成肿瘤科亚专科建设，包括胸部肿瘤、消化道肿瘤、妇科肿瘤、头颈部肿瘤、软组织肉瘤、血液系统肿瘤、肿瘤介入治疗、肿瘤放疗、中医外治等团队建设，实现疑难肿瘤病例多学科联合会诊（MDT）机制。进一步开展中医药抗肿瘤特色治疗（专科/特色门诊），如热敏灸等。

4. 专科优势病种建设

科室前期已逐步制订了肺癌、大肠癌优势病种诊疗方案，结合江西地方特色，拟进一步优化肺癌和大肠癌专科优势病种建设，并增加胃癌、乳腺癌、肝癌等优势病种的建设和申报。

5. 新技术、新设备引进

科室拟引进开展肿瘤常规放疗、精准放疗等技术，3～5年建成集常规放疗、立体定向放疗（γ刀）、三维适形放疗、调强放疗的肿瘤放疗中心；引进妇科肿瘤介入技术、放射性粒子植入术，能熟练开展常见肿瘤的各种介入治疗。

6. 科研与教学

科室积极组织指导申报各级各类科研基金，力争3～5年中标国家自然科学基金2～3项，省部级课题5项，卫健委课题10项；发表高质量论文30篇，SCI文章5篇。肿瘤科先后承担10余项省部级、厅局级和江西中医药大学校级课题，发表了学术论文40余篇，在肺癌、消化道、妇科等常见恶性肿瘤的治疗方面取得了突出的研究成果。王国娟博士主持国家自然科学基金“项目基于长链非编码RNA MALAT1介导Wnt/β-catenim信号通路探讨肠胃清抗结肠癌侵袭转移的作用机制研究”。科室计划开发申报院内制剂2个；计划培养学术继承人3～4名；培养硕士15名，博士10名；接纳进修生30名。

7. 强化科室质量与安全管理

全科人员要不断强化质量与安全意识，使每个工作人员懂得其重要意义；严把质量关、安全关，发现问题及时处理，持续改善医疗质量与安全。

（二）科室建设具体措施

1. 明确规范化科室管理理念

以医院核心管理制度为基础，制订科室规章制度，落实科室管理，以规范取代习惯，完善绩效考核，奖罚分明，以制度约束人，以制度促进人。

结合科室特色，制订优势病种的临床诊疗方案，规范工作流程，落实全员培训、实施，促进诊疗工作规范常态化，减少医疗差错，保障医疗安全。

强调首诊负责制，注重细节，对于在工作中不严谨、存在事故隐患的行为坚决抵制，落实科内绩效考核，保证医疗质量安全，提高服务质量。

2. 落实科室工作职责，做好协作与分工

根据医院科主任目标责任书的具体要求，在科室管理团队带领下，全科医护人员一起努力，在医疗、教学、科研等方面都根据个人的特长进行分工协作，互相配合，设立大组长、住院总、总带教、科研秘书等职责分工，专人专职，明确科室每个人的责任及分工，协助科主任完成科室相应工作。

后续，科室将通过名中医工作室及义诊等形式，拓展科室服务辐射范围，根据赣南赣北不同地区病种分布、就诊习惯的不同，加强相关宣传，体现科室中医药治疗特色，提高省内患者中医药治疗认可度。

3. 加强医疗服务能力

基于“扶正祛邪，益气养阴”理论体系，确立科室优势病种，如肺癌、结直肠癌、胃癌等；按病种完成科内分组，基于优势病种制订中医相关临床路径，完善并规范优势病种中医治疗；在优势病种收治的基础上，进一步拓展收治病种，提高病房收治率。

4. 中医药特色优势

目前，科室在充分挖掘传统中医药抗癌优势、辨证口服汤药的基础上，结合穴位贴敷、穴位埋线、火针、刺络拔罐、腹针、耳针、脐疗、中药泡洗、中药熏洗、中药熨烫等各种中医外治技术，以及辨证食疗等，以达到扶正抗癌的目的。后续，科室将每个中医外治技术拍成短视频，并不断优化及推广中医特色治疗技术。

5. 疑难、危重病种诊疗能力

目前，科室已开展了各项介入微创技术，包括深静脉穿刺置管术、经外周中心静脉置管术、输液港植入术、穿刺活检术、微波消融术（热消融术）、康博刀（冷热多模态消融

术）、氩氦刀消融术、肿瘤血管介入术、腔内支架植入术、胆道穿刺引流术等，后续将继续引进新技术，提高疑难、危重病例的救治能力。

整合医院资源，每月开展 1 ～ 2 次多学科协作讨论，定期与龙华医院联合组织多学科协作讨论，通过多学科规范的综合诊疗，提高中西医疑难、危重病综合诊疗水平。

每月进行疑难病例讨论 1 ～ 2 次，定期进行死亡病例讨论，提高对疑难病例的诊治率。

6. 科研能力

设立科研秘书职责分工，协助科主任做好科室内科研申报计划及项目推进工作。

结合专科服务病种特色，在龙华医院指导下，制订优势病种诊疗常规，开展临床疗效总结和优化，联合发表核心期刊论文、SCI 论文，争取逐步在省内推广应用。

组织国家自然科学基金相关培训，结合自身优势病种，联合申报省部级、重大科技创新项目，提高科内各级科研项目申报比例和中标率。

在条件未成熟的情况下，成立医院层面的肿瘤重点研究室，积极申报省内肿瘤重点研究室，后续建设成国内一流的中医肿瘤临床科研平台和转化平台。

7. 教学能力

设立总带教职责分工，协助科主任做好教学任务，完善教学台账（教学计划、教学活动记录）。

完善教学查房制度，每周进行 1 次教学查房。设立双导师制，联合培养硕、博士研究生。

制订实习医师、基地轮转医师、肿瘤科研究生规培计划，完善入科宣教及出科考核，在科基地医师、研究生，每 2 周进行 1 次相关小讲课。

每 2 周安排 1 次学术讲课，科内医师轮流主持，提高自身及规培生、研究生对最新中西医诊疗指南的认识。

8. 科普能力

科室目前已有公众号，定期在公众号上发表科普论文、科普视频，分享有效病例，提高知名度。

9. 人才培养

以龙华医院江西医院建设方案为指导思想，搭建良好人才培养平台，多层次、多渠道地开展中医肿瘤科专业人才与科研人才培养。

成立名中医工作室，通过抄方、进修、攻读学位等多种形式，培养工作室成员，提升中医专业能力，后续可在医院支持下进行科室传、帮、带的培养模式。如低年资医师拜高年资医师为师，通过留下优秀学生等方式逐步实现科室良好传承。

安排人员到龙华医院进修，进修时间不少于3个月，提升中医专业能力。通过上海—江西双方硕（博）导“双导师制”的形式，联合培养硕士、博士研究生，提高高学历人才比例。

积极申报各级人才培养项目，借此平台提高医疗、科研、教学等多方面能力。

（张峰浩）

第二十一章

与“石头”打交道的使者

——结石病科发展历程

一、背景

（一）科室发展背景

结石病科成立于2006年，其前身是江西中医学院中医系门诊部的一个独立科室，根据学校院系改革需要，2002年并入附属医院，为医院综合内科的一个分科，医院为了适应结石病常见、多发的需要，以及中医治疗结石病的特色，故于2006年成为医院的一个独立专科以便更好地服务于社会。

（二）科室简介

结石病科为院级特色专科，采用传统医学与现代科学相结合、治疗与预防并重，系统、综合治疗泌尿系统结石、胆道系统结石。科室在国内首创“排石、溶石、碎石、取石、防石、安石”六位一体综合疗法，以中医药理论为指导，根据结石形成的病因病机，既强调辨证论治，又突出专科治疗特色，临床疗效显著。

（三）科室特色

结石病科治疗的优势病种是肾系和胆系结石。肾系结石包括肾结石、输尿管结石、膀胱结石、尿道结石、手术治疗后复发与残余结石。胆系结石包括胆囊结石、胆总管结石、肝内胆管结石、胆道术后残余结石、胆道术后综合征、胆道蛔虫等。科室诊疗特色如下。

（1）排石：辨证药物排石与器械排石，有江西省中医院特色组方——胆石1号、胆石2号、尿石1号、尿石2号，临床运用10余年，疗效显著。

（2）溶石：中西药物结合辨证溶石，适合年老体弱患者之胆系、肾系结石。

（3）碎石：体外冲击波碎石，X线与B超综合定位，定位精确，碎石成功率高，无痛苦，碎石后通过中医药辨证排石与器械体外排石，短期内即可把结石排尽，适用于肾系结石、部分胆系结石。由于有效运用了中医学辨证排石，江西省中医院体外碎石成功率高，排尽率高。

（4）取石：部分结石，如结石伴有器质性病变者可采取手术取石。

（5）防石：注重内外环境统一，综合多种方法防石，具体有：治疗原发病，祛除病因；调整饮食结构与生活习惯；药物防石，如调整内环境等。辨证防石为江西省中医院专科独创。该领域承担国家、省、厅等各级各类课题数项，在结石病复发防治方面取得重大突破。

（6）安石：年老体弱不能手术或体外碎石者，运用中医药辨证论治安石，可让患者带病延年，提高生活质量。

（四）历任结石病科主任及护士长

1. 结石病科主任

2006年至今，陈宝国任结石病科负责人。

2. 结石病科护士长

2002—2006年，熊哲任护士长。

二、现状

（一）医疗工作

目前科室有门诊与治疗室，主要的诊疗病种为肾系与胆系结石。每年门诊量在8000人次左右。

肾系结石属中医“石淋”“腰痛”范畴，运用本院独创的排、溶、碎、防治疗方法，95%以上的肾系结石均可以采取中西医结合非手术疗法达到治愈目的。本病发病率高，治愈后复发率高，根据“肾虚膀胱热”之成石理论，科室治疗注重内外环境的统一，综合多种方法防石，如治疗原发病、祛除病因，调整饮食结构与生活习惯，药物防石、调整内环境等。温肾清利辨证防石为江西省中医院专科独创，在结石病复发防治方面取得了重大突破。

胆系结石属于中医“胁痛”“黄疸”等病范畴，包括胆囊结石、胆总管结石、肝内胆管结石、胆道术后残余结石、胆道术后综合征、胆道蛔虫等，运用本专科的溶石、排石、防石相结合的方法综合治疗胆系结石，特别是胆石手术后复发、残余结石、胆道术后综合征等疗效显著。

（二）科室技术特色

诊断方面，科室借助现代医学手段与方法是必须的，可以判断疾病的预后。治疗方面，科室突出中医辨证论治的特色，辨证用药与专科用药相结合、治疗用药与预防用药相结合、调整身体内外环境相结合，既重视治疗，更注重预防，取得了良好的社会效益与一定的经济效益。

现代科技发展日新月异，对结石的治疗可以借助其方法与治疗手段取得更好的治疗效果。科室有大型体外冲击波碎石机与排石机各1台，可以粉碎大的结石并促进排出，结合中医辨证论治，可达到碎石成功率高、结石排尽率高、身体损伤小、恢复快、结石复发率低的突出效果。这为江西省中医院专科独有。

（三）科研成就

自科室成立以来，共申请获得国家、省，厅等各级各类课题20余项，其中具有代表性的课题见表21–1。

表21–1　结石病科部分课题

来源	课题名称	负责人	年度	项目经费（万元）
江西省自然科学基金委员会	草酸钙肾结石大鼠肾组织Th蛋白表达及温肾化石汤的调节作用	陈宝国	2012	10
江西省科技厅	尿石形成抵制与促进物质相关性及温肾化石汤调节作用	陈宝国	2009	5
江西省科技厅	尿石2号方防治ESWL术后肾损伤的临床研究	陈宝国	2014	10
江西省教育厅赞美诗计划	基于EMT通路探讨白桦酸抑制胃癌细胞机制研究	叶菁	2020	3.0
江西省卫生计生委中医药课题	蒋小敏教授从肝脾论治类风湿关节炎的经验总结和临床研究	叶菁	2015	0.4
江西省卫健委中医药科技计划项目	金匮肾气丸对心理性亚健康低免疫力状态研究	叶菁	2009	0.4

科室成员主编各类专著20余部，代表作有《胆结石防治问答》《中医临证指要》《中医经典方证案例研究》等，此外陈宝国、叶菁分别参加国家“十二五”“十三五”

“十四五”规划《温病学》教材的编写工作。同时，科室成员发表研究论文近百篇具体见表21–2、表21–3。

表21–2 结石病科部分论著

姓名	论著名称	出版社	参编方式	年度
陈宝国	《胆结石防治问答》	江西科学技术出版社	主编	1994
陈宝国	《中医临证指要》	人民卫生出版社	副主编	1999
陈宝国	《中医经典方证案例研究》	江西科学技术出版社	主编	2012
陈宝国	《经典临证思维案例实训》	中国中医药出版社	主编	2020
叶菁	《〈金匮要略〉方义注解》	中国中医药出版社	主编	2022
叶菁	《中医经典能力等级考试题集》	中国医药科技出版社	副主编	2021
叶菁	《方剂配伍分析》	中国中医药出版社	副主编	2015
叶菁	《中医三维宏观态势 – 医学本质论》	东北大学出版社	副主编	2015
叶菁	《中国医学教育题库中医学题库》	人民卫生出版社	编委	2023
叶菁	《温病学》(“十四五”规划教材)	人民卫生出版社	编委	2023
叶菁	《温病学》(“十四五”规划教材)	中国中医药出版社	编委	2023
叶菁	《中医内科学》(“十四五”规划教材)	人民卫生出版社	编委	2023

表21–3 结石病科部分论文

姓名	论文名称	出版杂志	出版年
陈宝国（第一作者，通讯作者）	《尿石症复发与中医辨证分型相关性临床研究》	《江西中医学院学报》	2008
陈宝国（第一作者，通讯作者）	《肾阳虚证与尿石形成相关性及温肾化石汤调节》	《时珍国医国药》	2012
陈宝国（第一作者，通讯作者）	《肾阳虚证草酸钙肾结石大鼠肾组织TH蛋白表达及中药温肾化石汤调节的研究》	《时珍国医国药》	2015

陈宝国（第一作者，通讯作者）	《尿石2号方对肾结石ESWL术后患者尿NAG、γ-GT以及血清β2-MG、NAG、CysC水平的影响》	《南京中医药大学学报》	2017
叶菁（第一作者，通讯作者）	《试从〈温热论〉浅谈新型冠状病毒肺炎的诊治》	《中医药通报》	2021
叶菁（第一作者，通讯作者）	《健脾逐瘀汤治疗气滞血瘀型输尿管结石的临床疗效观察》	《实用中西医结合临床》	2020

（四）教学情况

科室承担了江西中医药大学中医临床基础学科《温病学》等课程的本、专科、研究生课程的教学任务，每年平均每位教师授课在100学时以上。培养中医内科学、中医临床基础学科硕士研究生共60余名。课程教学、学科建设均具特色，从“十二五”规划始参加国家级《温病学》《中医内科学》等教材的编写工作，主持各级各类教学改革课题10余项，如：陈宝国，中医经典案例教学方法研究与应用，省教育厅教改题，主持，JXJG-13-12-15；陈宝国，经典临证思维案例实训，2020年江西省研究生优质课程和案例建设项目，省级，主持；叶菁，以提升临床技能为导向的《温病学》教学改革与实践—江西省学位与研究生教育教学改革项目（省级），主持，编号：JXYJG-2018-115，2019.01-2020.12等。科室成员陈宝国是中医疫病学，国家中医药管理局重点学科，省部级，学科带头人，叶菁是伤寒学国家中医药管理局重点学科，省部级，学科带头人等。

（五）团队建设

科室目前具有医护人员5人，其中教授、主任医师2人，副教授1人，副主任护师1人，助教1人。老中青结合，临床、教学、科研齐头并进。为了更好地服务学校教学工作，同时以科室为中心，结合其他科室成员，我科组建了中医临床基础课程学科团队。

科室目前有体外冲击波碎石机壹台，X线与B超综合定位，体外排石仪壹台，对结石较大者可先行粉碎，然后中医药辨治排石。另有特色组方：胆石1、2号，尿石1、2号，临床运用20余年，以确切的排石与溶石疗效深受患者欢迎。

三、未来发展规划

组建结石病诊疗专科，增设病房10至20张，引进高层次人才，开展结石诊疗新项目，突出中医特色。实现目标：人无我有，人有我优。

（陈宝国　涂阳林）

第二十二章

疼痛科发展历程

一、背景

（一）历史沿革

疼痛是一种常见症状，每一个人生命过程中由于种种原因都会在不同时期不同程度受到疼痛的折磨，长期的局部疼痛会形成复杂的局部疼痛综合征或中枢性疼痛，使普通的疼痛变得非常剧烈和难以治疗，导致机体各系统功能失调、免疫力降低而诱发各种并发症，甚至致残或危及患者的生命。疼痛现已被现代医学列为继呼吸、脉搏、血压、体温之后的第五大生命体征。为了为疼痛患者提供更好的治疗，2007 年《医疗机构诊疗科目名录》中增加了“疼痛科”诊疗科目，要求二级以上医院设置疼痛科。

为了满足广大人民群众的就医需求，我院于 2015 年成立疼痛科。疼痛科也是医院的新兴学科，学科成立后得到了医院的大力支持。学科团队由老、中、青三代专业人员组成，形成了集医疗、教学、科研为一体的医术精湛、技术力量雄厚的学术队伍，是江西省疼痛专科医联体合作单位和江西省医学会疼痛学分会副主任委员单位。自学科成立以来，本着患者至上、系统诊断、综合优化治疗、保护功能结构、提高生活质量的原则，科室采用传统医学与现代医学相结合，治疗与预防并重，以微创手术、药物治疗、物理治疗、注射治疗、功能恢复锻炼治疗等方法解除各种疼痛。疼痛科也是我院较有特色的治疗各种慢性疼痛性疾病的科室，中西医结合，治疗与预防并重。中医方面，根据疼痛形成的病因病机，分别以辨证论治；西医以药物、神经阻滞及微创手术等特色疗法，突出专科特色，临床疗效显著。

（二）科室特色

疼痛科的优势病种是各种急（慢）性疼痛、颈源性头痛、头晕、失眠、面瘫、脊柱源性疼痛、颈椎间盘疾患、腰椎间盘疾患、骨关节痛、癌性疼痛、各种神经痛及各种原因不明性疼痛等疾病，采用针对病因、解除症状、恢复功能、动态评估、延缓发展、重在预防的治疗总则，先保守、再微创、综合治疗的原则，形成了独特的中西医结合治疗方法，发扬传统医学优势，争取为每个患者解决病痛。治疗手段包括脊柱内镜技术、脉冲射频、神经阻滞、射频消融、等离子技术，中医中药及针灸、推拿、中药外敷、熏洗等。医生根据患者病情和病种的不同选用个体化治疗方案，以求达到最佳治疗效果。

（三）科室团队建设及技术运用情况

疼痛科目前有医护人员 4 人，其中教授、主任医师 1 人，主治医师 3 人，老中青结合，临床、教学、科研齐头并进。为了更好地服务学校教学工作，以科室为中心，结合其他科室成员，我科组建了中医临床基础课程学科团队。

科室目前有体外冲击波治疗仪 1 台、高清彩超 1 台、臭氧仪 1 台、射频机器 1 台、等离子射频机器 1 台，科室也开展了中医特色疗法，如中医中药及针灸、推拿、中药外敷、熏洗等，可根据不同疾病选择不同的治疗方法。总体来说，治疗效果满意，深受广大患者好评。

（四）历任疼痛科主任及护士长

1. 疼痛科主任

2015 年至今，文武任疼痛科副主任（主持工作）。

2. 疼痛科护士长

2015 年至今，饶菊芳任疼痛科护士长。

二、现状

（一）医疗技术

疼痛科开展如下医疗技术。

1. 彩超引导下行各种神经阻滞技术。
2. 体外冲击波治疗各种疼痛。
3. 椎间孔镜治疗腰椎间盘突出症。
4. 椎体成形术治疗骨质疏松伴压缩性骨折。
5. 射频治疗带状疱疹性神经痛。

6. 射频热凝术治疗颈椎间盘突出症和腰椎间盘突出症。

7. 射频热凝术及微球囊压迫术治疗三叉神经痛。

8. 富血小板血浆注射治疗。

9.DSA 引导下植入式经硬膜外脊髓电刺激。

疼痛门诊设有诊断室、疼痛治疗室、监护仪及急救设备、冲击波治疗仪、经皮神经电刺激仪等。年门诊量超 4800 人次。疼痛科现有两个病区（东湖院区、西湖院区）共 12 张开放床位，配有红外线理疗仪、冲击波治疗仪、经皮神经电刺激仪等物理治疗设备，有高清超声仪、射频治疗仪、等离子治疗仪、脊柱内镜等尖端疼痛治疗设备。我科临床上收治颈椎病、腰椎间盘突出症等脊柱相关性疼痛，带状疱疹等神经痛，癌痛，肌肉关节疼痛，骨质疏松症以及各种疑难疼痛患者及部分非疼痛的功能失调患者，逐渐探索出一整套以中西医结合药物及物理治疗为基础，可视技术下的神经阻滞及微创介入治疗为主的综合治疗方法，制订了一系列门诊及病房规范化管理制度，开展了胶原酶溶盘术、射频调节 / 热凝术、等离子髓核成形术、臭氧注射术、三氧大自血疗法、DSA 引导下植入式经硬膜外脊髓电刺激、DSA 引导下蛛网膜下腔药物输注系统植入术以及经皮脊椎内镜技术等微创疼痛治疗新技术，为更多患者更好地解除疼痛。我科将传统医学与现代医学相结合，以疼痛科特色治疗技术为主，配合中医辨证论治的特色，治疗用药与预防用药相结合，调整身体内外环境相结合，既重视治疗，更注重预防，得到了患者好评。

随着医疗技术的飞速发展，科室常规运用多种医疗技术，结合中医辨证论治，在缓解疼痛的情况下，可以做到身体损伤小、恢复快、复发率低的突出效果，为我院特色科室。

（二）科研成果

疼痛科成立时间虽然不长，但在科室人员的努力下，积极申报课题，已成功申请江西省卫健委及江西省中医药管理局课题多项，以第一作者及通讯作者发表疼痛相关文章 10 余篇。同时，科室进行了一系列疼痛基础与临床研究，如疼痛住院患者诊断准确性的影响因素、疼痛与心理、疼痛与免疫、疼痛与自主神经功能等；在基础研究方面，科室进行了炎性镇痛机制、神经病理性疼痛发生机制、癌性疼痛机制等相关系列研究。

科室多次选派人员前往北京、深圳、杭州等地参加顶级疼痛学术会议或到国内先进单位进修学习。

（三）教学情况

科室承担了江西中医药大学外科学、中西医结合外科学及疼痛治疗学课程的本科课程的教学任务，每年平均每位教师授课 60 学时以上，课程教学、学科建设均具特色。

三、未来发展规划

疼痛科正逐渐成长为一个学术上精益化、临床上专业化、教学上规范化、科研上严谨化的科室。科室未来将组建我院疼痛诊疗中心，让所有疼痛患者在疼痛科实现一站式服务；引进高层次人才，丰富疼痛科治疗技术；继续联合多方，共同推进健康中国建设。

（文武　李矛）

第二十三章

传承精华，内外兼修

——中医外科（外一科）发展历程

一、背景

（一）成立背景

外科是我院历史最为悠久的科室。1954 年建院之初，医院就成立了大外科，包含中医外科（肛肠）、西医外科和骨伤科。随着专业的不断细化分化，外科也经历了一系列的变迁，在汤邦杰、金之刚、蒋云鹏等主任的带领下不断发展壮大。20 世纪 60 年代，骨伤科分化独立，后来成立了江西省骨伤医院。分化后的外科包含了西外、中外（肛肠）两个治疗组。1984 年，外科进一步分化为西医外科、肛肠科和中医外科。喻文球同志受命担任中医外科主任，正式负责学科建设及教学、医疗、科研工作。90 年代末，医院开设泌尿外科，放在中医外科病区管理。此时的中医外科包含疮疡、皮肤、泌尿、男科等方向。20 世纪初泌尿外科单独成科，2014 年皮肤科单独成科，即形成了现有的中医外科（外一科）。

（二）科室简介

中医外科传承与发扬盱江医学外科学术流派学术思想，是一个历史悠久、富有活力的科室。本科室是国家中医临床重点专科，国家中医药管理局重点学科、重点专科，教育部省部共建项目“南方毒蛇咬伤防治中心”，毒蛇咬伤全国协作组组长单位，江西省中西医结合研究院毒蛇咬伤研究所，江西省中医药管理局毒蛇咬伤重点研究室，江西省毒蛇咬伤专科联盟理事长单位，中华中医药学会外科分会副主任委员单位，世界中医药学会联合会外科分会副会长单位，江西省中医药学会外科分会主任委员单位，江西省研究型医院学会中医外科学分会主任委员单位，拥有国家级名老中医“喻文球名中医工作室”。

（三）科室特色

科室坚持突出中医特色和中西医技术并重，以各种皮肤外科疾病、疮疡疾病、急（慢）性创面整形修复为主要研究方向，开展了中药涂搽、中药溻渍、中药化腐清创、中药保留灌肠、穴位敷贴、穴位注射、箍毒拔毒灸等一大批传统中医特色技术；研制了717解毒合剂、九味消肿拔毒散、金黄膏、玉露膏、活血散瘀膏、生肌玉红膏、生肌愈疡膏等一系列疗效显著的院内制剂；开展了封闭式负压引流、各种植皮、皮瓣整形修复、毛发移植（FUE）、微创治疗腋臭等现代先进技术和手术。

科室强调西医辨病与中医辨证相结合，传统中医药与现代技术手段及手术相结合，内服药物与外治疗法相结合，形成了具有中医特色的中西医结合皮肤创面外科诊疗体系。

（四）历任中医外科（外一科）主任及护士长

1. 历任中医外科（外一科）主任

1984—2012年，喻文球任中医外科主任。

2003—2014年，王万春、龚丽萍任中医外科副主任。

2015—2022年，王万春任中医外科主任。

2022至今，严张仁任中医外科主任。

2. 历任中医外科（外一科）护士长

1984—1993年，李英任中医外科护士长。

1993—1997年，袁柳英任中医外科护士长。

1997—2007年，熊淑英任中医外科护士长。

2007年至今，杨来香任中医外科护士长。

二、现状

（一）医疗工作

中医外科现有门诊3间，病房开放床位50张，年门诊量2万余人次，年收治患者1600余人次。科室坚持突出中医特色和中西医技术并重，亚专科分化合理。科室的优势病种如下。

（1）动物致伤性疾病：毒蛇咬伤、毒虫咬伤、蜂蜇伤等。

（2）皮肤感染性疾病：疮痈疔疖、丹毒、蜂窝织炎、甲沟炎等。

（3）皮肤急（慢）性疮面：压疮、下肢静脉曲张性溃疡、糖尿病足、下肢动脉硬化闭塞症、血栓闭塞性脉管炎、烧伤、体表瘢痕等。

（4）皮肤外科疾病：各种皮肤良性肿瘤，如色素痣、脂肪瘤、皮脂腺囊肿、皮肤纤维瘤等的手术切除和美容缝合；皮肤恶性肿瘤，如基底细胞瘤、鳞状细胞癌根治术以及腋臭的微创手术治疗等。

（5）男科疾病：前列腺炎、前列腺增生症、勃起功能障碍、早泄、男性不育症、性传播疾病等。

在诊治毒蛇咬伤方面，科室提出“断毒消肿，解毒排毒”治疗理念，制订了毒蛇咬伤的行业标准，形成了一体化一站式的毒蛇咬伤综合救治模式，处于国内领先地位；在治疗慢性体表溃疡方面，建立了慢性难愈性溃疡 MDT 诊疗团队，提倡中西医结合治疗，运用传统的“提脓祛腐，煨脓长肉”中医药疗法，配合现代敷料、负压封闭引流及血管介入、皮瓣手术等修复创面，有效提高了治愈率，缩短了治疗时间；在皮肤外科疾病方面，提倡微创无痕治疗理念，开展各种皮瓣整形修复、毛发移植（FUE）、瘢痕整形、富血小板血浆疗法（PRP）、微创治疗腋臭等现代技术和手术。

（二）人才培养

科室坚持引进与培养并重，加大高层次人才引进和培养力度，不断提高团队的整体素质和业务水平，优化队伍结构；探索院校教育与师承相融合，以培养名医核心素质为重点的中医人才培养新模式，提高人才培养质量；努力建设一支“师德高尚、业务精湛、结构合理、充满活力”的适应科室发展需要的高水平人才队伍。

（三）科研成就

科室注重科研临床相互转化，先后获得国家自然科学基金、国家科技支撑计划、中医药行业专项、国家中医药管理局科技课题、江西省自然科学基金、江西省重点研发计划等各级科研项目 30 余项，发表学术论文 150 余篇，出版专著 10 余部，获得各项奖励 5 项。中医外科立项课题详见表 23–1。

表 23–1　中医外科立项课题

来源	课题名称	负责人	年度	项目经费（万元）
国家自然科学基金委员会	717 解毒合剂对蝮蛇毒介导的细胞外基质稳态失衡的代谢调控作用与机制	王万春	2020	36

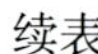
续表

来源	课题名称	负责人	年度	项目经费（万元）
国家自然科学基金委员会	717解毒合剂抗蝮蛇毒物质基础及对蛇伤NF-κB和MAPK信号通路干预机制研究	王万春	2014	49
国家自然科学基金委员会	基于解毒活血理论探讨中药复方通过调控“NLRP3-线粒体稳态轴”治疗Ⅲ型前列腺炎的分子机制	王万春	2023	38
国家自然科学基金委员会	基于毒瘀理论的解毒活血汤调控TGF-β/SMAD信号通路治疗Ⅲ型前列腺炎的作用机制研究	严张仁	2020	36
国家自然科学基金委员会	基于MicroRNAs调控网络研究解毒活血汤治疗Ⅲ型前列腺炎的作用机制	严张仁	2015	47
国家中医药管理局	冻疮中医临床诊疗指南（修订）	王万春	2015	25
国家中医药管理局	面油风中医临床诊疗指南（修订）	王万春	2014	20
国家中医药管理局（横向）	粉刺性乳痈中医临床诊疗指南（修订）	王万春	2016	0.3
国家中医药管理局（横向）	肉瘿中医临床诊疗指南（修订）	王万春	2015	0.6
中华中医药学会	毒蛇咬伤中医诊疗指南（修订）	王万春	2023	0
中华中医药学会	中医外科临床诊疗指南——冻疮（修订）	王万春	2020	25
中华中医药学会	中医外科临床诊疗指南——褥疮（修订）	王万春	2020	25
江西省自然科学基金委员会	毒蛇咬伤早期中医辨证分型及其分子标志物的蛋白质组学研究	王万春	2018	6
江西省自然科学基金委员会	基于局部微环境稳态调控的717解毒合剂诱导蝮蛇伤大鼠组织再生作用与机制	王万春	2020	20
江西省自然科学基金委员会	基于“毒瘀理论”的解毒活血汤调控TGF-b/SMAD信号通路治疗Ⅲ型前列腺炎的作用机制研究	严张仁	2020	5
江西省自然科学基金委员会	基于NF-κB信号通路研究解毒活血汤治疗Ⅲ型前列腺炎的作用机制	严张仁	2017	6
江西省科技厅（重点研发计划项目）	蝮蛇咬伤中医药治疗方案规范化示范研究	王万春	2016	6

续表

来源	课题名称	负责人	年度	项目经费（万元）
江西省教育厅	案例教学法在中医外科教学中的改革研究	王万春	2015	0.5
江西省教育厅	基于“毒瘀理论”的解毒活血汤调控P38MAPK信号通路治疗Ⅲ型前列腺炎的作用机制研究	严张仁	2019	3
江西省教育厅	基于课程思政的案例教学法在研究生《中医外科学》教学中的应用研究	王万春	2023	0.5
江西省卫生和计划生育委员会	生肌玉红纱条治疗下肢慢性溃疡的临床研究	王建刚	2019	0.5
江西省卫生和计划生育委员会	复方黄柏液持续灌注冲洗联合封闭负压吸引（VSD）治疗下肢难愈性慢性溃疡（湿热瘀阻证）的临床疗效研究	张乃忻	2019	0.5
江西省卫生和计划生育委员会	土茯苓青黛汤治疗寻常型银屑病（血热型）的临床疗效及对TNF-α和VEGF水平的影响	王万春	2011	0.5
江西省卫生和计划生育委员会	蝮蛇咬伤后患者血清心肌酶谱的变化及717解毒合剂的干预作用研究	毛文丽	2017	0.5
江西省中医药管理局科技计划	基于数据挖掘技术研究盱江外科学术流派治疗痈疽病的学术思想	严张仁	2024	0.4
江西省中医药管理局科技计划	基于NF-κB信号通路探究莲花解毒汤对蝮蛇咬伤的干预机制以及抗蛇毒物质基础研究	王建刚	2022	0.4
江西省中医药管理局科技计划	717解毒合剂对蝮蛇咬伤大鼠NO、MDA、TSH、NPSH和PSH的干预作用研究	毛文丽	2020	0.5
江西省中医药管理局科技计划	生肌愈疡膏联合负压封闭引流（VSD）治疗蛇伤溃疡临床疗效随机对照试验研究	易军	2021	自筹
江西省中医药管理局科技计划	五苓散联合盐酸坦索罗辛缓释胶囊治疗良性前列腺增生症（脾肾阳虚型）临床疗效随机对照试验研究	易军	2024	自筹
江西省中医药管理局科技计划	基于“煨脓长肉”理论观察生肌愈疡膏联合股前外侧游离皮瓣治疗蛇伤溃疡临床疗效随机对照试验研究	张乃忻	2024	自筹

科室近年来发表论文150余篇，部分见表23-2、表23-3、表23-4。

表 23-2　中医外科发表论文

姓名	论文名称	出版杂志	出版年
王万春	“Oxidative stress and antioxidant defense in detoxification systems of snake venom-induced toxicity”	*J Venom Anim Toxins Incl Trop Dis*	2020
张乃忻	《复方黄柏液持续灌注冲洗联合封闭负压吸引治疗难愈性蛇伤溃疡36例临床观察》	《中医杂志》	2020
王万春	《蛇毒研究进展：从致命毒素到新药开发》	《药学学报》	2020
王万春	《植物药抗蛇毒局部毒性效应作用与机制研究进展》	《中国药理学通报》	2020
王万春	《莲花解毒汤治疗五步蛇咬伤40例临床观察》	《北京中医药大学学报》	2020
王万春	《717解毒合剂通过抑制NF-κB信号通路和STAT3活性减轻蝮蛇咬伤大鼠肝脏炎症反应》	《世界科学技术——中医药现代化》	2022
王万春	《莲花解毒汤治疗毒蛇咬伤300例临床观察》	《时珍国医国药》	2020
毛文丽	《717解毒合剂对蝮蛇咬伤大鼠心肌NO、MDA、SH水平的影响》	《中国中医急症》	2023
易军	《生肌愈疡膏联合负压封闭引流治疗蛇伤溃疡20例》	《江西中医药大学学报》	2022
王万春	《王万春治疗特殊类型毒蛇咬伤经验》	《江西中医药大学学报》	2021
王万春	《利用重复测量方差分析探讨717解毒合剂联合西医治疗蝮蛇咬伤患者局部症状的临床疗效》	《江西中药》	2021
王万春	《中西医结合治疗眼镜蛇咬伤致溃疡验案举隅》	《江西中药》	2022
王万春	《南昌地区蝮蛇咬伤致急性肝损伤的临床特点及危险因素分析》	《蛇志》	2021
严张仁	《近2年南昌市及周边地区毒蛇咬伤流行病学调查》	《蛇志》	2020
徐小港	《中医药治疗蝮蛇咬伤临床疗效的Meta分析》	《蛇志》	2022

续表

姓名	论文名称	出版杂志	出版年
易军	“Jiedu Huoxue decoction improves chronic abacterial prostatitis/chronic pelvic pain syndrome through activating Wnt/GSKβ/β-catenin signaling pathway and alleviating apoptosis”	*Biomed Pharmacother*	2022
易军	“Improvement of chronic non-bacterial prostatitis by Jiedu Huoxue decoction through inhibiting TGF-β/SMAD signaling pathway”	*Biomed Pharmacother*	2022
严张仁	“The effect of Jiedu Huoxue decoction on rat model of experimental nonbacterial prostatitis via regulation of miRNAs”	*Pharm Biol*	2022
王万春	“NOL6, a new founding oncogene in human prostate cancer and targeted by miR-590-3p”	*Cytotechnology*	2022
严张仁	《解毒活血汤调控肠道菌群干预慢性前列腺炎/慢性盆腔疼痛综合征的机制研究》	《时珍国医国药》	2022
王万春	《前列解毒活血汤对Ⅲ型前列腺炎患者前列腺液中细胞因子水平的影响》	《中国应用生理学杂志》	2020
王万春	《慢性非细菌性前列腺炎大鼠前列腺线粒体损伤及解毒活血汤干预作用研究》	《中华男科学杂志》	2021
王万春	《王万春教授从脾、肾论治男科病经验拾萃》	《湖南中药大学学报》	2023
王万春	《王万春教授从湿、瘀论治男科病经验》	《湖南中药大学学报》	2022
严张仁	《中医治疗慢性前列腺炎的免疫机制研究进展》	《中医杂志》	2020
严张仁	《基于网络药理学分析“茯苓-泽泻”治疗前列腺炎作用机理研究》	《江西中医药》	2021
王万春	《王万春教授基于五脏所主理论治疗男科病经验》	《光明中医》	2022
王万春	《王万春教授结合象思维论治男科病》	《光明中医》	2019
严张仁	《穴位贴敷联合中药灌肠治疗Ⅲ型前列腺炎临床观察》	《中国中医药现代远程教育》	2021

续表

姓名	论文名称	出版杂志	出版年
王万春	《愈疡生肌膏治疗 Wagner 1 ～ 2 级糖尿病足临床疗效观察》	《中华中医药杂志》	2021
王万春	《臁疮的中医外治法研究概况》	《中国民族民间医药》	2020
王万春	《中医药治疗糖尿病足的研究进展》	《中国民间疗法》	2022
王建刚	《生肌玉红纱条治疗下肢慢性溃疡 30 例》	《中国中医药现代远程教育》	2020
王建刚	《紫草油联合 TDP 照射治疗慢性下肢溃疡临床观察》	《中国中医药现代远程教育》	2021
王万春	“Preventive effect of Lactobacillus reuteri on melanoma”	*Biomed Pharmacother*	2020
严张仁	“Progress in experimental research on SPRED protein family”	*J Int Med Res*	2020
王万春	《中药复方精油联合中药热罨包外用治疗带状疱疹后遗神经痛气滞血瘀证 30 例临床观察》	《中医杂志》	2022
严张仁	《热敏灸联合中药热罨包治疗带状疱疹后遗神经痛的临床疗效及对 T 淋巴细胞亚群的影响》	《中华中药杂志》	2021
严张仁	《雄激素源性脱发的中医研究进展》	《中国中医药现代远程教育》	2021
王万春	《MDT 联合 CBL 在研究生规范化培训中医外科外治法教学中的应用》	《中国中医药现代远程教育》	2022

表 23–3　中医外科出版学术著作一览表（部分）

姓名	论著名称	出版社	参编方式	年度
喻文球	《喻文球医论医话》	中国医药科技出版社	主编	2023
喻文球	《喻文球临床验案精选》	中国医药科技出版社	主编	2022
王万春	《全国名老中医喻文球蛇伤临证治验》	中国中医药出版社	主编	2021
王万春	《全国名老中医喻文球外科临证治验》	中国中医药出版社	主编	2023
王万春	《动物毒素及其医学应用》	江西科学技术出版社	主编	2020
王万春	《中医外科学》	人民卫生出版社	副主编	2022
王万春	《中医外科学》	科学出版社	副主编	2023

续表

姓名	论著名称	出版社	参编方式	年度
严张仁	《外科心法要诀白话解及医案助读》	中国医药科技出版社	副主编	2020
王万春	《中医男科学》	科学出版社	编委	2022
王万春	《中医外科学》	中国中医药出版社	编委	2021
严张仁	《特殊原因创面管理与新技术应用》	郑州大学出版社	编委	2020

表 23-4　中医外科科技奖励表

序号	项目名称	授奖单位	授奖等级	授奖时间
1	基于毒邪理论的蝮蛇咬伤中医治疗体系的构建及临床应用	中华中医药学会	三等	2021
2	基于毒邪理论的蝮蛇咬伤中医治疗体系的构建及临床应用	江西省人民政府	二等	2022
3	蝮蛇咬伤中医药干预综合治疗规范化研究	江西省人民政府	三等	2011
4	蝮蛇咬伤中医药干预综合治疗规范化研究	江西省教育厅	二等	2011
5	蝮蛇咬伤中医药干预综合治疗规范化研究	中华中医药学会	三等	2013

（四）教学情况

科室教学实力雄厚，致力于中医外科学专业人才培养，不断提高人才培养质量。科室拥有全国模范教师 1 人，获全国中医药高等院校中青年教师教学基本功竞赛二等奖 1 项，获批江西省高水平本科教学团队、江西中医药大学名师工作室，先后主持江西省研究生优质课程 1 项，江西省教育厅教学改革课题 2 项。团队培训学生多次获得全国大学生临床能力竞赛特等奖、二等奖等奖项。

科室注重中医师承教育人才培养，学术带头人喻文球教授为第三批、第五批、第六批全国老中医药专家学术经验继承工作指导老师，王万春教授为第七批全国老中医药专家学术经验继承工作指导老师，李燕芳为第五批全国老中医药专家学术经验继承人，严张仁为第六批全国老中医药专家学术经验继承人，王建刚、张乃忻为第七批全国老中医药专家学术经验继承人。

科室先后培养博士研究生 10 人，硕士研究生 40 余人。团队培养的研究生科研和临床水平不断提升，近年来获得江西省研究生创新基金项目 10 余项，江西中医药大学研究生创新基金 20 余项，获国家奖学金 20 人次。研究生就业率为 100%，大部分毕业生成为就业单位的业务骨干。

近年来，科室举办国家级中医药继续教育项目10项，培训省内外学员2000余人次，接收进修人员30余名。在规培实习带教方面，科室坚持以实践为主的培训原则，培训规培生、实习生千余名。

（五）团队建设

科室目前拥有医护人员总数31人，其中博士6人，硕士8人；博士生导师2人，硕士生导师3人；教授2人；国家级名中医1人，全国模范教师1人，江西省名中医1人，国务院政府特殊津贴获得者1人，江西省政府特殊津贴获得者1人，江西省卫生计生委有突出贡献中青年专家1人，江西省百千万人才工程人选1人，江西省高校学科带头人1人，江西省青年井冈学者1人，江西省中医药中青年骨干人才1人，全国老中医药专家学术经验继承工作指导老师2人，全国老中医药专家学术经验继承人5人，中共中央组织部“西部之光”项目北京中医药大学访问学者1人，意大利锡耶纳大学访问学者1人，江西赣江新区创新人才1人。

（六）社会服务

科室立足国家发展和健康中国战略，以江西省区域卫生健康和经济发展为导向，培育高质量中医人才，促进中医事业的传承与创新发展；提升中医药服务能力，增进人民群众健康。

2020年，王万春主任曾带领中医医疗队出征乌兹别克斯坦，援助当地抗疫。此次援外医疗援助得到了国内外媒体的积极评价，展现了中国力量、中国精神和中国效率，树立了人类命运共同体的典范。

科室作为江西省毒蛇咬伤专科联盟理事长单位，紧盯学科发展方向和趋势，不断加强中西医结合治疗毒蛇咬伤病的学术研究和成果转化，与各成员单位加强交流与沟通，优化资源配置，促进不同区域医疗机构间技术和资源的互助互补，共同开创了我省毒蛇咬伤救治医学发展新局面。

本团队成员积极利用医院官网、公众号发布科普文章和视频，积极借助江西日报、江西省电视台等官方媒体，科普专业知识，为百姓健康助力服务；积极组织科室医生进社区义诊，把服务送到百姓门口，把温暖送到百姓心口。

自2022年医院与上海中医药大学附属龙华医院共建国家区域医疗中心以来，我科作为重点合作科室，与龙华医院医教研紧密融合，努力实现同质化发展，赣沪同携手，让本省患者享受高水平医疗服务。

三、未来发展规划

（一）指导思想

科室坚持“精诚为医、厚德为人”的院训宗旨，重点以不断提高中医药服务功能为发展方向，充分发挥中医药特色优势，建设高水平有特色的国家临床重点专科，推进医疗、教学、科研更高层次的协调发展。

（二）工作目标

科室以国家区域医疗中心建设为契机，以蛇伤、皮肤溃疡、皮肤外科疾病为核心，打造成为集动物致伤性疾病、慢性创面修复、皮肤整形外科为一体的高水平、有特色的中西医结合皮肤创面诊疗中心。

（三）工作计划及保障措施

1. 科室将进一步明确定位，不断扩展学科内涵与外延建设，不断加强自身建设，提高科室整体业务能力水平和科研能力水平，将科室主攻研究方向定位为以蛇伤、皮肤慢性溃疡、皮肤外科疾病为核心，建设成为集动物致伤性疾病、慢性创面修复、皮肤整形外科为一体的中西医结合皮肤创面诊疗中心。

2. 科室将不断加强临床基础研究，完善中医外科理论体系，致力探索中医“毒”的现代科学实质，研究毒邪在外科疾病中的病因病理学的科学内涵及解毒中药作用机制，主要以中医药治疗毒蛇咬伤、皮肤慢性溃疡和前列腺疾病等三个研究方向，以“毒”理论为重点，以科研成果转化推广为关键，以提高临床疗效为目的，利用现代医学阐述中医药防治外科疾病的作用机制和科学内涵。同时，科室将打造产学研协同创新平台和多学科交叉融合创新平台，促进中医外科学、毒理学的基础研究和临床应用研究相结合，打造国内一流的中医外科学科学研究高地，推动中医外科学科发展。

3. 科室将不断加强人才队伍建设，在未来5年引进3～5名博士，8～10名硕士，形成医疗、教学和科研三级人才梯队，使人才队伍更为合理，进一步加强硕士、博士和本科生的培养力度。

4. 科室将扩大对外学术交流，增强学科在国内外学术前沿领域参与合作和竞争的能力，形成结构合理、优势明显、特色突出的学科体系，全面提升学术竞争力和社会影响力。

（王万春　严张仁　易军）

第二十四章

不忘初心，守护健康

——普外科（外二科）发展历程

一、背景

（一）成立背景

医院成立初期即有外科，后因发展需要分为中医外科、西医外科、肛肠科。其中，西医外科（普外科前身）成立于 1992 年，科室成员熟练掌握普外科常见病、多发病的诊治，特别是手术治疗，包括胃癌、结肠癌、直肠癌、肝癌、胆囊癌、甲状腺癌等恶性肿瘤的根治术及胆石症、腹股沟疝、下肢静脉曲张等常规普外科疾病的手术治疗。

2002 年起，在科主任杨先玉的直接领导下，全科继承与发扬老一辈专家的宝贵经验，团结奋进，培养出一批能够将临床、科研、教学有机结合在一起的外科专业骨干力量。从 2020 年起，为进一步推动科室发展，在院领导的支持下，普外科分出胃肠外科、肝胆外科、甲乳疝外科三个亚专科。目前，科室拥有开放床位 36 张，临床医师有 18 人。其中，团队有博士 1 人，硕士 14 人；硕士生导师 1 人；教授 1 人。

（二）历任普外科（外二科）主任及护士长

1. 历任普外科主任

1992—2002 年，蒋建华任西医外科主任。

2002 年至今，杨先玉任普外科主任。

2. 历任普外科护士长

1992—2004 年，杨桂兰任西医外科护士长。

2004—2006 年，杨来香任普外科护士长。

2006年至今，游小菊任普外科护士长。

二、现状

（一）医疗工作

普外科是以手术为主要方法治疗肝脏、胆道、胰腺、胃肠、肛肠、血管疾病、甲状腺和乳房的肿瘤及外伤等其他疾病的临床学科，是外科系统最大的专科。我院普外科有胃肠外科、肝胆外科、甲乳疝外科三个亚专科，各亚专科各有所长，协同发展，形成良好的互促互补医疗环境。

胃肠外科主攻胃肠肿瘤、腹腔肿瘤及急腹症等诊治，现应用腹腔镜技术广泛开展腹腔镜下胃癌根治术、腹腔镜下结直肠癌根治术、腹腔镜下胃肠间质瘤切除术、腹腔镜下阑尾切除术等微创手术，具有创伤小、恢复快、住院时间短等优势。围手术期，团队通过开展针灸、穴位贴敷、耳穴压豆、中药涂搽等中医特色治疗，有效减少术后并发症，加快患者术后康复。另外，胃肠外科积极探索新技术，已能熟练开展小肠减压管置入术，为肠梗阻患者带来了新的解决方案。

肝胆外科主攻胆囊结石及息肉、肝胆管结石、急（慢）性胰腺炎、肝胆胰脾肿瘤的中西结合治疗。团队应用腹腔镜、电子胆道镜以及体内微电极碎石仪等微创设备，结合超声引导下肝内胆管、胆囊穿刺建立内镜通道，实施取石、去除息肉、狭窄切开等镜下治疗，在省内率先开展保胆取石、取息肉术以及术后中医药预防结石复发等手段治疗胆囊结石及息肉；同时，注重围手术期中西医结合处理，具有手术成功率高、创伤小、术后恢复快、结石复发率低的特点。

甲乳疝外科主攻甲状腺、乳腺、腹外疝等普外科常见病、多发病等诊治工作。团队熟练掌握腹腔镜技术，常规开展微创手术，引进射频消融技术治疗甲状腺、乳腺结节性疾病，效果显著，具有创伤小、费用低、疗效确切等明显优势。

虽然普外科各亚专科各有所长，但仍为整体，为普外科住院和门诊医疗工作共同努力。

（二）科研工作

在注重临床医疗工作的同时，普外科医务人员积极参与科研工作，详见表24–1。普外科出版专著，见表24–2。

表 24-1 普外科课题

来源	课题名称	负责人	年度	项目经费（万元）
江西省教育厅	阳陵泉穴埋线对人胆汁分泌的影响	张元	2013	3
江西省中医药管理局	热敏灸和外科常规疗法治疗早期炎性肠梗阻的临床观察	杨先玉	2020	2
江西省中医药管理局	电针足三里治疗术后肠麻痹的临床疗效及其对胆碱能抗炎通路的影响研究	杨先玉	2022	2
江西省中医药管理局	穴位埋线治疗胆石症保胆取石后肝郁脾虚证的临床疗效研究	陈小菁	2022	2

表 24-2 普外科出版专著

姓名	论著名称	出版社	参编方式	年度
杨先玉	《外科学》	中国中医药出版社	编委	2021
杨先玉	《外科学》	科学出版社	副主编	2022

（三）人才培养

普外科有一整套人才培养和人才梯队建设体系。本专科一直致力于西医专业人才培养，不断提高人才培养质量。科室以硕士生培养为切入点，充分借鉴中医人才培养模式，遵循西医教育规律、西医人才成长规律，将现代院校教育与传统师承教育模式互补融合。科室骨干成员均踊跃外出进修，不断提升业务水平。

（四）教学工作

江西中医药大学附属医院是一所教学医院，普外科医务人员是江西中医药大学临床医学院西医外科学组主要组成，杨先玉主任兼任西医外科学组组长，廖成文副主任兼任西医外科学组副组长。

普外科积极参与到本科、硕士研究生的培养当中，还参与了规培生的培养工作。

在本科生的教学中，普外科承担了外科学理论、外科技能、外科实习等教学任务，坚持理论与实践相结合，注重实践能力的培养。

在研究生的培养中，杨先玉主任每年均承担研究生理论课程，培养了 5 名中西医结合临床专业的研究生。

在规培生方面，科室严格执行《江西省临床住院医师规范化培训方案实施细则》，坚持以实践为主、技能为主、自学为主、业余为主的培训原则。

三、未来发展规划

（一）继续强化微创外科技术特色

随着医疗技术的不断发展，微创外科已经成为普外科的重要发展方向，未来，普外科可以进一步扩大腔镜技术的应用范围，提高微创手术的技术水平和治疗效果；同时，也可以开展一些新的微创技术，如机器人手术等，进一步提高手术的精准度和安全性。

（二）提高疾病的综合诊疗能力

科室将进一步加强疾病的综合诊疗能力，包括对肝脏、胆道、胰腺、胃肠道、甲状腺等疾病的诊断和治疗；同时，开展新的技术，如经皮经肝穿刺等，提高治疗消化系统疾病的诊疗水平。

（三）加强学科交叉合作

普外科可以与其他学科交叉合作，如肿瘤科、消化科、内分泌科等，共同开展跨学科的研究和诊疗项目。通过学科交叉合作，科室可以进一步提高对疾病的认知和诊疗水平，为患者提供更好的医疗服务。

（四）注重人才培养和队伍建设

普外科注重人才培养和队伍建设，通过引进和培养高水平的医生和技术人才，提高科室的整体实力；同时，开展培训项目，提高科室人员的业务水平和综合素质。

（五）加强科研工作

普外科将进一步加强科研工作，通过开展基础研究和临床研究，提高对普外科疾病的认知和诊疗水平；同时，通过科研合作等方式，与其他医疗机构和科研机构合作，共同推动普外科的发展。

（周大毛）

第二十五章

胸中有术

——心胸外科（外三科）发展历程

一、背景

（一）科室成立背景

心胸外科成立于2005年，至今已有近20年历程。在外科学迅猛发展的21世纪初期，面对日益增长的患者就医需求及多元分化的外科学现状，心胸外科应运而生，同时设立了住院病房及术后监护室，年手术量500余台。2021年起，在科主任刘小雄的领导下，全科勇于探索创新，团结奋进，培养出一批能够将临床、科研、教学有机地结合在一起的心胸外科专业骨干力量。在科室成员共同努力下，科室取得了优异成果：出版专业图书著作3本，获得江西省科学技术进步奖1项、江西省科学技术成果1项，于中外文核心期刊发表论文30余篇，作为主任委员单位筹备成立了“江西省研究型医院学会中西医结合胸外科学分会”。2016年，心胸外科成为江西省中医住院医师规范化培训基地。

（二）科室简介

江西省中医院心胸外科（外三科）经过多年发展，已形成了一支集医疗、教学、科研为一体的医术精湛、技术力量雄厚的学术队伍，是江西省研究型医院学会中西医结合胸外科学分会主任委员单位、江西省研究型医院学会胸部微创外科分会副主任委员单位、江西省保健学会胸外科学会常委单位。目前心胸外科拥有医护人员19人，其中硕士生导师1名；有博士1名，硕士5名；主任医师2名，副主任医师1名，主治医师2名，主治中医师1名。

科室目前设有心胸外科病房、重症监护病房。科室检查治疗设备先进，配备齐全，对胸部良性、恶性肿瘤治疗手段齐全，对肺癌、食管癌、胸腺癌等可行手术、化疗、靶向、免疫及中医药等综合治疗，手术根治彻底，术后复发率低，生存质量好，生存期长；此外，在胸部创伤、胸廓畸形的诊治方面具有丰富的临床经验。近年来，科室开展胸腔镜、纵隔镜、射频消融等微创手术及治疗，达省内先进水平。

（三）科室特色

科室开展了多种国内外领先或先进的诊疗技术：在省内率先开展了双侧肺部同期手术、支气管剔除术、双侧分期开胸共切除十四肺段治疗广泛重症支气管扩张等，其中双侧分期开胸共切除十四肺支气管段治疗广泛重症扩张切除病灶之多为国内首创，亚洲唯一一例；在国内较早开展了肺容积减少术治疗慢阻肺的临床科研工作，并首次提出了非透视下支气管造影的可行性，同时制订了该检查的具体操作要求及技术规范，现已在多个单位推广应用；在省内率先开展纵隔镜下胸交感神经链切断术治疗手汗症；对合并心血管疾病、内分泌疾病、消化系疾病、营养不良等多种高危疾病或 70 岁以上高龄的胸部恶性肿瘤患者成功开展外科手术治疗，并取得了较好的疗效；胸腔镜、纵隔镜微创手术率达 90% 以上。

科室成员主编了《肺外科学》《食管外科学》等医学专著 3 部，完成多项省、市级课题，获江西省科学技术进步奖、江西省教育厅科技成果奖等。

（四）历任心胸外科（外三科）主任及护士长

1. 历任心胸外科主任

2021—2023 年，刘小雄主持心胸外科工作。

2023 年至今，刘小雄任心胸外科主任。

2. 历任心胸外科护士长

2005—2006 年，杨桂兰任心胸外科护士长。

2015 年至今，饶菊芳任心胸外科护士长。

二、现状

（一）医疗业务

江西医药大学附属医院心胸外科是诊断和治疗胸部疾病的专业科室，重点治疗肺、食管、纵隔良恶性疾病，胸部外伤等胸部疾病，尤其对肺癌患者有一系列完善的多学科综合治疗方法。科室运用中西医结合的方法和国内外先进的医学手段，体现了传统医学与现代医学在胸外科疾病诊治方面的有机统一，常规开展胸腔镜手术、射频消融治疗等，具有创伤小、痛苦少、效果好的优点。

目前，科室承担了全院各科室电子支气管镜检查的主要工作以及肺穿刺、胸腔引流等诊断治疗操作，满足了本科室及相关科室的医疗检查需求，提高了医疗诊断的准确率，为各中医科室临床诊疗保驾护航。

科室结合医院的中医优势，积极探索中西医结合治疗恶性肿瘤在心胸外科的应用，科内引进中西医结合人才并全员参加医院组织的西学中培训，通过交流、学习，对中医的基本理论、中药药理、辨证施治有了新的认识，从多方位、以多种方法治疗恶性肿瘤，疗效明显，提高了患者的满意度，为科室医疗业务水平的提高奠定了基础。

科室加强与城郊接合部、郊县等地区医院的医疗合作，适应目前城市建设造成的居民向城郊流动的趋势，通过提供优质服务吸引患者，保证了患者来源，提高了住院率。

（二）医疗项目及特色

心胸外科诊治手段多样，诊治经验丰富。

1. 心胸外科病种全覆盖，包括：肺部良、恶性肿瘤（肺结节、磨玻璃结节）的手术治疗，肺部良性疾病如肺大泡、支气管扩张、肺隔离症、肺脓肿、胸壁疾病的外科治疗等，食管良、恶性肿瘤，以及食管良性疾病，如食管裂孔疝、贲门失弛缓等疾病的外科治疗，纵隔肿瘤等。

2. 大力开展微创外科技术，腔镜手术率不少于90%，其中包括肺叶、肺段切除，支气管成形肺切除，食管、贲门癌切除和纵隔肿瘤切除等均可在腔镜微创下完成。

3. 完善的检查与诊断治疗技术，包括气管镜检查及镜下治疗、经皮肺穿刺活检、术前CT引导下穿刺定位、早期磨玻璃结节及无法手术患者行射频消融治疗等。

4. 中西医结合方法维持治疗肺癌，包括辅助化疗、静脉滴注中药、靶向治疗、免疫治疗等方法。对肺癌围手术期患者进行中西医结合治疗，可有效提高患者手术耐受性、减少术中并发症、加速术后恢复、提高晚期患者生活质量，取得良好疗效。

（三）科研工作

科室现有在研江西省中医药管理局课题2项、江西省卫生健康委员会结题课题3项、江西省科技厅课题结题1项。“小切口结扎式单肺减容替代传统切割式减容治疗重症COPD的临床应用研究”2013年获江西省科学技术进步奖；“纵隔镜在临床诊疗中的应用研究”2015年获江西省科学技术成果验证。科室聚焦肺癌形成的分子机制及基因水平研究并发表SCI论文。

科室医师多次参加全国性学术活动，通过学术交流，开阔了视野，了解了心胸外科目前的发展现状及各家的科研成果，明确了进一步努力的方向。近10年来，心胸外科在全国及省市级杂志上共发表论文30余篇，代表性论文见表25–1。心胸外科为了推进中西医结合在心胸外科领域的应用及发展于 2016 年 10 月作为主任委单位筹备并成立“江西省研究型医院学会中西医结合胸外科学分会”，与会成员包含 68 家单位，102 名代表参加。

表 25-1　心胸外科代表性论文

姓名	论文名称	出版杂志	出版年
刘小雄	“Highly expressed long non-coding RNA CRNDE promotes cell proliferation through PI3K/AKT signalling in non-small cell lung carcinoma”	*Clin Exp Pharmacol Physiol*	2017
熊国江	“Efficacy and safety of acupuncture combined with analgesics on lung cancer pain: A protocol for systematic review and meta-analysis”	*Medicine*	2021
刘小雄	《电视纵隔镜治疗手汗症的临床分析》	《微创医学》	2015

（四）教学情况、团队建设及人才培养

科室注重人才梯队建设，目前有硕士研究生学历者 5 名，博士 1 人，在读硕士研究生 2 人。近 5 年来，科内多名医生承担了心胸外科临床授课带教工作，每年带教培养江西中医药大学附属医院住院医师规范化培训基地学生上百人。

心胸外科自建科以来，派遣多名医护人员分别前往上海市胸科医院、上海市肺科医院、广州医学院附属医院等国内胸外科前沿医院进修，学习胸外科手术技术及相关护理技术，现在已能独立完成各类胸外科常规手术及微创手术及操作。

通过不断学习、交流与教学实践，科室医护人员不断成长进步，形成了良好的学习氛围，科室整体的医疗水平不断提高，无论是门诊量还是出院人次都逐年提高。

二、未来发展规划

过去的 10 余年，心胸外科经历了从创建到发展的艰难历程，在未来的发展中，心胸外科必将精益求精，在努力提高手术水平发展精准精细化治疗的基础上，坚持中西医结合的发展规划，将祖国传统医学渗透到现代医学的各个方面，在术前、术中、术后整个围手术期开展发挥中医药的辅助治疗作用。对于无法根治的肺癌患者，通过射频消融等微创治疗有效控制病情延长患者生存期，同时全程辅以中医药治疗，使中医药治疗贯穿肺癌治疗的始终。我们将以构建一流的心胸外科为目标，以精湛的手术技术、中西医结合的围手术期处理有效防治疾病为己任，努力成为我国心胸外科事业发展的重要力量。

（刘小雄　赵云）

第二十六章

如履薄冰，刀尖上的舞者

——神经外科（外四科）发展历程

一、背景

（一）成立背景

神经外科（又名脑外科或外四科），属于江西中医药大学省级一流学科（第二轮）“中西医结合”及校级重点学科“中西医结合外科学”的一个重要领域，是我校中西医结合临床医学专业硕士学位授权点之一。

江西省中医院神经外科自 2002 年组建以来，已发展成为以中西医结合为特色的临床学科，拥有一支医德高尚、技术精湛、人才梯队合理、以中西医结合为特色的医师团队。神经外科现代化设备设施齐全，科室文化氛围浓厚，技术力量雄厚，诊疗规范、中西医结合治疗特色鲜明，影响力不断提升。科室是国内较早开展在机器人辅助下行脑肿瘤、脑脓肿切除术的单位之一，也是我院第一个应用机器人辅助下开展手术的科室。

首任科室主任李卫国主任医师（正高三级），后任医院副院长，江西中医药大学护理学院院长和党委书记。首任护士长为杨桂兰（兼）。科室组建时，有赵文、李大鹏和熊志阳三位大夫先后加入医师团队，随后又有芦晓溪、沈亚徐、彭昌龙、刘学政、杨柏林、陈新和黄忠建大夫加入医师团队。

（二）科室简介

科室运用现代医学先进理念、技术和方法，结合中医学特有的中医药优势，中西医结合开展诊断、治疗、预防、科研、教学及健康教育工作，形成了颇具中西医特色的神经外科，临床疗效显著，影响力显著提高。

在诊疗疾病上，科室几乎涵盖了国内所能开展的神经外科领域的所有疾病及周围血管疾病。

1. 病症：①头痛头昏、耳鸣耳聋、失眠、癫痫、面瘫等。②颅脑与脊髓创伤、脑血管疾病（脑出血、脑梗死等）、脑部与脊髓肿瘤、脑积水、脊髓和周围神经疾病等。③各种类型的神经后遗症及并发症，如昏迷、瘫痪、失语、吞咽困难、大小便失禁、脑积水、颅骨缺损等。④脑动脉硬化、颈动脉硬化、痴呆、自主神经功能失调。⑤各种疼痛，如头痛、三叉神经痛、舌下神经痛、颈痛、腰腿痛、肌肉痛、肢体痛、手术后疼痛和癌性疼痛等。⑥周围血管疾病。

2. 疾病：①损伤性疾病，如颅脑创伤、脊髓损伤和周围神经损伤。②脑卒中，包括脑出血和脑梗死。③脑血管病，如脑动脉瘤、脑血管狭窄、颈动脉狭窄、周围血管狭窄等。④肿瘤性疾病，如头皮肿瘤、颅骨肿瘤、脑肿瘤、椎管内肿瘤。⑤感染性疾病，如颅内感染、脑脓肿、脑部寄生虫病等。⑥神经功能性疾病。⑦疼痛性疾病，如头痛、三叉神经痛、舌下神经痛、颈痛、腰腿痛、肌肉痛和肢体痛。⑧各种类型的神经疾病后遗症及并发症，如脑积水、颅骨缺损、昏迷、瘫痪、失语、吞咽困难等。

（三）科室特色

近年来，神经外科在发展、引进和吸收现代医学的新理念和先进技术的基础上，积极应用、发展和挖掘祖国传统医学特色，推进中医现代化，走中西医相结合的道路；同时积极持续引进中西医新观念、人才、技术和设备，不断创新和应用新技术。目前，我科已形成了包括颅脑创伤的急救、手术与早期康复的中西医结合诊断治疗在内的八大特色。

特色一，颅脑创伤的急救、手术与早期康复的中西结合诊断和治疗。我科已积累了大量的、丰富的治疗各种颅脑外伤的经验。如头皮损伤、颅骨骨折、脑震荡、脑挫裂伤、脑干损伤的处理与抢救，脑内血肿清除术、硬膜下血肿清除术、硬膜外血肿清除术、常规去骨瓣减压术，慢性硬膜下血肿钻孔引流术、术后颅内压监测等都有丰富经验，抢救及时，治疗效果良好。科室积极发挥中医药优势作用，在中西医结合治疗颅脑创伤后遗症及并发症、顽固性头痛、癫痫等方面积累了丰富的经验。

特色二，脑血管疾病及脑卒中患者的介入手术、开放手术、微创手术、显微神经外科技术、早期神经修复康复的中西结合治疗。我科已开展了出血性中风（如高血压脑出血）的微创手术、显微神经外科手术、小骨窗血肿清除术、开颅血肿清除术或钻孔引流术、介入手术，术后配合中医药及针灸促醒，药物、针灸与功能训练相结合的康复治疗，使大部分患者能生活自理，取得了良好的社会效益。

特色三，脑肿瘤的中西医结合治疗，包括头皮肿瘤（包括头皮癌）、颅骨肿瘤、脑肿瘤、椎管内肿瘤的手术、显微神经外科手术、机器人辅助下脑肿瘤切除术、化疗和中医药的治疗。手术预后良好，术后配合针灸、功能训练康复，使部分瘫痪患者能恢复行走。对头皮癌患者，不仅可进行植皮手术，还可进行头皮旋转术。我们将在中医药治疗脑肿瘤方面进行有益的探索，并运用中医药治疗脑肿瘤，提高脑肿瘤患者的治疗效果。2023 年，我科在机器人辅助下开展了脑肿瘤切除术，手术取得了满意的效果。

特色四，颅内感染的中西医结合治疗，包括手术治疗、药物、中医中药等治疗。手术治疗有感染病灶清除术和清创伤术、翻修手术、植入物取出术、持续灌洗术、脑室外引流术等。2023年，我科在机器人辅助下开展了脑脓肿切除术，手术取得了满意的效果。

特色五，神经外科重症的中西医救治。科室采用中西医结合措施，积极开展神经外科重症的救治，包括急性脑出血、急性脑梗死、重型及特重型颅脑损伤、脑疝、昏迷、癫痫、电解质及酸碱平衡混乱等。

特色六，老年神经外科治疗。我科与医院多学科（MDT）合作，对老年神经外科患者采取中西医结合措施，对患者进行急救、手术、介入、早期神经康复及修复、健康教育等，已经取得满意的效果。

特色七，中西医结合神经修复与康复。科室主要运用中西医结合治疗颅脑创伤后遗症、脊髓创伤后遗症、脑卒中后遗症和脑部手术后遗症、脊髓脊柱手术后遗症，如昏迷、瘫痪、肌张力增高、失语、吞咽困难、大小便失禁、癫痫、脑积水和颅骨缺损等。中西医结合神经康复包括：一是应用药物、针灸、艾灸与功能训练等多种康复手段相结合的康复治疗；二是催醒疗法治疗昏迷患者；三是需要手术的患者进行手术治疗，如脑积水患者行脑积液分流术、颅骨缺损患者行颅骨修补术；四是置入各类神经电极刺激等。总之，科室有机地采用中医与西医相结合、药物与非药物相结合、手术与非手术相结合的方法，同时对患者进行神经康复与修复治疗，取得了较好疗效。

特色八，头痛、头晕及其他疼痛的中西医结合治疗。头痛、头晕是一种常见病、多发病，常常影响患者的工作和生活。我科经过多年努力，总结了一套中西医相结合的方法，包括西药、中药、针灸及手术等技术，疗效满意。

（四）历任神经外科（外四科）主任及护士长

1. 历任神经外科主任

2002—2011年，李卫国任神经外科主任。

2006—2024年，赵文任神经外科副主任。

2024年至今，刘学政任神经外科负责人。

2. 历任神经外科护士长

2002—2005年，杨桂兰任神经外科护士长。

2005年至今，游小菊任神经外科护士长。

二、现状

（一）医疗工作

神经外科采用现代医学与传统医学相结合、中医与西医相结合、手术与非手术相结合、介入手术与微创手术、药物与非药物相结合的方法和技术，对患者实施神经功能修复和康复治疗，昏迷（植物人）和慢性意识障碍者的促醒治疗，对脑肿瘤、脑血管病、脑损伤、脊髓损伤、疼痛（三叉神经痛）、头痛头晕、癫痫、失眠、偏瘫、语言功能障碍患者进行中西医结合治疗等。

我科有先进的神经外科技术。神经外科开展脑血管病的介入治疗和手术治疗，如颅内动脉瘤弹簧圈栓塞 – 支架植入术、急性缺血性卒中桥接 – 动脉溶栓、急诊血管内桥接 – 取栓术、颈动脉血管成形和支架植入术、颈内动脉慢性闭塞开通和支架植入术、椎 – 基底动脉血管成形和支架植入术、锁骨下动脉血管成形和支架植入术、颅内动脉瘤开颅夹闭术、颅内血肿清除术、神经显微外科手术、颅内血肿钻孔引流术、烟雾病血管搭桥术、机器人手术、脑肿瘤手术等。

神经外科开展的中医特色技术有中药、针刺、电针、艾灸、热敏灸、火罐疗法、推拿按摩、中药熏洗、中医定向透药治疗、耳穴压豆、药棒穴位按摩、封包治疗、大关节松解术、脑电生物反馈、微波治疗、偏瘫肢体综合训练等。

（二）人才培养

我科现有医师 9 人；其中主任医师 3 名，副主任医师 1 名，中西医结合主治医师 1 名，主治医师 1 名，住院医师 2 名，中医师 1 名；具有博士学位者 1 人，硕士学位者 6 人；2 人正在攻读博士学位。此外，我院一批名老中医药专家为我科常年顾问，亲临我科指导和会诊。

我科首任科室主任是李卫国。李卫国，男，中共党员，硕士研究生学历，主任医师（正高三级），教授，江西省中医院神经外科资深专家，曾任江西中医药大学护理学院院长、党委书记，2017 年 2 月退休。李卫国于 2002 年作为人才引进被调入江西省中医院，任副院长，分管医院大外科和护理工作，负责创办了医院神经外科并兼科主任。2011 年，学校成立护理学院，李卫国调入该学院担任院长，除了负责全院行政管理工作，还担任学校护理专业中美合作办学项目负责人、学校模拟医院（医学技能操作中心）负责人、护理学科带头人。其间，李卫国参加国际护理学学术会议 2 次、出国进行护理专业合作办学经验交流 2 次、国内护理专业学术交流会议 3 次，参与教育部对护理专业的评估工作，参与学校升大、升博工作，参与中医认证工作。

赵文，中西医结合外科学教研室主任，男，中共党员，主任医师（正高三级），硕导。

刘学政，男，医学博士，主任医师。

我科护理队伍是一支年轻、蓬勃向上、团结、精益求精的护理队伍。现有护士15名，其中副主任护师2名，主管护师4名；本科学历的有8人。我科每年在全院护理质量检查中成绩名列前茅，先后获得“核心制度比赛二等奖”“医院护理礼仪三等奖”等奖项。

（三）科研成就

科室成员参与国家自然科学基金4项，主持省重点研发项目及省自然科学基金各1项，省部级、厅级、校级课题和教改课题多项；在国内外学术杂志上发表多篇学术论文，其中SCI收录论文5篇；参与并获得国家发明专利1项。详见表26-1、表26-2。

表26-1　神经外科立项课题

序号	来源	课题名称	负责人	年度	项目经费（万元）
1	江西省科技厅（重点研发计划项目）	WILLIS覆膜支架治疗颅内复杂动脉瘤远期效果研究	刘学政	2016	10
2	江西省科技厅（科技支撑计划项目）	局灶性癫痫fMRI的语言重组与网络连接研究	刘学政	2012	3

表26-2　神经外科近年来发表论文

姓名	论文名称	出版杂志	出版年
李卫国	《PBL教学法在职业化人才培养课程中的具体应用研究》	《职教论坛》	2014
李卫国	《高校〈积极心理学〉教学实验效果分析》	《职教论坛》	2013
刘学政	“Multiple cerebellar abscess and pneumonia caused by Cryptococcus in an immunocompetent adult patient”	*PAK J MED SCI*	2011
刘学政	《WILLIS覆膜支架治疗颅内复杂动脉瘤的初步经验》	《临床放射学杂志》	2016
刘学政	《WILLIS覆膜支架在颈内动脉海绵窦瘘中的应用》	《临床放射学杂志》	2016
刘学政	《脑出血患者肺部感染病原菌分布及易感因素分析》	《井冈山大学学报》	2016
刘学政	《内侧颞叶癫痫术后认知功能长期追踪研究》	《井冈山大学学报》	2015
刘学政	《胶质瘤Hsp70-肽复合物激活T淋巴细胞抗肿瘤研究》	《井冈山大学学报》	2010
刘学政	《凝血功能异常脑出血患者32例手术治疗体会》	《九江学院学报》	2010

续表

姓名	论文名称	出版杂志	出版年
熊志阳	《中西医药合用治疗颅脑外伤精神障碍的临床疗效观察》	《中外医疗》	2012
熊志阳	《PCNA PTTG c–myc P53 在垂体腺瘤中的表达及其与肿瘤复发的关系》	《中国临床神经外科杂志》	2006
熊志阳	《增值细胞核抗原在垂体腺瘤中的表达及其与肿瘤复发的关系》	《江西医学院学报》	2006

科室成员参编全国高等教育创新教材《中西医临床技能实训教程》，获得江西省第五届普通高等学校优秀教材奖一等奖。

（四）教学情况

科室承担了江西中医药大学研究生、本科生、规培生、实习生的课程教学和临床实习指导工作，我科已培养了 5 名硕士研究生。我科教师主讲课程为中西医结合外科学、外科学、创伤急救学等。

三、未来发展规划

神经外科已经过 20 多年的发展历程，医疗水平有了不少进步，但距世界高水平仍有很大差距，今后，全科同仁在上级领导下，将继续努力奋斗，力争将神经外科建设成为文化氛围浓厚，人才梯队合理，现代化设施设备齐全，技术力量雄厚，专科专病特色明显，全国影响力不断提升的以中西医结合为特色的一流的重点专科。在诊疗项目上，科室将达到几乎涵盖国内所能开展的神经外科所有领域的疾病，并在脑血管病外科、颅脑创伤、神经重症与神经康复、血管内介入、功能性神经外科与神经调控、神经脊柱脊髓等亚专业形成显著的专科技术优势；在诊疗技术上，实现现代化与微创化，微创神经外科技术（如“锁孔”微创手术）、血管内介入、立体定向、显微神经外科技术、神经内镜、神经导航、神经外科机器人和神经电极置入手术等技术规范地应用于临床诊疗，并达到省内领先、国内先进水平，追赶世界先进水平。

（赵文　刘学政）

第二十七章

治水工程师

——泌尿外科发展历程

一、背景

（一）成立背景

江西省中医院泌尿外科于2006年独立成科，主要为广大患者提供精准的泌尿外科治疗保障，确保患者享受到省级高水平泌尿外科微创医疗服务。创科之初，泌尿外科处于起步阶段，各方面能力并不强大，医疗设备、人才、科研、教学、口碑均缺乏，在原科主任夏曙霞教授的不懈奋斗及带领下，科室取得了骄人成绩，在江西省泌尿外科界负有盛名，目前已成为江西省中医院外科系统支柱科室。后在现任科主任谢梅茂教授的领导下，科室继承与发扬了老一辈泌尿外科专家的宝贵经验，培养了一批临床、教学、科研相结合的骨干力量，目前全科医生，团结奋斗，努力创新，已将科室建设成了具有一定规模的中西结合泌尿外科。目前，科室医师11人，其中，主任医师2人，副主任医师2人，主治医师5人，住院医师2人，人员结构合理。科室团队面对复杂、疑难手术病例的表现已经相当成熟，业已顺利完成了大量高难度手术，为病患解除痛苦。科室将进一步发挥更强大的力量，朴实无华而兼纳乾坤，省中泌尿人的精神面貌也将如壮士拔剑，神采动人。

（二）历任泌尿外科主任及护士长

1. 历任泌尿外科主任

2006—2023年，夏曙霞任泌尿外科主任。

2023年至今，谢梅茂任泌尿外科主任。

2. 历任泌尿外科护士长

2006 年至今，游小菊任泌尿外科护士长。

二、现状

（一）医疗工作

近几年来，医院为泌尿外科快速发展大力引进了设备及技术，科室不断进步及创新，目前开展项目包括腹腔镜下的膀胱癌根治术、前列腺癌根治术、肾上腺瘤切除术、肾癌部分或根治切除术、肾盂癌根治术、输尿管整形术、肾囊肿去顶术等，经尿道前列腺电切术、膀胱肿瘤电切术、输尿管硬（软、硕通）镜钬激光碎石术，经皮肾镜碎石取石术，显微镜下精索静脉高位结扎术等高难度微创腔镜手术，解决了众多的复杂疑难病症，取得满意的临床疗效。

科室发挥中医药诊疗技术在疾病治疗中的优势，开展项目包括晚期前列腺癌的中医药扶正抑瘤法治疗、前列腺增生的围手术期治疗、前列腺炎的中医综合治疗、泌尿系结石的预防、弱少精子症的中医综合治疗等。科室常规中医药诊疗技术包括：艾灸治疗不稳定膀胱、吴茱萸盐炒热敷治疗尿潴留、针刺治疗肾绞痛、纯中药治疗前列腺炎、温肾降浊治疗梗阻性肾病、中药保留灌肠、耳穴压豆、穴位贴敷、热罨包熏蒸、中药涂搽等。

目前科室中西医结合诊疗泌尿系疾病已达全省领先水准。科室是江西省整合医学会泌尿外科分会副主任委员单位、江西省医学会泌尿内镜学分会副主任委员单位。这些标志着我科已经进入了跨时代发展的阶段。

（二）人才培养

目前，科室规模不断扩大，全科医师 11 人，均为高学历人才。学科带头人为谢梅茂主任医师。为进一步提高疾病治疗水平，我科进行了专业方向划分，手术专业及中西医结合专业互相配合，外科手术及中药溻渍、中药透入、穴位贴敷等中医技术相辅相成，共同达到治愈疾病的目的。

（三）教学情况

科室承担了数百名规培生的培养工作及教学工作。科室拥有硕士研究生导师 1 名，自主培养研究生 1 名。谢梅茂主任受聘于江西中医药大学中医西医结合硕士研究生导师。科室其他医生均为中西医结合外科教研室成员，参加中西医结合外科教学，且均为规培带教老师，承担相关规培生、本科实习生中西医结合外科教学工作。科室每年培养中医药大学中西医结合专业住院医生规范化培养基地学生、井冈山大学、江西中医药大学科技学院、江西中医药大学本科生几百人。宫再兴获得2018年“中国药社杯”青年教师讲课比赛一等奖。科室每年举办学术讲座，在全省具有一定的影响力。

（四）科研工作

科室目前是江西省整合医学会泌尿外科分会副主任委员单位、江西省医学会泌尿内镜学分会副主任委员单位、中西医结合外科硕士学位授权点，建科以来，发表SCI论文及相关其他论文30余篇。科室目前致力于研究泌尿系结石、肿瘤、炎症、男科等疾病，将科研结合临床，最终服务于临床。中标课题详见表27–1。

表27–1　泌尿外科中标课题

来源	课题名称	负责人	年度	项目经费（万元）
江西省教育厅	等离子剜除术与电切术治疗超大前列腺增生的疗效比较研究。	王忠军	2019	0.8
江西省科技厅	输尿管软镜碎石术模型建立和三级阶梯培训模式推广	王忠军	2016	1
江西省卫生厅	TET家族在膀胱尿路上皮癌发生发展中的作用	王忠军	2015	0.8
中医药管理局	热敏灸联合中药热罨包对经尿道前列腺等离子剜除术患者的疗效观察	胡著云	2021	0.4
江西省卫生厅科技处	经尿道双极等离子前列腺剜除术日间手术模式应用效果分	胡著云	2021	0.8

（五）对口支援

科室成员胡著云于2022年2—8月对口支援吉水县中医院泌尿外科临床工作，2015年2月—2016年4月支援南昌地区医调中心医调工作。王忠军于2022年7月—2023年1月对口支援婺源县中医院泌尿外科临床工作。

三、未来发展规划

近年来，我国老龄化程度加深，以前列腺疾病、泌尿系肿瘤和结石为代表的泌尿外科临床需求日益增多，泌尿外科已经成为江西省中医院临床医学的重要学科，但是泌尿外科发展依旧受限，其中存在各种各样的原因，经科室讨论，我科做出了相应的发展规划。

（一）亚专业规划

为进一步发展，科室进行了专业精细划分：第一组以泌尿系结石为主攻方向，进行输尿管软镜、硬镜碎石，经皮肾镜碎石等手术；第二组以泌尿系肿瘤、前列腺增生为主攻方向，以腹腔镜手术、电切术、剜除术为特色；第三组以男科及前列腺炎、不孕不育为主攻方向，以中西医结合治疗前列腺炎、附睾炎、男性性功能障碍、男性不育、精索精囊疾病为特色，配合中药溻渍、中药透入、穴位贴敷治疗相关疾病。

（二）微创手术治疗泌尿系疾病规划

在老百姓眼中，中医药就是服用中药，事实上，中医也有外科。汉代就有华佗运用麻沸散将患者麻醉施行剖腹手术的记载。现代中医学应该继承发扬中医特色，吸取西医长处，达到治愈疾病目的。我院泌尿外科即是秉承这种模式治疗疾病，突出中医特色。微创手术是西医学主流，创口小，痛苦少，恢复快。科室拥有一流的一体化数字手术室和最先进的微创手术医疗设备，近年来开展了一系列微创泌尿外科手术，逐步形成微创泌尿外科品牌。科室开展膀胱癌根治术、前列腺癌根治术、肾上腺瘤切除术、肾癌部分或根治切除术、肾盂癌根治术、输尿管整形术、肾囊肿去顶术等，经尿道前列腺电切术、膀胱肿瘤电切术、输尿管硬（软、硕通）镜钬激光碎石术，经皮肾镜碎石取石术，显微镜下精索静脉高位结扎术等高难度微创腔镜手术。目前，科室正积极申购机器人辅助手术系统及多种设备，科室手术治疗水平将更上一层楼。

（三）泌尿系结石防治及排石规划

中医药排石是传统中医药的精髓。泌尿系结石属中医“石淋”“腰痛”范畴。中医药可运用排、溶、碎、防等治疗方法，部分结石可以采取该方法达到治愈目的。但本病发病率高，治愈后复发率高，科室拟配备专业中医师，给予每个患者辨证施治，大大减少康复患者复发概率，减少患者的后顾之忧。

（四）加强泌尿外科宣传力度

江西省中医院泌尿外科的发展有目共睹，无论是微创手术的水平，还是中医药的治疗效果，都达到了一定的层次，但是我科的宣传力度明显不够，老百姓并不知道江西省中医院有这样的治疗水准，对于科室的宣传力度，我们必须加强，通过宣传科、媒体、杂志、手术直播等相应媒介宣传泌尿外科。

江西省中医院泌尿外科全体成员，殚精竭虑，在泌尿外科领域不断探索前进，用最精湛的技术，最严谨认真的工作态度，为广大患者解除痛苦，在带头人、泌尿外科科主任谢梅茂教授的带领下，与病魔斗智斗勇，为无数家庭送去春天般的温暖。

（殷雍）

第二十八章

健康皮肤的守护者

——皮肤科发展历程

一、背景

（一）成立背景

建院后，我院皮肤科与中医外科一起运行。为适应现代医学学科的发展，满足精诊医疗和三甲医院学科配置的需要，2014 年皮肤科从中医外科中分离，独立分科运行。近年来，皮肤科建章立制，不断完善科室管理，广泛研发皮肤特色治疗技术和制剂，规范优势病种的诊疗方案，并积极培养人才，在医疗、教学、科研等各个方面均取得了较快的发展。2006 年 7 月，我科被江西省卫生厅批准为重点专科，2022 年，实现了国家自然科学基金零的突破。2022 年，皮肤科成为国家区域医疗中心工程科室，与龙华医院皮肤科合作共建。

（二）科室特色

成立以来，皮肤科总结出一套以中医药为主，中西医结合，内服、外治相结合的方法治疗皮肤科常见病、多发病及疑难重症。科室重点围绕皮肤内科、皮肤外科及皮肤光电美容部三个方向发展科室，以银屑病、脱发、痤疮、黄褐斑、皮炎湿疹等病种为中心打造一批亚专业团队，通过“走出去、引进来”模式发展专病门诊，力争做到省内一流水平。

皮肤科另一大特色是擅长运用现代诊疗设备，结合传统中医药治疗皮肤科的一些顽症、重症。如紫外线治疗仪配合中医药治疗银屑病、玫瑰糠疹、泛发性湿疹等；红蓝光治疗仪配合中医药内调外治治疗中重度痤疮。此外，科室还使用中医特色手段治疗各种疑难皮肤病，如火针治疗扁平疣、痤疮、白癜风。我科的“火针治疗瘙痒性皮肤病”荣获全院中医特色诊疗技术操作大赛第一名。

皮肤光电治疗是我科的另一个特色，目前开展了光子嫩肤、调 Q 激光、点阵激光、微针射频、水光、超声导入等美容美肤项目，配合传统中医药内调外治，治疗常见的损容性皮肤病如痤疮、痤疮瘢痕、面部色素沉着、黄褐斑、雀斑、褐青斑、色素痣、老年斑等皮肤色素病，此外，在皮肤光老化、皮肤暗沉、汗孔粗大等皮肤亚健康问题上也有很好的疗效。

皮肤科积极继承老一辈专家的经验及学术思想，以皮肤病研究所为平台，立足医学前沿，充分发挥临床优势，多学科交叉融合，协同创新，以“围绕重要皮肤病，阐释致病机制，促进临床转化”的创新链条支撑健康中国建设。如，科室运用透表和营解毒法治疗银屑病，温阳通络化痰散结法治疗体表良性肿块，培土润燥法治疗荨麻疹，此外还运用温病学说辨证发疹性皮肤病等。

（三）科室取得成就

皮肤科作为一个新生的科室，在全科室成员的积极努力奋斗下，同心合力谋发展，不断扩大临床业务，近年来门诊量一直占医院临床科室的前列。皮肤科在技术挖掘、人才培养、科研、教学等方面，不断提升和突破，短短几年就取得了令人瞩目的成绩。目前，皮肤科有医师21人。科室有高级职称13人；医学博士7人（含在读博士2人），硕士10人；拥有外籍专家1人；博士生导师3人，硕士生导师10人；全国老中医药专家学术经验继承工作指导老师3人，继承人6人；全国中医临床优秀人才1人，江西省中医药中青年骨干人才1人；江西省百千万人才1人，百人远航工程人才1人。

1. 优势病种和诊疗方案的形成

皮肤科根据优势病种，制订湿疮（湿疹）、蛇串疮（带状疱疹）和白疕（银屑病）的临床诊疗方案和临床路径，通过规范管理，使得这些疾病的治疗得到省内同行的认可，也吸引了大量患者前来求医。通过中西医结合的特色治疗手段，科室也吸引了目前社会上的高发病如痤疮、脱发和荨麻疹等患者前来求医，疗效确切。

2. 协定方和中药特色调配

皮肤科在总结喻文球、龚丽萍、邱桂荣等老一辈专家经验的基础上，制订了一系列协定方，如解毒止痒汤、皮肤外洗1号、2号方等制剂，辨证施治，经过临床验证具有良好效果。

3. 中药特色调配

为满足广大患者的需要，皮肤科设立调配室，为皮肤科患者临床调配10余种纯中药制剂使用，包括祛湿散、青黛散、四白散、三黄散、止痒酊、生发酊、黄连膏、普连膏等，因疗效确切、安全性高、无激素类副作用而深受患者欢迎。

（四）历任皮肤科主任及护士长

1. 历任皮肤科主任

2014—2018 年，龚丽萍任皮肤科主任。

2019—2022 年，邱桂荣任皮肤科主任。

2023 年至今，占萍任皮肤科主任。

2. 历任皮肤科护士长

2014—2015 年，杨来香任皮肤科护士长。

2015 年至今，汤霞任皮肤科护士长。

3. 皮肤科重要专家

（1）李金娥：主任中医师，硕士研究生导师，江西省名中医，江西中医药大学中医外科教研室原副主任，1983 年起一直从事皮肤科医疗、教学、科研工作至今；临床擅长运用中医、中西医结合方法配合中医特色疗法治疗痤疮、脱发、湿疹、带状疱疹、荨麻疹、玫瑰糠疹、银屑病、白癜风、玫瑰痤疮、药物性皮炎、激素依赖性皮炎、硬皮病、皮肌炎、红斑狼疮等常见皮肤病和疑难性皮肤病；在专业学术期刊发表论文 50 余篇，参编专业著作 6 部；主持厅级课题 2 项，参与厅级省部级课题 6 项；获江西省科学技术进步奖 1 项。

（2）谌莉媚：主任中医师，硕士研究生导师，江西省名中医；全国第三批老中医药专家学术经验继承人，师从国医名师喻文球教授。谌莉媚主任医师继承和发扬喻文球教授的毒瘀理论，强调治病必求其本，重视脾胃学说，认为毒瘀互结是外科疾病的发病基础。谌莉媚主任医师具有丰富的临床经验，擅长运用中西医结合方法治疗各种常见及疑难外科疾病、皮肤病，尤其擅长急（慢）性湿疹、荨麻疹、皮肤瘙痒症、银屑病、带状疱疹及后遗神经痛、过敏性紫癜、结节性红斑、变应性血管炎、红斑狼疮、痤疮、玫瑰痤疮、黄褐斑、激素依赖性皮炎、脱发等皮肤病；主持和参与省级、国家级课题 10 余项；获江西省科学技术进步奖三等奖 1 项，中华中医药学会科学技术奖三等奖 1 项；主编和参编著作 8 部，在国家级和省级杂志发表论文 30 余篇。

（3）占萍：主任医师，毕业于北京协和医学院，皮肤病与性病学专业，医学博士。荷兰皇家科学艺术学院真菌多态性中心访问学者，荷兰阿姆斯特丹大学生物学博士；全国真菌病监测网江西省监测中心第一届专业委员会主任委员，江西省医学会第十二届皮肤性病学分会青年委员会副主任委员，江西省中西医结合学会医学美容专业委员会副主任委员、中国中西医结合学会皮肤性病专业委员会青年委员、中国医药教育协会真菌病专业委员会委员、中国医师协会皮肤科医师分会真菌性皮肤病专业委员会（学组）委员；第十届全国科协委员；江西省侨联特聘专家。占萍主任医师主持国家自然科学基金2项，省市课题10余项；第一或通讯作者发表论文48篇，其中SCI论文18篇，最高影响因子25分，总影响因子超过100分；入选江西省百千万人才工程、江西省百人远航工程，获南昌市三八红旗手、南昌市五四青年奖章和南昌市百名优秀医师等多项表彰。

二、现状

（一）医疗工作

皮肤科设置皮肤内科、皮肤外科和医疗美容部，还设有皮肤病研究所进行科研工作。

（1）皮肤内科：中西医结合治疗皮肤病，在遵循中医和西医指南、规范治疗疾病的基础上，广泛运用多种中医特色疗法治疗各种皮肤病。中医特色疗法包括中药涂搽、中药溻渍、中药熏洗、火针、耳穴压豆、穴位贴敷、自血疗法、走罐疗法、刺络拔罐、热敏灸、针灸等项目，通过中西医结合疗法治疗皮肤病，尤其是一些单纯西医治疗效果欠佳的皮肤顽疾，具有良好效果。

（2）皮肤外科：进行皮肤肿瘤切除、高频电刀去除各种增生性皮肤病、皮肤疮疡处理和皮肤疑难病的病理诊断等工作，是皮肤科新近发展的亚学科，是决定皮肤科现代诊治水平的重要部门。

（3）皮肤医疗美容部：成立于2019年，年业务量达1000万，是我科富有专科特色的部门，已开设痤疮专病门诊，开展黄金微针、光子嫩肤、点阵激光、二氧化碳激光、调Q激光、舒敏之星、微针导入、果酸换肤、中药倒膜、火针、针清、中医美白等美容项目，配合传统中医药内调外治，治疗常见损容性皮肤病，包括各种炎症性、色素异常性皮肤病、病毒疣、良性皮肤赘生物，可改善皮肤光老化、皮肤暗沉、毛孔粗大，调理皮肤亚健康，达到美容效果。

（二）科研成果

皮肤病研究所于2016年7月由江西中医药大学正式批准建设，依托附属医院的临床研究基地和临床科室皮肤科建立。皮肤病研究所以国家健康需求为导向，立足医学前沿，充分发挥临床优势，多学科交叉融合，协同创新，以“围绕重要皮肤病，阐释致病机制，促进临床转化”的创新链条支撑健康中国建设。研究所自成立以来，发掘名老中医的学术思想和临床经验，应用于临床实践并总结发表多篇学术论文。

近年来，研究所主要技术骨干主持国家自然科学基金2项，2022年新立项国家自然科学青年基金项目1项，承担国家级重点专项子课题1项，主持省自然科学基金项目6

项，省卫健委及中医药管理局课题近 20 项，获立项省科协“海智工作站”，经费总数 100 万余元。近 5 年，研究所发表 SCI 论文 24 篇，中文核心期刊论文 5 篇，参与英文论著、撰写重要章节 1 部，副主编著作 2 部。

（三）教学情况

皮肤科现有中医住院医师规培师承指导老师 11 名，中医住院医师规培带教老师 14 名，承担中医外科学、中医外科学研究、中医外治法研究等本科及研究生课程的教学任务。近 3 年，科室共招收培养博士研究生 3 人，硕士研究生 43 人，师承人员 21 人，规范化培训 1000 人次，接收省内各地市及基层医院进修人员 16 人。2021 及 2022 年，科室连续 2 年承担国家级中医药继续教育项目“难治性皮肤病中西医结合诊疗学习班”，学习班年均参与人数达 300 余人。由我科承办的江西省中医药学会皮肤科分会学术年会分别在婺源、赣州、南昌线上线下相结合举行，邀请了省内外知名专家莅临大会，并就中西医结合诊治疑难重症皮肤病、名老中医治疗皮肤病临床经验、中医特色外治法等专题报告，受到参会的皮肤科医生及相关人员欢迎。2020 年 10 月 25 日，科室牵头成立了江西省中西医结合皮肤专科联盟，并每年开展专科联盟学术会议，极大地提升了皮肤科在全省的学术地位及影响力。

（四）团队建设

为顺应医学学科的发展，满足患者的就诊需求，皮肤科根据本科室优势病种打造痤疮、黄褐斑、脱发、银屑病 4 个专病团队，每个专病团队配备 3 ～ 5 名医师，老、中、青结合，人才梯队配置合理，有利于科室长远发展。

痤疮团队重点围绕痤疮的中西医发病机制研究，采用中西医结合模式治疗痤疮，中药内服、外敷、化学换肤、倒模、火针等方法，并借助现代光电仪器解决痤疮后出现的炎性红斑、色素沉着及瘢痕等，着力打造全省中西医结合治疗颜面损容性皮肤病中心。

黄褐斑团队采用传统药物与现代光电技术结合，配合最新的皮肤镜检查手段，可以动态观察治疗效果，根据前期研究已研发出四白散外用治疗黄褐斑，疗效好，无明显不良反应。

脱发团队重点围绕雄激素脱发、斑秃病种，中西医结合治疗，内外结合，已研发出生发酊外用，配合毛囊镜动态观察疗效，取得了良好的临床疗效。

银屑病团队在研究本病的中西医治疗机制方面取得了可喜的成绩，在前期取得的科研基础上重点研究生物制剂靶向治疗后如何减少复发，减轻毒副作用，已研发了黄连膏、普连膏外用治疗银屑病。皮肤科已成为全国银屑病中西医结合治疗中心。

三、未来发展规划

未来 5 年，借助国家区域医疗中心建设工作和上海中医药大学附属龙华医院江西医院的平台，皮肤科将同心谋发展、团结奋斗谱新篇，建设为一个西医诊疗规范、中医特色鲜明、亚学科全面建成的现代化中医专科。

1. 科室将打造“西医治疗规范，中医特色鲜明”的现代化中医皮肤科，建立中西医结合治疗痤疮、脱发、湿疮、蛇串疮和瘾疹类疾病的规范治疗方案和评价体系，既要体现扎实的西医精准诊治理念，又要具有鲜明的中医整体辨证思维，打造江西地区复合型的中医皮肤科诊疗中心平台。

2. 科室将完善中医学术思想，重视专科学术继承人的培养工作，传承、总结和运用名老中医的学术思想，通过临床积累的数据、大数据采集、数据挖掘等手段，建立特色的湿疮、蛇串疮和瘾疹等病的中医辨证诊治规律，建立中西医结合诊治该类疾病的评价体系。

3. 科室将持续引进高层次专业技术人才，积极培养中青年骨干人才，实现学科的可持续发展，借国家区域医疗中心工作的建设，逐步纠正科室用房紧张的局限，扩大皮肤科门诊，规范和优化中医特色治疗流程，让临床诊疗更为便捷和舒适，提升就医体验感。

4. 科室将以皮肤病研究所为抓手，大力推进科研工作，以科研促进学科发展，建立皮肤科生物样本库，建立 2 ～ 3 个方向的科研团队，以科研推动临床提升和专科影响力。

5. 科室将争创省中医药管理局重点研究室和科技厅重点研究平台，10 年内向着全国重点专科发展。

（占萍）

第二十九章

传承创新，中西汇通，女科经纶，恒久担当

——中医妇科发展史

一、背景

（一）历史沿革

妇科成立于1954年，彼时新中国百废待兴，医疗资源极度匮乏，沈波涵审时度势领衔创立妇科门诊部，拉开了我院妇科史诗的巨幕。沈波涵乃盱江医学流派名医，出身儒家，自幼攻读四书五经并于青少年时期师从名老中医谢双湖先生。沈波涵一生躬身杏林，传承国脉，独创沈氏妇科，培育了一批优秀的中医药人才。20世纪60年代末，潘佛岩继任妇科主任。妇科与内科共同开设病房，含独立病床数18张，壮大了综合实力，为妇科发展开启了新篇章。潘佛岩1980年晋升为江西省首批主任医师，1990年被确定为全国名老中医药专家，享受国务院政府特殊津贴。20世纪70年代初，朱金凤接任妇科管理职务。为响应我国计划生育政策号召，提倡晚婚晚育、优生优育，妇科开展计划生育相关手术。在朱金凤的带领下，妇科临床诊治充分发挥了中医药优势，将针刺、穴位注射、中药外敷等特色治疗运用于临床，疗效显著，颇受患者青睐。20世纪80年代末，欧阳瑜任科主任，妇科人才和床位得到了进一步扩充，医生人数达到15人，妇科也正式发展为独立的科室，为推进妇科蓬勃发展奠定了夯实基础。21世纪，周士源接任妇科主任之职，妇科床位数40张，也将妇科引领进“千禧之年”的新时代。周士源师从妇科创始人沈波涵，是江西省国医名师，第四批全国老中医药专家学术经验继承工作指导老师，至今耕耘临床，笔耕不辍，享有“送子观音”的美誉。2008—2009年，梁瑞宁副主任代周士源主任主持工作期间，在全科同事的共同努力下，我科医、教、研进一步发展。2010年，蒋贵林任妇科主任，科室与时俱进，逐步转变为中西医结合发展模式，依靠现代医疗设施与先进技术完成诊疗任务，科室力量进一步壮大，有医生38人，病房床位数最高达到211张，实现了里程碑式的跨越。蒋贵林是第七批全国老中医药专家学术经验继承工作指导老师、江西省名中医，带领科室成员共同谱写江中妇科隽永华章。

70载的基奠与传承，我科风雨兼程，历经数代学科带头人的不懈努力，荟萃沈波涵、潘佛岩、朱金凤、欧阳瑜、周士源、蒋贵林、梁瑞宁、胡小荣、方家、付志红、潘兆兰、罗娟珍、黄烨、胡樱、吴飞华、占伏良等妇科专家，刘玉娟、万萍、陈姣洁、李佩双等中青年才俊于一体，共同铸就了妇科欣欣向荣、稳步发展的局面。

（二）科室取得成就

江西中医药大学附属医院妇科是全国第一批国家临床重点专科，国家中医药管理局重点专科，国家优势病种区域治疗中心，痛经病、月经病及保胎全国协作组长单位，不孕症、异位妊娠全国标准化起草单位，江西省青年文明号获得单位，全国青年文明号获得单位，中华医学会江西省中医妇科专业委员会挂靠单位，江西省重点专科，江西省中医妇科区域治疗中心，江西省不孕症、流产病诊疗中心，江西省三八红旗手获得单位。科室申报国家专利3项。近10年来，团队成员承担了国家973计划、国家自然科学基金、国家支撑项目、国家中医药管理局、江西省科技厅、江西省卫生厅、江西省教育厅等各类科研项目，科研经费800余万元。

（三）科室特色

经过历代学科带头人的不懈努力，我科已成为中医与西医相结合，以辨证论治为基础，依靠现代医疗设施与先进技术完成诊疗任务的临床科室。我科设置有生殖障碍、妊娠病、流产病、月经病、盆腔炎病、盆底功能障碍、围绝经期综合征、妇科肿瘤8个亚专科，20余个专病。科室坚持发挥中医药特色优势，开展中医特色技术20余项，如中药热罨包、中药保留灌肠、穴位贴敷、中药封包、中药硬膏热贴敷、中药熏洗治疗、头部经络梳理、耳穴压豆、耳部刮痧、隔姜灸、热敏督脉灸、平衡火罐、火龙罐、扶阳罐、穴位注射、电针、腹针、中药定向透药疗法、热敏灸、药罐疗法、棍针疗法、杵针疗法等，治疗人数逐年上升，整体实力较强。科室研制院内中药制剂，如通管汤、丹地片、定坤育子丸、妇科外敷散、妇科灌肠1号、妇科灌肠2号、平冲降逆化瘀通络颗粒、杀胚汤等；研制13种穴位贴敷，如痛经贴、暖宫贴、止吐贴、多囊贴、更年贴、固肾贴、肌瘤贴、乳癖贴、升提贴、月子贴、产后贴等；研制多种膏方，如卵巢保养膏、调经养颜膏、固本益阴膏、痛经暖宫膏、调经助孕膏等。科室承担省内中医特色治疗技术培训工作及学术推广工作，建立中医妇科紧密医联体，发挥技术引领与支撑作用，推进区域医疗资源共享。

（四）历任妇科主任及护士长

1. 历任妇科主任

1962—1968 年，沈波涵任妇科主任。

1968—1973 年，潘佛岩任妇科主任。

1973—1987 年，朱金凤任妇科主任。

1980—2000 年，欧阳瑜任妇科主任。

1998—2010 年，周士源任妇科主任。

2010 年至今，蒋贵林任妇科主任。

2003—2016 年，梁瑞宁任妇科副主任。

2010 年至今，胡小荣任妇科副主任。

2023 年至今，方家任妇科副主任。

2. 历任妇科护士长

1962—1993 年，同急诊（内二科）共用一个护理单位，袁柳英、饶晓明先后任护士长。

1993—2000 年，谌洁任妇科护士长。

2000—2003 年，王莉平任妇科护士长。

2003—2017 年，饶赟任妇科护士长。

2017 年至今，陶南娟任妇科护士长。

2022 年至今，吴丽任妇科副护士长。

二、现状

（一）医疗工作

妇科临床是以中医治疗为主、中西医结合治疗并举的集多元化诊疗为一体的医疗工作单位。目前，妇科有一院三区门诊病房规划——东湖院区、西湖院区及瑶湖院区，还设有红谷滩国医堂、阳明路门诊。东湖院区分为门诊部和住院部。门诊部有 5 间诊室；住院部设立 2 个病区，编制床位 125 张。其中，住院部设有中医特色治疗室、示教室、谈话室、住院部手术室、妇检室、党建活动室等。西湖院区（已建）分为门诊部和住院部，预计开放编制床位 63 张，年均住院人数 3500 人次，年均门诊诊治患者 15 万余人次。妇科诊室设有妇科门诊、优生优育专病、更年期专病、月经不调专病、多囊专病、痛经专病、不孕专病、高龄孕产专病、保胎养胎专病、宫颈病变专病、女性炎症专病、青春期门诊、老年女性门诊、宫腔疾病门诊、瘙痒专病、产后康复、乳腺专病、妇女保健、卵巢调养门诊、妇科肿瘤等，通过不断细化亚专科方向，把妇科大门诊战略越做越强。

2011 年，江西省中医药管理局明确指出妇科乃国家重点专科，妇科制订了一系列有中医特色的中西医结合治疗先兆流产、慢性盆腔炎、围绝经期综合征等疾病的诊疗方案，并逐年持续改进、修订这些方案，使其更贴近临床实际，更便于操作使用。按照国家管理局的要求，科室已将其中 3 个病种纳入临床路径管理。

在科室众多专家和各位同仁的共同努力下，科室挖掘整理传统中医治疗经验，在临床上开展了采用中药口服与中医适宜技术相结合，针对不孕不育症、保胎养胎、盆腔疼痛、早衰（更年期综合征）、痛经（原发和继发）、产后调护、良性肿瘤的干预、术后快速康复等八大系统妇科疾病实施辨病和辨证施治，具有良好的治疗效果，获得广大患者一致好评。在继承发扬传统中医中药精粹外，我科还充分融合西医先进诊疗技术，在全省较早开展了宫腔镜、腹腔镜以及宫腹腔联合技术。经过多年发展，科室转变为中西医相结合、辨病和辨证论治为基础、依靠现代医疗设备与先进技术完成诊疗任务的临床科室。

我科定期学习北齐徐之才《逐月养胎法》、唐代孙思邈《备急千金要方》、宋代陈自明《妇人大全良方》、明末清初傅山《傅青主女科》、清代亟斋居士《达生篇》等中医妇产科经典典籍，夯实基础，博采众长。根据自身发展特色，结合时代前沿，经过历代学科带头人的不懈努力与传承创新，科室在胎动不安治疗方面已具备了独特的治疗优势和鲜明的治疗特色，创立了中西医结合及中医特色联合保胎法，保胎成功率居全省首位。对于胎动不安的诊治，科室主张保胎与养胎相结合，深入研究胎动不安病的辨证用药规律及诊治规律，并融入中医外治法，如穴位贴敷、耳穴压豆等，极具优势与特色，并打造了四个学术联盟（培土沃土学说、从肾论治学说、逐月养胎学说、血瘀论学说），建立以我院为首的医疗联盟（包括市区县级医院 80 余家）及赣鄂湘医疗联盟等。

（二）技术特色

本专科坚持中医特色和优势，不断继承创新，打造中医妇科优势品牌，我科已从单纯中医药治疗妇科疾病转变为中医与西医相结合、整体与局部相结合、内治与外治相结合、传统制剂与现代药理相结合的综合治疗体系；从仅凭诊舌、切脉发展为以辨证论治为基础，依靠现代医疗设施与先进技术（如腹腔宫腔镜一体化、冷刀、刨削系统、锐扶刀、3D 4K 荧光系统、掌超等）完成诊疗任务的临床科室。

科室进行了学术与技术创新，如针对痛经病提出了“冲任瘀阻”学说、针对妊娠病提出“辨体逐月养胎”学说、针对不孕症提出“育种和沃土”学说。

科室开拓妇科内病外治，加强专科中药制剂研究及中医特色技术的应用和开发；进一步加强开展中药制剂研究，逐步发展并完善五大院内制剂系统，包括膏方、颗粒剂、妇科洗剂、糖浆及妇科常见疾病穴位贴敷制剂；开展并研发妇科特色的中医适宜技术在临床上应用，并开展临床应用研究，明确其确切疗效及治疗作用。

在挖掘中医药文献的基础上，我科坚持以科学发展观为指导，增强自主创新能力，不断深入研究，在临床实践中探讨并开发更多中医特色技术。

（三）科研成果

1. 课题及论著

科室课题立项情况、论著出版情况详见表 29–1、表 29–2。

表 29–1　妇科立项课题

来源	课题名称	负责人	年度	项目经费（万元）
国家自然科学基金委员会	PKM2/miRNA–122–5p 新信号通路在平冲方介导内异症间质细胞自噬中的作用及机制研究	李佩双	2022	33
江西省重点研发计划项目	基于中医智慧诊疗云平台的江西省名老中医资源挖掘整理研究	罗娟珍	2019	50
江西省卫生健康委员会	基于中医平冲降逆法治疗子宫内膜异位症的临床研究	刘玉玲	2020	1
江西省中医药管理局	热敏灸、针刺、HCG 联合补肾活血中药对排卵障碍性不孕临床疗效的对比研究	黄烨	2016	0.4
江西省卫生健康委员会	刁军成验方苍附汤治疗痰湿内阻型 PCOS 的临床研究	胡樱	2016	0.4
江西省卫生和计划生育委员会	盆炎 1 号方经皮经穴靶向透药治疗慢性盆腔炎的临床研究	饶赟	2016	0.4
江西省卫生和计划生育委员会	耳穴贴敷法治疗妊娠剧吐的临床疗效观察：随机、安慰对照组试验	陶南娟	2016	0.4
江西省卫生和计划生育委员会	基于子午流注理论择时耳穴贴压干预妇科术后患者腹胀的临床研究	饶赟	2016	0.4
江西省卫生厅	宫颈人乳头状瘤病毒感染的中药干预作用	黄烨	2018	0.4
江西省卫生和计划生育委员会	择时热敏灸对妇科腹腔镜术后胃肠功能恢复的影响	饶赟	2019	0.4

续表

来源	课题名称	负责人	年度	项目经费（万元）
江西省卫生和计划生育委员会	补肾活血法对高龄不孕者子宫内膜容受性影响的临床研究	罗娟珍	2019	0.4
江西省卫生健康委员会	中药穴位贴敷联合升陷固肾汤治疗压力性尿失禁的临床疗效观察	黄烨	2023	0.4
江西省卫生健康委员会	穴位贴敷联合知柏地黄丸加味治疗肝肾阴虚型围绝经期综合征的临床研究	黄烨	2019	0.4
江西省中医药管理局	热敏灸联合穴位贴敷对复发性流产 PTS 及免疫平衡的调控	陈姣洁	2023	0.4
江西省中医药管理局	穴位贴敷联合多囊Ⅰ号方治疗肾虚痰湿型多囊卵巢综合征的临床研究	陈姣洁	2018	0.4
江西省中医药管理局	热敏灸联合穴位贴敷治疗卵泡发育不良性不孕症的临床研究	陈姣洁	2020	0.4
江西省中医药管理局	盆腔贴治疗湿热瘀结型盆腔炎性疾病后遗症的临床观察	熊苏力	2019	0.4
江西省中医药管理局	头部经络梳理治疗女性围绝经期失眠的临床疗效观察	陶南娟	2019	0.4
江西省中医药管理局	中药内服合外治法治疗湿热瘀结型盆腔炎性疾病后遗症临床观察	琚文娟	2019	0.4

表 29–2　妇科论著出版情况

姓名	论著名称	出版社	参编方式	年度
蒋贵林	《新编临床妇产科疾病诊疗学》	天津科学技术出版社	副主编	2012
胡小荣	《产前产后病效验秘方》	中国医药科技出版社	主编	2017
饶赟	《现代中医护理实用全书》	科学技术文献出版社	副主编	2018
方家	《中医内科常见病诊疗精粹》	金盾出版社	副主编	2019
胡小荣	《医宗金鉴妇科心法要诀白话解及医案助读》	中国医药科技出版社	主编	2020
陈姣洁	《实用妇产科诊疗思维实践》	黑龙江科学技术出版社	副主编	2020
陈姣洁	《妇科疾病临床实践》	科学技术文献出版社	副主编	2020
刘玉玲	《妇产科学》	江西科学技术出版社	副主编	2020
万萍	《实用妇产科疾病治疗指南》	天津科学技术出版社	副主编	2020

续表

姓名	论著名称	出版社	参编方式	年度
方家	《现代妇产科疑难重症诊治精编》	天津科学技术出版社	主编	2021
潘兆兰	《中医母婴护理与创新创业》	中国医药科技出版社	副主编	2021
胡樱	《妇产科最新理论与临床技术》	科学技术文献出版社	主编	2022
陶南娟	《中国母婴护理与创新创业》	中国中医药出版社	编委	2022
蔡方敏	《临床实用护理技能与案例分析》	内蒙古科学技术出版社	主编	2023
吴丽	《中西医 OSCE 护理层级考核汇编》	中国中医药出版社	副主编	2023

2. 获奖情况

2014 年，梁瑞宁“多囊卵巢综合征病证结合研究的示范与应用”获 2014 年度国家科学技术进步奖二等奖。

2022 年，蒋贵林“妊娠相关中医优势病种的中医药研究与应用”获 2022 年度贵州省科学技术创新奖二等奖。

（四）教学情况

江西中医药大学中医妇科学科，于 1959 年江西中医学院创建之初设立，2000 年经国务院学位委员会批准获硕士学位授予权，迄今为止最高年录取硕士研究生达 40 余人，录取率为 40% ～ 50%，竞争性强。创始至今，科室荟萃名中医师及妇科专家于一体，在新一代学科带头人的带领下，一路传承，坚持创新，已逐步形成一个集医疗、教学和科研为一体的有显著专科特色的科室。

本学科共有专职教师 38 人，其中初中级 20 人，教授 10 人，副教授 8 人；博士学位者 8 人，硕士学位者 24 人；博士生导师 5 人，硕士生导师 16 人；江西省高等学校中青年学科带头人 3 人，全国老中医药专家学术经验继承导师 3 人，江西省首批中医药专家学术经验继承导师 3 人。科室名医荟萃，不仅拥有造诣精深、誉名省内外的名老中医，也拥有一支经验丰富、技术突出的中年骨干队伍，还有一批基础扎实、勇于进取、脱颖而出的后起之秀。

本学科率先建立专职专岗教师队伍、临床科室教学秘书队伍，以中医妇科学为例对研究生培养方案进行探析；从人文素质和医德、经典知识学习、心理健康教育、中西医结合、培养创新能力、加强就业指导等方面来创新人才培养模式；充分发挥名老中医和学术带头人的学术影响，通过继承工作，使继承人在整理、继承中医学术经验和技术专长的基础上，发展、创新本专业学术，培养高层次继承创新型人才；加强青年医生的培养，完善研究生、实习生、规培生、进修生的管理制度；同时，承担了中医学院本专科生、研究生、成人教育等各种学习层次的教学任务。

科室制订了临床实习程序，明确了实习量化标准。在妇产科临床实习前，带教教师介绍科室的组成结构和规章制度，让学生了解妇科的诊疗特点；要求学生跟随带教老师查房，学会对患者的管理和对疾病的观察判断和分析；科室还设计了小讲课评价表、教学查房评价表、教学反馈表等，了解学生和教师对教学形式及内容的意见和建议，了解学生临床中的问题和困难，及时进行教学评价，针对问题及时协调解决，不断完善和保障实习任务有效实行。

对本专科生、研究生、规培生、进修生等，科室在重视“三基”训练的同时，突出本专科特色，制订各级学生的不同必修内容，坚持每月组织教学查房 2 次、科室小讲课 1 次、疑难病历讨论 1 次，严格遵照医师规范化培训准则，实施出科病历书写及技能考核等制度，充分调动学生的积极性和主观能动性。

近 3 年来，本科室培养博士研究生 3 人，进修生 50 余人，硕士研究生 100 余人，师承学员 30 余人，研修学员 14 人，留学生近 300 人，规培学员近 1000 人。

（五）团队建设

1. 医师队伍

妇科目前共有专科医师 38 人，其中，主任（中）医师 9 人，副主任（中）医师 9 人，主治（中）医师 14 人，住院（中）医师 6 人；博士学位 9 人，硕士学位 24 人；博士生导师 5 人，硕士生导师 15 人；享受国务院政府特殊津贴 2 人，国家级名中医 4 人，全省卫生科技工作先进个人 3 人，省卫生厅“有突出贡献中青年专家”1 人，江西省中青年学科带头人 3 人，江西省首批中医药专家学术经验继承导师 3 人，江西省名中医 6 人。

妇科创新团队历经多年的发展，逐步成长，已形成一支高素质、高水平的特色明显、优势突出的科技创新团队。本专科人员比例合理，年龄构成均衡，对于本科室的优势病种和主要病种，有连续的、高学历的人才梯队。科室共有 2 人入选江西省卫生系统学术和技术带头人培养对象，全国老中医药专家学术经验继承人 2 人，全国中医临床优秀人才 1 人。

科室设立了 6 个医疗诊疗小组。

（1）胡樱领衔的医疗团队：成员有刘玉玲、安晓青、郑蒙、胡锦誉、余思云，结构合理，实力雄厚。团队有博士研究生导师 1 名、硕士研究生导师 2 名，博士研究生 2 名、硕士研究生 4 名。团队严格落实三级医生查房制度及医疗核心制度，擅长妇科微创内镜结合传统中医治疗各类疾病，在不孕症、异常子宫出血、闭经、复杂性痛经、难治性流产、更年期综合征、女性炎症、产后病等妇科疾病方面积累了丰富的临床经验。本团队尤擅治疗女性生殖障碍类疾病，深耕治疗不孕症多年（包括排卵障碍性不孕、输卵管阻塞性不孕、子宫低容受性不孕等），专病特色突出，优势明显。诊疗组成员熟读《妇人大全良方》《傅青主女科》《女科要旨》等中医古代书籍，精通中医妇科的理论，倡导衷中参西，中西互参，基于全息理论，采取整体与局部辨证相结合的原则指导临床。本团队未发生重大医疗差错、事故，医德医风良好，牢记医者誓言，始终坚守临床一线，秉承以“患者为中心”的理念，持续发挥自身优势，获得广大患者的一致好评。

（2）潘兆兰领衔的医疗团队：潘兆兰组长领衔的团队，一直秉持严谨认真、守正创新的态度，医疗多年零差错，水平逐年稳上升。团队擅长中西医结合多元化治疗宫腔疾病、不孕症、围绝经期综合征、卵巢功能不全、先兆流产及复发性流产、月经病、盆腔炎病、宫颈病变、子宫内膜异位症、痛经、多囊卵巢综合征、异位妊娠保守治疗等疾病，其中，以中医治疗慢性盆腔炎、围绝经期综合征及 HPV 感染等为优势，以西医运用宫腔镜技术治疗宫腔疾病为特点，并广泛开展针灸、穴位注射、外敷、灌肠、耳穴压豆、穴位贴敷等中医特色治疗，多年来疗效显著，为女性患者带来福音。潘兆兰组长多年致力于中医妇科盆腔炎领域和经、带、胎、产疾病领域的临床研究，临床经验丰富，医技医德深受患者赞誉，是目前我院中医妇科道高德重的主任医师。方家博士为岭南流派罗氏妇科团队传承人，临床经验丰富，科研水平扎实，为团队的中流砥柱，技术骨干。熊苏力医师擅长运用宫腔镜联合中医药治疗妇科疾病，工作作风严谨，一丝不苟把关团队日常医疗工作，是团队中的重要骨干。邱燕青医师秉承团队严谨的优良作风，亦成为团队中的得力干将。

（3）罗娟珍领衔的医疗团队：诊疗小组共有专科医师 6 人，其中主任中医师 2 人，副主任医师 1 人，硕士研究生导师 3 人；博士 1 人，硕士 4 人。其小组成员为刘玉娟、邹建琴、陈洁、刘欢欢。在胡小荣、罗娟珍主任中医师的带领下，诊疗小组严格遵守三级医师制度，中西医结合，采用辨证论治与辨病论治、辨体论治、辨期论治、辨度论治相结合的多元化中医妇科临床诊疗模式，在治疗不孕症、先兆流产、习惯性流产、妊娠剧吐、产前诊断、高危妊娠监督、宫外孕保守治疗、异常子宫出血、HPV 感染、宫颈病变、月经不调（多囊卵巢综合征）、围绝经期综合征、产后诸证、女性生殖道炎症等妇科疾病方面有着丰富的临床经验。小组除运用中药口服，还实施中医外治法，辅以穴位贴敷、耳穴压豆、督脉熏蒸、中药热罨包、中药直肠滴入等中医特色治疗，疗效显著，安全性强。本团队还熟练开展妇科手术，如腹腔镜、宫腔镜及开腹手术等治疗子宫肌瘤、卵巢肿瘤、宫腔占位、异常子宫出血等疾病，获得患者及家属的一致认可及好评。团队成员积极创新，与时俱进，在传承传统中医精华的同时，也切实掌握各类先进相关医学技术，以患者为中心，落实医疗核心制度，医德医风良好，旨在为患者提供更好的服务。

（4）梁瑞宁、黄烨领衔的医疗团队：诊疗团队成员有陈姣洁、李佩双、徐梦丹。其中博士生导师 1 人，硕士生导师 2 人；博士 3 人，硕士 2 人；主任医师 1 人，副主任医师 2

人，主治医师1人，住院医师1人。

本团队研究方向为女性生殖内分泌方向及女性更年期疾病的研究，包括多囊卵巢综合征、子宫内膜异位症、卵巢储备功能下降、复发性流产、不孕症、卵巢早衰、月经病、痛经及更年期保健及更年期综合征的治疗的研究与攻关。团队主持国家自然科学基金、省部级课题多项，发表学术论文多篇，培养博士生5人，硕士研究生80余人。团队结合几十年的临床实践，汲取“盱江医学”养分，采用病证结合思路，创立“女性生殖内分泌疾病中医理论体系”，有效指导了妇科生殖内分泌相关疾病的临床诊疗。团队将“冲任学说”，转化应用于子宫内膜异位症临床实践，创新了病机新理论——“冲脉之气逆乱，离经之血成瘀”，并创立了“平冲降逆，化瘀通络”的治疗大法，建立了子宫内膜异位症诊疗新体系。团队年均就诊人数近2万余人次。团队不断优化治疗方案，治疗主要采用中药汤药配合热敏灸、针刺、穴位贴敷、耳穴压豆等特色治疗，结合宫腹腔镜等现代技术，中医内外治结合，中西医诊治合璧，临床疗效得到了广大患者的肯定。团队用爱用心对待每一位患者，致力为广大女性患者解决病患！

(5) 吴飞华领衔的医疗团队：以王鹏主治医师、陆岩主治中医师作为团队成员，共同协作，秉承中医传统理论，结合前沿医学，采取针药并用、内外结合的方式，逐步完善妇科各类常见病、多发病的中西医诊疗体系，主要包括以下方面：①生殖内分泌疾病诊治：各类月经病、异常子宫出血、多囊卵巢综合征、早发性卵巢功能不全、卵巢早衰、闭经、围绝经期综合征等。②女性生殖系统炎症诊治：包括外阴及阴道炎症、子宫颈炎症、盆腔炎性疾病等。③生殖健康指导：优生优育指导（包含生育力的评估、女性卵巢储备功能、男性精液质量评估等）、青春期和生育期生殖保健、围绝经期保健和激素补充治疗等。④不孕不育指导：为不孕不育夫妇提供健康状况综合评估、咨询与指导，病因学检查和诊断；有针对性地提供中西医结合、免疫治疗及宫腹腔镜手术等治疗方法；积极研究反复不良妊娠中免疫因素可能的作用机制，辨证施治，因人制宜，拟定个体化诊疗措施，大大提高妊娠保胎成功率。

（6）占伏良领衔的妇科肿瘤诊疗团队组：占伏良副主任医师担任诊疗组长，万萍中西医结合副主任医师担任副组长，李强、王学梅等医师为团队成员。妇科肿瘤团队成立以来，一直致力于解决妇科肿瘤难题，最大限度地提高妇科肿瘤患者的生存率，改善生命质量，制订了科室宫颈癌、子宫内膜癌、卵巢癌、输卵管癌、外阴癌、卵巢囊肿、子宫肌瘤等各种良恶性肿瘤的手术及中医特色治疗方案，极大弥补了科室发展短板，促进了妇科亚专科建设，逐步实现了妇科未来发展规划。未来妇科肿瘤团队将会在更高效、更强大的诊疗平台给妇科肿瘤患者，特别是疑难肿瘤患者带来更有效、更科学、更规范、更合理的治疗。

2. 护理队伍

妇科的护理队伍是一支有较强凝聚力和战斗力的护理团队。全科现有护士31人，其中副主任护师1人，主管护师14人，护师10人，护士6人；本科学历28人，约占全科护士的90%；硕士生研究生导师2人，中医专科护士2人。团队围绕主攻病种胎动不安、盆腔炎、不孕症、妇科肿瘤等，将中医护理的整体观、个体化与现代护理的科学观、先进技术相融合，根据妇科患者的身、心特点，围绕“关爱女性，呵护健康”的理念开展优质护理，深受住院患者的肯定，满意度96%以上。团队多次接待国内外专家同仁参观学习，均获一致好评。妇科护理团队各项护理质量指标连续13年在全院位列前茅。

护理团队秉承中医传统思想，用中医特色疗法操作深化优质服务内涵，同时积极探索开展中医护理新技术、新疗法服务于广大患者。团队开展中医特色护理操作近30项，取得了良好的临床效果。例如，热敏灸温经通络，调和气血，改善气血亏虚；中药直肠给药以清热解毒，活血化瘀；中药热罨包祛湿散寒止痛；消瘀膏清热解毒，软坚散结；督脉熏蒸疗法疏通经络，温经通络，缓解女性虚寒性疾病；耳穴压豆调理脾胃，扶正祛邪，改善便秘，促进睡眠。我科的穴位贴敷，涵盖女性常见病，穴位与中药作用相结合，能有效改善痛经、更年期症状，同时有效改善女性虚寒体质，调整机体阴阳平衡，受到广大患者好评。

团队成员不断深入研究与创新，创新性地采用“安、暖、舒、通”四种中医护理技术，帮助手术患者缓解紧张焦虑情绪，改善术后胃肠道不适及术后疲乏症状，加速手术患者康复。科室是全国中医专科护士培训基地、江西省中医护理骨干培训基地。妇科护理团队成员锐意进取，勇于创新，护理工作不仅得到了患者的认可，同时也得到了领导的肯定。

护理团队成员获得多个奖项。2011年，团队获得“第二届全国中医特色护理优秀科室”称号。饶赟2021年获“江西省杰出护理工作者”称号。陶南娟2020年获广东省中西医结合学会妇产科专业委员会护理个案比赛一等奖，2021年获江西省中医护理技能大赛中暑案例一等奖，2021年获“江西省五一巾帼标兵”称号。宋佳琪2020年获广东省中西医结合学会妇产科专业委员会护理个案比赛一等奖。杨怡2021年获第五届江西省共青团“微团课”大赛决赛三等奖。

三、未来发展规划

（一）指导思想

科室坚持以习近平新时代中国特色社会主义思想为指导，贯彻落实习近平总书记关于中医药发展的重要指示批示精神，以构建国内一流的中医妇科学科为目标，以立足中医、中西医结合有效防治妇科疾病为己任，努力成为我国中医妇科事业发展的重要力量。

（二）工作目标

科室利用一院三区发展格局，立足中医，注重中医与西医相结合、预防与治疗相结合、临床与教学及科研相结合，在中医妇科领域实现医疗、教学、研究、预防保健一体化；培育造就出一批具有一定影响力的学科带头人、优秀医生骨干，形成政治思想正确、综合能力突出、队伍结构合理、中西医兼备的高素质人才队伍。

（三）工作计划及保障目标

科室强化“支部建在科室”工作理念，推动党建、业务深度融合，全方面发挥支部在科室工作中的引领和带动作用，不断促进医院及科室高质量发展，主要抓好以下几项工作。

1. 亚专科建设

科室将逐步推进妇科肿瘤、生殖中心、生殖男科、产科、产后康复中心、高端月子中心、老年妇科、中医特色治疗部等亚专科建设，形成对女性从育种期、胚胎期、婴儿期、儿童期、青春期、育龄期、更年期，直至老年期的全生命周期照顾；逐步提高妇科 CMI（case mix index，病例组合指数）分值和艾力彼医院全国排名，将科室打造成全国文化内涵最丰富、学科门类最齐全、综合实力最雄厚的妇科之一。

2. 优势病种建设

科室将继续加强妇科作为国家临床重点专科在全国的影响力，不断优化胎动不安、盆腔炎、绝经前后诸证等优势病种诊疗方案，形成一批有国内外影响力的科技成果，包括新药专利、临床科研成果，逐步扩大中医特色治疗项目、中药院内制剂、膏方等种类，提高门诊、住院患者中医治疗率及中医特色治疗使用率，建成国内水平一流的有显著特色优势的中医药防治研究中心。

3. 医联体建设

科室将加强中医妇科在全省区域的辐射带动能力，率先推动紧密医联体建设布局，从政策、管理、医疗、教学、科研等方面做细做实，建立行之有效的指导和合作机制；逐步推动鹰潭、南昌、宜春、九江、赣州、吉安、上饶等所辖市县级医院的医联体合作，派驻骨干医师，通过合作共建、托管扶持、挂职锻炼、下乡帮扶、专家义诊、提供进修学习平台等多种形式，涵盖产科急救支援、肿瘤救治方案及手术指导、疑难杂症会诊与诊治指导、常见病诊疗方案的指导、科研能力培训指导等各方面，开展可持续发展的工作合作模式；发挥江西省中医妇科质量控制中心指导作用，提高全省中医妇科的医疗质量，为全省人民群众提供高质量、同质化的医疗服务，让“专家多跑路”，群众不出门就能享受到省内顶级的医疗资源；加强国内专科联盟交流，充分发挥赣鄂湘省级中医院中医妇科学优势学科联盟主席单位作用，以区域专科联盟力量，推动中医药事业高质量发展。

（四）人才培养及发展

科室将继续挖掘整理妇科全国名老中医学术经验，在名医工作室平台下，深入挖掘名老中医学术思想，总结名老中医临床经验，着力培养后备人才；同时加强人才引进力度，尤其是亚专科建设需求人才，优化人才队伍结构，弥补科室发展短板；每年选派科室骨干进修学习，指派科室业务骨干至市、县医疗机构挂职锻炼，积极鼓励科室年轻医生外出继续读博深造等，提高博士学历人员比例；通过师承学习、学术继承、会议学习、门诊及病房带教等，不断促进科室人员能力水平和综合素质发展。

（五）教学能力及质量

科室将持续做好本科生、研究生教学任务，利用院院合一发展契机，在中医妇科学教研室、中西医结合妇产科学教研室建立一支经验丰富、技术突出的专职教师队伍；逐步编写《妇科方剂学》《中西医结合内分泌学》《中医妇科学》等本科生、研究生教材，增加《妇产科学》等西医教学课程设置，建设一批一流精品课程；加强科室研究生培养，预期每年培养博士2人，硕士30余人，各类规培生300余人；将执业医师考试通过率、规培结业考试通过率作为教学质量的重要评估指标，不断提高毕业生就业率和就业质量，为全省乃至全国输出一批优秀的妇科人才。

（六）科研水平

科室奖不断提高妇科的科研意识，设置科研奖励机制和具体实施方案，鼓励科室全体医务人员积极申报省科技厅、省卫健委、国家自然基金委等课题，单独或联合申报具有全国影响力的科研项目，提高科研成果转化率，以科研带动临床，临床推动科研，力争每年发表高质量文章10余篇，课题立项20余项。

（方家　陈姣洁　陆岩　胡锦誉　余思云　邱燕青　徐梦丹
刘玉娟　陈洁　陶南娟）

第三十章

杏林春暖护幼草

——儿科发展历程

一、背景

（一）成立背景

江西省中医院始建于1954年，医院建院之初，即设有儿科门诊，当时未设住院病房，儿科门诊归医院门诊部管理，故儿科无行政主任。1973年院系合一，江西中医学院儿科教研室主任衷诚伟兼任医院儿科行政主任。其后，朱锦善任儿科主任，为江西省首批中青年中医学科带头人。

儿科在20世纪80年代开设住院部。成立之初，住院部仅有病床数张，且与其他科室共一病区并护理单元。经历过与诸多科室共病区的时代，儿科后又有与血液内分泌科、风湿病科共病区的“血内风湿儿科”时代；2011年，血液内分泌科独立建科分出后，又成为风湿儿科病区；2016年，因病区装修等原因，曾与外二、外四、外五科短暂共病区并护理单元一年。2017年后，儿科病区相对独立，但仍与风湿病科共护理单元。因共病区的专科医生均少，无法独立值班，病区采取全病区各科医生轮流值班的模式，虽有诸多不便，但也为无奈之举，故而2014年开始，儿科住院部虽仍人员紧张，我们毅然克服困难，开始独立值班，开启了真正独立的儿科住院部。

（二）科室简介

儿科成立于江西省中医院建院之初，历史悠久，经过数十年的奋力发展，形成了中西汇通，以中为主的发展模式，以小儿推拿、针灸、贴敷、中药及膏方为科室特色。

科室名医辈出，擅治小儿内科系统常见病、多发病，尤以小儿肺炎、哮喘、乳蛾、鼻炎、腺样体肥大、腹痛、腹泻、厌食、积滞、紫癜、肾病、抽动症、多动症、自闭症、矮小症、性早熟、发育落后、脑瘫、面瘫及体质调理见长。

科室设有慢性咳嗽、生长发育、抽动症、过敏性紫癜、小儿推拿等亚专科。

科室为中华中医药学会儿科分会常务委员单位、中国中医药研究促进会小儿推拿外治专业委员会常务委员单位、全国中医药高等教育学会儿科研究会常务理事单位、中华医学会儿科分会神经学组抽动障碍协作组江西站副组长单位、江西省中医药学会儿科分会主任委员单位、江西省研究型医院学会中医儿科病学分会主任委员单位、江西省研究型医院学会儿童生长发育学会副主任委员单位、江西省中西医结合学会儿科分会副主任委员单位。

科室为华东地区、华中四省中医儿科联盟成员单位，HQCC 中国小儿推拿标准化建设与认证委员会小儿推拿认证分中心，儿童康复合作发展联盟会员单位，江西省重点专科，江西省小儿推拿培训基地，朱锦善名中医传承工作室。

儿科现有核定床位 44 张。

（三）科室特色

儿科开展了许多中医特色治疗，包括小儿推拿、穴位贴敷、耳穴压豆、针灸、刺四缝（即民间所称挑积）、中药口服、中药洗浴、膏方调体等，减少了患儿打针输液的痛苦，深受患儿及家长的喜爱。

科室开展的穴位贴敷品类齐全，有清热贴、健脾贴、化痰贴、止咳贴、三伏贴、三九贴等，对相应的病症有较好的疗效。

膏方是儿童调体的良药，每年科室均开展儿童膏方调体活动。刘英主任创制的膏方——健脾助长膏，深受儿童及家长欢迎，已作为医院制剂批量生产。

近年来，儿科团队对性早熟、抽动症、多动症、自闭症、弱视等儿科疑难病症进行了深入研究，形成了以中医针灸、穴位贴敷、耳穴压豆、小儿推拿及中药口服等一整套的中医特色治疗方法。

儿科针对家长关心的孩子身高问题，根据春季生发的中医理论，春季顺应时令开展了健脾助长的中医疗法。此外，针对家长关心的儿童体质调理，儿科开展了夏季三伏调理、冬季三九调理、秋季节气调理，得到广大儿童及家长的欢迎。

（四）历任儿科主任及护士长

1. 历任儿科主任

1973—1984 年，衷诚伟任儿科主任。

1984—1997 年，朱锦善任儿科主任。

1997—2003 年，熊翠凤任儿科主任。

2003—2008 年，喻闽凤任儿科副主任并主持工作。

2008—2017 年，喻闽凤任儿科主任。

2017—2019 年，刘英任儿科负责人。

2019—2022 年，刘英任儿科副主任。

2022 年至今，刘英任儿科主任。

2. 历任儿科护士长

1997—2008 年，罗莉萍任儿科护士长。

2008 年至今，李小艳任儿科护士长。

3. 历任儿科医生

历任儿科医生有衷诚伟、朱锦善、杨华莺、柳素范、孔庆芳、张秀辉、陈进、衷晓、余庆、周予红、王秋莎、郭红飞、饶克瑯、郑甦、刘建军、高修安、熊翠凤、陈运生、傅玲、张举玲、所闽娜、喻闽凤、廖琼。

4. 现儿科在岗医生

现儿科在岗医生有邓吉华（儿科门诊返聘）、刘英、杨涛、刘英连、占科、朱卫娜、曾思瑶、朱玲、何媛、裘杨杨、陈敏红、陈小云、张慧中、易惺钱、张迪、杨文波、汪娱、付志红、叶招娣、张乃俊、徐微、殷琴。

5. 儿科著名主任

（1）朱锦善：朱锦善中医儿科功底深厚，曾赴原卫生部中医研究院跟师于当时中医儿科界号称“南江北王”之一的王伯岳老师 1 年，深受王老喜爱，王老后又借调其 3 年，深得王老家传之秘。朱锦善返赣之际，王老曾作饱含师生之情的藏头诗（负青何行，我早锦后）一首。

全诗为：

负笈不辞万里游，去来两度逢深秋。我自含颦君无语，蒹葭霜露满蓟州。
青毡破处秋风寒，绛帐寂寥抚流年。早莺出谷青云上，应踏南枝向长安。
何夕明月照归人，老母倚闾稚女亲。锦瑟明瑶无双谱，忆否土阶共一轮。
行前偕游别颐和，杨枝萧萧唱骊歌。后湖清浅无多水，输于离人照逝波。

朱锦善也深受“南江北王”中的另一位——江育仁老师的喜爱，被其亲点为徒。

1986 年，朱锦善在江西省中医药学会的支持下，创建了儿科分会，为首任主任委员，为江西省的中医儿科事业发展做出了巨大贡献。1997 年，朱锦善奉调至深圳儿童医院创建中医科，但他始终关心江西省中医药学会儿科分会的工作，每次均返赣参加儿科分会举办的年会。

朱锦善著有《儿科临证 50 讲》《儿科心鉴》《王伯岳医学全集》《实用中医儿科学》等

著作，其主编的《儿科心鉴》（第二版）获 2023 年中华中医药学会科学技术奖学术著作奖一等奖。

（2）喻闽凤：喻闽凤为第三批江西省名中医。

（3）熊翠凤：熊翠凤为第四批江西省名中医。

二、现状

（一）医疗工作

江西中医药大学附属医院儿科现为江西省重点专科、江西省小儿推拿培训基地。团队医师均熟悉儿科常见疾病的中西医诊治，擅治小儿内科系统常见病、多发病，尤以小儿肺炎、哮喘、乳蛾、鼻炎、腺样体肥大、腹痛、腹泻、厌食、积滞、紫癜、肾病、抽动症、多动症、自闭症、矮小症、性早熟、发育落后、脑瘫、面瘫及体质调理见长。其中，过敏性紫癜、脑瘫为我科优势病种，中医特色鲜明。

（二）人才培养

科室人才梯队完备，现有医师 21 人，另有返聘门诊专家 1 人。其中，博士 4 人，硕士 12 人。现有主任中医师 2 人，副主任中医师 3 人，主治中医师 4 人，主治医师 1 人，中医师 11 人，医师 1 人。

科室积极培养各类型中医儿科人才，培养的硕士研究生参加工作后均为各单位骨干人才；还承担了本科生、规培生、进修生等的培养工作。

（三）科研成就

张迪博士的课题“温胆汤抑制 PLA2G4A 介导的气道上皮细胞铁死亡在哮喘大鼠中的作用及机制”获得 2022 年江西省自然科学基金委员会 10 万元的青年科学基金项目的资助，为科室首个“省自然”课题。

张迪博士的课题“针刺通过肠道菌群调控 Glu/GABA-Gln 介导宿主神经突触可塑性干预青幼期抑郁大鼠的作用机制研究”获得 2023 年国家自然科学基金委员会 30 万元的青年科学基金项目的资助，实现了儿科“国自然”零的突破。

（四）教学情况

科室医师除完成临床工作之外，还承担了江西中医药大学本科及研究生的儿科教学及见习生、实习生、规培生的临床带教工作。刘英主任参编的“十四五”规划教材《中医儿科学》《中西医结合儿科学》为相关专业现行教材。科室医师积极进行教学建设，已完成中医儿科学、中西医结合儿科学线上课程的“金课”建设，已完成“中医针灸治疗——以小儿面瘫为例”的虚拟仿真实验课程江西省教学改革项目建设，并获批软件著作权 1 项。2022 年，我科医生所在的中西医结合儿科教学团队获批“江西省高水平教学团队”称号。

（五）团队建设

儿科住院部成立之初，即以针灸治疗脑瘫见长，逐渐形成了一套完整的中医综合治疗脑瘫方案，包括脑瘫饮在内的院内协定方的运用，吸引了省内外大量患儿前来就诊并取得良好疗效，一些轻症患儿经治后几于正常儿童无异。脑瘫治疗尤以傅玲主任颇有盛名。

儿科成立的数十年来，筚路蓝缕，住院部和门诊几经搬迁，但江西省中医院儿医人奋发进取，孜孜以求，努力钻研中医儿科临床技术，涌现出衷诚伟、朱锦善、陈进、傅玲、邓吉华、熊翠凤、陈运生、喻闽凤等一批中医儿科知名专家，许多专家仍战斗在临床一线，为患儿服务。

2017 年，在院领导的关心帮助下，在刘英主任的带领下，我院儿科建设取得了长足发展，病区面貌经改造后焕然一新。科室大力开展以小儿推拿为主的中医儿科特色疗法，大力引进博士、硕士和推拿技师，逐步形成了完备的科室人才梯队，形成了完备的三级医师查房制度，形成了医疗组、推拿组分工协作的工作模式，形成了“三门诊一院区”（东湖院区门诊、西湖院区门诊、红谷滩国医堂门诊，东湖院区住院部）的发展模式。科室医生踏实认真，吃苦耐劳，医德高尚，充分发挥中医优势，形成以中医药为主体、现代医学为补充的诊疗模式，诊治患者数逐年递增。

近年来，科室医生在临床、教学各方面均取得了良好成绩。刘英获得 2014 年江西省临床技能比武大赛团体二等奖、个人三等奖。何媛获得 2022 年妇幼健康促进宣讲省级竞赛优胜奖。

（六）社会服务

儿科积极参加社会服务，每年均进行各类型义诊、科普宣传等活动。2023 年暑期，科室举办了首届盱江儿科夏令营活动。

科室参与医院各项指令性活动，已先后派出刘英、杨涛、刘英连、占科、朱卫娜、曾思瑶、易惺钱等下乡援医。2020—2023 年新冠疫情期间，儿科积极承担发热门诊、新冠疫苗门诊等的工作，在人员捉襟见肘的情况下，仍派出人员参与核酸采集、重庆医疗队、院内科室支援等工作。

三、未来发展规划

（一）指导思想

科室将立足中医，大力开展中医特色治疗，形成特色鲜明的中医儿科诊疗模式，引领江西省中医儿科事业的发展，惠及广大儿童。

（二）工作目标

科室将以促进本专科学术发展为目标，以临床实践为先导，以科学研究和人才培养为基础，通过专科建设推动本专科临床疗效的提高和学术的发展。

（三）工作计划及保障目标

儿科将积极投身医院的发展规划，谋划“一院三区”的发展模式，大力引进人才，为西湖院区儿科住院部拟于2024年开诊、瑶湖院区拟于2025年建成使用做好人才储备。

1. 提高临床疗效

提高临床疗效是本专科建设的中心目标。科室将全面加强临床辨证及诊疗能力的提升。临床医师方面，要强化中医思辨能力，力求辨治准确；推拿治疗师方面，根据推拿师的推拿手法及经验，细化推拿处方、手法及病种，推行专病专人推拿，逐步形成儿童推拿中心，儿童保健中心、儿童治未病中心及儿童康复中心。

2. 加强专科专病建设，打造儿童治未病中心

科室将依托现有的慢性咳嗽、生长发育、抽动症、过敏性紫癜、小儿推拿等亚专科门诊，加强专科专病建设，形成富有中医特色、疗效确切的专病诊治方案；发挥中医治未病优势，打造儿童治未病中心，服务于广大儿童的体质调理需求。

3. 做好优势病种的总结、修订

本专科以肺风痰喘（肺炎）、乳蛾（扁桃体炎）、哮喘（支气管哮喘）、紫癜（过敏性紫癜）为优势病种和重点病种。科室将进行定期分析、总结、评估和优化，不断提高诊断与鉴别诊断水平、辨证论治水平和中医药治疗率，提高中医诊疗方法的综合应用水平，提高疾病诊疗能力。

4. 做好临床路径工作

本专科以肺炎、过敏性紫癜为临床路径病种。科室将定期对临床路径实施情况进行分析，不断完善和改进，开展中医临床路径应用推广工作。

5. 积极开展各种中医儿科特色技术，提高中医药综合治疗水平

在现有水平的基础上，科室将进一步做好中医儿科特色治疗尤其是小儿推拿业绩，包括疗效、病种数、治疗人次等均能得到大力提升。

6. 提升科研水平

科室将进一步规范小儿疾病谱的诊疗，根据儿童的生理特点，做到医疗、教学及科研协同发展，发表高质量论文，增加国家级和省部级科研项目的申报。

7. 采取多种形式，积极开展和参加各项学术活动

科室将通过学术活动，熟悉学科的最新现状和发展趋势，掌握本专科疾病诊治的最新技术和方法；通过学术活动，对专科学术带头人学术经验和专科优势病种诊疗方案进行推广应用；通过学术活动，加强与协作单位的联系与合作。

8. 加强人才培养和队伍建设，为保持发挥中医药特色优势提供人力保障

科室将根据医院和科室发展需要，逐步引进临床医师（博士和硕士）、推拿师，注重高层次中医药人才的培养，如名老中医药专家学术经验继承人、中医临床优秀人才研修项目等，旨在通过学习经典、名师指导及临床实践，切实提高研修人员应用中医药防病治病的能力与疗效。

（占科　刘英）

第三十一章

耳鼻咽喉科发展历程

一、背景

（一）成立背景

20 世纪 70 年代，随着临床工作开展和学科分化的需要，中医耳鼻咽喉科从五官科独立出来。1974 年 8 月，谢强由江西中医学院中医系派驻附属医院（江西省中医院）五官科开创耳鼻咽喉科疾病诊疗工作。谢强为第一任科主任。在医院领导的大力支持下，我科逐渐发展成为全国首屈一指的针药并用、内外合治、中西医并重的特色临床专科。

（二）科室简介

江西中医药大学附属医院耳鼻咽喉科为国家中医药管理局“十二五”重点专科、江西省重点专科，博士、硕士研究生培养点，江西省中医药学会耳鼻咽喉科分会、江西省中医药学会嗓音言语听力医学分会、江西省研究型医院学会中西医结合耳鼻喉科分会挂靠单位，设江西中医药大学嗓音言语听力研究所（国内首家），承担江西中医药大学耳鼻咽喉科本科、硕士、博士、留学生等各层次人才培养任务。

我科专业技术力量雄厚，现有医生 16 人，其中享受国务院政府特殊津贴 1 人，全国老中医药专家学术经验继承工作指导老师 1 人，国家级名中医 1 人，省名中医 3 人，全国中医药骨干人才 2 人，江西省卫生系统学术和技术带头人 2 人，江西省高等学校中青年骨干教师 2 人，省青年名中医 1 人；主任医师 5 人，副主任医师 2 人；博士 3 人，硕士 8 人；博士生导师 3 人，硕士生导师 5 人；在读博士生 2 人，在读硕士生 30 人。

2006 年 6 月，医院从广州中医药大学引进了陶波博士。陶波博士于 2006 年 7 月独立创办了耳鼻咽喉科住院部，结束了我科没有病房的历史。

我科于 1998 年成为硕士学位授权点，2003 年成为江西省重点专科，2012 年成为国家中医药管理局“十二五”重点专科，2015 年设立国家级名老中医谢强名医工作室，2021

年获批中医五官科学博士学位授权点。

耳鼻咽喉科运用中西医结合方法治疗耳鼻咽喉疑难病症及嗓音言语听力疾病，在国内外享有盛誉。临床以内镜显微微创手术、中西医结合、针灸、针刀刺营、烙治与中药结合为特色，多项中医适宜技术获省及国家级科研成果。目前，科室主持制订国家标准化项目5项，临床路径和诊疗方案3项，制订国家中医药管理局中医医疗技术1项。至2023年，科室共主持包括国家科技部支撑计划项目、国家自然科学基金项目、国家中医标准化项目及省部厅各级课题共50余项，荣获国家发明专利12项、江西省优秀新产品奖一等奖1项、江西省科学技术进步奖二等奖1项、南昌市科学技术进步奖二等奖1项。科室在国际及国内发表论文700余篇，发表医学科普文章95篇；主编及参编出版著作52部，主编或参编大学规范教材10部；指导培养硕士研究生112人，博士研究生5人。

1985年至今，谢强潜心研究江西盱江医学史，对江西盱江流域全境展开历史调查和考证研究，发表了论文70余篇，其中《盱江医学史考》《盱江医派志略》《盱江流域及盱江医学地域分布今考》，报告了调查和考证发现的盱江流域从西汉至民国有医药人物2027人，医籍821种，更新了20世纪认为盱江医学起源于宋代以及盱江流域仅有200余位医药家和100余部医籍的认识，拓宽了盱江医学研究的时空，为盱江医学研究做出了突出的贡献；证实元代盱江流域已经出现了我国最早的喉科医家范叔清、危亦林，盱江喉科辨识声病有声怯、声弱、声暗、声涩等16种辨识，开声病系统辨识之先河。谢强发掘整理创新家传的明代盱江李梴“上补下泻”法，研创了符合现代神经反射学说的“盱派谢氏上补下泻转移兴奋灶针刺法”，用于治疗炎症、痛证、组织异常增生、肿瘤、神经功能及内分泌功能紊乱等诸科病症，尤其适宜于治疗人体上部的五官疾病，受到学术界的广泛重视，美国、瑞士等国多次邀请其讲学，推广应用“盱派谢氏上补下泻转移兴奋灶针刺法”，有“中医看中国，针灸看江西”赞誉，因为江西不仅有“热敏灸法”，还有“上补下泻针法”（又名“转移兴奋灶针法”）。1987年10月9日，谢强在科室开设国内首家“教师嗓音病专病门诊”并且向全国教师开展教师嗓音病科研调查及义务咨询，受到社会的广泛赞誉。1988年9月22日，《健康报》报道称，谢强成为我国第一个教师嗓音病专家，填补了我国在教师嗓音医学研究的空白。1994年9月5日，《中国中医药报》以《江西开设教师嗓音病专科门诊10年接待全国13万教师咨询诊疗》为题进行了报道。2002年，医院设嗓音言语听力研究所（全国首家），谢强主任担任首任所长；2016年陶波主任被任命为研究所副所长（主持工作）。2013年12月，“江西省中医院‘亮嗓行动’”在江西省委教育工委《关于开展高校基层党支部活动创新案例征集评选活动》中荣获二等奖。

2013年，邓琤琤任第二任科主任。邓琤琤传承名老中医谢强的学术思想和临床经验，带领全科同志团结奋进，引进和培养出了一批能够将临床、科研、教学有机结合在一起的耳鼻咽喉科专业骨干力量，扩大了诊疗范围；提倡结合外治法在临床应用解决专科常见病、多发病与疑难病，成绩显著；带领科室2015年度荣获江西省卫生和计划生育委员会“优秀卫生计生科室”殊荣。在继承中谋发展，邓琤琤注重盱江谢氏五官科经验的传承挖掘与创新，科室多人次在中华中医药学会耳鼻咽喉科分会学术年会获评“优秀论文”并在会议上宣讲。由于科室学术影响力逐步提高，众多外埠患者前来就诊。

2024年，陶波任第三任科主任。2016年12月，陶波被任命为江西中医药大学嗓音言语听力研究所副所长（主持工作）。陶波2006年6月博士毕业于广州中医药大学中医五官科学专业，同年人才引进我院。陶波到来后，我科医教研各方面工作均有质的提高。在医院的大力支持下，科室购买了专科设备，引进了新诊疗技术，开展了耳鼻咽喉科所有手术，科室诊治病种增加，业务量大幅提高。陶波非常重视中医整体和局部辨证及中医外治法在耳鼻咽喉疾病的应用。作为盱江谢氏喉科第七代传人，他传承创新谢强主任学术思想，重视经方在耳鼻咽喉科的应用。他根据张元素“满座皆君子，小人无容身之地”论述以扶正培本法治疗气血虚弱而致的耳鸣。他继承谢强主任经验，并结合自己的临床实践加以丰富、升华，在恪守《黄帝内经》的基础上，提出“人之耳目如月，需阳光所加，始能聪明”“五官之首不可伤阳”“咽喉证总属于火，咽喉阳明火热最多，需保持腑气通畅”“伤于风者，上先受之，高巅之上唯风可到，五官疾病以风邪为多，治应升提宗气”等理论，创立了中医刺烙结合理论和疗法，发明了刺烙结合治疗鼾症技术，设计的专门刺烙装置，获国家发明专利。2012年，陶波精心准备申报材料，使我科顺利获批国家中医药管理局“十二五”重点专科。陶波分别获批国家自然科学基金项目、国家科技部支撑计划项目、国家中医药管理局中医诊疗标准化项目、江西省自然基金项目课题，实现了我科零的突破。科室主办国家级继续教育项目2项，省级继续教育3项，扩大了我科在全国的影响力。2020年，在学校的统一组织下，陶波精心准备申报材料，使江西中医药大学中医五官科学专业顺利获批博士学位点。2021年，陶波被江西中医药大学聘为中医五官科学首位博士生导师，2022年首届招生，顺利招收该方向博士生1人。

（三）科室特色

耳鼻咽喉科强化中医特色建设，开展了五官特色针灸和多项中医特色诊疗技术，如谢氏针刀刺营疗法，谢氏运动针刺治疗急性创伤性喉炎技术，谢氏上补下泻转移兴奋灶针刺法，谢氏开音1号穴、2号穴针法，谢氏围手术期中医平衡康复疗法，谢氏通经接气针灸法，热敏点新灸法，中药香包剂嗅鼻闻香疗法，喉针、舌针、鼻内针、刺烙结合治疗鼾症技术，三伏贴，耳穴压豆，中药足浴，热敏灸，穴位贴敷，埋针治疗，磁珠压耳穴，中药熏洗，中药涂搽治疗，普通针刺，耳部刮痧治疗，放血疗法，中医烙治法，针刺蝶腭穴法，中医定向疗法，中医药物离子疗法等。其中，“针刀刺营治疗急性扁桃体炎技术”被国家中医药管理局纳入《中医医疗技术手册》并向全国推广。除此之外，科室积极引用西医诊疗手段，如电子动态喉镜技术、嗓音矫治、鼻内镜手术系统、耳内镜手术系统、耳显微手术系统、低温等离子手术系统、前庭功能诊治系统，等等。耳鼻咽喉科运用中西医结合的方法诊疗耳鼻咽喉疾病，临床以内镜显微微创手术、中西医结合、针灸、针刀刺营、烙治、刺烙结合与中药结合为特色，积极落实“预防第一”的防病理念，全方位、全周期保障人民健康。

（四）历任耳鼻咽喉科主任及护士长

1. 历任耳鼻咽喉科主任

1974—2013 年，谢强任耳鼻咽喉科主任。

2014—2023 年，邓琤琤任耳鼻咽喉科主任。

2024 年至今，陶波任耳鼻咽喉科主任。

2. 历任耳鼻咽喉科护士长

2006—2014 年，游小菊任耳鼻咽喉科护士长。

2014 年至今，饶菊芳任耳鼻咽喉科护士长。

二、现状

（一）医疗工作

传承盱江谢氏五官科流派学术思想和临床经验并博采众长，重视针药结合、中西医结合治疗耳鼻咽喉疾病，突出“内外并治”。科室分为门诊、病房、听力中心和内镜中心四部分。耳鼻咽喉科目前共有 11 个诊室，包括 1 个喉镜室、2 个听力室、5 个门诊诊室，1 个肌电图诊室，2 个治疗室。治疗的主要病种有：咽炎、扁桃体炎、喉炎、声带炎、创伤性声带炎、职业性声带炎、声带息肉、声带小结、声带麻痹、声带白斑、鼻炎、过敏性鼻炎、鼻窦炎、鼻窦囊肿、耳鸣耳聋、梅尼埃病、化脓性中耳炎、喉癌、鼻窦肿瘤、耳鼻咽喉肿瘤术后及放化疗后的康复等。

科室传承盱江五官科流派并集百家之长并创立了特色方药，如滋阴除痹饮、清心利咽饮、益气煦咽饮、煦阳利咽饮、化瘀除痹汤、温鼻通窍饮、鼻窦排脓饮、聪耳息鸣饮等，还研制了润喉悦音茶、甘露利咽茶等预防调护耳鼻咽喉疾病的中药代茶饮。

中医外治法有：①吹药法（玄牛散、玄莲散、玄桂散等）。②中药熏蒸含漱（乌梅茶、乌莲茶、乌红茶）。③穴位注射。④独创的谢氏五官科“上补下泻”特色针刺八法以及“喉针”疗法，可根据患者的辨证类型，选用不同的针刺方法，如谢氏醍醐清咽针法（气海、承浆、百会、咽安 2 号）、通经除痹针法（合谷、扶突、咽安 2 号）、升阳利咽针法（百会、印堂、廉泉）、谢氏转移兴奋灶针灸法（咽安 1 号、涌泉）等；同时，我科注重微痛针灸、无痛针灸，并创立了谢氏喉科无创痛针灸法。⑤热敏灸疗法是我院特有的灸疗方法，享誉国内外，我科将谢氏“上补下泻”五官科特色针灸法与热敏灸技术相结合治疗耳鼻咽喉疾病。⑥盱江谢氏针刀刺营疗法是我科治疗扁桃体炎、慢性咽炎、鼾症的独有的治疗方法。盱江谢氏喉科刺营疗法是谢强教授传承盱江喉科（五官科）流派经验并且根据家传师授以及结合咽喉口腔生理、病理学特点所创新的中医适宜特色疗法，是在中医传统外治法——刺营疗法基础上的延续与创新。⑦咽部烙治法、刺烙结合疗法，治疗鼾症、扁桃体炎、喉咳、慢性咽炎、咽异感症等。⑧中药鼻腔冲洗。⑨耳科导引术：鼓膜吹张、鼓膜按摩、鼓膜治疗。

在国家中医药管理局“十二五”重点专科建设过程中，科室制订了一套突出中医特色的中西医结合治疗耳鼻咽喉疾病的诊疗方案，并逐年持续改进、修订这些方案，使其更贴近临床实际，更便于操作使用。按照国家中医药管理局的要求，科室已将其中 5 个病种纳入临床路径管理。

耳鼻咽喉科住院部目前编制床位数 46 张，设有抢救室、治疗室、换药室、术后监护室。科室拥有蔡司五官科多用手术显微镜、美国 stryker 鼻窦镜手术系统及动力系统、德国易克斯支撑喉镜和喉显微手术器械、杰西低温等离子射频手术系统、德国宾格耳钻、耳内窥镜、CO_2 激光治疗仪、艾克松电子鼻咽喉镜及动态喉镜、美国嗓音声学诊疗系统、微波治疗仪、丹麦纯音测听仪、丹麦声导抗检查仪、眼球震颤描计仪、耳声发射仪、耳鸣治疗仪、前庭功能检测仪、喉电离子导入仪、耳鼻咽喉综合诊疗台等先进设备。

科室已开展的手术有：鼻内镜微创手术，治疗慢性鼻炎、鼻窦炎鼻息肉、鼻中隔偏曲、鼻中隔穿孔、鼻腔鼻窦肿瘤、脑脊液鼻漏，以及经鼻腔泪囊开窗术治疗泪囊炎等；耳内镜及耳显微手术，治疗慢性化脓性中耳炎、耳息肉、胆脂瘤、耳前瘘管等；咽喉嗓音显微外科手术，治疗喉癌，咽喉部肿瘤，声带息肉、结节，声带麻痹等；低温等离子手术，治疗会厌囊肿、腺样体肥大、扁桃体肿大、慢性扁桃体炎、鼾症等。

（二）人才培养

耳鼻咽喉科有一整套人才培养和人才梯队建设体系。博士生导师谢强教授在第三批、第四批、第五批、第六批全国老中医药专家学术经验继承工作，以及江西省国医名师带徒、江西省名中医师带徒等项目中带教本科室学员 10 余名。邓琤琤、陶波、杨淑荣、陈丹、李芳、周蓝飞均为盱江医派谢氏医学第九代传人及五官科第七代传人。2011 年，国家中医药管理局批准建设“谢强全国名中医工作室”，2015 年通过国家中医药管理局验收。2015 年，江西省中医院设立“全国名老中医谢强传承工作室”。2015 年，工作室完成了优势病种名医临床示范诊疗，整理形成优势病种诊疗方案 5 个（暴聋、喉痹、鼻渊、乳蛾、喉喑），其中 2 种（喉痹、乳蛾）与谢强名中医学术经验相关的规范成为国家行业标准。

科室举办学习班 9 个。其中国家级继续教育班 4 个：编号 2012150211012（谢强申办）、2013150211008（谢强申办）、T20161409015（陶波申办）、Z20231424008（陶波申办）；省级继续教育班4个：编号20121017048（谢强申办）、20131017018（谢强申办）、201610170042（陶波申办）、201810070136（陶波申办）。2018年，科室设立北京中医医院“全国名老中医谢强传承工作室”，2019年设立深圳市中医院“全国名老中医谢强传承工作室”，2022年设立杭州市中医院“全国名老中医谢强传承工作室”。谢强名老中医传承工作室成员队伍不断壮大，工作室均每年应邀做相关专题学术报告。2021年，科室申报设立了谢强教授江西省国医名师传承工作室，工作室负责人为临床医学院教师黄冰林副教授，挂靠在江西中医药大学学科办公室，我科2名青年教师被确立为学术经验继承人。

为了学习和引进新技术，陶波分别于2017年被公派至台湾研修，2018年到俄罗斯和爱尔兰访问学习。

我科为中医五官科学硕士和博士学位授权点，至2023年已培养硕士研究生112人，博士研究生4人。

（三）科研成就

耳鼻咽喉科以国家健康需求为导向，立足于医学前沿，充分发挥临床优势，多学科交叉融合协同创新，以“围绕耳鼻咽喉疾病，以中西医结合基础与临床研究，推动耳鼻咽喉事业发展”的创新链条支撑健康中国建设。本平台是江西中医防治耳鼻咽喉科学研究高地，是健康科学研究与技术创新平台、交流学术中心、高层次创新人才培养基地，坚持创新，引领全省耳鼻咽喉疾病中医防治的发展方向。耳鼻咽喉科的总体研究目标是大力开展耳鼻咽喉临床医学方面的研究工作，注重中医耳鼻咽喉科学的发展，重点解决广大教师等职业性言语工作者的嗓音保护、治疗及嗓音训练、耳鸣耳聋等问题，并在教育界开展教师嗓音（咽喉）医学方面的流行病学调查、咨询；建立听力中心，把本所建设成为省内首家听力检查防治专门机构，开展听力学和嗓音言语疾病的基础研究，面向全省、全国，并提供言语矫治和嗓音中西医结合治疗服务。

耳鼻咽喉科形成了以国家级名老中医为引导、专业主任为骨干、青年医生为主要力量的研究团队，已主持制订国家中医诊疗标准5项，临床路径和诊疗方案3项，制订国家中医药管理局中医医疗技术1项。

科室目前为止共获国家及省部厅各级课题立项50余项，其中陶波分别于2023年获国家自然科学基金、2020年获江西省自然科学基金、2015年获国家中医药标准化项目立项，这些项目均填补了我科空白。科室荣获国家发明专利12项、江西省优秀新产品奖一等奖1项、江西省科学技术进步奖二等奖1项、南昌市科学技术进步奖二等奖1项。科室在国际及国内公开发表论文700余篇，公开发表医学科普文章95篇，主编及参编出版著作52部，主编、参编大学规划教材10部。

三、未来发展规划

（一）主要发展方向

本专科主要以喉喑、鼻渊、乳蛾、耳鸣耳聋、喉痹为重点病种，坚持发展完整的中医耳鼻喉科，以整体观念、辨证论治和内外合治为特色，以临床实践为基石，以提高临床疗效为目的，重点进行中医药或中西医结合诊疗方案的持续优化和特色有效方药研发等临床研究。在建设期间，科室已建立喉喑、鼻渊、乳蛾、耳鸣耳聋、喉痹等疾病的诊治规律、中医临床疗效评价体系，并发展中医药对这些疾病的病因病机、理法方药理论，以期进一步提高中医药防治耳鼻咽喉科疾病的学术水平。

（二）主要目标

1. 建立和优化中医药或中西医结合防治喉喑、鼻渊、乳蛾、耳鸣耳聋、喉痹等病的中医临床诊疗方案，建立以慢喉痹为范例的中医耳鼻喉科循证系统。

2. 完善信息采集、分析、挖掘平台，应用流行病学研究方法，建立喉喑、鼻渊、乳蛾、耳鸣耳聋、喉痹等病的中医证治规律。

3. 探索基于临床实践的中医临床研究方法，建立中医药防治喉喑、鼻渊、乳蛾、耳鸣耳聋、喉痹等病的临床疗效评价体系。

4. 建立中医药防治喉喑、鼻渊、乳蛾、耳鸣耳聋、喉痹等病的文献数据库和民间疗法数据库；根据前期研究基础，筛选中医特色疗法，进行规范化临床确证，形成规范化操作规程以供推广使用。

5. 引进人才，培养后备学术继承人，实现专科建设的可持续发展。

（三）预期进展

1. 建立临床验证确切、疗效领先的中医药喉喑、鼻渊、乳蛾、耳鸣耳聋、喉痹等疾病的临床诊疗方案及其疗效评价标准；建立喉喑、鼻渊、乳蛾、耳鸣耳聋、喉痹等病的中医证治规律，发展中医学术理论。

2. 形成一批有国内外影响的科技成果，包括新药专利、临床科研成果；建成国内水平一流的有显著特色优势的中医药防治喉喑、鼻渊、乳蛾、耳鸣耳聋、喉痹的研究中心。

3. 加强国内外学术交流，加大进修力度，培养专科医师和专科护士，加强专科宣教工作，将本专科建设成为中医药防治耳鼻喉疾病的高级人才培养基地和国内外学术交流中心。

4. 通过开放、合作，建成中医药治疗耳鼻喉科疾病的临床研究和临床基础研究的示范基地。

（四）关键指标

1. 建立可供临床推广应用的中医药或中西医结合防治喉喑、鼻渊、乳蛾、耳鸣耳聋、喉痹等疾病的临床诊疗方案，提高临床疗效 10% ～ 15%。

2. 建立基于临床流行病学的调查研究数据库、主要疾病的中医证候模型 2 ～ 3 个，建立急、慢性扁桃体炎动物模型，建立喉喑、鼻渊、乳蛾、耳鸣耳聋、喉痹等疾病的临床疗效评价标准。

3. 申请发明和技术专利，形成自主知识产权，完成新药研发 1 ～ 2 种。

（五）主要工作内容

1. 中医临床信息采集、数据挖掘和分析应用

科室将完善系统采集患者的多元信息，建立结构化数据采集平台，构建临床治疗数据库，建立中医药防治耳鼻喉科疾病的网络平台。

2. 中医药防治方案的优化

（1）喉喑：在进行喉喑中医药防治文献资料分析的基础上，根据喉喑发病的不同病因及声音嘶哑不同程度，结合专家临床经验，拟定喉喑的中医药诊疗方案，选择疗效确切的分期治疗方法和方药，进行多中心、随机、平行、单盲、对照的临床研究，采用同一纳入标准和疗效评价标准，进行防治方案和有效治疗方法及方药的临床验证和优化。

（2）鼻渊：在进行鼻渊中医药防治文献资料分析的基础上，根据鼻渊发病的不同病因、不同发展阶段的证的病机演变和转归规律，结合专家临床经验，拟定鼻渊的中医药诊疗方案，选择疗效确切的分期治疗方法和方药，进行多中心、随机、平行、单盲、对照的临床研究，采用同一纳入标准和疗效评价标准，进行防治方案和有效治疗方法及方药的临床验证和优化。

（3）乳蛾：在分析乳蛾的回顾性研究资料的基础上，采取多中心、随机对照的前瞻性设计，分别验证我们的针刀刺营放血疗法、耳尖放血疗法、三商穴放血疗法等综合治疗方案，并进行优化；进行乳蛾动物模型研究。

（4）耳鸣耳聋：应用中医理论及特色诊疗技术，对耳鸣耳聋等优势病种进行疾病信息采集与证候客观化分析，建设功能合理、流程科学、特色鲜明的中医耳鼻喉科特色治疗体系，扩大社会效益及辐射能力。

（5）喉痹：对本专科已积累的针刀刺营放血疗法、耳尖放血、三商穴放血等综合治疗方案治疗喉痹的临床方案进行进一步优化，探索中医治疗喉痹的优势；对针刀刺营理论运用于喉痹进行更进一步的研究，建立动物模型，进行基础研究，并对其临床疗效进行评估，开展其优势病种的疗效评价体系研究。

3. 临床疗效评价体系的示范研究

科室将针对喉喑、鼻渊、乳蛾、耳鸣耳聋、喉痹等疾病，以西药为对照，将优化的中医诊疗方案进行多中心、大样本数的临床验证，客观全面地评估疗效，并建立临床疗效评价体系。

4. 中医特色疗法筛选验证

科室将建立中医药防治喉喑、鼻渊、乳蛾、耳鸣耳聋、喉痹等疾病的文献库和民间疗法数据库，根据前期研究基础，筛选中医特色疗法，进行规范化临床验证，形成规范化操作规程以供推广使用，同时进行基础研究。

（黄新梅　陶波）

第三十二章

光明守护者

——眼科发展历程

一、背景

江西省中医院眼科的前身是五官科（包括眼科、耳鼻喉科和口腔科），科主任是周绍高教授，主任中医师。20 世纪 70 年代，眼科从五官科分出独立设科，眼科第一任科主任和教研室主任是殷伯伦教授，主任中医师，第二批全国老中医药专家学术经验继承工作指导老师。眼科第二任科主任和教研室主任是洪亮教授，主任中医师，江西省名中医。眼科第三任科主任和教研室主任是贾洪亮主任中医师。20 世纪 90 年代，中医院领导审时度势，引进正大博爱眼科集团的管理和技术优势。1999—2004 年，江西省中医院眼科和江西博爱眼科中心并存，2004 年合并为江西博爱眼科中心。合并前，江西省中医院眼科以中医治疗为主，眼科手术为辅的治疗格局，合并后江西博爱眼科中心以先进的技术设备和以患者为本的服务理念，尤其是白内障冷超乳手术技术的开展引领当时江西眼科的发展。2023 年底，因政策原因，医院解除了与江西博爱眼科中心的合作，眼科回归江西中医药大学附属医院管理。

二、现状

江西中医药大学附属医院眼科是江西省重点专科，是江西省中医眼科及中西医结合眼科医教研中心。眼科设有病床 20 张。科室现有医护人员 30 人，其中正高 2 人，副高 3 人，中级职称 5 人；有博士学位者 4 人，硕士学位者 5 人。眼科分设白内障、眼底病、青光眼、视光、中西医结合眼科学科组。眼科拥有国内先进的医疗设备，主要有准分子及飞秒激光手术仪、波前像差仪、眼前节分析仪、白星冷超声乳化仪、Infiniti 超声乳化仪、蔡司手术显微镜、海德堡 HRT2 青光眼检查仪、眼底荧光造影仪、光学相干断层扫描仪、视觉电生理仪、视野检测仪、眼 A / B 超、角膜内皮计数仪、非接触眼压仪等。这些设备为眼科临床诊疗、科研、教学发挥了重要作用。眼科不仅能开展白内障、青光眼、眼底视网膜脱离、眼科整形、准分子激光等多种手术，在中医辨治眼科疑难病症方面更具特色，如针药结合治疗视神经萎缩、缺血性视神经病变、麻痹性斜视、干眼症、眼睑痉挛、视疲劳等病，取得较好疗效。精湛的医术，先进的设备，优雅的就诊环境，周到体贴的服务，使我院眼科在全省享有较高声誉。

江西中医药大学附属医院眼科于20世纪90年代在江西率先引进先进的超声乳化技术治疗白内障，从2个月的患儿到105岁的老人，迄今已为数以万计的白内障患者成功复明；较早引进准分子激光及飞秒激光技术矫正近视；在省内首次引进EX-Press青光眼钉植入术治疗难治性青光眼，如新生血管性青光眼、青少年性青光眼、硅油填充术后继发性青光眼等，取得较好的疗效；此外，还开展了玻璃体腔注射抗VEGF药物及玻璃体切割术用于治疗各种类型的出血性眼病、视网膜脱离等眼底疾病，在全省有较大影响。

江西省中医院眼科坚持中西医结合，以中为主，不仅能开展多种手术，而且还充分发挥中医治疗特色，重视传统中医眼科手术与外治法研究，继承前人的经验，创新性采用中医割烙术治疗翼状胬肉、环割加烙术治疗蚕蚀性角膜溃疡，手术疗效确切，方便适用，已在多家基层医院推广；对眼底病、角膜病、麻痹性斜视、干眼症等病针药并用，疗效突出；在长期医疗实践中探索与创立了一系列行之有效的专病验方与新的疗法，广泛用于临床，创造了良好的社会效益与经济效益；此外，还将中医辨证论治用于眼病围手术期，如青光眼术后视功能的恢复、白内障超声乳化术后黄斑囊样水肿的防治、准分子激光及飞秒激光术后干眼的治疗、玻璃体切除及眼底病术后视功能的康复等方面。

三、未来发展规划

1. 眼科将做好中医眼科的继承和发展，大力发展中医眼科优势病种，如聚星障、胬肉攀睛、青盲、络阻暴盲、圆翳内障等；开展相关中医特色疗法和中医适应技术的研究，如中医辨证结合针刺治疗、耳穴治疗和中药雾化治疗以及穴位贴敷法治疗，引领江西省中医眼科的发展。

2. 眼科手术方面，继续保持白内障手术治疗优势，同时开展多病种手术治疗，如玻璃体视网膜疾病的微创手术治疗、飞秒激光治疗近视、青光眼引流钉等青光眼微创手术治疗等。

（贾洪亮）

第三十三章

口腔健康卫士

——口腔创伤整形科发展历程

一、背景

（一）成立背景

为进一步提升医院服务能力，满足群众日益增长的就医需求，提升口腔疾病防治水平，喻荣兴教授于1972年10月牵头成立了口腔科，设立专科门诊，梅荣荣任护士长。经历几代人的传承与发展，科室现在为江西省中医药临床重点专科、江西省中医口齿病重点实验室，在临床、教学和科研等方面均有突破性发展。科室不断完善建设口腔创伤整形于一体的强大实力平台，为学科进一步快速、高效发展奠定了扎实的基础。

（二）科室简介

江西省中医院口腔创伤整形科是集口腔颌面及头颈肿瘤治疗、口腔创伤及整形治疗、口腔种植、口腔正畸、口腔内科、口腔修复于一体的综合性临床科室，是江西省中西医结合口腔临床重点建设学科。科室在省内率先开展口腔种植穿颧修复技术，开展游离血管化髂骨移植重建下颌骨加同期种植手术技术。这些技术达到了省内领先水平。科室为中华口腔医学会口腔颌面创伤与正颌专业委员会常务委员单位、世界中医药学会联合会耳鼻喉口腔分会副会长单位、江西省口腔医学会副会长单位、江西省口腔医学会口腔颌面外科专业委员会主任委员单位。

我院口腔科成立于1972年，是集口腔颌面及头颈肿瘤治疗、口腔创伤及整形治疗、口腔种植、口腔正畸、口腔内科、口腔修复于一体的综合性临床科室，担负着口腔临床及保健、口腔疾病防治及基础研究、口腔医学教育等工作。2014年11月，科室更名为口腔创伤整形科；2015年，引进了整形专业医师，医疗美容效果突出，社会效益明显；2019年12月，科室扩大，搬迁至7号楼2楼。2018年，科室通过了江西省中西医结合口腔临床重点建设学科验收。2019年，以邵益森教授牵头成功申报国家自然科学基金及江西中医药大学中医外科博士生导师为标志，科室已跻身于江西省口腔及整形医疗、教学、科研“一流”科室行列。

（三）科室特色

（1）口腔颌面及头颈肿瘤治疗：擅长各类口腔颌面部肿瘤（如舌癌、颊癌、唇癌、上下颌骨肿瘤、腮腺良恶性肿瘤等）的诊断、根治及修复（各类带蒂、游离肌皮骨瓣即刻修复缺损，如前臂皮瓣、股前外侧皮瓣、游离腓骨瓣、游离髂骨瓣、胸大肌皮瓣、锁骨上动脉皮瓣等）。

（2）口腔创伤及整形治疗：擅长各类颌面部损伤的救治，上下颌骨、颧骨、颧弓骨折复位内固定、髁状突骨折、全面部复杂骨折的治疗方面具有丰富的经验；擅长各类整形治疗，如下颌骨磨削、瘦脸、隆鼻、颧骨磨削、重睑、脂肪移植等医疗美容项目，正颌治疗，唇腭裂修复，牙槽突裂植骨术等。

（3）口腔牙槽外科：擅长各类复杂牙、阻生牙及多生牙的诊断及治疗，采用微创、无痛拔牙技术，具有良好的临床效果。

（4）口腔种植：擅长各类条件下的牙种植修复，如前牙区美容种植修复、全口牙列缺损的种植修复以及肿瘤术后骨移植的种植修复等；采用来自德国、美国、韩国等国家的先进牙种植系统，常规开展GBR技术、前牙即刻种植和即刻修复技术、上颌窦底提升植骨技术、游离骨块移植术后种植技术、无牙颌患者的All-on-4等先进临床治疗技术，取得了良好的临床效果。其中，2018年4月江西省内首例“穿颧种植术”及5月游离血管化颌骨移植加同期种植手术在我科取得成功，标志我院的复杂口腔种植水平达到了省内领先。

（5）口腔正畸：开展各类固定矫治技术、功能矫形治疗及各种早期预防和阻断性矫治、无托槽隐形矫正、舌侧隐形矫正等技术。

（6）口腔内科（牙体牙髓、牙周病）：开展龋齿的美学树脂修复、各类疑难根管的治疗、牙周病及牙齿冷光美白术等；采用国外先进的根管机扩＋热牙胶充填系统，牙周治疗仪及龈上、龈下喷砂系统，冷光美白系统，显微镜等。

（7）口腔修复：主要开展前牙美容修复，贵金属、全瓷冠的修复，单个或多个牙缺失的固定桥、活动义齿修复，全部牙缺失的全口义齿修复等项目。

（8）口腔黏膜科：中西医结合治疗口腔黏膜病疗效明显。

（四）历任口腔科主任

1972—1985年，喻荣兴任口腔科负责人。

1985—2012年，张春梅任口腔科主任。

2012—2018年，熊国展任口腔科副主任。

2019—2021年，胡明辉任口腔科负责人。

2022至今，王伟任口腔科副主任。

二、现状

（一）医疗工作

科室拥有综合治疗牙椅17台，开放床位8张，美容手术室1间，口腔种植手术室1间；拥有口腔三合一CBCT、超声骨刀、牙周喷砂一体治疗仪、口腔微创电刀、口腔种植机、口腔种植导航仪、口腔颌面动力系统、口腔显微镜、口腔3D扫描仪、根管马达、根测仪、根管震荡仪、种植稳定度检测仪（ISQ）等专科仪器设备；先后开展数字化疑难种植、口腔黏膜病（中西医结合）、微创拔牙、正畸牙周、颞颌关节（中西医结合）5个专病门诊。科室年门诊量1.3万余人次，年出院患者400余人次，年手术1000余台（其中住院部手术260台，门诊整形美容手术570余台，门诊种植手术400台）。

（二）技术特色

科室目前开展口腔颌面部肿瘤的诊治及修复、各类颌面部复杂骨折的治疗及各类整形治疗；数字化即刻种植及各类复杂种植，半口及全口无牙颌种植，为缺牙甚至无牙患者带来福音；数字化隐形矫正，固定及功能矫正，让牙齿不齐患者笑出自信；显微根管技术，治疗各类疑难根管；开展龋齿的美学树脂修复；口腔数字化扫描技术，可实现2小时戴牙；中西医结合治疗口腔黏膜病疗效好。

（三）科研成就

科室积极开展临床与实验研究，成果丰硕，先后获得国家自然科学基金3项，国家级、省部级课题资助50余项。我科邵益森获江西省第二批科学与技术带头人培养对象荣誉称号；获江西省高校科技成果奖三等奖（排名第一）、江西省科学技术进步奖三等奖（排名第四）；获得实用新型专利1项；兼任世界中医药学会联合会耳鼻喉科口腔分会副会长、中华口腔医学会口腔颌面创伤及正颌专业委员会常务委员、中华口腔医学会口腔颌面外科专业委员会委员、江西省口腔医学会副会长、江西省口腔医学会口腔颌面外科专业委员会主任委员；在各级期刊发表论文100余篇。

口腔创伤整形科部分课题见表33-1。

表 33–1　口腔创伤整形科部分课题

来源	课题名称	负责人	年度	项目经费（万元）
国家自然科学基金委员会	基于网络药理学及 CDK1–HOXC10–MTFR2 通路探讨芪–鸦纳米乳剂抑制舌鳞癌细胞侵袭转移的机制	邵益森	2024	34
国家自然科学基金委员会	鸦胆子油通过调控 miR–138–EZH2 途径抑制舌鳞癌细胞侵袭性转移的机制研究	邵益森	2020	32
国家自然科学基金委员会	基于 MTFR2 介导的有氧糖酵解调控 SOD2/H2O2 信号通路探讨鸦胆子油抑制口腔鳞癌增殖侵袭转移的机制研究	王伟	2020	35
江西省自然科学基金委员会（重点项目）	芪–鸦纳米乳剂通过 MTFR2 靶向 HIF–1α 调控 EZH2/FoxM 途径影响舌鳞癌侵袭转移的机制研究	邵益森	2023	20
江西省自然科学基金委员会（面上项目）	WAVE3 调控舌鳞癌侵袭转移机制的研究及临床意义	王伟	2019	6
江西省中医药管理局	中医口齿病重点研究室	邵益森	2022	20
江西省自然科学基金委员会	基于 HIF–1α 介导的 STAT3/SMAD3 信号通路探讨土大黄苷影响舌鳞状细胞癌侵袭表型的机制研究	武媛	2023	10

口腔创伤整形科部分论文见表 33–2。

表 33–2　口腔创伤整形科部分论文（近 5 年）

姓名	论文名称	出版杂志	出版年
邵益森	“Brucea javanica oil inhibits tongue squamous cell invasion and metastasis by regulating miR–138–EZH2 pathway”	*Journal of Stomatology, oral and Maxillofacial Surgery*	2023
王伟	“WAVE3 Facilitates the Tumorigenesis and Metastasis of Tongue Squamous Cell Carcinoma via EMT”	*Appl Biochem Biotechnol*	2023
王伟	“MTFR2 Promotes the Proliferation, Migration, and Invasion of Oral Squamous Carcinoma by Switching OXPHOS to Glycolysis”	*Front Oncol*	2020
邵益森	“Effects of electroacupuncture combined with interleukin 10 on chronic sinusitis in mice”	*Mol Med Rep*	2019
邵益森	《针刀刺营疗法联合山腊梅叶颗粒治疗急性咽炎的临床疗效观察》	《中华中医药杂志》	2023

续表

姓名	论文名称	出版杂志	出版年
邵益森	《基于 Scopus 数据库分析头颈部腺样囊性癌高被引论文特征和研究进展》	《中华中医药杂志》	2020
武媛	《下牙槽神经前袢的解剖及手术风险评估》	《中国临床解剖学》	2019
邵益森	《带蒂锁骨上动脉皮瓣与胸大肌皮瓣在口腔癌术后缺损修复中的对比研究》	《癌症进展》	2019
武媛	"Rhaponticin suppresses the hypoxia-induced factor-1 alpha-mediated aggressive phenotype of tongue squamous cell carcinoma."	*Mol Cell Toxicol*	2023
黄文泉	《香菇多糖对甲状腺癌细胞生物学行为的影响》	《中国临床药理学杂志》	2023
陈维维	"Vascular Endothelial Growth Factor Receptor 1 Facilitates the Effect of Macrophages on Human Umbilical Vein Endothelial Cells Migration by Regulating the M1 Polarization"	*Journal of Biomedical Nanotechnology*	2022
简雪平	"Inhibition of miR-23b-3p Ameliorates Scar-Like Phenotypes of Keloid Fibroblasts by Facilitating A20 Expression "	*Clinical, Cosmetic and Investigational Dermatology*	2022

（四）教学情况

科室长期承担本科、专科口腔专业学生的实习带教工作，并接收省内各口腔科的进修人员，每年有本科、专科口腔专业实习生 20 余人，口腔专业进修生 3 ~ 6 人。

（五）团队建设

目前，科室拥有医、护人员 18 人。其中医师 14 人，技师 2 人，护士 2 人；正高 1 人，副高 4 人，中级 10 人，初级 3 人；博士生导师 1 人，硕士生导师 2 人；博士 1 人，硕士 10 人。科室团队结构合理，分工明确，充分尊重并发挥了每一个成员的优势，尤为重视青年人才培养，确保了科室的高水平可持续发展。

三、未来发展规划

（一）指导思想

科室以构建一流的中西医结合口腔科为目标，努力成为我国中西医结合口腔事业发展的重要力量。

（二）工作目标

科室将临床与基础相结合，在中西医结合口腔领域实现医疗、教学、研究一体化；培育造就出一批具有一定影响力的学科带头人、优秀的骨干，形成结构合理、思想文化先进、富有创新精神和能力、中西医兼备的学术团队。

（三）工作计划及保障措施

科室将依托医院现在的平台及体制，建立起完善的口腔科管理制度，完善口腔学科及人才队伍建设，在医疗，教学，科研水平上进一步提升。在医疗工作方面，随着西湖院区口腔门诊的投入使用，科室逐步形成一院两区发展格局，突出科室优势特点及核心技术，不断改善患者就医体验，切实落实惠民便民各项举措，真正从“以治病为中心”转向“以人民健康为中心”；强优势，抓短板，提升口腔科的整体医疗技术水平；在口腔科整体发展的基础上，分出口腔亚专科，进一步提升竞争力；在科研及教学方面，在现有南昌医学院口腔实习基地的基础上，力争获批口腔国家级住院医师规范化培训基地；积极申报省级及国家级继续教育项目，提升学科在省内的影响力；在现有获得 3 项国家自然科学基金的基础上，在国家级课题上再有所突破，并发表高水平科研论文；加强与国内高水平院校的交流与合作，争取在某些交叉学科上有所突破；在人才方面，力争引进博士 1 名，硕士 3 ～ 5 名，打造一个高水平的医疗团队，为口腔学科发展提供人才基础。

（邵益森　王伟　聂斐）

第三十四章

轻舟已过万重山

——针灸一科发展历程

一、背景

（一）成立背景

江西省中医院针灸科始建于1959年，先后涌现出全国针灸学家魏稼，全国名老中医黄延龄、李宗俊，中医药教学名师和全国名中医陈日新等一批具有全国影响力的学术带头人，是国家中医药管理局“十一五”“十二五”重点专科。江西中医药大学附属医院针灸一科建科于2014年，为东湖院区新大楼正式运行入驻的针灸科室（原综合大楼24楼），之后搬迁至医技大楼9楼。科室人员不断壮大，技能不断提升，临床服务能力不断提高。

（二）科室简介

针灸一科是国家临床重点专科、国家中医药管理局重点专科、腰痛病全国协作分组组长单位、江西省中医临床重点专科、力敏针刺重点研究室（江西省中医药重点研究室建设项目）、力敏腧穴重点实验室。

科室设有床位20张，拥有一支实力雄厚的人才队伍。科室现有医务人员41人，其中医生21人，护士16人，治疗师4人；博士生导师1人，硕士生导师4人；主任中医师2人，副主任中医师3人，主治中医师5人，住院医师11人，形成了合理的人才梯队。

科室本着“以患者为中心，全心全意为人民服务”的宗旨，秉承中医经典和传统疗法，在“腧穴敏化”理论指导下形成了“两翼一体”的发展模式，即以痛证（颈肩腰腿痛）、瘫证（面瘫、偏瘫、截瘫）为“两翼”的主治方向，以热敏灸、力敏针推为“一体”的特色技术，形成了一支技术精湛、医德高尚、团结协作、不断进取的学术创新性团队。

（三）科室特色

科室以“腧穴敏化”理论为指导，以“热敏灸”“力敏针推”为核心技术，在临床上取得很好的疗效，得到了广大人民群众的认可。

同时，科室也广泛开展了各种传统针灸疗法，如各种针法（体针、电针、头皮针、耳针、皮肤针）、灸法（铺灸、脐灸、隔姜灸、麦粒灸）、穴位注射、火罐、梅花针、穴位埋线、自血疗法、小针刀、浮针、火针等技术，形成了中风病、面瘫病、腰痛病、颈椎病、膝关节骨性关节炎、肩周炎、失眠症等多个优势病种，并形成了一套成熟有效的科室治疗方案。

（四）历任针灸一科主任及护士长

1. 历任针灸一科主任

2014—2022 年，付勇任针灸一科主任。

2022 年至今，章海凤任针灸一科主任。

2. 历任针灸一科护士长

2014 年至今，李慧任针灸一科护士长。

二、现状

（一）医疗工作

本科室实施针推康一体化，是一支技术精湛、团结协作、不断进取的学术创新团队。科室在“腧穴敏化”理论指导下形成了“两翼一体”的发展模式，即以痛证（颈肩腰腿痛）、瘫证（面瘫、中风偏瘫、截瘫）为“两翼”的主治方向，以热敏灸、力敏针（推）“一体”的特色技术。同时，科室开展了铺灸、脐灸、隔姜灸、隔盐灸、穴位贴敷、火针、浮针、针刀、埋线、自血疗法、放血疗法、小儿推拿、产后康复、运动康复、骨科康复、神经康复、心理康复等多种疗法。科室以中风病、腰痛病、面瘫病、膝关节骨性关节炎、肩周炎、产后腰痛、小儿疾病（婴幼儿腹泻、便秘、厌食、咳嗽、发热、肌性斜颈等）、睡眠障碍、焦虑障碍为优势病种。

（二）技术特点

目前本科室开展了多种特色疗法，包括热敏灸技术、二十四节气热敏铺灸、敏化腧穴麦粒灸、力敏针刺技术、力敏推拿技术、力敏穴位无痛刮痧技术、火针技术、针刀技术、火疗技术、埋线技术等，其中热敏灸、力敏针刺为本专科主攻疾病的核心特色技术。

（三）科研成果

一针一灸，轻拢慢捻之间，尽显中医神奇魅力。江西省中医院针灸一科作为全省中医王牌科室，不仅具有深厚的历史底蕴，而且在高层次人才培养、领先学科打造、科研成果转化等方面始终保持全省领先、全国先进水平，为广大人民群众提供“南看江西灸”的特色诊疗服务。

针灸一科近10年来承担了国家级、省部级等各类科研课题30多项，如付勇作为子课题负责人的国家重点研发计划中医药现代化研究重点专项——“宣阳解郁，通络止痛”法防治偏头痛的循证评价及机制研究，主持的国家自然科学基金项目——“热敏灸膝关节骨性关节炎兔模型‘犊鼻穴’的敏化效应及其机制研究”“基于BDNF-TrKB信号通路研究热敏灸干预IBS-D的效应机制”和“基于海马-HPA轴通路研究热敏灸干预肠易激综合征的效应机制”。李琳慧获批国家自然科学基金项目，曹乾安获批中国科协高端科技创新智库青年项目获得者、中华中医药学会青年人才托举工程入选者。经过了10年的努力，针灸一科不断壮大，具有浓厚的专业特色，在省内外具有较大影响。科室以针灸学为轴心，基础-临床-循证协同，开展腧穴敏化规律及其临床应用研究，为原始创新，达到国内领先水平，研究成果应用于治疗膝关节骨性关节炎、颈椎病、腰椎间盘突出症、肠易激综合征等难治病症，临床疗效大幅提高。科室作为牵头单位组建了江西省力敏腧穴重点实验室、江西省力敏针刺重点研究室等4个省厅级平台；以第一单位获得2019年教育部高校优秀成果（科学技术）奖二等奖1项、江西省科学技术进步奖三等奖1项，2020年获中国中西医结合学会科学技术进步奖二等奖1项、江西省医学会三等奖1项。相关内容详见表34-1、表34-2、表34-3。

表34-1　针灸一科部分荣誉一览表

荣誉名称	主管部门	批准时间	获得者
青年岐黄学者	国家中医药管理局	2020	付勇
第四批全国中医（临床、基础）优秀人才	国家中医药管理局	2017	付勇
江西省高校井冈学者特聘教授	江西省人民政府	2019	付勇

续表

荣誉名称	主管部门	批准时间	获得者
江西省百千万人才工程人选	江西省人民政府	2018	付勇
江西省中青年科技创新领军人才（江西省“双千”计划）	中共江西省委人才工作领导小组	2022	付勇
第六届江西省卫生健康突出贡献中青年专家	江西省卫生健康委员会	2019	付勇
全省卫生计生系统先进个人	江西省人力资源与社会保障厅、江西省卫生和计划生育委员会	2017	付勇
江西省中医药中青年人才培养计划培养对象	江西省中医药管理局	2019	付勇、章海凤
赣江新区人才计划——赣江海智 C 类人才	中共赣江新区工委	2022	付勇
江西省“最美医生”	中共江西省委宣传部	2022	付勇
青年人才托举工程	中国科协、中华中医药学会	2023	曹乾安

表 34–2　针灸一科部分论著

姓名	论著名称	出版社	参编方式	年度
付勇	《极简艾灸治百病》	中国医药科技出版社	主编	2018
付勇	《盱江灸疗传珍》	江西科学技术出版社	主编	2020
付勇	《针灸治疗学》（全国中医药行业高等教育“十四五”规划教材）	中国中医药出版社	副主编	2021
付勇	《针灸推拿学》（国家“十二五”高职高专规划教材）	中国中医药出版社	副主编	2015
付勇	《何晓晖论治脾胃病》	中国中医药出版社	副主编	2018

表 34–3　针灸一科部分论文一览表

姓名	论文名称	出版杂志	出版年
Xu Zhou，Shuqing Li，Ling Li，Guihua Deng，Li Dai，Luyu Chai，Qingni Wu，Ziqian Yao，Minchao Deng，Weifeng Zhu，Yong Fu，Xin Sun（通讯作者）	“Community-based heat-sensitive moxibustion for primary hypertension：study protocol for a randomized controlled trial with patient-preference arms”	*Trials*	2022

续表

姓名	论文名称	出版杂志	出版年
付勇，章海风，熊俊，张伟，康明非，陈日新（第一作者）	《热敏灸治疗肠易激综合征不同灸量的临床疗效观察》	《中国针灸》	2014
曹乾安，罗淑瑜，董志威，张良坤，李琳慧，熊俊，章海风，付勇（第一作者、通讯作者）	《多囊卵巢综合征患者力敏腧穴机械痛阈值的测定研究》	《时珍国医国药》	2023
曹乾安，章海风，董志威，张良坤，李琳慧，熊俊，付勇（第一作者、通讯作者）	《慢性非萎缩性胃炎患者力敏腧穴阈值的测定》	《中华中医药杂志》	2023
付勇，章海风，熊俊，张伟，康明非，陈日新（第一作者）	《热敏灸治疗腹泻型肠易激综合征不同灸位的临床疗效观察》	《中华中医药杂志》	2014
章海风，谢芳深，龚红斌，黄辉，陈树涛，康明非，付勇（通讯作者）	《热敏灸对肠易激综合征模型大鼠HPA轴调节机制的研究》	《中国针灸》	2017
付勇，董志威，周旭，李琳慧，刘慧，喻文，廖璐，章海风（第一作者）	《中医方案治疗偏头痛的贝叶斯网状Meta分析》	《世界科学技术——中医药现代化》	2022
付勇，章海风，张波，梅鸥，康明非，何立东（第一作者）	《膝关节骨性关节炎患者不同敏化类型针灸刺激的临床疗效观察》	《中华中医药杂志》	2016
曹乾安，章海风，李琳慧，龚红斌，董志威，曾莉茗，陈文光，熊俊，付勇（第一作者、通讯作者）	《支气管哮喘患者力敏腧穴分布特征及其规律的临床观察》	《中国针灸》	2020
周旭，吴庆妮，李书晴，孙鑫，李琳慧，董志威，曹乾安，付勇（通讯作者）	《〈社区患者热敏灸感自评量表〉德尔菲法研制及信效度评价》	《中国中医药信息杂志》	2022

（四）教学情况

本科室有健全的教学管理组织机构及制度，并结合教学大纲要求制订了本科室的学习手册。截止到2023年9月，本科室共计接收2021级、2022级、2023级规培学员439名，其中，2021年98名，2022年146名，2023年195名。每月入科学生数量在11个左右。科室毕业研究生获得住院医师规培证率100%，毕业研究生有13人为医院科室主任。科室医生认真带教外国留学研究生，其中越南留学团队骨干阮越霞通过3年的跟师学习，将热敏灸技术带回了越南，相关求学事迹也曾多次被新华社等媒体报道。团队指导的研究生中有 6 人获优秀硕士学位论文，18 人获得省、校级研究生创新课题。

（五）团队建设

1. 团队领军人才培养

科室支持团队负责人、青年岐黄学者付勇教授跟随国医大师、全国名中医等著名中医药专家开展学习与研究；到国家重点学科、优势专科、重点实验室等学习进修；参与疑难疾病攻关、重大科技项目、重点建设专项、重点学科、重点专科（专病）等重点工作，提升传承与创新能力；支持围绕中医药事业发展的需求，到基层、企业开展多种形式的学术传承、科技咨询、技术服务和推广培训活动，促进中医药学术经验和科技成果向中医药服务能力转化。

2. 中青年人才送出去

科室鼓励团队骨干人员攻读博士学位和外出进修学习；设立科研启动基金，鼓励中青年骨干创新，解决青年骨干部分科研经费问题；鼓励青年骨干外出至中国中医科学院、澳门科技大学、上海中医药大学等院校沟通学习。

3. 高层次人才引进来

科室柔性引进针灸、推拿领域高层次人才，引进国家自然科学基金杰出青年项目刘存志教授、973 项目首席科学家朱兵教授，通过科研合作提高团队的科研水平和创新能力；定期进行学术交流与指导，提高团队骨干人员科研水平；刚性引进多学科优秀博士，对于引进外校博士，在住房、科研经费等方面制订优惠政策；设立科研启动基金，鼓励外校博士进行交叉学科探索，不断进行科研创新，提升团队总体科研水平。

4. 搭建多学科交叉平台

科室努力提高团队临床能力，打破中西医壁垒，积极促进传统中医特色针灸推拿技术与现代科学技术融合，通过人才培养、技术培训，制订推广技术，智能制造，打造集材料学、生物学、工程学等学科交叉的力敏针推新技术科技创新团队。

三、未来发展规划

（一）实施专病专技，提高临床服务质量

科室将集中主要力量，开展专病专科建设，加快亚专科建设进程；坚持以患者为中心，一切为患者服务，不断提高医疗服务质量，加强医患沟通，完善沟通内容，改进沟通方式，注重沟通效果，改善服务态度，为患者提供“高质量、高效率、满意和放心的医疗服务”。

（二）组建临床研究型门诊

科室以患者为中心，以临床需要为发展，整合各方力量，积极申报课题，组建科室临床研究型门诊，进行科学、科学的临床试验，提升临床服务能力和临床科研水平，推动科学研究向量化、纵深发展，促进科研成果的转化，为学科的可持续发展注入新的活力。

（三）持续推进人才培养力度

科室鼓励青年医师外出培训、进修、学习，引进针灸领域的新观念、新技术，提升科室团队的整体素质水平；早期规划，合理安排，进一步完善科室间学习，定期学术讲课、新技术推广；对规培生要积极鼓励，培养他们的信心，也要对他们严格要求，培养他们严谨的临床思维；加大对规培生的培养，为针灸领域培养优秀人才。

（四）学术继承工作计划与措施

科室将做好规划、合理安排、积极筹备，确保本年度继续教育培训项目“不同病症腧穴敏化现象及其临床规律研究”及力敏针刺标准化鉴定。科室进一步安排青年中医跟师学习，继承老中医丰富的临床经验，通过开展以院内跟师学习为主的临床师承教育，依靠名老中医师丰富的临床经验和学术影响，指导青年医师在临床实践中进一步熟练运用中医针灸知识，较快提高中医理论水平，强化临床辨证施治能力。同时，科室进一步倡导大医精诚的精神，弘扬仁心仁术的理念，提升青年中医师执业道德修养。

（章海凤　夏雷翔　曹乾安）

第三十五章

“针芯”健康使者

——针灸二科发展历程

一、背景

（一）历史沿革

针灸二科成立于2011年，其前身是江西中医学院附属医院针灸康复部。由于学校和医院发展的需要，2011年针灸康复部改编为江西中医学院附属医院热敏灸医院，同时成立针灸一科、针灸二科、针灸三科、针灸四科和康复科，以便更好地服务于社会需要。2024年1月，为快速提升西湖院区的品牌影响力，擦亮“省中”针康品牌，医院实施了针康一体化方案，原针灸肿瘤康复科与针灸二科合并，进一步加强了科室实力。

针灸二科是中风病江西省中医优势病种防治中心、江西省中医药临床研究基地，承担了省内中风病临床诊治的重要使命，对脑出血、脑梗死、偏瘫、肢体活动障碍具有良好的治疗效果，对其他常见的面瘫、三叉神经痛、失眠、耳鸣、颈椎病、肩周炎和腰椎间盘突出症等也有独特的治疗优势。

（二）科室特色

针灸二科是国家临床重点专科、江西省热敏灸研究基地、江西省中风病研究中心，集临床、教学、科研于一体，拥有一支技术精湛、团结协作、不断进取的学术创新团队。目前本科室开展了多种特色疗法，包括热敏灸、椎针、董氏奇穴、脐针、浮针、力敏推拿、力敏针刺、无痛刮痧、穴位埋线、头针、火针、小针刀、长蛇灸等，其中热敏灸、力敏针刺为本科主攻疾病的核心特色技术。科室诊疗特色有热敏灸、椎针、董氏奇穴、脐针、浮针、穴位埋线、力敏推拿、原发点小针刀、力敏针刺。

（三）科室团队建设及技术运用情况

针灸二科共有针灸医师17人，专业护士10人，其中江西省名中医1人，主任医师有3人，副主任医师3人，主治医师10人，住院医师1人；具有博士学历者5人，硕士学历者10人。科室有1人担任博士研究生导师，5人担任硕士研究生导师，其他人也承担了本科教学任务。团队成员学历水平高，临床经验丰富，以老带青，传承优秀临床经验，创新技术发展，目前已经探索应用了热敏灸疗法、椎针疗法、董氏奇穴、脐针疗法、浮针疗法等新技术，取得良好临床效果。同时，科室成员以科室为中心，结合其他科室成员，组建了针灸学、针灸治疗学等课程的教学团队。

（四）历任针灸二科主任及护士长

1. 历任针灸二科主任

2011—2017年，闵友江任针灸二科主任。

2017年至今，黄长军任针灸二科主任。

2024年至今，黄仙保任针灸二科副主任。

2. 针灸二科护士长

2011年至今，蒋永萍任针灸二科护士长。

二、现状

（一）医疗技术

目前，针灸二科开放住院病床47张，主要的诊疗病种为脑梗死、面神经麻痹、颈椎病、腰椎间盘突出症及肿瘤放化疗、术后正气虚诸症。

脑梗死属中医“中风”范畴。科室运用头针、董氏奇穴等治疗方法，结合康复锻炼，对脑梗死导致的偏身瘫痪、偏身感觉障碍、语言障碍等症状均有较好的治疗作用。本病发病率高，对患者及其家人的生活质量有很大的影响。针灸二科通过远近相应、动静结合的针灸疗法，配合中药及现代医学的防治手段，在脑梗死及其后遗症的防治方面取得较大突破。

面神经麻痹属于中医“口僻”“口眼歪斜”范畴。针灸二科通过针刺、热敏灸、火罐、拨针、穴位注射等手段，疗效显著。

颈椎病和腰椎间盘突出症均属于中医“痹病”范畴。针灸二科采用椎针疗法、热敏灸、脐针、浮针、董氏奇穴及力敏推拿等特色疗法，在此类疾病的治疗上取得显著疗效，并注重患者身体内环境的整体调节，防治并重，得到广大患者的一致好评。

热敏灸肿瘤康复以热敏灸温阳扶正为核心技术，构建了热敏灸辅助肿瘤放化疗减毒增效，辅助免疫靶向协同增效，促进肿瘤术后正气虚状态的恢复。

（二）科研成果

针灸二科成立以来，共申请获得国家自然科学基金项目 2 项，省级项目 7 厅，各级各类课题 20 余项，其中具有代表性的课题见表 35–1。

表 35–1　针灸二科部分课题一览表

序号	来源	课题名称	负责人	年度	项目经费（万元）
1	国家自然科学基金委员会	基于海马（杏仁核）–HPA 轴研究艾条悬灸治疗皮质酮肾阳虚大鼠的作用机制	闵友江	2017	33
2	国家自然科学基金委员会	基于脑梗死大鼠模型的针刺量与针刺参数的函数关系的 BP 神经网络分析研究	常晓波	2013	50
3	江西省中医药管理局	江西省中医优势病种首批建设项目（中风）	洪恩四	2020	450
4	江西省中医药管理局	中风病临床研究基地	洪恩四	2020	25
5	江西省科技厅	椎针力敏穴治疗神经根、椎动脉混合型颈椎病临床疗效的前瞻性、多中心随机对照试验研究	洪恩四	2019	3
6	江西省中医药管理局	江西省中医优势病种（中风）诊疗技术标准化研究	洪恩四	2022	6
7	江西省科技厅	不同针刺方法结合热敏灸治疗顽固性面瘫的临床研究	黄长军	2015	3
8	江西省科技厅	电针干预神经根型颈椎病神经损伤的瘢痕机制研究	黄长军	2020	6
9	江西省教育厅	督脉灸治疗急性周围性面瘫的临床疗效观察	徐杨青	2019	5

科室成员主编、参编各类著作 20 余部。代表作有洪恩四主任医师作为副主编参与编写了《各家针灸学说》（全国中医药行业高等教育“十四五”规划教材），2021 年 6 月，

中国中医药出版社；洪恩四主任医师作为副主编参与编写了《经络与腧穴》（国家卫生健康委员会“十三五”规划教材；全国中医药高职高专教育教材），2018 年 8 月，人民卫生出版社。

科室成员发表研究论文近百篇，代表性论文见表 35–2。

表 35–2　针灸二科部分论文一览表

姓名	论文名称	出版杂志	出版年
洪恩四	“Moxibustion as an Adjuvant Therapy for Cancer Pain：A Systematic Review and Meta–Analysis”	*Journal of Pain Research*	2023
洪恩四	“Moxibustion for Chronic Fatigue Syndrome：A Systematic Review and Meta–Analysis”	*Evidence -Based Complementary and Alternative Medicine*	2021
洪恩四	《艾条悬灸对皮质酮肾阳虚大鼠 MR、GR 基因和蛋白表达的影响》	《中华中医药杂志》	2021
洪恩四	《“三通针法”治疗脊髓损伤大鼠的时间窗效应及对胞浆型磷脂酶 A2、前列腺素 E 的影响》	《时珍国医国药》	2018
洪恩四	《椎针力敏穴治疗神经根、椎动脉混合型颈椎病的临床疗效观察》	《广州中医药大学学报》	2023
黄长军	《周围性面瘫不同发病时期腧穴热敏化规律临床研究》	《光明中医》	2017
黄长军	《循经取穴治疗头痛浅析》	《江西中医药》	2020
黄长军	《电针对神经根型颈椎病大鼠神经损伤的胶原纤维、TGF-β、TNF-α 的影响》	《云南中医中药杂志》	2023
徐杨青	《脐针疗法指导临床验案三则》	《医学理论与实践》	2023
徐杨青	《易医脐针疗法治疗肩周炎的临床观察》	《医学理论与实践》	2022
徐杨青	《针刺联合督脉灸治疗急性周围性面瘫临床观察》	《实用中医药杂志》	2022
徐杨青	《针刺五脏腧穴治疗高脂血症 30 例》	《实用中西医结合临床》	2014
徐杨青	《热敏灸足三里配合针刺治疗周围性面瘫 59 例疗效观察》	《实用中西医结合临床》	2014
徐杨青	《针刺足少阴肾经穴位治疗阴虚便秘 45 例》	《江西中医药》	2014
徐杨青	《针刺合热敏灸疗法治疗高泌乳素血症 1 例》	《江西中医药》	2014
徐杨青	《针灸配合柴胡达原饮治疗不明原因发热病例验案 1 例》	《江西中医药》	2013
徐杨青	《针灸配合药物治疗周围性面瘫 25 例》	《江西中医药》	2013

续表

姓名	论文名称	出版杂志	出版年
徐杨青	《针刺配合中药熏蒸治疗周围性面瘫疗效观察》	《上海针灸杂志》	2009
徐杨青	《悬灸周期疗法治疗痛经 34 例》	《江西中医药》	2006
徐杨青	《合谷穴烧山火“气至病所”与周围性面瘫疗效观察》	《江西中医药》	2003

（三）教学情况

针灸二科按照学校和医院的教学安排，承担了江西中医药大学针灸学、经络腧穴学、针灸治疗学、刺法灸法学、热敏灸概论等课程的本、专科及研究生课程的教学任务，每年平均每位教师授课在 60 学时以上。

科室成员认真完成学校和医院交予的本科生实习、规培生和研究生的带教任务，注重人才培养，累计培养针灸推拿学专业硕士研究生共 80 余人。

科室成员积极参与教材编写工作，开展教学研究，合计参与编写国家级教材 5 部，主持各级各类教学改革课题 6 项，如洪恩四教授主持的“名中医教学查房结合针灸经典思维训练的 CBL 临床教学模式探索研究”等。

科室成员还积极投身到学校的学科建设中，协助学院编写教学大纲、培养方案，并积极参与重点学科的申报、建设和实施工作中。

三、未来发展规划

（一）指导思想

依据医院“十四五”发展规划，针灸二科遵循“临床为中心，科研促发展，教学助提升”的理念，以维护人民健康为己任，以针灸、中药并重提高针灸科常见疾病的治疗效果，促进科室和学科有效发展，助力医院高水平建设和发展。

（二）工作目标

科室促进中风病针灸诊疗专科建设，引进高层次人才和高技能人才，开展针灸诊疗新项目、新技术，突出中医特色，确立科室特色。实现目标：人人有特色疗法，彼此团结协作，使服务和疗效优中更优。

（三）发展规划

为了进一步提高医疗技术水平和服务质量，针灸二科从学术研究、人才培养及教育教学等方面制订了科室发展规划，重点工作如下。

1. 以教学帮助医疗技术水平提升

科室督促成员努力做好教学工作和临床带教工作，教学相长，以提高科室成员的医疗技术水平；在重视教学工作的同时，积极组织科室“小讲座”，坚持执行疑难病例讨论制度，并鼓励科室成员参加各级继续教育项目及各类学术会议和学术交流，促进业务交流，共同提高业务水平；根据科室成员自身的专业特长及个人兴趣，明确其主要发展方向，并为其提供相关的各种学习机会及资源保障，促进其更快更好的成长。

2. 以科研促进专病专科建设

科室将集中主要科研力量，开展专病专科建设相关领域的临床研究及机制研究，以加快专病专科建设进程，并以此为契机，带动科室成员积极参与科学研究，提高他们的科研水平，开拓其视野，了解专业最新研究动态，对提高科室成员的教学和临床水平发挥出巨大的作用。

3. 以党建引领医疗服务水平提高

在开展医疗服务的同时，不忘党建的重要性。科室将积极发展新党员，加强基层党支部的建设；要求全体医护人员牢记职业准则，以患者为中心，全心全意为广大患者服务；密切关注患者的需求和就医体验，优化医疗服务流程，提供优质的专业化诊疗服务，让患者能够在轻松愉悦的环境中得到安全有效的治疗，争取把针灸二科建设成针灸医疗服务的一个标杆，树立起针灸二科的医疗服务品牌，让广大患者满意。

（黄长军）

第三十六章

守正创新，勇毅前行

——针灸三科发展历程

一、背景

（一）成立背景

2011 年，江西省中医院为大力发展针灸，充分发挥热敏灸的技术优势，向全国推广热敏灸，故在原有针灸科的基础上与江西省中西结合医院合并，成立挂牌了全球首家热敏灸医院，并对针灸科进一步扩展和分化，针灸三科由此诞生。在陈日新教授的带领下，科室开展热敏灸的临床、科研及技术推广等方面工作，一方面收治来自全国各地慕名而来的各类疾病患者，另一方面不断继续总结提高，开展多中心大样本随机对照临床研究及各类型基础研究，并将取得的研究成果、临床模式等经验分享给海内外同行。截至目前，热敏灸已在全国 27 个省市自治区 500 多家医疗机构推广应用，以热敏灸医院为支撑，在全省建立了 55 家联盟医院，建立了近 20 家热敏灸小镇，在国外建设了 3 家联盟医院，受众群体超过了 1000 万。

2014 年，焦琳任科主任后，带领团队进一步丰富了热敏灸技术种类，增加了热敏灸铺灸、热敏灸脐灸等多种类型的灸疗疗法。在热敏灸的临床运用中，焦琳还发现很多患者难以激发热敏灸感，不能实现艾灸得气，从而制约了该技术疗效优势的发挥。基于此，焦琳开展了激发热敏灸感促使艾灸得气的系列研究，发现多种形式病变经筋分布导致的经络痹阻不通或者不畅是导致热敏灸感难以激发的重要原因之一，为此，创立了热敏腧穴促敏新技术——经筋手法松解术，总结了病变经筋诊察手法和判定标准，颁布了经筋手法松解术省内行业标准，提升了热敏灸感激发率，突破了热敏灸感难以激发这个推广瓶颈，大幅提高了难治性经筋病的临床疗效，丰富了针灸三科的治疗手段。

2019 年 8 月，为顺应热敏灸理论和技术的发展，探索针灸科发展专病专技化发展模式，陈日新教授提出了“热敏灸 + 专病专科”的发展理念，经医院、学校党委批准，成立了江西中医药大学附属医院（江西省中医院）针灸膝关节病科。成立后，科室秉承高位推动、高质量发展理念，依托针灸专业国家临床重点专科，国家中医药管理局重点专科、重点学科，国家中医药管理局中医住院医师规范化培训基地，国际热敏灸技术推广基地等平台优势，以陈日新教授“痛在关节、病在经筋”的理论为指导，打造以膝关节病为核心，集医疗、教学、科研、预防、保健为一体的中医特色专病专科。

2024年2月，为进一步凝练专病专科发展，整体推进我院针灸学科建设，经医院、学校党委批准，针灸膝关节病科并入针灸三科。

（二）科室简介

针灸三科为国家临床重点专科、教育部针灸推拿特色专业、国家中医药管理局重点学科、国家中医药管理局重点专科、全国针灸协作组组长单位、腰痛病协作分组组长单位、江西省医学领先专业、江西省重点专科、江西省特色专科、江西省针灸临床研究基地、江西省卫生厅南方灸疗中心、江西省教育厅示范性硕士点、江西省教育厅针灸品牌专业、江西省卫生厅针灸领先专业、江西省艾灸技术创新团队、江西省首批优势科技创新团队。科室拥有一支高水平的专业学术队伍，是集医疗、教学、科研于一体，技术力量雄厚、治疗手段完备的专业科室。科室现有主任中医师2人、副主任中医师3人、主治中医师6人、住院医师5人、治疗师1人，开放床位数40余张。

（三）科室特色

科室以“腧穴敏化”及“经络诊察”两大理论体系为指导，进一步认识疾病本质，深入探索体表经络腧穴变化与疾病的内在联系，灵活运用经筋手法松解、热敏灸、力敏推等多种疗法，在痛证（颈、肩、腰、腿痛，急、慢性扭伤）、瘫证（偏瘫、截瘫、面瘫）、内科疾病（呼吸系统、消化系统、心血管系统、免疫系统、内分泌系统）、妇科疾病、男科疾病、儿科、五官科、皮肤科、体质调理（阳虚、气虚、寒湿、过敏体质、肿瘤放化疗后阳气虚衰）等方面有独特的优势，形成了集诊断、治疗、康复、预防等为一体的规范化防治体系，构建了“南看江西灸”的格局。

（四）历任针灸三科主任及护士长

1. 历任针灸三科主任

2011—2014年，付勇任针灸三科主任。

2014—2020年，焦琳任针灸三科主任。

2020—2024年，张琳任针灸三科负责人。

2024 年至今，张波任针灸三科主任。

2. 历任针灸三科护士长

2011 年至今，王智琴任针灸三科护士长。

二、现状

（一）医疗工作

科室现开放住院病床 40 余张，针灸治疗室 5 间，每年接诊省内外千余位各类疾病患者，其中尤其在痛证、痿证、内科疾病及体质调理等方面有独特的优势。

（二）技术特色

本专科医疗特色突出，在国内外享有极高的声誉，以陈日新教授创立的热敏灸艾灸疗法、经络腧穴诊断技术、经筋手法松解术、力敏推拿等一系列成果的研究和临床应用作为主要特色。目前，专科已开展多种特色疗法，其中包括经络腧穴诊断技术、经筋手法松解术、热敏灸、督脉铺灸、脐灸、麦粒灸、针刺、力敏推拿、针刀、穴位埋线、浮针、放血、梅花针叩刺、穴位贴敷等。

1. 经络腧穴诊断技术

经络腧穴诊断技术是在中医理论的指导下，应用望诊及循、扪、按、提、搓等切诊手段，对经络循行部位及腧穴分布部位进行视诊及徒手诊察，根据经络、腧穴分布部位的异常变化来诊断和鉴别病证的中医诊断方法。《黄帝内经》中记载：“大十二经脉者，内属于腑脏，外络于肢节……视其外应，以知其内脏，则知所病矣。”腧穴—经络—脏腑之间存在联系，经络、腧穴既可以反映疾病也可以治疗疾病。经络腧穴诊断技术就是利用经络、腧穴反映疾病的特性来诊断疾病，该技术无须特殊设备，操作简单，对患者无痛苦、无副作用，凸显了中医针灸的诊断特色，是我科室的一项中医特色浓厚的诊断技术。

2. 经筋手法松解术

经筋手法松解术是运用推、揉、提、捏、搓等手法，作用于病变经筋膜，使局部筋膜与肌肉之间、筋膜与皮肤之间及筋膜与筋膜之间产生相对的位移，以达到解除筋膜粘连，放松痉挛的肌肉，降低局部压力，疏通经络目的的一种中医外治法。本疗法仅作用于浅层筋膜，不直接作用于肌肉，故与推拿有着本质的不同。经筋手法松解术适用于因筋膜病变而引起的痛证、寒证、虚证、瘀证等类型疾病。

3. 热敏炼脐灸法

张波主任挖掘《医学入门》中炼脐法的治疗精髓，结合热敏灸理论，复活了失传近500年的江西特色炼脐法，创立了热敏炼脐灸法，并创新灸具，简化操作流程，提高临床疗效，扩大应用范围。该疗法可有效治疗胃肠系统疾病、妇科疾病、男性疾病等，发挥温补三焦、散寒除湿的临床疗效，并能发挥很好的保健功效。

4. 刺络放血

古法针灸，最重刺络放血。本科室独有的刺血绝技结合最前沿的医学成果，旁涉国内外各大刺血流派，形成了一套完整的刺“阴络”“阳络”“微络”的络脉体系，对临床上瘀证、热证、急证、寒证导致的各种疾病有立竿见影的疗效。

（三）科研成就

科室先后承担国家级、省部级针灸科研项目50余项，获国家科学技术进步奖二等奖1项、省科学技术进步奖一等奖2项、省科学技术进步奖二等奖1项，发表论文300余篇，其中SCI 10余篇，详见表36–1、表36–2、表36–3、表36–4。

表36–1　针灸三科近期立项课题

课题来源	课题名称	负责人	年度	项目经费（万元）
国家自然科学基金委员会	穴位热敏态红外法与温度阈值法检测的可信性比较研究	焦琳	2017	36
国家自然科学基金委员会	迟发型热敏化腧穴的红外特征研究	焦琳	2019	37
江西省科技厅	热敏灸国家临床医学研究中心（培育）	焦琳	2020	100
江西省科技厅	慢性病热敏灸小镇干预模式效果评价研究	焦琳	2020	80
江西省科技厅	基于热敏灸理论的脐灸治疗仪的开发研究	张波	2020	10
江西省中医药管理局	经筋病重点研究室	焦琳	2021	25
江西省卫生健康委员会	热敏隔药灸治疗膝骨性关节炎的灸量与灸效研究	张波	2021	3
江西省中医药管理局	热敏灸对全膝关节置换术后患者关节疼痛、关节活动度及生活质量的影响	应文强	2021	1

续表

课题来源	课题名称	负责人	年度	项目经费（万元）
江西省中医药管理局	热敏灸对膝骨性关节炎发病率的前瞻性队列研究	江月霞	2021	1
江西省中医药标准化技术委员会	热敏灸治疗膝骨性关节炎技术标准化研究	张波	2021	5
江西省中医药管理局	热敏脐灸对原发性痛经的临床疗效观察	缪轩磊	2020	1
江西省科技厅	经筋手法松解术治疗膝关节骨性关节炎的临床疗效观察	焦琳	2018	20
江西省科技厅	经筋手法松解术对热敏灸感激发率的影响研究	焦琳	2020	10
国家重点研发计划“中医药现代化”重点专项子课题	腧穴效应规律及配伍机制	焦琳	2022	72
江西省中医药管理局	中医优势病种（腰痛病针灸）培育项目	焦琳	2023	50
江西省中医药管理局	热敏灸治疗腰椎间盘突出症技术操作规范	焦琳	2022	6
江西省中医药管理局	经筋手法松解术治疗膝骨关节炎技术操作规范	焦琳	2022	6
江西省高等学校教学改革研究项目	基于“互联网+”的针灸治疗学课程混合式教学模式的研究与实践	朱道成	2020	0.5
江西省中医药管理局	腹泻型肠易激综合征穴位敏化现象及其与经络辨证的相关性研究	朱道成	2021	0.4
江西省中医药管理局	基于《内经》“气至病所”理论探讨热敏灸治疗原发性痛经疗效前瞻性队列研究	许巍	2019	0.4
江西省教育厅	经筋手法松解术治疗颈肩肌筋膜疼痛综合征的临床疗效观察	钟根平	2020	2
江西省中医药管理局	经筋手法松解术肩周炎（冻结期）的临床疗效观察	欧阳希林	2020	0.4
江西省教育厅	针灸结合经筋手法松解术治疗腰椎间盘突出症的疗效观察	欧阳希林	2020	2
江西省中医药标准化技术委员会	热敏灸治疗肠易激综合征技术的标准化研究	朱道成	2024	6
江西省中医药标准化技术委员会	经筋手法松解术治疗颈椎病操作技术与治疗规范研究	焦琳	2024	9

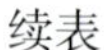
续表

课题来源	课题名称	负责人	年度	项目经费（万元）
江西省中医药标准化技术委员会	经筋手法松解术治疗腰椎间盘突出症操作技术与治疗规范研究	欧阳希林	2024	6

表 36–2　针灸三科近期发表论文

姓名	论文名称	出版杂志	出版年
黄红喜，欧阳希林，钟根平，朱道成，许巍，焦琳	《颈型颈椎病经筋异常表现形式及其分布规律研究》	《中国针灸》	2023
金梦柯，钟根平，欧阳希林，刘雪芳，焦 琳	《经筋手法松解术对膝关节骨关节炎患者热敏灸感的影响》	《中国针灸》	2023
黄红喜，欧阳希林，钟根平，焦琳	《〈内经〉“以痛为输”之我见》	《时珍国医国药》	2023
周慧慧，江月霞，李周金，钟涵，聂永超，应文强，缪轩磊，张波	《热敏炼脐灸治疗脾虚湿盛证腹泻型肠易激综合征的疗效观察》	《中医外治杂志》	2023
蒋馨逸，应文强，王芬，刘玲，许园园，张波	《一种新型热敏炼脐灸具的研发应用》	《中医药通报》	2023
徐琴琴，缪圣星，李聪，应文强，张波	《基于热敏灸理论的膝关节隔物灸具的研发及应用研究》	《中医药通报》	2023
钟根平，焦琳，欧阳希林，李军，肖源诣	《红外法联合温度阈值法检测腰椎间盘突出症（寒湿型）腧穴热敏态的可信性研究》	《时珍国医国药》	2022
彭桂秀，张波，应文强，谭文华	《热敏灸治疗妊娠恶阻重症验案浅析》	《江西中医药》	2022
成锐，朱延祯，彭桂秀，应文强，张波	《李梴炼脐法的传承与热敏炼脐术的建立及临床应用》	《江西中医药》	2022
刘玲，王芬，许园园，蒋馨逸，应文强，缪轩磊，张波	《热敏隔物灸治疗膝骨性关节炎的灸量与灸效研究》	《江西中医药大学学报》	2022
余婷，许巍，陈日新，李海燕，邓亮，焦琳	《动拔罐疗法治疗中期腰背肌筋膜炎临床疗效观察》	《中华中医药杂志》	2021
应文强，彭桂秀，成锐，张波	《腰椎间盘突出患者力敏腧穴分布规律研究》	《江西中医药》	2021
焦琳，陈彦奇，迟振海，陈日新	《陈日新教授治疗膝痹“痛在关节，病在经筋”学术观点与临床应用》	《中国针灸》	2020

续表

姓名	论文名称	出版杂志	出版年
焦琳，迟振海，陈日新	《浅谈热敏灸技术对针灸临床的启示——动态把握腧穴状态、按需施治是针灸临床起效的关键》	《中国针灸》	2019
欧阳希林，焦琳，高晓燕，罗康，陈日新	《陈日新热敏灸动态观的临床验证与体会》	《中医杂志》	2018
焦琳，陈日新	《腧穴者－其态各异，动、敏为本》	《时珍国医国药》	2018
焦琳，刘言薇，迟振海，张琳，章志芳，宗懿	《热敏灸治疗脾肾亏虚型单纯性肥胖病 30 例临床观察》	《中医杂志》	2017
焦琳，陈日新	《〈黄帝内经〉“九针之异，各司其属”对针灸临床经络诊疗思路的启迪》	《中华中医药杂志》	2017
高晓燕，欧阳希林，罗康，迟振海，焦琳	《激发热敏灸感的几种方式》	《中医杂志》	2017
罗康，焦琳，严鸿丽，欧阳希林，高晓燕，迟振海，章志芳	《论热敏灸是经络证治的承接与延伸》	《中华中医药杂志》	2017
焦琳，迟振海，张伟	《通腑降逆针刺法治疗顽固性呃逆 91 例》	《中国针灸》	2014
焦琳，迟振海，陈日新	《气街在热敏灸临床中的应用》	《中国针灸》	2010
焦琳，迟振海，陈日新，陈明人	《由热敏灸引发的对腧穴原始内涵的审视》	《中国针灸》	2009
焦琳，迟振海	《电针治疗单纯性肥胖病并发脂肪肝》	《中国针灸》	2008
Zhu Daocheng, Xiao Yuanyi, Zhong Genping	“A Bibliometric Analysis of Acupuncture Therapy in the Treatment of Primary Dysmenorrhea from 2001 to 2021”	*J Pain Res*	2022
Zhu D, Xu W, Mao Q, Zhong G, Chen R, Jiao L	“A Bibliometric Analysis of Acupuncture Treatment of Tension-Type Headache from 2003 to 2022”	*J Pain Res*	2023

表 36-3　针灸三科出版学术著作

姓名	论著名称	出版社	参编方式	年度
焦琳	《针灸推拿学》	人民卫生出版社	编委	2015

续表

姓名	论著名称	出版社	参编方式	年度
焦琳	《精编内科疾病临床思维》	科学技术文献出版社	副主编	2017
焦琳	《针灸人生：医案荟萃》	江西科学技术出版社	副主编	2018
焦琳	《小儿推拿学》	科学出版社	编委	2019
张波	《针灸医籍选读》	科学出版社	编委	2019
张波	《实验推拿学》	科学出版社	编委	2019
焦琳	《热敏灸防治疫病理论与实践》	江西科学技术出版社	主编	2020
张波	《医宗金鉴・刺灸心法要诀白话解及医案助读》	中国医药科技出版社	主编	2020
张波	《针灸甲乙经（第一卷）》（汉葡对照）	中国中医药出版社	副主编	2020
张波	《实验针灸学》	人民卫生出版社	编委	2021
张波	《实验针灸学》	中国中医药出版社	编委	2021
焦琳	《针灸治疗学》	北京科学出版社	编委	2023

表 36-4　针灸三科获得科技奖励

项目名称	授奖单位	授奖等级	受奖时间
江西省科学技术进步奖	江西省人民政府	一等奖	2014 年
中医药国际贡献奖	世界中医药学会联合会	二等奖	2018 年
井冈学者特聘教授	江西省人民政府	一等奖	2020 年
江西省中医药中青年骨干人才	江西省中医药管理局	一等奖	2020 年
高等学校科学研究优秀成果科学技术进步奖	教育部	二等奖	2021 年

（四）教学情况

科室所有医生均为江西中医药大学兼职教师，承担学校本科及研究生理论、实践教学工作，主要教授针灸治疗学、实验针灸学、热敏灸概论、针灸学、推拿学、推拿手法学、推拿治疗学、各家针灸学说、现代针灸与实验研究、针灸流派学概论等针灸临床科目，同时承担了规培生临床带教、技能实训等教学工作。科室每年培养针灸推拿学专业硕士研究生 6 ～ 8 人，博士研究生 1 ～ 2 人。

（五）团队建设

科室拥有一支高水平的专业学术队伍，是集医疗、教学、科研于一体，技术力量雄厚、治疗手段完备的针灸专业科室。科室现有主任中医师 2 人、副主任中医师 3 人、主治中医师 6 人、住院中医师 5 人。

针灸三科学术带头人为著名针灸学家、博士生导师陈日新教授。陈日新，主任中医师，世界中医药学会联合会热敏灸专业委员会会长，享受国务院政府特殊津贴专家，全省卫生高层次学术技术带头人，享受省政府特殊津贴。

原科主任焦琳现为江西中医药大学针灸推拿学院院长，博士研究生导师，青年岐黄学者，井冈学者特聘教授，江西省中医药中青年骨干人才；同时，焦琳院长仍在针灸三科临床一线从事医疗及教学工作，为本科室青年人才成长提供专业的指导和坚强的保障。

三、未来发展规划

（一）指导思想

科室以社会需求为导向，以患者为中心，以人才培养、引进和技术创新为依靠，遵照中医药发展规律，保持和发扬中医针灸特色优势，推动中医药事业发展，提高医疗服务水平，为保障人民健康贡献力量。

（二）工作目标

立足中医，传承创新中医药文化，深耕热敏灸、经筋手法松解术、热敏炼脐灸等特色技术，不断丰富理论内涵，保持和发扬针灸专科专病的特色优势，把针灸三科建设成特色突出、优势明显、百姓信赖的科室，实现医疗、教学、科研一体化同步、快速、健康发展。

（三）工作计划及保障措施

科室将规范各项规章制度，严抓医疗质量、医疗安全，优化医疗服务流程，建设科学管理平台，加强学科规划和学科建设，建立“引育并举”的人才培养模式，吸收先进技术，引进先进设备，真正做到内强素质、外树形象，使针灸三科再创新辉煌。

（钟根平　张波　张琳）

第三十七章

传承经典，把握机遇，继往开来

——针灸四科发展历程

一、背景

（一）成立背景

科室前身为江西中医药大学附属医院针灸科，始建于1956年7月，经过50余年的发展，在全科几代医务人员的不懈努力下，已形成了一个专业梯队合理、诊疗规范、技术精湛、医德高尚、具有明显中医特色的科室。2011年9月7日，江西中医学院附属医院成立针灸康复分院和江西热敏灸医院，针灸四科正式成立。2024年1月，为全力推进医院改革发展工作，医院召开了中医康复中心建设推进会，宣布了医院针康一体化实施方案，成立针灸康复中心，将针灸、推拿、康复等科室统一纳入管理，原针灸过敏性鼻炎专科与针灸四科合并，进一步加强了科室实力。

（二）科室特色

针灸四科自成立以来，始终坚持以针刺、艾灸、推拿等中医特色疗法为主，从《黄帝内经》等经典著作中挖掘内涵，结合科室患者疾病特点，提出“醒神通督”“温阳通督”等理论，并在临床过程中广泛开展，在脑血管病恢复期（脑出血、脑梗死、蛛网膜下腔出血、颅内静脉疾病等）、截瘫、周围性面瘫、面肌痉挛、颈椎病、腰痛、妇科疾病、消化系统疾病的治疗过程中，均有良好疗效，受到广大患者好评。

同时，科室坚持医护一家、医护协同理念，针对性地开展头部经络梳理、颈部经络梳理、平衡罐疗法、泥灸疗法、耳穴刮痧疗法等中医特色护理，医生、护士合作为患者提供优质的医疗服务。

（三）科室著名专家

何兴伟，男，1964年3月出生，江西婺源人；医学博士，教授，主任中医师，硕士研究生导师；1988年本科毕业于江西中医学院，1991年硕士研究生毕业于江西中医学院，2012年获南京中医药大学临床医学博士学位；是全国第四批老中医药专家学术经验继承人，师承谢强教授。何兴伟长期从事中医脑脊髓病理论与针灸临床研究工作，曾就中医学对脑髓、脊髓生理病理的认识进行了较为深入的梳理和探究，具有丰富的针灸医学专业基础理论知识和系统的针灸学学术造诣，积累了丰富的临床经验，能熟练运用中医学、现代医学知识处理本专业的临床各种危、急重症，能正确处理本专业疾病关键性的诊治问题。何兴伟擅长采用中医针灸等方法治疗中风偏瘫、脊髓损伤性瘫痪、颅脑损伤性瘫痪和难治性面瘫，对针灸治疗颈椎病、肩周炎、腰椎间盘突出症、头痛（偏头痛）、鼻窦炎、过敏性鼻炎、眩晕病、慢性咽喉炎、耳鸣耳聋等疾病方面，具有独特的理论见解和治疗手段，积累了丰富的临床经验。在教学方面，何兴伟系统主讲过针灸学、腧穴学、刺法灸法学、针灸治疗学、实验针灸学、针灸医籍选等课程，承担江西中医药大学本专科生、研究生、留学生等课程教学。学术任职方面，何兴伟曾任中华中医药学会针刀医学分会常务委员、江西省针灸学会常务理事。

程立红，女，1957年出生，江苏扬州人；教授，主任中医师，硕士研究生导师；江西省名中医；1982年本科毕业于江西中医学院，留校后长期从事针灸教学临床科研工作至今。程立红具有丰富的针灸医学专业基础理论知识和系统的针灸学学术造诣，积累了丰富的临床经验，擅长诊治中风病、面瘫、颈椎病、腰椎间盘突出症、抑郁症、失眠、胃肠道病证、更年期综合征、肥胖症、眩晕、月经不调、不孕及各种疼痛性病证。在教学方面，程立红曾系统主讲针灸学、腧穴学、刺法灸法学、针灸处方学、子午流注学等课程，承担江西中医药大学本科生、研究生、留学生等课程教学。程立红曾获1995年度国家中医药管理局中医药科学技术进步奖三等奖1项，获1996年度江西中医学院优秀教学成果奖二等奖。程立红是第四批江西省名中医。2002年3月—2004年3月，2006年8月—2008年8月，程立红受国家中医药管理局和江西中医药大学委派赴瑞士开展中医针灸推广工作，成绩突出。

许金水，男，1963年2月出生，江西余江人；硕士，主任中医师，硕士研究生导师；江西省名中医；1986年本科毕业于江西中医学院，1988年研究生毕业于南京中医药大学。在执业生涯中，许金水曾参与中国医疗援外工作10余年，担任时任突尼斯总统及其家庭中医保健医生多年。无论在医院，或是在突尼斯援外期间，许金水长期坚持中医针灸教学临床科研工作，擅长使用针刺、艾灸、放血、拔罐等中医特色疗法，擅长治疗神经系统疾病、肌肉关节疾病、全身性调理。许金水主编专业著作1部，参编2部；在各级期刊发表论文10余篇；主持厅级课题3项，参与国家级及省级课题3项。许金水分别于2003年、

2008年、2013年被卫生部授予“全国援外医疗工作先进个人”称号。

（四）历任针灸四科主任及护士长

1. 历任针灸四科主任

2013—2018年，何兴伟任针灸四科副主任。

2018年至今，何兴伟任针灸四科主任。

2024年1—3月，熊俊任针灸四科副主任。

2. 历任针灸四科护士长

2015—2019年，罗莹华任针灸四科副护士长。

2019年至今，罗莹华任针灸四科护士长。

二、现状

（一）医疗工作

江西中医药大学附属医院成立针灸康复为主体的江西省中医院西湖院区后，针灸四科继续成为西湖院区以针灸康复为主要治疗手段的骨干科室。西湖院区的针灸推拿学专业为国家级重点学科，陈日新教授、主任中医师为江西省针灸推拿学科学术带头人。

针灸四科现位于西湖院区住院部6楼，以针灸治疗瘫证、痿证、疼痛性疾病及内科妇科疑难杂病为主。针灸四科经过数年发展，人员得到充实，三级医师结构更为合理，全科共有医生21名，护士12名。

（二）技术特色及人才培养

科室秉持经典，坚持传统，以传统针刺、艾灸、热敏灸、推拿、放血等疗法，结合中药，对神经、精神系统疾病，疼痛性疾病和内科、妇科、五官科疾病的针灸治疗独具特色，取得了较好疗效。

医护团队结合患者病情、意愿，相应给予耳穴刮痧疗法、平衡罐疗法、头部经络梳理、颈肩部经络梳理等；在医生的治疗弱势区，发挥护理优势，提高治疗效果，广受好评。

科室鼓励医护人员参加博士研究生招生考试、硕士研究生招生考试，并根据科室实际工作需要，间断性派出人员外出学习、下乡、对口扶贫等工作。

（三）科研成就

科室近 10 年来主持完成国家自然科学基金地区项目 1 项；参与国家自然科学基金地区项目 3 项；主持完成江西省自然科学基金项目 1 项；主持完成江西省科技厅课题 1 项；江西省卫生健康委员会中医药基金项目 9 项；江西省教育厅科技项目 1 项。其中，2015 年康明非主任获得国家科学技术进步奖二等奖。

科室人员发表论文 40 余篇，其中 SCI 论文 7 篇（通讯作者）、北大中文核心期刊论文 2 篇。

（四）教学情况

科室依托江西中医药大学针灸推拿学院针灸治疗学教研室、刺法灸法教研室、针灸学教研室等，在院在岗的每位医生每年完成学校的本科教学任务。科室成员分别完成针灸学、针灸治疗学、针灸推拿学专业导论、刺法灸法学、热敏灸概论、伤寒论、经络腧穴学、实验针灸学、神经病学、预防医学、循证医学、针灸推拿学专业导论等课程的教学任务。科室形成了科研 - 教学 - 实践的完整教学体系，主持校级精品开放课程——针灸学、慕课——针灸推拿学专业导论、研究生优质课程——现代针灸与实验研究。在临床工作中，科室成员完成本科、专科实习带教，社会规培生、专业型研究生临床带教，以及基层医院、医疗机构的进修生的临床带教任务。

（五）团队建设

科室以患者群体特点，结合特色治疗方法，分别成立了医疗团队，如艾条温针灸 + 康复训练治疗中风病团队、艾条温针灸 + 康复训练治疗截瘫团队、艾条温针灸 + 穴位注射治疗难治性面瘫团队等。目前，科室还开展针刺、热敏灸、推拿、罐疗、穴位埋线、针刀、放血等多种中医特色治疗，患者接受度高，疗效显著。

（六）社会服务

科室在医院党委、灸疗党总支的领导下，不定期开展医疗下乡、下基层活动，组织党员、入党积极分子等科室成员，坚持为社区群众、单位职工开展医学科普、健康筛查等。2020—2023 年疫情期间，科室积极组织成员参与疾病救治工作，其中罗莹华、邓彦彦多次参加感染病房救治工作，并荣获“最美医务工作者”称号。

1996—2016 年，许金水多次参加江西省援突尼斯医疗队，累计援外 11 年，多次担任突尼斯总统及家属的保健医生，创造了我省援外最长纪录，并多次获得“全国援外医疗工作先进个人”。

2017—2018年，熊鹏参加江西省援突尼斯医疗队。援外期间，他积极参与医疗队义诊活动，累计服务突尼斯患者近5000人次。

2020—2021年，张政参加江西省援突尼斯医疗队。援外期间暴发新冠疫情，张政在坚持日常工作的同时，还参与突尼斯的疫情防控，并圆满完成任务回国。

2020年8—9月，熊鹏在王万春院长带领下前往乌兹别克斯坦，于塔什干中乌传统医疗中心开展工作，积极参与乌方对于新冠疫情防控政策、方案的制订和修改，贡献中国传统医学的力量。

2020年11月—2022年7月，胡宋锋参与国家扶贫计划，在赣州市兴国县分水村对口支援，后转至吉安市万安县西元村对口支援，进行乡村振兴计划，圆满完成既定任务。

2021—2022年，苏燕萍参与江西省援突尼斯医疗队，并尝试进行针灸法语教学，将中医针灸教学援外工作延续。

三、未来发展规划

（一）指导思想

在未来科室规划中，科室将继续坚持以服务患者为核心理念，以立足治病救人为关键中心，以疗效说话，未来5～10年，有计划地派出医生外出进修学习，一方面提高科室的整体医疗水平，另一方面学习其他医院的新技术、新理念，在继承传统的基础上，合理地开展新技术，拓展技术应用范围。

（二）工作目标

针对近年来科研水平的不足，科室适时动员成员提高自身素质，积极报名参加博士研究生入学考试，提高科研申报、论文写作能力，适时引进具有高水平的博士研究生，促进科室整体水平的提高；制订每年计划，结合完成情况，给予相应的奖励或惩罚；必要时，调整科室绩效分配方案，增加科研申报、新技术开展、学术论文发表、临床带教及参与医院相关竞赛等奖励力度，调动科室医生的积极性，提高团队凝聚力、战斗力等。

科室为了不断扩大患者群体的影响力，计划不定期开展义诊，送医疗进社区、单位等，将小病、常见病现场解决，为有就医需要却没时间就诊的人群提供服务，力争在群众心里留下“身边的医生”这一良好印象，扩大影响力。

（熊鹏）

第三十八章

九针妙灸祛百疾，妙手巧推疗身心

——针灸五科（热敏灸科）发展历程

一、背景

（一）成立背景

为进一步提升医院服务能力，满足群众日益增长的就医需求，发扬和传承我省针刺及热敏灸技术成果，肩负全省针刺及热敏灸领域的引领职责，在学校和院领导的关心帮助下，迟振海副主任中医师于 2017 年 12 月 26 日牵头成立了热敏灸科，设立专科住院部及门诊。经过数年的奋力发展，科室目前是国家临床重点专科，国家中医药管理局重点专科、重点学科，国家中医药管理局中医住院医师规范化培训基地，国际热敏灸技术推广基地。科室先后成功获批了全国名中医陈日新工作室、江西省小儿推拿重点研究室等平台。

（二）科室简介

江西中医药大学附属医院（江西省中医院）热敏灸科成立于 2017 年 12 月 26 日，2023 年更名为针灸五科（热敏灸科），是国家临床重点专科，国家中医药管理局重点专科、重点学科，国家中医药管理局中医住院医师规范化培训基地，国际热敏灸技术推广基地；同时，是世界中医药学会联合会热敏灸专业委员会常务理事单位、江西省热敏灸质量控制中心主任委员单位、江西省针灸学会副理事长兼秘书长单位、江西省针灸学会小儿推拿专业委员会主任委员单位、江西省中医药学会颈肩腰腿痛专业委员会副主任委员单位、中国民族医药学会疼痛分会青年委员会副主任委员单位、江西省针灸学会针灸护理专业委员会副主任委员单位，拥有热敏灸创始人、全国名中医陈日新工作室、江西中医药大学针灸推拿学院刺法灸法学研究室、江西省小儿推拿重点研究室等平台，是集医疗、教学、科研、预防、保健为一体的中医特色专科。

（三）科室特色

针灸五科（热敏灸科）始终继承和发扬热敏灸创始人、全国名中医陈日新教授的学术思想和临床经验，贯彻“腧穴热敏化”，在临床实践的同时，推出“腧穴力敏化”“针推灸三维一体化”治疗临床常见痛证（颈肩腰腿痛）、瘫证（偏瘫、面瘫、截瘫）等学术观点。科室持续以腰痛、中风、面瘫为 3 个长期建设的优势病种，形成了特色鲜明、疗效确切的诊疗方案，并逐年优化。近年来，科室致力于开展专科中医特色技术，如热敏灸、针刺、小儿推拿、刺络放血、正骨推拿、小针刀、针灸埋线、拔罐刮痧、耳穴压豆等，还引进先进设备开展电针、红外线理疗、自动化牵引等治疗项目，临床疗效得到进一步提升，深受广大患者认可，共收到患者感谢信 56 封及锦旗 90 余面。

（四）科室著名专家

康明非，男，1957 年出生，主任中医师，二级教授，硕士研究生导师；江西省名中医，江西省卫生厅首届有突出贡献中青年专家；获国家科学技术进步奖二等奖、江西省科学技术进步奖一等奖、教育部高校科学研究优秀成果奖二等奖等众多奖项。康明非是热敏灸疗法的创始人之一，提出了“腧穴敏化”“辨敏取穴”“灸之要，气至而有效”“饱和消敏灸量”等一整套新观点，大幅提高了灸疗的临床疗效，改变了“重针轻灸”的状况。

（五）历任针灸五科（热敏灸科）科主任及护士长

1. 历任针灸五科（热敏灸科）主任

2017 年至今，迟振海任针灸五科主任。

2. 历任针灸五科（热敏灸科）护士长

2017 年至今，杨瑞任针灸五科护士长。

二、现状

（一）医疗工作

科室开放床位 47 张，治疗床位 20 余张。科室年门急诊量 3000 余人次，年出院患者 900 余人次。

科室始终秉承“大医精诚”的精神理念，坚持“以病人为中心、以疗效为重心”“诊断精准化、治疗根本化”的诊疗理念，运用中医特色疗法治疗专科常见病、多发病、疑难病。经过长期的临床实践及经验积累，本专科中医诊治水平和服务能力不断提高，经过不断优化，腰痛、中风、面瘫为科室3个长期建设的优势病种，形成了特色明显、疗效确切的诊疗方案。

（二）技术特色

在迟振海主任的带领下，科室坚持以“腧穴热敏化”“腧穴力敏化”“针推灸三维一体化”学术观点治疗临床常见痛证（颈肩腰腿痛）、瘫证（偏瘫、面瘫、截瘫）。科室先后开展热敏灸、针刺、小儿推拿、刺络放血、正骨推拿、小针刀、针灸埋线、拔罐刮痧、耳穴压豆等10余种中医特色疗法。

（三）科研成就

2017年建科至今，科室荣获科技奖励2项，中标科研课题25项，其中，省自然基金1项、省中医药管理局重点课题1项、省中医药科技计划14项、省卫健委科技计划7项、省教育厅科技项目2项、其他1项；总经费90.44万元；以第一作者/通讯作者发表论文46篇，其中SCI论文11篇、北大核心期刊5篇；主编专著2部，副主编、参编6部；成功获批江西省中医药管理局小儿推拿重点研究室，经费25万元；获批成立江西省医疗热敏灸质量控制中心，经费15万元。相关内容详见表38–1、表38–2。

迟振海的“艾灸得气治疗支气管哮喘技术与推广应用”2021年荣获教育部高等学校科学研究优秀成果（科学技术）奖二等奖。迟振海的“热敏灸治疗腰椎间盘突出症技术与临床推广应用”荣获2019年江西省科学技术进步奖二等奖。

表38–1　针灸五科代表课题

来源	课题名称	负责人	年度	项目经费（万元）
江西省自然科学基金委员会	从AMPK/mTOR通路抑制自噬调节Th17/Treg平衡探讨热敏灸干预哮喘机制	郑海珍	2022	10
江西省中医药管理局（重点项目）	小儿推拿联合热敏灸治疗小儿咳嗽变异性哮喘临床疗效观察	迟振海	2020	3
江西省中医药管理局	双敏疗法治疗结筋性膝关节骨性关节炎临床疗效观察	迟振海	2019	0.4

续表

来源	课题名称	负责人	年度	项目经费（万元）
江西省卫生健康委员会	热敏灸对神经性头痛患者疼痛程度以及发作的影响	黄国民	2019	0.4
江西省中医药管理局	热敏灸配合刺络拔罐治疗肩周炎的随机对照研究	黄国民	2019	0.4
江西省中医药管理局	热敏灸治疗功能性便秘诱导焦虑 / 抑郁样行为的临床疗效观察：一项随机对照试验研究	毛强健	2023	0.4
江西省中医药管理局	基于腧穴敏化理论热敏灸治疗功能性便秘的临床疗效观察	毛强健	2021	0.4
江西省中医药管理局	热敏灸治疗慢性盆腔炎不同灸量方案的临床疗效评价	李自如	2020	0.4
江西省教育厅	热敏灸预处理关元穴对去卵巢大鼠 HPO 轴的影响	李自如	2020	2
江西省中医药管理局	热敏灸预处理关元穴对去卵巢大鼠子宫细胞凋亡的影响	李自如	2021	0.4
江西省中医药管理局	小儿推拿结合热敏灸治疗腺样体肥大的临床观察	杨亚男	2021	0.4

表 38-2　针灸五科代表论文

姓名	论文名称	出版杂志	出版年
毛强健（第一作者）	“A Bibliometric Analysis of Acupuncture Therapy in the Treatment of Musculoskeletal Pain from 2003 to 2022”	*Journal of Pain Research*	2023
李自如（第一作者）	《热敏灸预处理对原发性痛经患者临床疗效及子宫动脉血流的影响——一项随机对照盲法试验》	《中医杂志》	2023
毛强健（通讯作者）	《基于〈黄帝内经〉从足太阳膀胱经论治神志病的理论依据》	《江西中医药》	2023
毛强健（第一作者）	《督脉灸疗法的临床研究现状及疾病谱文献分析》	《中医杂志》	2022
迟振海（第一作者）	《双敏疗法治疗膝关节骨性关节炎的疗效观察》	《时珍国医国药》	2020

续表

姓名	论文名称	出版杂志	出版年
迟振海（第一作者）	《基于雷达图针灸治疗肠易激综合征系统评价 /Meta 分析文献质量多元评价研究》	《辽宁中医杂志》	2019
毛强健（第一作者）	《针灸治疗中风后假性球麻痹临床随机对照试验的质量评价》	《时珍国医国药》	2017
迟振海（第一作者）	《热敏灸治疗膝关节骨性关节炎的灸位热敏规律：一项探索性 RCT 研究》	《中国中医药现代远程教育》	2016
迟振海（第一作者）	《老年性白发案》	《中国针灸》	2013
迟振海（第一作者）	《循经往返灸加反射抑制模式治疗脑卒中后痉挛性偏瘫患者 30 例临床研究》	《中医杂志》	2013
迟振海（第一作者）	《大样本多中心灸法临床试验的质量监查》	《时珍国医国药》	2013

科室出版著作详见表 38–3。

表 38–3　针灸五科代表专著

姓名	论著名称	出版社	参编方式	年度
迟振海	《针灸人生：医案荟萃》	江西科学技术出版社	主编	2018
黄国民	《中医辨证治疗与医案实录》	江西科学技术出版社	主编	2022
黄国民	《当代中医药基础与临床实践》	科学技术文献出版社	副主编	2022
吴德盛	《针灸人生：医案荟萃》	江西科学技术出版社	编委	2018
迟振海	《难经》	中国中医药出版社	副主编	2017
迟振海	《刺法灸法学》	中国中医药出版社	编委	2021
迟振海	《推拿功法学》	科学出版社	编委	2019
迟振海	《伤寒论》	中国中医药出版社	编委	2017
迟振海	《热敏灸实用读本》	人民卫生出版社	编委	2009
迟振海	《腧穴热敏化艾灸新疗法》	人民卫生出版社	编委	2006

（四）教学情况

本科室拥有江西中医药大学针灸推拿学院刺法灸法学研究室平台，科室成员长期承担本科、硕士、博士、留学生的教学任务。科室有博士生导师 1 人、硕士生导师 3 人，培养硕士研究生36名、博士研究生6名。

迟振海指导学生参加“江中杯”第五届泛珠三角区域中医大学生临床能力竞赛、“慧医谷杯”全国大学生临床能力竞赛创下佳绩，荣获“优秀指导老师”的光荣称号。毛强健指导学生在第十届中国大学生医学技术技能大赛中荣获中医学专业赛道“团体银奖”，被评为“优秀指导老师”。杨亚男、毛强健指导学生荣获“2021’华佗杯全国高等院校针灸推拿临床技能大赛”团体三等奖。李自如、毛强健指导学生荣获“2023’华佗杯全国高等院校针灸推拿临床技能大赛”团体二等奖。

（五）团队建设

团队现有医护人员23人，医师14人，护士9人。团队有正高级职称者1人，副高级职称者3人，中级职称者13人；博士3人，硕士7人；享受国务院政府特殊津贴2人，全国名中医1人。专科团队结构合理，分工明确，充分尊重并发挥每一个成员的优势，尤为重视青年人才培养，现有第六批全国老中医药专家学术经验继承人2名，江西省老中医药专家学术经验继承人3名，江西省中医护理骨干1人，确保了科室的高水平可持续发展。同时，科室荣获我院第四届“中医医师节”优秀医师团队称号。

三、未来发展规划

1. 加强思想政治建设，提高政治站位

科室目前的9名党员时刻发挥党员先锋模范作用。科室不断加大人员政治理论的学习。本年度科室重点了开展“不忘初心、牢记使命”“党史学习教育”“两学一做”“三严三实”等主题教育，未来更要不断加强思想理论学习，以更高昂的工作热情和积极的工作态度回馈医院。

2. 加快人才队伍建设，提高科研创新能力

科室引进先进技术、高水平人才，未来应进一步大胆创新，把已有及学来的新技术不断用于临床实践；积极申报各级课题、基金，做到医、教、研相结合，不断提升科室及个人水平。

3. 树立品牌特色，加大宣传力度

热敏灸及小儿推拿是我科最具特色的技术，已成为全院一张最闪亮的名片。科室会把热敏灸和小儿推拿技术不断创新总结，积极申报课题，组织申办国家继续教育等活动，加大对热敏灸和小儿推拿技术的推广；同时，利用抖音、快手、公众号、美篇等网络新媒

体，以不同的方式加大对科室的宣传。

4. 提升服务意识，提高服务质量

科室坚持以患者为中心，一切为患者服务，不断提高医疗服务质量，加强医患沟通，完善沟通内容，改进沟通方式，注重沟通效果，改善服务态度。只有树立高质量的医疗服务意识，优化服务流程，改善服务环境，才能提高患者的满意度，使患者具有“安全感”，为患者提供“高质量、高效率、高水平、满意和放心的医疗服务”。

5. 强化规章制度，加大安全管理力度

科室严格执行疫情感控要求，定期召开会议，晨会每天 1 次，例会每周 1 次，传达医院重要文件精神；强调医疗安全，狠抓医生、护士职责，每月 2 次安全质量检查，对不合格表现给以彻底整改、彻底查办。安全是保证科室业务开展的重要环节，每位医护人员及学生必须树立牢固的安全意识，尤其树立强烈的责任感和事业心。科室定期进行安全教育，做到制度化、经常化，定期对病历进行检查和评估，定期对安全隐患进行检查和评估。

（吴德盛　毛强健）

第三十九章

急诊时间

——急诊综合科（针灸六科）发展历程

一、背景

（一）成立背景

随着2011年江西热敏灸医院（江西省中医院西湖院区）正式揭牌，为了适应医院整体建设，更好地推广热敏灸技术，针灸六科（急诊综合科）于2017年11月5日正式成立，李林任科主任。2024年1月8日，针灸六科（急诊综合科）正式更名为急诊综合科。科室具有一支能同时承担临床、科研以及教学的青年医师团队。

（二）科室简介

急诊综合科是利用现代化诊疗设备，并以中医治疗为辅助治疗各种急危重症的科室，设有急诊内科门诊、急诊抢救区、急诊内科病房和留观输液区。科室现有医护人员22人，其中医生8人（均为硕士及以上学历），硕士生导师1人；主任医师1名，主治医师3名。江西省中医院急诊科是国家中医药管理局重点专科，国家中医药管理局重点学科外感发热、中暑、中风病牵头单位，国家中医药管理局重点专科临床路径试点牵头单位，世界中医药学会联合会急症专业委员会副会长单位，江西中西医结合急症医疗中心、江西中西医结合急救专业委员会主任委员单位。

（三）科室特色

科室现配备心电监护仪、有创和无创呼吸机、除颤仪、心肺复苏仪、床旁纤维支气管镜、床旁血滤机和可视喉镜等先进诊疗设备。急诊抢救区可实施机械通气、床边纤维支气管镜技术、床边血液净化技术、深静脉穿刺置管术、血流动力学监测、可视喉镜下气管插管、气管切开、电除颤、心肺复苏、休克液体复苏，并可完成急性心肌梗死冠脉开通及急性脑梗死溶栓的术前准备工作，并将陆续开展血浆置换、人工肝、床旁超声、体外人工膜肺治疗等技术。急诊内科病房为多学科病房，收治病种涵盖了心血管、呼吸、神经、消化、内分泌和危重症等专业。科室在重症肺炎、消化道出血、心力衰竭、呼吸衰竭、多脏器功能衰竭、感染性休克以及急性中毒等疾病救治方面积累了丰富的经验，已成功建立起了一套完备、成熟的多学科诊疗体系。

急诊综合科不仅为急危重症患者设立便捷的急诊绿色通道，还注重中医药及中医特色疗法在危急重症中的应用，已经熟练运用中药汤剂、针刺、刮痧、火罐、热罨包等中医特色治疗方法治疗急症。外感发热、眩晕、中风病是急诊综合科的中医优势病种。科室通过充分发挥中医整体辨证、中医特色治疗的优势，有效提高了抢救的成功率。

（四）历任急诊综合科主任及护士长

1. 历任急诊综合科主任

2017—2023 年，李林任急诊综合科主任。

2023 年至今，刘涛任急诊综合科副主任，主持工作。

2. 历任急诊综合科护士长

2017 年至今，许媛任急诊综合科护士长。

二、现状

（一）医疗工作

科室常规开展机械通气、床旁纤维支气管镜技术、连续肾脏替代治疗（CRRT）、深静脉穿刺置管术、血流动力学监测、可视喉镜下气管插管、气管切开、电除颤、心肺复苏、休克液体复苏等，并将陆续开展血浆置换、人工肝、床旁超声、体外人工膜肺治疗等技术。在中医药及中医特色疗法方面，科室熟练运用中药汤剂、针刺、刮痧、火罐、热罨包等中医特色治疗方法治疗急症。目前，科室已形成外感发热、眩晕、中风病 3 个中医优势病种，充分发挥中西医结合治疗的优势，不断提高自身诊疗水平。

在抗击新冠疫情期间，急诊综合科全体医护人员坚守在各自的岗位上，与病毒抗争，守护人民的健康。在武汉抗击疫情中，刘涛敢于奉献、表现突出，获国家卫生健康委员会、人力资源和社会保障部及国家中医药管理局“全国卫生健康系统新冠肺炎疫情防控工作先进个人”称号，并被评为“江西省百名最美抗疫医师”。2020 年 9 月 27 日，在北京召开的第四届中国医学人文大会上，刘涛获得“白求恩式好医师”荣誉称号。

（二）人才培养

急诊综合科逐渐形成了一套人才培养模式。全国中医药创新骨干人才李林以身作则，以学促进，带领科室青年医生在医、教、研方面取得了优异的成绩，为科室的发展打下了坚实基础。

李林从事临床、教学、科研10余年，担任江西中医药大学硕/博士生导师，培养了24名硕士研究生。李林2019年入选全国中医药创新骨干人才，2020年入选江西省百千万人才工程人选及江西省首批中医药青年骨干人才，2021年成为江西省公共卫生专家库成员；并且在世界中医药学会联合会、中华中医药学会、中国中西医结合学会、中国急诊医师协会、中国中医药研究促进会、中国民族医药学会、江西省中西医结合学会等多个世界级、国家级学会担任理事、委员及常务委员。

刘涛本科毕业于武汉大学医学院临床医学专业，2013年获得南昌大学医学院硕士学位，在江西省中医院从事急诊及重症工作10余年，现为江西中医药大学硕士生导师。刘涛曾于2014年赴武汉大学同济医院重症医学科进修学习，之后于2017年赴台湾台中市童综合医院急诊及重症医学科研修。刘涛担任中国中西医结合学会重症医学分会青年委员会委员、江西省医学会重症医学分会中毒学组委员、江西省中西医结合学会重症医学分会青年委员会委员、江西省研究型医院学会急危重症专业委员会委员。

姚越宁医师曾至外院进修学习纤维支气管镜技术、中心静脉穿刺技术、各种监测和生命支持技术等，并于2023年赴中南大学湘雅医院进行了血液净化相关培训，在危重症抢救方面积累了丰富的经验。

（三）科研成就

科室从临床实际出发，主要专注于中医药心血管病防治以及中医特色疗法在消化系统和危重症疾病方面的应用研究。李林主任在真武汤（温阳利水法名方）治疗心衰机制方向展开了一系列深入探究。科室成员成功申报各类课题10余项，其中获得国家自然科学基金资助和江西省自然科学基金资助各1项。科室在中文核心期刊发表论文30余篇，发表SCI论文3篇；出版著作6部，获得发明专利4项。详见表39–1、表39–2、表39–3。

表39–1　急诊综合科承担的主要课题

来源	课题名称	负责人	年度	项目经费（万元）
江西省高等学校教学改革研究课题	盱江医学文化进教材、进课堂研究	李林	2020	0.5

续表

来源	课题名称	负责人	年度	项目经费（万元）
江西省自然科学基金委员会（面上项目）	基于心肌细胞结构重构－电重构的调控通路探讨真武汤治疗心力衰竭的机制研究	李林	2020	6
国家自然科学基金委员会	基于心肌细胞线粒体自噬－凋亡的调控通路探讨真武汤治疗心力衰竭的机制研究	李林	2020	34
江西省卫生健康委员会	慢性心力衰竭中医证型与CA-125、BNP值及与心功能分级的相关性研究	李林	2017	0.4
江西省卫生和计划生育委员会中医药课题	隔姜灸对功能性消化不良患者胃黏膜肥大细胞表达影响的研究	刘涛	2017	0.4
江西省中医药管理局	基于中医精准医学的慢性心力衰竭中医证型客观化研究	田鑫	2022	0.4

表 39-2　急诊综合科发表论文

姓名	论文名称	出版杂志	出版年
李林（通讯作者）	“Exploring the active Components and Mechanism of Modified Bazhen Decoction in Treatment of Chronic Cerebral Circulation Insufficiency based on network”	*Medicine*	2023
李林（通讯作者）	“Using bioinformatics approach identifies key genes and pathways in idiopathic pulmonary fibrosis”	*Medicine*	2020
李林（第一作者）	“Effect of zhen-wu decoction on chronic heart failure in rats”	*Topical journal of pharmaceutical research*	2017
李林（通讯作者）	《基于p38-MAPK通路探讨真武汤对心力衰竭心肌细胞结构重构－电重构的影响》	《中华中医药学刊》	2023
李林（通讯作者）	《真武汤经Ito/Kv通路对心力衰竭心肌细胞电重构的影响》	《中国中药杂志》	2023
李林（通讯作者）	《真武汤对心力衰竭大鼠心肌细胞凋亡及PI3K-AKT通路的影响》	《中国比较医学杂志》	2022
李林（通讯作者）	《基于网络药理学探讨金叶拜毒颗粒抗新冠病毒的作用机制》	《中国民族民间医药》	2021
李林（通讯作者）	《基于网络药理学探讨散寒除湿抗毒方治疗COVID-19的物质基础和作用机制》	《中国民族民间医药》	2021

续表

姓名	论文名称	出版杂志	出版年
李林（通讯作者）	《基于网络药理学及分子对接技术的痰热清胶囊治疗新冠肺炎的物质基础及机制研究》	《中国中医急症》	2020
李林（第一作者）	《中医药治疗2019冠状病毒病疗效思考》	《中华中医药杂志》	2020
田鑫（第一作者）	《慢性心力衰竭中医证型与心功能分级、BNP及Ca-125表达水平的相关性分析》	《中国民族民间医药》	2019
李林（通讯作者）	《不同针灸疗法治疗中风后肩痛的网状Meta分析》	《中华中医药学刊》	2019
李林（第一作者）	《脂蛋白（a）及胆红素检验对冠心病的诊断价值研究》	《中国社区医师》	2017
李林（第一作者）	《真武汤抗心衰与TGF-β/JNK信号通路关系的相关性研究》	《时珍国医国药》	2016
刘涛（第一作者）	《单形和多形标志物法测定功能性便秘患者结肠通过时间》	《九江学院学报（自然科学版）》	2013
刘涛（第一作者）	《脾胃虚弱型功能性消化不良患者幽门螺杆菌感染、胃黏膜肥大细胞及精神心理因素的研究》	《医学信息》	2014
刘涛（第一作者）	《香砂六君子汤加减治疗脾胃虚弱型功能性消化不良患者30例的临床研究》	《医学信息》	2014
刘涛（第一作者）	《慢性功能性便秘患者结肠通过时间及精神心理因素的研究》	《医学信息》	2014
刘涛（第一作者）	《功能性消化不良患者胃黏膜肥大细胞及5-羟色胺变化的研究》	《医学信息》	2015
刘涛（通讯作者）	《基于CRRT技术对脓毒症患者CD细胞多态性影响的研究》	《实用中西医结合临床（半月刊）》	2020
刘涛（通讯作者）	《隔姜灸对功能性消化不良患者胃黏膜肥大细胞表达的影响研究》	《基层医学论坛》	2021
刘涛（通讯作者）	《隔姜灸对糖尿病胃轻瘫患者胃排空时间影响的临床应用研究》	《当代医学》	2021

表39-3　急诊综合科主要出版著作

姓名	论著名称	出版社	参编方式	年度
刘涛	《内科学导教·导学·导考》	西北工业大学出版社	编委	2006
刘涛	《中西医临床技能实训教程》（新世纪全国高等中医药院校创新教材）	中国中医药出版社	编委	2010

续表

姓名	论著名称	出版社	参编方式	年度
李林	《高血压效验秘方》	中国医药科技出版社	副主编	2014
李林	《中医临床思维能力训练教程》	中国中医药出版社	编委	2015
李林	《冠心病效验秘方》	中国医药科技出版社	副主编	2017
李林	《中西医结合急诊内科学》	科学出版社	编委	2018

刘涛获2014年江西省卫生和计划生育委员会组织的全省临床技能大比武个人三等奖及团体第二名，第七届全国中医药院校青年教师基本功比赛个人三等奖；在2018年首届“慧医谷杯”全国中医大学生临床能力大赛中指导学生获得了团体特等奖，并于次年指导学生在该大赛中获得团体二等奖；2019年获江西省委教育工委提名的“新时代赣鄱先锋”之“突出贡献好榜样”称号；2020年获江西省委宣传部和江西省卫生健康委员会颁发的“江西省百名最美抗疫医师”称号及江西省妇女联合会和江西省卫生健康委员会颁发的“江西省抗疫最美家庭”称号。

李林2019年获第23届江西省五四青年奖章。姚越宁曾获江西省“杏林杯”中医经典知识竞赛特等奖。

（四）教学情况

科室承担了江西中医药大学本科生和研究生的教学工作。刘涛曾担任江西中医药大学西内学科组教学秘书，负责江西中医药大学高职、本科及研究生课程（诊断学基础、西医内科学、急诊医学、临床技能培训）的理论教学，黄卫清、姚越宁、蔡洋、朱彩丽、王建安和田鑫等青年医生也负责了本科生的部分理论授课，并承担了相应临床带教和技能培训等教学任务。

（五）团队建设

科室现有医生8人（均为硕士及以上学历），护士14人。其中，主任医师1名、主治医师3名；硕士生导师1人；新时代赣鄱先锋1人。团队训练有素，积极向上，热情饱满，熟练掌握各种常规抢救治疗技术。目前，科室人员大多较年轻，仍需砥砺前行，牢记使命，不断发展壮大医疗队伍，合理完善三级医师人员设置，努力做好急诊医疗服务。

（六）社会服务

2020年9月，刘涛获中组部、教育部、科学技术部及中国科学院派遣，作为“西部之光”访问学者赴东南大学中大医院重症医学科进行了为期一年的学术交流。除此之外，科室积极响应党的号召，每年多次组织参与义诊活动，为周边群众提供健康指导，为公益事业奉献自己的力量。

三、未来发展规划

（一）指导思想

急诊综合科以打造一个质量与服务兼备的高技术、高水平的急诊医学科为己任，在急危重症领域形成自身专业特色，提供更加快捷有效的急救医疗服务。

（二）工作目标

科室尽快形成急诊抢救、危重症监护、心肺脑复苏及多脏器功能衰竭的器官支持技术的专业特色，实现从目前尚不成熟的急诊医疗服务体系到能够提供全方位一体化的急诊抢救、重症监护及护理的现代化急诊医学科的质的蜕变；培养出一支能力卓越、充满责任与爱心的急诊先锋团队。

（三）工作计划及保障措施

科室一方面需要从医疗服务、诊疗规范、人才队伍建设着手改善，另一方面又需紧跟时代潮流，建设信息化平台，以助科室的发展壮大。

1. 优化服务

优化急诊就诊服务流程，完善设备设施及急诊辅助检查区域，进一步加强胸痛中心、创伤急救中心及卒中中心等绿色通道建设，建设健全院前急救服务、复苏单元、胸痛中心、创伤急救中心、卒中中心以及急诊重症监护室（EICU）。

2. 规范诊疗

按照“三区四级”的急诊科诊疗理念，根据患者病情严重程度决定其就诊的先后次序及处置措施，为进一步完善急诊分诊制度和保障急危重症患者的医疗安全提供科学管理上的支持。

3. 建设人才队伍

在前人努力耕耘的基础上，科室日益壮大。目前，科室必须加快青年人才队伍建设，根据科室需要，培养不同专业水平方向的骨干人才，形成一支集医疗、教学、科研为一体的新时代创新型急诊医师团队。科室可通过以下几个方面加强队伍建设：第一，通过不断培训，继续增强科室医生有关机械通气、气管插管、气管切开、动静脉置管、心肺复苏等急诊医师所必备的抢救能力。第二，合理安排科室医生赴外院学习，吸收外院的先进技术，为科室后续开展血液净化、床旁超声、超声引导下的各种有创操作以及体外人工膜肺治疗奠定人才基础。第三，积极开展各种临床教学和学习交流活动，做好科室的相关管理工作，安排每月或每周进行教学查房、病例讨论、小讲课等活动，活跃科室的临床带教气氛，以教促进，教学相长；多与其他外院急诊科室建立联系，借助各种信息化平台（例如视频会议、视频会话、网络训练营等）相互学习交流。第四，踊跃参加专业领域的学术活动，了解学科的最新进展，不断更新自身的理论知识，以应对临床上的各种抢救任务。

4. 提升科研能力

科研能力是科室综合实力的重要组成部分，体现了个人及科室的学术水平。急诊综合科以年轻医生居多，其科研能力大有潜力。科室可以从以下几个方面着手：①鼓励科室医生在专业领域积极写作，积极发表文章，注重在核心期刊上发表论文，特别是 SCI 论文。②努力申报课题项目，认真完成已立项课题，并通过学习他人的成功经验，尝试申报江西省自然科学基金甚至国家自然科学基金项目。③与其他医院建立科研合作关系，逐渐参与某些大型临床试验研究，增强科室在学术界的影响力。④未来努力构建科研平台，以科研促进临床，带动科室整体走向高质量发展之路。

5. 创建信息化平台

一个科室的蓬勃发展离不开先进的信息化平台建设。今后的急诊综合科必须逐渐将医疗与互联网、5G 新技术、人工智能、大数据等相结合，向领先的急诊模范科室学习，逐渐开展航空、湖泊救援工作，向科室的更高层次迈进。

（黄卫清　吴小丹）

第四十章

携手同行向未来

——康复科发展历程

一、背景

（一）成立背景

20 世纪 90 年代，我国康复医学发展进入起步期，为促进江西省康复医学发展，满足人民群众的康复需求，1991 年 11 月 4 日康复医学部在八一大道老院区正式成立，首任主任为闵水平主任。成立之初，科室就坚持“中西并重、全面康复”发展思路，在传承发展传统康复技术基础上积极开展现代康复技术，培养了江西省最早一批康复医师、康复治疗师。2004 年，康复医学部与针灸科合并成立针灸康复部；2011 年，以针灸康复部为基础成立江西热敏灸医院并整体从八一大道搬迁至南昌市文教路；2013 年，科室重新挂牌康复科，2017 年搬迁至抚生路西湖院区。

科室是国内成立最早的一批康复科之一，是江西省最早独立设置物理治疗（PT）室、作业治疗（OT）室、言语治疗（ST）室及传统康复治疗室的康复科。科室先后派出骨干参加了在武汉和合肥举办的中国第一期康复医师培训、第二期康复治疗师培训项目，引进了江西省第一批专业院校毕业的康复医师、康复治疗师，引进了江西省首位推拿学博士。

（二）科室简介

康复科“十二五”期间获批国家中医药管理局中医康复学重点学科，是江西省临床重点专科、江西省中医康复（神经康复、肿瘤康复方向）医疗质量控制中心、江西省中医优势病种（中风）防治中心、江西省中风病中医药临床研究基地、江西省康复医学会康复治疗专业委员会主任委员单位、江西省康复医学会中医康复专业委员会主任委员单位、中国康复医学会康复质量控制工作委员会委员单位、中华医学会物理医学与康复分会第十二届委员会骨科康复学组成员单位、江西中医药大学研究生教育创新基地。

科室集医疗、教学、科研于一体，形成了以“中西并重、全面康复”为特色的康复医疗中心，多人先后荣获中国康复医学会“优秀青年康复医师”“优秀青年康复护师”表彰。2021 年，科室成为海峡两岸暨港澳 ICF 应用与研究联盟理事单位，2021 年成为中国康复医学会中医医院康复科建设标准起草成员单位，2023 年成为中华医学会物理医学与康复分会第一批骨科康复培训基地，2023 年获批国家中医药管理局中医康复中心建设单位。

（三）科室特色

科室以“中西结合，全面康复”为特色，已经形成了重症康复、神经康复、老年康复、骨科康复、疼痛康复、产后康复、儿童康复、心肺康复、肿瘤康复等亚专科，全面开展脑卒中、脑外伤、周围神经损伤、脊髓损伤、骨折术后功能障碍、运动损伤、颈肩腰腿痛、盆底功能障碍、小儿脑瘫、姿势异常、老年病、慢性疼痛及心肺疾病等各类疾病的康复评估与治疗。

（1）康复评定：主要针对患者的运动、认知、言语、吞咽、感觉等功能，客观、准确地评定功能障碍的原因、性质、严重程度、预后和转归，为制订治疗计划、判断疗效提供依据。康复评定可在治疗前、治疗中、治疗后进行，根据评定结果，为患者制订或修改治疗计划，提供最佳康复方案。

（2）物理治疗（PT）：使用电、磁、声、光、热等物理因子，运用关节活动术、肌力训练、软组织牵伸训练、神经发育疗法（Bobath 技术、Brunnstrom 技术、Rood 技术、PNF 技术）、平衡步态训练等技术，以及关节松动术、神经松动术等手法，对神经系统疾病（中风偏瘫、颅脑损伤、周围神经病损等）、骨科疾病（关节炎、骨折术后、关节置换等）、颈肩腰腿痛、软组织损伤等导致的运动障碍、疼痛、炎症、痉挛等具有明显疗效。

（3）作业治疗（OT）：通过手功能训练、认知功能训练、知觉功能训练、日常活动训练等，为患者提供运动、智能、感觉、心理、社交、日常生活活动能力及职业恢复等多方面康复治疗，最大限度恢复、改善躯体、心理和生活自理能力，帮助其尽早回归家庭和社会。

（4）言语与吞咽治疗（ST）：运用言语训练、吞咽训练、低频电刺激等多种手段治疗脑卒中、脑外伤、脑瘫及食管、呼吸疾病等后遗症导致失语、构音、吞咽等功能障碍，提高患者语言理解、表达交流能力，改善吞咽功能，增加饮水进食安全，减少误咽、误吸等风险和并发症。

（5）中医特色治疗：运用浮针、火针、督脉灸、热敏灸、经筋疗法、中医整脊、辅助运动疗法、传统功法、拔罐、刮痧等特色疗法治疗中风病、颅脑损伤、周围神经损伤等神经系统疾病，骨关节炎、颈肩腰腿疾病、软组织损伤等骨骼肌肉病损，及其他系统常见疾病的功能障碍，可有效减轻或消除疼痛，改善身心功能，促进疾病康复。

（四）历任康复科主任

1991—2003 年，闵水平、胡仕华、康国华先后任康复医学部主任。

2004—2011 年，陈日新任针灸康复部主任，余航任副主任具体负责康复专业工作。

2011—2021 年，余航任康复科负责人。

2021 年至今，张衍辉任康复科副主任。

二、现状

（一）医疗工作

科室技术力量雄厚，拥有高压氧舱、等速肌力测试与训练系统、三维动作捕获分析系统、足底压力分析、3D 足扫描仪、多功能悬吊系统、智能作业治疗系统、语言认知评估训练系统、吞咽障碍评估训练系统、激光治疗仪、经颅磁治疗仪等先进康复设备，拥有康复病床 144 张，拥有康复治疗大厅 3000 余平方米，可以同时满足患者针刺、热敏灸、推拿等传统康复治疗需要，也可以满足患者运动训练、作业治疗、言语治疗、吞咽治疗、手法治疗、理疗等现代康复治疗需求。

（二）人才培养

科室以“守正创新、融合发展”的理念不断加强中医康复人才的培养，人才培养及梯队建设体系完整。科室是江西中医药大学研究生教育创新基地，培养硕士研究生 10 余人。

（三）科研成就

近 3 年，科室主持参与国家、省、厅等各级各类课题 32 项，制订江西省地方标准中医优势病种指南 4 项。科室成员主编专著 3 部，参编康复治疗学专业国家“十四五”规划教材等书籍 12 部。

（四）教学情况

科室承担了江西中医药大学研究生及本科生教育教学工作，拥有中医康复、物理治疗、作业治疗、听力与言语康复四个教研室，承担了江西中医药大学康复治疗学、中医康复学、运动康复学等专业的教学任务，并且承担了江西中医药大学、南昌医学院、井冈山大学等 10 余所院校康复相关专业的实习教学工作，每年培养实习生、进修生近百人。科室多人被评为优秀带教老师，指导学生获第九届全国大学生基础医学创新研究暨实验设计论坛银奖、第八届江西省“互联网 +”大学生创新创业大赛银奖等奖项。

（五）团队建设

康复科拥有一支技术精湛、充满爱心的医护技队伍，已经形成重症康复、神经康复、骨科康复、疼痛康复、产后康复、儿童康复、心肺康复、肿瘤康复等康复医生、康复护士、康复治疗师密切配合的治疗团队。

（六）社会服务

科室积极发挥共产党员的先锋模范作用，积极开展义诊等志愿服务，年均义诊 30 次以上。新冠疫情期间，科室全体医务人员第一时间提交了志愿书，除积极参加新冠疫情救治定点医院工作外，还响应医院号召派出多人次赴省外参与救治任务。

科室何水勇赴突尼斯开展医疗服务和教学培训工作，2020 年被评为优秀援外医疗队员。在援疆工作中，科室先后派出两位专家参与新疆阿克陶县医院、克孜勒苏中医医院医疗对口支援工作，帮扶建设康复科。2019 年，在学校支持下，科室与俄罗斯彼尔姆瓦格纳国立医科大学康复学院成功互访，在运动康复领域开展广泛交流。

科室多次派出康复专家参与奥运会、亚运会医疗保障任务，为运动员提供康复服务。科室长期为江西省水上运动中心提供康复技术指导，在运动康复领域开展广泛合作。

三、未来发展规划

（一）提高康复服务能力

结合科室特点和临床需求发展，科室将完善康复医疗工作制度、康复医疗服务指南和技术规范；加强康复早期介入、多学科合作、疑难危重症患者康复医疗服务能力；开展中医康复方案和技术规范研究，积极发展中医特色康复服务，切实提升中医药康复服务能力和水平；建设省级中医药康复服务数据库，在信息化建设中完善中医药康复服务信息，提高资源利用效率，拓展中医康复服务空间，创新服务运营理念和流程，构建覆盖诊前、诊中、诊后的线上线下一体化服务模式。

（二）加强康复人才培养

科室将依托江西中医药大学加强中医康复学、康复治疗学、运动康复学专业本科生的培养，积极培养中医康复、康复治疗专业硕士、博士研究生等高层次人才，适时开设康复物理治疗学、康复作业治疗学、听力与言语康复学等专业；逐步建立以需求为导向，以岗位胜任力为核心的康复医疗专业人员培训机制，持续推进康复医学科住院医师规范化培训；组建或储备康复医疗专家库，建立一支素质优良、专业过硬、调动及时的应对重大疫情、灾害等突发公共卫生事件康复医疗专业队伍。

（三）发挥中医康复优势

科室将充分利用中医康复手段丰富等优势，积极应用中医药技术方法和中医康复设备，提高疗效；推动开展中医康复单元、中西医结合康复单元模式的建设，整合多学科资源，提供便利的综合性、一体化中医药康复服务；重视中医药康复早期介入，减少并发症、缩短治疗时间、提高生存质量；利用江西省中医康复质量控制中心平台，加强中医康复质量管理，指导提供中医药康复服务的各级各类医疗机构持续改进医疗质量，规范中医药康复服务。

（四）建设国家中医康复中心

科室将依托江西中医药大学国家级一流本科中医学专业和针灸推拿学专业建设点及国家中医药管理局中医康复学重点学科，建设国家中医康复中心，建成能提供高水平的中医药康复服务，能开展高水平中医药康复人才培养和临床科研的中医康复平台，发挥中医药康复服务示范引领作用。

（张衍辉　王鹏）

第四十一章

手随心转，法从手出

——推拿科发展历程

一、背景

（一）历史沿革

江西中医药大学附属医院推拿科成立于2019年，拥有独立推拿门诊及推拿住院部。推拿科的前身是1990年江西中医学院推拿门诊部的一个独立科室；2004年，因适应学校院系改革进程，推拿康复科与针灸科合并，仅保留推拿门诊。2019年，医院为了适应社会需求——颈肩腰腿痛的常见、多发情况，以及中医治疗痛证类病的特色，故成立了独立专科以便更好地服务于社会。

（二）科室特色

推拿科治疗的优势病种是痛证和瘫证。其中，痛证包括颈椎病、肩周炎、腰椎间盘突出症、膝骨性关节炎、踝关节扭伤；瘫证包括脑梗死后遗症、脑出血后遗症、脊髓损伤、周围性面神经麻痹等疾病。专科特色为“针推康一体化”诊疗模式。针推康一体化模式以腧穴敏化理论为枢纽，通过整合针灸、推拿等传统中医特色疗法，吸收西医康复评估方法、理疗手段，形成了独具特色的本专科针推康一体化诊疗模式。

经过近5年的发展，推拿科成为院级特色专科、省中医临床重点专科、芳香推拿重点研究室、江西省优势病种（腰痛病）基地。本专科融合传统医学与现代康复医学知识，将传统疗法与现代康复技术有机结合；重视疾病预防、治疗、愈后全周期干预，集推拿、针灸、理疗为一体的痛证（颈、肩、腰腿痛等痛证）、瘫证（中风病、脊髓损伤、周围性面神经麻痹等瘫症）治疗中心及小儿疾病（小儿腹泻、便秘、厌食、咳嗽、发热、肌性斜颈）推拿中心。

（三）科室团队建设及技术运用情况

科室目前有医技人员35人，其中教授、主任医师2人，副教授、副主任医师2人，主治医师10人，医师6人，技师15人；本科及本科以上占比100%，博硕士占比51.4%。团队老中青结合，临床、教学、科研齐头并进。为了更好地服务于学校教学工作，我科以科室为中心，结合其他科室成员，组建了中医推拿教研室学科团队。

科室目前开展特色技术主要有力敏推拿、芳香推拿、力敏针刺、小儿推拿、龙氏正骨推拿、二十四节气铺灸、脐灸、穴位贴敷、放血疗法、拔罐疗法、埋针疗法、冲击波疗法、经颅磁刺激疗法、牵引疗法等，疗效突出，深受患者好评。

（四）历任推拿科主任及护士长

1. 历任推拿科主任

1990—2004年，康国华为推拿科负责人。

2019年至今，章海凤任推拿科主任。

2. 历任推拿科护士长

2019年至今，李慧任推拿科护士长。

二、现状

（一）医疗技术

1. 力敏推拿技术

在腧穴敏化理论指导下，运用不同推拿手法刺激力敏腧穴，以疏通经络、行气活血、调和脏腑阴阳，达到防治疾病目的的一种推拿新技法，具有以下特点。

（1）刺激位置不同：与传统推拿主要以疾病所在部位或腧穴作为主要治疗部位不同，力敏推拿操作治疗部位主要选取疾病所在经络节段上的力敏腧穴为主，不局限于病位所在，也强调远端相关经络节段上的力敏腧穴。

（2）医患体会不同：传统推拿在操作过程中主要强调医者对患者疾病的把握及适应程度，与患者交流较少。力敏推拿则强调在推拿过程中要注意医患的感觉交流，主要包括是否产生“快然、酸胀”等“气至、得气”感以及消敏后医生指下患者经络阻滞减小或消失感（结节减少或消失）。这种“快然”得气感的有无是力敏推拿得效的前提，充分体现了“气至而有效”的理论内涵。

（3）刺激剂量不同：推拿疗法的刺激量主要包括刺激强度、刺激时间、刺激面积。力敏推拿疗法重点在于准确刺激力敏化腧穴，不强调对腧穴或经络进行大面积、高强度的按压，通常只需施与较小地能够引起“快然”感的机械力刺激即能达到经气感传、气至病所的效果。传统推拿的刺激时间为 15 ～ 20 分钟。力敏推拿疗法的刺激时间可不拘泥一格，一般每个力敏腧穴刺激 2 ～ 3 分钟即可，主要以力敏腧穴对机械力刺激的敏感性由高降低，力敏腧穴异常形态或功能缓解或恢复为界，腧穴由敏化态转化为静息态为度。

（4）临床疗效不同：力敏推拿借助力敏化腧穴的对机械力刺激的高敏感性较传统推拿在相同的时间内可以达到更好的疗效，充分发挥了刺激敏化腧穴治疗疾病的优效性和高效性。2022 年，力敏推拿技术成功进入江西省省级医疗服务项目。

2. 芳香推拿技术

芳香推拿技术是本团队发展创新的又一特色技术。该技术是以中药芳香精油为媒介，以推拿为主要刺激方式，激发人体自身的治愈平衡及再生功能的治疗方法，具有调气活血、平衡阴阳、形神同治的独特功效，在治疗身心疾病及亚健康领域有广阔的发展空间。芳香推拿疗法一方面可通过吸嗅使精油分子经鼻腔上部嗅黏膜内的嗅觉细胞作用于大脑嗅觉中枢，促发神经化学物质的释放，调控和平衡自主神经系统，进而调养身心，镇静安神；另一方面，以中药芳香精油为推拿介质，以推拿为适宜刺激，疏通经络，运行气血，进而发挥中药和推拿的双重刺激。其主要作用如下。

（1）调节阴阳平衡：中医学认为，疾病的发生是由于病邪作用于人体，正气奋起抗邪，邪正斗争，破坏了人体的阴阳相对平衡。精油推拿作用于体表局部，通过经络可以明显地调节阴阳平衡。如胃肠蠕动功能减弱者，用肉桂油、丁香油在腹部和背部进行适当的推拿，可以促进其蠕动恢复正常；胃肠蠕动功能亢进者，则可使其蠕动适当抑制而恢复正常。

（2）促进气血循行：气、血是构成人体和维持人体生命活动的基本物质。气、血二者可以相互转化、作用，循行于全身经络，从而达到营养脏腑和官窍的作用。六淫、七情、饮食、劳倦等因素作用于人体，影响脏腑气血，气机失调，导致疾病发生。精油推拿可以舒筋通络，调畅气机，增强气生血、行血、摄血之效，改善人体生理循环，促进气血充盈，濡养全身肢体脏腑。

（3）实现扶正祛邪：精油推拿，可以通过手法的轻重、快慢、频率、方向和不同精油的选择实现相应的补泻作用。如局部进行长时间的弱刺激，能活跃、兴奋生理功能（补法）；而短时间的强刺激，则能减低、抑制生理功能（泻法）。在腹部推拿时使用砂仁油，手法方向与治疗部位移动方向均为顺时针方向时，有明显的通便泻下作用（泻法）；使用苍术油，手法逆时针，而治疗部位移动方向为顺时针，则可增强胃肠消化，达到健脾和胃的作用（补法）。

目前，本专科依托江西省中医药管理局芳香推拿重点研究室开展了颈椎病、失眠、慢性疲劳综合征等病种芳香推拿技术临床研究，临床疗效得到初步证实。

（二）科研成果

科室成立以来，承担国家级课题2项，省级课题3项，厅（局）级课题7项；牵头组建科研平台3个；发表相关论文20余篇，论著4部；获省部级奖励4项；完成科技厅成果登记5项。相关内容详见表41-1、表41-2、表41-3。

表41-1　推拿科部分课题

来源	课题名称	负责人	年度	项目经费（万元）
国家自然科学基金委员会	基于LPS/TLR4/NF-κB信号通路研究热敏灸大椎穴干预哮喘大鼠气道炎症反应的效应机制	章海凤	2020	34
国家自然科学基金委员会	从Wnt/β-catenin/TCF信号通路研究热敏灸干预慢性萎缩性胃炎癌前病变的效应机制	章海凤	2016	39
江西省自然科学基金委员会	热敏灸对慢性萎缩性胃炎癌前病变MAPK/ERK与PI3K/Akt信号通路的机制研究	章海凤	2023	20
江西省自然科学基金委员会	从NF-κB通路研究热敏灸干预膝关节骨性关节炎的效应机制	章海凤	2015	5
江西省重点研发计划	运用手持式测痛仪与NPMS对敏化腧穴的量化特征规律研究	章海凤	2018	6
江西省教育厅	肠易激综合征敏化腧穴的量化特征规律研究	章海凤	2018.1-2021.11	3
江西省卫生计生委	力敏推拿治疗肩周炎的临床疗效研究	章海凤	2018	0.4
江西省中医药管理局	江西省中医临床重点专科	章海凤	2020	0
江西省中医药管理局	芳香推拿重点研究室	章海凤	2021	25
江西省中医药管理局	江西省中医优势病种（腰痛病）	章海凤	2022	100

表 41-2　推拿科部分论著

姓名	论著名称	出版社	角色	年度
章海凤	《推拿治疗学》	中国中医药出版社	编委	2021
章海凤	《小儿推拿学》	人民卫生出版社	编委	2021
李小琴	《推拿治疗学》	人民卫生出版社	编委	2021
章海凤	《盱江医学灸疗传珍》	江西科学技术出版社	副主编	2020

表 41-3　推拿科部分论文

姓名	论文名称	出版杂志	出版年
章海凤（通讯作者）	《基于 PGE2/PKC/TRPV1 信号通路研究热敏灸对膝骨性关节炎兔镇痛效应机制》	《辽宁中医杂志》	2023
章海凤（通讯作者）	《功能性子宫出血患者力敏腧穴压痛阈的定量研究》	《中华中医药杂志》	2023
章海凤（通讯作者）	《热敏灸对膝骨性关节炎兔软骨病理形态及 p53、Caspase-3 表达的影响》	《时珍国医国药》	2021
章海凤（通讯作者）	《针药结合对无先兆性偏头痛患者临床症状及睡眠质量的影响》	《中华中医药杂志》	2023
章海凤（第一作者）	《热敏灸对 IBS 模型大鼠血清及结肠组织中 SP、CGRP 表达的影响》	《世界科学技术——中医药现代化》	2023

（三）教学情况

本专科承担了江西中医药大学中医推拿学教研室湾里本部、高职及科技学院本科生推拿学、推拿手法学、推拿治疗学等每学年 1856 学时的教学工作；承担了全校推拿培训工作，包括规培生、研究生、实习生；参加全国针灸推拿技能比赛工作，获得团体三等奖成绩，教师组获推拿个人三等奖成绩；积极开展推拿功法学、产后康复学等选修课；培养中医针灸推拿学博士、硕士研究生共 26 人；毕业研究生通过住院医师规范化培训达标率 100%。团队指导的研究生中 1 人获校优秀博士学位论文，3 人获省级优秀硕士论文，5 人次获得省级研究生创新课题。科室的课程教学、学科建设均具特色。科室从“十二五”开始参加国家级《推拿学》《推拿治疗学》等规划教材的编写工作，主持各级各类教学改革课题 10 余项。

（四）文化建设

推拿科积极进行中医药文化科普宣传，如江西电视台影视旅游频道、江西广播电视台少儿频道《我的穴位我做主》《冬病夏治·巧治虚寒湿》《中医推拿——穴位保健有妙招》等；微信推文，如江西中医药大学附属医院公众号、江西中医药大学附属医院推拿科公众号等；基层义诊，如青山湖上访路社区献爱心活动、景德镇市新枫街道献爱心活动及专家讲座等形式进行文化传播。

为进一步提高中医药文化内涵，科室一方面将病区走廊建成反映科室内涵建设的中医药文化长廊，内容包括科室简介、科室特色疗法、新业务新技术介绍、中医小知识等；另一方面，扩建并美化门诊诊室，在走廊挂放本专科特色技术简介及荣誉获奖，突出我科中医药文化内涵。我科专门布置一间中医药文化宣传室，里面陈列了古典针具如九针、陶罐、皮肤针等展品，也是专科采访的首选地点。

科室积极开展治未病服务，自2019年以来，连续开展了三九贴、三伏贴、三伏铺灸、二十四节气铺灸、小儿推拿助长、脊柱侧弯训练营等特色中医治未病服务。

三、未来发展规划

科室确定以项痹、腰痛、膝痹为主攻优势病种，形成专科诊疗方案，在配备相应的场地、增加设备投入、配备优秀的专业技术人员等基础上，通过开展多专业联合诊疗、中医综合治疗等形式，在临床实践中不断优化，形成可推广的中医诊疗方案；努力在江西省中医优势病种（颈椎病）、江西省中医优势病种（腰痛病）治疗中心建设基础上争取建成“项痹、腰痛、膝痹示范中心”。

科室将通过引进高层次人才、培训、进修等多种形式，培养形成一支中医思维能力强、中医诊疗水平高、中医临床疗效好的中医药人才队伍；通过继续举办国际、国内学术会议，参加国际、国内专业学术会议，选派年轻医师进修等方式加强国内外学术交流，增加本专科国际和国内的影响力及知名度；通过定期举办国家级、省级继续教育学习班，到基层医院进行学术讲课和会诊，将我们的新疗法、新技术在全国范围内推广应用；同时吸收地方医院的医疗技术人员来我科进修学习，提高我科在行业内的知名度。“十四五”期间，专科学术继承人外出学习1～2次，专业技术骨干专科进修1～2人次，每年至少举办1～2项全国性学术研讨会或培训班，不断扩大本专科的学术地位和影响力。

（章海凤　张瑶　刘慧）

第四十二章

绿色疗法，健康随行

——特色治疗部发展历程

一、背景

（一）成立背景

特色治疗部成立于2015年，由中医特色中心与灸疗门诊合并组成。2004年12月，中医特色中心成立。中心采用传统中医非药物疗法为主要治疗方法，发挥中医特色优势，积极开展针对多种疾病的治疗及亚健康人群保健治疗的中医特色治疗项目。2008年，灸疗门诊成立。门诊以热敏灸为主要治疗手段，通过激发人体经络能量，以艾火的热力和药物给人体以温热刺激，经络腧穴的传导，来调节脏腑的阴阳平衡，扶正祛邪，调动机体本身的防御能力，调和阴阳、气血、脏腑功能，以达到防病治病，养生保健，从而恢复身心健康。为适应医院发展，2015年医院将两科室整合，合并成立特色治疗部。

（二）科室简介

特色治疗部长期从事中医“治未病”临床工作。本科室依托医院强大的医疗技术，为患者提供有效、显著的中医特色干预治疗。经过多年的发展，科室不断完善壮大，拥有一支技术精湛，团结协作，不断进取的团队；同时，诊疗技术不断提高和丰富，形成了中医特色明显，临床疗效显著，集临床、教学为一体的临床科室。

（三）科室特色

特色治疗部运用热敏灸、中医推拿、针刺、穴位敷贴、耳穴压豆、穴位埋线、整脊推拿、正骨推拿、穴位经络按摩、保健按摩等中医疗法，治疗内、外、妇、儿、骨、皮肤等科多种常见病症，同时将中医疗法运用于健康和亚健康人群的保健治疗，构建了具有中医特色的预防保健服务体系。本科室积累了丰富的临床病例和成熟的诊疗方法。在医院主打的热敏灸治疗上，科室一直延续纯手工操作，真正做到了“南看江西灸”。

（四）历任特色治疗部主任及护士长

1. 历任特色治疗部主任

2004—2015年，吴建华任中医特色中心主任。

2008—2010年，胡立敏任灸疗专科门诊部科主任。

2012—2015年，黄建华任灸疗专科门诊部科主任。

2015—2022年，黄建华任特色治疗部科主任。

2017年至今，吴志红任特色治疗部科副主任。

2. 历任特色治疗部护士长

2006—2016年，吴志红任中医特色中心护士长。

二、现状

（一）医疗工作

科室位于江西省中医院5号楼五层，面积500余平方米，科室治疗环境相对独立。近年来，科室业务量快速增长，在院领导支持下治疗诊室、诊疗面积得到扩增，其中艾灸诊室4个，治疗床25张；推拿诊室1个，治疗床7张；综合治疗室1个，治疗床4张。科室开展院内会诊，针灸下病房，方便住院患者治疗。尤其在新冠疫情期间，科室积极参与疫情防控工作，积极提升医疗服务水平，接待量呈逐年增长趋势，中医特色治疗率99.07%。

（二）技术特色

1. 针刺

针刺是指用金属制成的针刺入人体一定的穴位，运用一定手法，以调整营卫气血、治疗疾病、调理身体、预防保健的一种方式方法。针法在我国有几千年的历史，古人用它治疗疾病，预防保健。中医的针刺、灸法和中药是中华文化、中国医学的瑰宝。

2. 热敏灸

热敏灸是艾灸疗法的一种，采用艾条温和灸的方法，在人体热敏点上施灸治疗。热敏点是一种敏感、开放的穴位。这类穴位对艾条的热力极为敏感。艾灸热敏点能激发人体的经络反应，产生热感深透、扩散、传导甚至酸麻重胀等感觉，使经络疏通，经气传导，“气至病所”，从而大幅提高艾灸疗效。

热敏灸法具有安全、高效、无创痛、无毒副作用等优点。热敏灸疗法功效包括温经散寒，行气通络；扶阳固脱，升阳举陷；泻热拔毒，消瘀散结；防病保健，延年益寿等。

3. “冬病夏治”联合疗法

冬病夏治是我国传统中医药疗法中的特色疗法。它是根据《素问·四气调神论》中“春夏养阳”、《素问·六节脏象论》中“长夏胜冬”的克制关系发展而来的中医养生治病指导思想。

（1）穴位贴敷法：药物贴敷后可使局部血管扩张，促进血液循环，改善周围组织营养。药物透过表皮细胞间隙并经皮肤本身的吸收作用，进入人体血液循环而发挥明显的药理效应。

（2）督脉灸：督脉灸把督脉和艾灸的作用结合到一起，能够更好地发挥温通督脉、散寒、通络止痛的效果。督脉在人体后背的正中央，总督一身之阳，能够振奋全身阳气。艾灸有祛风、散寒、通络的效果。

（3）中医整脊：是运用中医原创思维研究人体脊柱系统解剖生理，结合脊椎解剖学、生物力学、X 线影像学，运用规范特定矫正手法，并结合中医传统疗法对颈、胸、腰椎和骨盆的骨关节、椎间盘以及脊柱相关软组织的劳损、紧张僵硬或退化性改变进行调整，以恢复脊柱内的生物力学平衡关系，解除脊柱周围软组织急（慢）性损伤的病理改变，达到调节其外在生物力学和气血、阴阳平衡的目的，以此来治疗、预防脊柱及脊柱相关性疾病的有效的非药物绿色环保疗法。

（4）穴位埋线疗法：穴位埋线疗法是在传统医学理论指导下，将蛋白线，或羊肠线，或者高分子可降解生物材料等线体埋置在体内，以持续刺激腧穴或特定部位，达到防治疾病目的的一种新兴针灸疗法。穴位埋线疗法基于针灸学的“留针法”，集针刺、刺血、组织疗法等多种作用于一身，操作安全简便，以线代针，刺激持久，选穴求精，疗效显著。

（三）人才培养

科室重视医生学习成长，派医生前往广东省中医院针灸科进修学习，提高临床技能，给大家带来新的技术手法；每周定期进行科室小讲课。

（四）科研成就

科室成立以来，共申请获得省、厅等各级各类课题10余项，发表论文20余篇。其中，黄建华的“腧穴敏化临床研究”2008年获江西省科学技术进步奖一等奖；“腧穴热敏化临床研究”2008年获中国针灸学会科学技术奖二等奖；“腧穴热敏红外检测技术的建立与临床应用”2014年获得江西省科学技术进步奖一等奖。

（五）教学情况

科室承担本科生和规培生的临床实习、进修人员的带教工作；定期组织小讲课，临床操作培训等。

（六）团队建设

科室目前拥有临床医师、治疗师等共计19人。其中，副主任中医师1人，副主任护师1人，主治中医师4人，中医师6人，治疗师7人。吴志红任世界中医药学会联合会中医治未病专业委员会理事、江西省研究型医院学会中医治未病学会常务委员、江西省中医药学会治未病分会常务委员、江西省针灸学会脐疗专业委员会常务委员。

（七）社会服务

科室积极参与岐黄国医外国政要江中体验中心项目，接待各国政要和友人，亲身感受中医推拿、热敏灸等传统项目。

科室积极参与中医药科普宣传活动，在医院公众号进行科普宣传，配合医院拍摄中医特色疗法宣传视频，积极参加医院组织的各项义诊活动，如江西省人力资源和社会保障厅义诊、江西省信访局义诊等。科室充分发挥优势，扩大影响，带来了良好的社会声誉。

2020年，新冠疫情以来，科室积极响应医院号召，陈卫民主动支援乌兹别克斯坦抗击疫情，为期5个月，帮助当地疫情防治。2022年3月，南昌疫情暴发后，科室先后派人参与南昌各区核酸检测任务；2022年8月，丁晓音前往鹰潭贵溪抗击疫情；2022年9月，胡娟娟前往吉安永丰抗击疫情。所有成员都不畏辛苦，深入封控区，得到了各界一致好评和荣誉证书。

三、未来发展规划

科室积极围绕健康中国理念，做到未病先防，既病防变，病愈防复。

科室将进一步加强与院内各科的联系与合作，在中医特色治疗项目上搭建合作平台，不断完善，辅助提高治愈能力；引进高技术、高学历人才，形成优秀的医生和治疗团队；派医师学习新技术，拓展业务，打造特色专科；提高科室科研能力，在科内形成良好的学习风气，鼓励科室医生参加课题研究、发表论文等；完善科室管理，通过支持医护人员工作激励政策，保证医务人员积极性与稳定性。

（吴志红　周丽莹）

第四十三章

守正创新，惟德守中

——中医经典科发展历程

一、背景

（一）成立背景

根据《国家中医药管理局办公室关于推进中医药传承创新工程重点中医医院中医经典病房建设与管理的通知》，2017 年 5 月，江西省中医院被纳入中医药传承创新工程储备库。为更好地发挥中医药特色优势、进一步提升中医药防治重大疑难疾病能力，江西省中医院借鉴全国中医经典病房积累的成功诊疗经验，于 2021 年 4 月开始筹建中医经典科。2022 年 1 月 17 日，历经 10 个月的筹划准备，江西首个中医经典科在江西省中医院西湖院区开科。

（二）科室简介

中医经典科是以中医传统经典理论为指导，以中医药技术为主要手段，开展各种急危重症和复杂疑难病以及常见病、多发病的诊治工作。科室突出中医特色优势，对各名家经验兼容并蓄，强调经方的临床运用，深入挖掘中医特色疗法以及合理应用现代医学手段，在坚持安全第一的前提下，治疗理念回归中医主导，以“能中不西、先中后西、西为中辅、中西联合”为原则，积极探索运用中医主导的方法和技术，建立常见病的中医综合治疗规范，形成中医诊疗方案并向其他临床科室推广，达到全面提升中医临床诊疗水平以及中医服务能力的目标。科室突破了传统科室的专科属性，以多学科综合诊疗模式，解决了患者因病情复杂、一人多病而往返各科诊疗的难题和困境，对多种危急重症和常见病多发病开展诊治工作。

（三）科室特色

中医经典科汇集我院名医名家指导临床诊疗和科研工作，以金匮大家、国医大师伍炳彩，肾病专家、国医大师皮持衡，消化专家、全国名中医张小萍教授三位专家为学术带头人，呼吸病专家刘良徛为学科带头人，为科室的诊疗提供强有力保障。本科室医护团队经典理论功底扎实，临床经验丰富，诊疗技术过硬，医德医风良好。科室中医特色气氛浓厚，能够综合运用中药汤剂、膏方和其他各种制剂，以及针刺、推拿、热敏灸、虎符铜砭刮痧、平衡火罐、温灸罐、火龙罐、火熨术、八卦推腹、棍针、浮针、固元灸、火龙灸、整骨、中药熏洗、穴位敷贴、耳穴治疗等中医传统特色外治疗法，做到内药外治有机结合，充分发挥中医中药简、便、验、廉的优势，推动中医药诊疗水平不断提高，形成了新特色、新优势。

（四）历任中医经典科主任护士长

1. 历任中医经典科主任

2022 年至今，胡子毅任中医经典科主任。

2. 历任中医经典科护士长

2022 年至今，张燕任中医经典科护士长。

二、现状

（一）医疗工作

中医经典科设立了中医经典门诊和住院病房，其中包含了中医治疗室、针推室、煎药室等。病房主要收治的优势病种包括痛风性关节炎、持续性发热、代谢综合征、各类结石、急（慢）性心力衰竭、慢性阻塞性肺病、肺部感染、急性胰腺炎、上消化道出血、肝功能不全、慢性腹泻、便秘、中风、产后病、痛经、湿疹、肥胖、颈肩腰腿痛、各类肿瘤等疾病。

中医经典科以中医传统经典理论以及名医经验为指导，综合运用中药汤剂、膏方及其他各种制剂，结合针刺、推拿、热敏灸、虎符铜砭刮痧、平衡火罐、温灸罐、火龙罐、火熨术、八卦推腹、棍针、浮针、固元灸、火龙灸、整骨、中药熏洗、穴位敷贴等中医传统特色外治，充分发挥中医中药简、便、验、廉的优势。科室在临床上针对不同病种及优势环节，以“辨证论治、灵活组合”的方式，将针、灸、药这些中医特色疗法有机结合形成中医组合拳，形成了“中药、针灸、西药”三位一体的治疗方案。

（二）人才培养

中医经典科人才培养及梯队建设体系完整。科主任胡子毅，医学博士，硕士研究生导师，第五批全国老中医药专家学术经验继承人，江西省首批中青年骨干人才。科室拥有硕士研究生导师2人，全国老中医药专家学术经验继承人2人，江西省老中医药专家学术经验继承人2人，斯坦福大学访问学者1名。全科共培养全日制专业型研究生11名，学术型研究生3名，在职研究生1名。

（三）科研成就

1. 课题

我科室主持江西省中医药管理局课题6项，江西省卫生健康委员会课题2项，江西省教育厅课题1项；参与江西省教育厅课题2项，江西省科技厅课题1项，江西省中医药管理局课题4项。

2. 专著、论文

中医经典科参编教材3部，出版专著1部，代表性著作详见表43-1。

表43-1　中医经典科代表性著作

姓名	论著名称	出版社	参编方式	年度
胡子毅	《金匮要略讲义（第4版）》（国家卫生健康委员会“十四五”规划教材）	人民卫生出版社	编委	2021
胡子毅	《金匮要略讲义（第11版）》（全国中医药行业高等教育“十四五”规划教材）	中国中医药出版社	编委	2021
李海群	《中医内科学案例教学》	中国中医药出版社	编委	2022
胡子毅	《仲景经方江西名家医案选读》	江西科学技术出版社	主编	2023

科室发表学术论文30余篇，其中SCI 3篇，北大核心2篇，代表性论文详见表43-2。

表 43–2　中医经典科代表性论文

姓名	论文名称	出版杂志	出版年
胡子毅（通讯作者）	“Effectiveness of Banxia Xiexin Decoction in the treatment of precancerous lesions: A protocol for systematic review and meta–analysis”	*Medicine*	2021
胡子毅（通讯作者）	“Efficacy and safety of Guizhi–Shaoyao–Zhimu decoction in the treatment of rheumatoid arthritis: A protocol for systematic review and meta–analysis”	*Medicine*	2021
胡子毅（通讯作者）	“Helicobacter pylori reinfection and its risk factors after initial eradication: A protocol for systematic review and meta–analysis”	*Medicine*	2021
李海群（第一作者）	《基于“肝失疏泄”理论论治肾性水肿》	《时珍国医国药》	2021
胡子毅（通讯作者）	《基于 TRAF6/AP–1/TNF–α 途径探讨消痛汤治疗急性痛风性关节炎的机制研究》	《时珍国医国药》	2023

3. 学术交流

我科室成员先后前往长沙、广东、上海、杭州、景德镇等地进行学术交流，参加学术会议。我科室为全国中医经典联盟成员单位。

（四）教学情况

中医经典科承担了本科生、研究生的金匮、伤寒、温病、中医内科学等多个学科多个年级的教学任务，承担了学校及全国各地的实习生、本科生、研究生、进修生的教学任务，累计接纳外地进修生 10 余人次，并多次指导院内其他科室开展中医治疗；主持省教改课题 1 项，名师工作室 2 项。

（五）团队建设

中医经典科有一支中医底蕴深厚、辨证精准、技术过硬、亲和友爱的高水平医护队伍。医护人员均经过重症医学及现代医学抢救技术培训，具有扎实的中医经典理论，熟练掌握多种中医特色疗法，具备丰富的中西医综合救治急危重症及疑难杂病的能力。医生团队 7 人，其中主任中医师 1 人，副主任中医师 1 人，主治医师 4 人，住院医师 1 人；博士 1 人，硕士 6 人。护士 13 人，其中主管护士 4 人，护师 6 人，护士 3 人。

科室成员获得 2022 年江西省第三届“杏林杯”中医经典知识竞赛团体特等奖、个人最佳风采展示奖和个人理论三等奖。

（六）社会服务

疫情期间，胡子毅作为队长2次带领队员进入上海方舱、重庆方舱，其中援沪收治人员累计3000余人，援渝收治人员累计1000余人；2次前往乌兹别克斯坦进行医疗援助。科室成员也多人多次参与新冠抗疫援助工作和核酸采集工作。疫情封控解封后，中医经典科作为新冠病房，收治新冠患者100余人，并专门成立了5个中医经典科新冠服务群，科室医务人员免费服务人群2500余人；同时克服困难，积极开展线上就诊、线上寄药，累计服务人员近1000人。

中医经典科成员参加了西湖区政府义诊、景德镇义诊、万科等社区义诊活动10余次。

三、未来发展规划

（一）指导思想

科室立足中医经典，以中医为主导的方法和技术开展疾病诊疗，推动中医药在诊疗疑难杂症、多重复合型病症上的应用与发展，形成一套具有鲜明江西特色的诊疗方案，成为一流“江西样板”，在惠及南昌群众的同时推广至全江西乃至全国，助力中医药事业的不断前行。

（二）工作目标

科室以中医传统经典理论为指导，突出经方的临床运用，深入挖掘中医特色疗法并合理应用现代医学手段，实现运用中医经典在医疗、教学、科研三位一体的同质发展；培养出一批具有一定影响力的学科带头人和优秀的中医骨干，形成结构合理、中医突出、西医熟练、兼容并进、传承创新的医疗团队和学术团队。

（三）工作计划及保障措施

1. 科室将进一步凝练科室优势病种及特色优势，不断扩展科室业务的内涵和外延建设；重点突出科室的优势病种，确定主攻病种，根据科室特点与定位，选择3个急危重或疑难疾病作为主攻病种（肺炎、心力衰竭、急性胰腺炎），并研究制订优化并推广诊疗方案；在保障医疗安全的前提下，以名老中医临证经验和医院临床实践为基础，广泛挖掘地方流派特色疗法，遴选中医民间特色技法，梳理总结诊治思路，通过临床实践，形成中医为主的中医经典病房主攻病种诊疗方案并推广应用。

2. 科室以医院传承创新中心为平台，建立科室科研团队，提升整体科研水平；加强科室成员科研能力的培养和学习，积极参加院内外的各项科研培训，确立各科研团队主攻方向，开展科学研究，逐步申报重量级项目，发表高质量论文。

3. 科室将加强人才培养和引进，特别是高层次人才和临床技能型人才的引进、培养和过程考核；丰富科室人员结构和专业分布，鼓励开展新技术，提高科室（医院）核心竞争力和诊疗水平。

4. 科室将持续培养科室成员的临床能力，增加科室医生对外交流学习和进修的机会，进一步提高中医特色疗法的技术，使其具有系统性，可以有效结合，切实提高使用后的疗效；鼓励科室医生形成专业分化和专业特色，使其“又全又专”。

5. 科室将推进优质护理的发展，形成中医经典特色的中医护理团队和护理方案，提高护理质量，提升护理满意度，力争成为医院，乃至全省、全国优质护理的特色科室。

6. 科室将提高科室带教水平，优化学生培养计划，丰富规培生、进修生等带教内容；增加科室小讲课的广度和深度，夯实临床基础知识；积极培养学生的自主能力，提高独立动手能力，增强学生的中医思维。

7. 科室将深入推进医联体建设，成立江西中医经典科医学联合体，建立以南昌市为中心、地级市为网点的诊疗系统，加强彼此相互学习、讲学、会诊等交流互动，让基层医院和人民群众知晓科室（医院）的业务范围，进一步提高科室（医院）的知名度。

（胡子毅　李海群）

第四十四章

健康管理体检中心发展历程

一、背景

（一）历史沿革

为了更好地满足人民群众对身体健康的需求，坚持以人民健康为中心的原则，我院经过一系列详细的规划和准备，于2002年4月1日成立市场部；后来为了更好地开展对外交流工作，2011年经过院党委会讨论决定，更名为社会发展部；2013年，更名为体检科，2021年，更名为健康管理体检中心。创办至今，我中心进行了60余万人次的健康体检，发展为集健康体检、医疗保健、健康咨询等健康管理为一体的中西医结合体检中心，成为全国健康管理示范基地。

（二）科室简介

2011年，刚成立的市场部和社会发展部主要有六部分工作内容。一是在自管公费医疗占据医保主流的大背景下，拓展医疗市场，与200多家机关和企事业单位开展深度医疗合作，重点对各单位职工进行全面的健康管理，为医院提升社会效益，增加病源。二是与南昌市急救中心合作，分别在东湖医院本部和高新片区开设2个“120”急救站点，每月为我院输送急诊患者300余人。随着急诊患者大幅增加，我院相继设立了泌尿外科、脑外科、胸外科等外科科室，并且骨科扩展至3个。三是与南昌市急救中心医务部门签订协议，对所有参与“120”值班的医务人员，包括所有新进员工进行系统规范的院前急救培训，要求人人掌握急诊急救综合知识，个个考核过关。此举使我院的整体急诊急救水平得到全面提升，为保障患者生命安全夯实基础。四是与南昌市公交公司协调，把我院八一大道院门口公交站点更名为“江西省中医院”站，大幅提升了我院在广大市民当中的知名度；同时与公交公司开展密切医疗合作，我院成为当时3500部公交车的事故定点合作医院。五是每年开展新生入学体检上万人次。六是优化健康管理工作流程，建章立制，提升健康管理服务能力。

健康管理体检中心建立了一套严格的操作规范和品质管理体系及人性化服务体系，参与多项国家级基金课题及省、厅、校级科研课题的研究，丰富了体检中心的学科建设。

体检中心根据不同人群，设计不同的体检套餐以满足个性化需求。通过科学、规范的制度和流程管理及“一站式”的服务模式，体检中心承担了省直机关事业单位保健对象（副厅及以上干部及正高专业技术人员等），各机关、企事业单位团体及个人各类体检；为每位受检者建立长期计算机管理的健康档案，提供医疗咨询、防治方案及预约专家门诊等方便、快捷的检后跟踪服务，做到“一次受检，终身受益”。

体检中心坚持走特色发展道路，结合现代医学模式，引进“躯体、体质、心理”三维体检模式，运用中医理论和方法指导群众养生保健，达到增强体质、预防疾病、延年益寿的目的。

（三）历任健康管理体检中心主任及护士长

1. 历任健康管理体检中心主任

2003—2011 年，杨卫星任主任。

2011—2019 年，邓科穗任主任。

2019—2023 年，张群芳任副主任（主持工作）。

2023 年至今，张群芳任主任。

2. 历任健康管理体检中心护士长

2022 年至今，杨超任科副护士长。

二、现状

（一）医疗工作

健康管理体检中心共计 70 余人。其中管理人员 7 人，管理人员包括主任、护士长、检前组长、检中组长、检后组长，负责项目的整体运营和管理。医护人员包括中医师、西医师、放射技师、护士、导诊等，负责各项体检服务。

我中心具有如下优势。

（1）专业性：本中心拥有一支中西医结合的专业团队，包括具有丰富经验和高水平的中医师、西医师、检验师、放射技师、护士等，能够为客户提供全面、准确、专业的体检服务。

（2）系统性：采用中西医结合的体检模式，既能利用西医设备进行客观、精确的检测，又能运用中医理论进行综合的分析评估，实现对人体健康状况的全方位掌握。

（3）个性化：根据客户的年龄、性别、职业、生活习惯及基础疾病等不同特点，提供个性化的体检套餐和健康管理方案，满足客户的不同需求和期望。

（4）人性化：注重客户的舒适度和满意度，提供舒适、优雅、私密的体检环境，采用预约制、智能导检、一站式服务等方式，简化体检流程，节省客户时间，提升客户体验。

（二）技术特色

（1）中医体检项目：包括中医体质辨识、中医四诊（舌诊、面诊、脉诊、问诊）、中医经络分析、热红外断层扫描（TTM）、穴位按诊等。

（2）西医体检项目：包括常规体格检查（内科、外科、眼科、耳鼻喉科、口腔科、妇科等）、常规实验室检查（血常规、尿常规、便常规、生化、免疫等）、常规影像学检查（X 线检查、CT 检查、彩色多普勒及磁共振等）、常规心电图检查、动脉硬化检测、骨密度检测、碳 13（14）呼气试验、肺功能检测、人体成分分析、睡眠呼吸监测、心理体检等。

（3）中医药膳项目：根据个人体质和季节特点，提供具有调理、预防、保健作用的中医药膳，如八珍汤、四物汤、枸杞红枣茶等。

（4）多学科名医坐诊：自 2020 年 6 月起，在医院领导和各临床专科团队的大力支持下，健康管理体检中心组建了权威、专业的具有副主任及以上职称的临床医师专家队伍坐镇检后专家门诊，倡导“权威、专业、准确”的服务理念，为体检人员提供温馨、私密、细致的人性化服务，搭建了集咨询、检查、诊断、治疗、保健、养生于一体的体检服务新模式。

该门诊为体检人员提供专业、全面、深度的体检报告解读，综合分析影响健康的危险因素；针对体检异常指标，结合个体情况进行进一步精准和个体化检查；对需要专科进一步诊治的受检者，提供就医导航，协助挂号，选择最佳就诊科室；针对体检中发现的患病率较高的疾病开设多学科会诊（MDC）检后门诊，采用预约制，邀请医院各相关科室专家团队联合坐诊咨询，为有需要的受检者服务；还会根据体检者此次体检结果，对于下一次体检方案的制订给予专业建议。开诊以来，门诊得到广大体检者的好评，检后专家门诊量剧增，有效解决了以前“只检不管”的尴尬局面，医院健康管理体检中心的健康管理也形成了一个完整的服务链。

（三）人才培养

中心每周安排科室人员业务学习，包括健康管理相关理论知识学习以及业务技能操作培训；同时，数次选派科室工作人员到省内外其他医院体检中心进行学习交流，汲取优秀同行的经验，不断规范科室管理，提升服务品质。

（四）科研工作

健康管理体检中心近20年发表论文近百余篇，具体科研工作详见表44-1、表44-2。

表44-1　健康管理体检中心中标课题

来源	课题名称	负责人	年度	项目经费（万元）
江西省卫生厅	医护职业倦怠与心理健康水平的相关性研究	邓科穗	2010	0.4
江西省卫生和计划生育委员会	敏灸联合改良森田疗法对脑卒中后抑郁的临床疗效观察	邓科穗	2010	0.4
江西省中医药管理局	辨证穴位贴敷联合健康管理干预糖尿病前期的有效性研究	张群芳	2021	自筹
江西省中医药管理局	基于药食两用“调和大补羹”加减调治亚健康的效果观察	张群芳	2021	自筹
江西省卫生健康委员会	液基细胞检查与高危型人乳头瘤病毒检测在宫颈癌患者筛查中的临床价值	徐淑华	2021	1
江西省中医药管理局	对老年人体检时心理状态的分析及相应的中医护理措施	杨超	2021	自筹

44-2　健康管理体检中心代表性论著

姓名	论著名称	出版社	参编方式	年度
邓科穗	《护理心理学》	人民军医出版社	主编	2013
邓科穗	《老年护理学》	中国医药科技出版社	主编	2016

（五）获得荣誉

2016年3月，科室被江西省总工会授予“江西省五一巾帼标兵岗”。

2018年8月，科室被中国健康促进基金会、中华医学会健康管理学分会授予“全国健康管理示范基地”。

2021年4月，科室被中华全国总工会授予“全国五一巾帼标兵岗”。

三、未来发展规划

（一）指导思想

中心坚持全心全意为人民健康服务的宗旨，以医疗质量、服务品质为核心，加强学科建设，打造特色优势明显的健康管理体检中心。

（二）工作目标

中心以中医体检为核心，集中西医体检、中医保健、中医药膳、心理健康、检后健康管理服务于一体，打造一个符合江西中医药大学附属医院的定位和特色、满足人民群众对健康管理多元化需求的特色健康管理体检中心。

（三）工作计划及保障措施

中心将进一步提升综合竞争力，以健康管理医疗队伍建设为重点，以完善科室制度建设为保障，充分发挥我院中医药特色，结合现代诊疗技术，致力于打造一个中医特色鲜明的健康管理服务体系。

1. 优质服务

中心将加强主动服务意识，提高服务的精细程度，持续加强培训职工的专业技能，不断优化体检流程，建立服务评估机制，定期评估服务质量，及时响应客户反馈，不断提高体检客户满意度。

2. 加强硬件投入

中心将改建扩建现有体检中心规模，增加体检设备投入，引进精尖的检测设备，持续改善体检环境，不断升级健康管理系统，打造完善的客户服务网络平台。

3. 人才队伍建设

中心将稳步推进人才队伍建设和培养，引入更多高水平专业人才，特别是临床医学专业及健康管理专业的医师，从而加强人力资源的合理配置。

4. 特色体检服务

中心将以中医“治未病”理念为指导，努力探索在健康管理（体检）、慢性病管理、健康促进、预防保健、社区卫生服务、健康教育、中医治未病等领域开创具有我院特色的健康管理服务项目，加强对外交流合作，做好科室体检特色宣传，扩大社会影响力。

5. 完善制度

中心将进一步完善科室各项规章制度、奖惩制度以及岗位职责，完善健康管理质量控制制度。

6. 推动学科建设

作为江西省中医药学会健康管理学专业委员会主任委员单位，中心将持续做好委员会的各项工作，将中医药特色与健康管理更好、更紧密地相结合，不断推动健康管理行业规范有序发展，推进健康管理学科的建设，为满足广大民众日益增长的健康服务需求贡献力量。

7. 科研工作

中心将重视学术科研工作，采取一系列激励措施激发职工做科研的积极性和创造力；加强科内人员的业务学习，不断提升科室人员的专业能力和综合素质。

（黄兰）

第四十五章

防患未然，助力健康

——治未病中心发展历程

一、背景

（一）科室发展背景

中医一贯重视治未病，《黄帝内经》提出“不治已病治未病”，后《金匮要略》有“见肝之病，知肝传脾，当先实脾”，即为治未病思想在临床的应用。治未病和治已病，作为针对健康状态的不同方式，在中医的古籍中常同时存在。这说明古代医家注意到预防疾病与治疗疾病一样，对健康的维护具有重要的意义。扁鹊见蔡桓公的故事，更是一针见血地提出了预测疾病、早期干预等治未病思想的重要作用。故而“上医治未病”要求从事中医者有很好的健康风险预测能力，从而为早期干预奠定基础。

作为以中医临床为主的三级甲等综合医院，我院自始至终坚持治已病和治未病相结合，维护人民的身体健康。

根据国家中医药管理局的要求，我院早期治未病工作主要分别由国医堂和体检科承担，至2015年年底，医院下文成立治未病中心，并同时任命特色治疗部黄建华、体检科邓科穗以及项凤梅为治未病中心副主任，并由项凤梅负责治未病中心工作，至此治未病中心形成了完整的治未病工作流程。其中，体检科负责健康信息采集和评估，特色治疗部负责治未病的特色治疗干预，项凤梅所在的治未病中心负责健康宣传和管理、中医药干预等。

由于当时中医药干预区域的面积较小，在2019年等级医院评审后，医院领导将综合门诊并入中医药干预区域，中医药干预专家的人数得到提高和改善。

（二）科室简介

江西中医药大学附属医院治未病中心集中医健康信息采集、健康评估、健康宣教和管理、健康干预于一体，是针对人体健康进行全生命周期服务的临床一级科室，是江西省唯一的省级治未病中心，也是江西省中医药管理局重点建设科室。科室以国家中医药管理局制订的治未病科室指南为标准，设立健康信息采集和评估、健康宣教、健康管理、中医药和特色治疗干预等区域，在针对不同健康状态人群进行健康信息采集和评估、健康宣教和管理的基础上，对偏颇体质、亚健康、欲病状态、慢性病的病情稳定期、老年健康状态、术后、产后状态，以及虚弱健康状态等进行中药、中医特色技术等干预，防治疾病进展，减少疾病复发，从而达到维护健康、延长寿命的目标。

（三）科室特色

与治已病不同，治未病的特色和服务特点如下。

1. 服务目标

治已病服务是以治疗疾病为目标，治未病是针对不同的健康状态进行干预。故治未病以提高健康水平，改善患者健康素质为目标。

2. 服务方式

治未病的服务流程包括健康信息采集和评估，健康方案的制订，根据健康状态进行健康教育和管理，中医药干预和适宜技术干预。

因此，治未病对健康状态进行分级和分类；同时，针对多数健康状态较好的人群，治未病的干预方式是教育和管理，只有针对欲病和偏颇体质等人群，治未病才会进行有针对性的干预。

3. 服务人群

治未病服务的对象是健康状态人群，是健康人群中的病前状态和欲病状态人群，故而数量多，范围广，需要根据健康状态的特点进行分类分级干预。

4. 干预手段

治未病的干预手段较多，包括基本的健康教育和管理，也包括针对体质、证候、疾病特点的干预措施。其中，具有中医特色的健康评估、宣教、管理以及干预，将极大地维护人群的健康水平。

（四）历任治未病中心主任

2015—2022 年，项风梅任治未病中心主负责人。

2022年至今，项凤梅任治未病中心主任。

二、现状

在医院领导的大力支持下，科室发展呈良性上升阶段。医疗工作方面，科室健康检测和评估每年3.5万余人次。其中，体质辨识（含人工体质判别和仪器判别）每年约1.2万人次，经络测评每年约1.5万人次，热断层扫描技术（TTM）每年约4000人次。检后咨询每年约3.6万余人次。技术特色方面，科室主要服务人群为偏颇体质、亚健康人群、慢性患者群（包括恶性肿瘤、慢性脾胃病、乳腺病、妇科病、失眠、皮肤病、老年病等），以及术后、产后干预，备孕，儿童助长和性早熟的健康调理等。科室每年纯中医药干预4万余人次。

为了加强治未病的健康宣传和教育，科室每年要到县、社区等地义诊和指导，建立微信群7个共3000人，每天推送9条及9条以上的健康信息，对群成员进行健康科普，同时将健康信息分享到朋友圈，有利于微信好友推广宣传。我们还到电视台、广播台、报纸等媒体，进行治未病的宣传，使治未病的概念得到广泛传播。此外，我们也通过中医检测设备，对患者的健康状态进行测评，获得患者体质、阴阳气血、经络等方面的健康状态信息，并对其进行健康宣教、管理和干预。

特色治疗方面，中心建设了排烟管道，设置灸疗室，推广以热敏灸为主的各种灸疗；同时根据中医基础理论，形成了针对颈椎病的集灸、针、推等治疗一体化的干预方案；形成了三九贴和三伏贴，以及针对不同健康状态的干预贴，如脾胃贴、肺贴、活血化瘀贴以及抗肿瘤贴等，从而将穴位贴敷推广到不同的健康状态干预上；形成了慢性病使用穴位埋线进行长时程外治干预的思想，并运用到萎缩性胃炎、慢性腰腿痛等疾病；引进龙砂开阖针法以及力敏推拿和力敏针刺等特色治疗进行健康的干预。科室还针对慢性胃炎、胃癌治疗后（包括手术、化疗和放疗）、肠易激综合征等慢性病状态，制订治未病干预方案，并取得了一定的疗效。

科室成员分别从事脾胃、老年、皮肤、乳腺、肾、中医经典、肿瘤等专业，显示了治未病专科为主、全科覆盖的“上医治未病”特色。同时，科室成员还从事脾胃、经典、全科医学等方面的本科及研究生教学工作。

科室承担省厅级课题多项，发表论文近200篇，出版著作10余部。

科室形成了21项规章制度以及8个诊疗规范，以使科室的服务规范化和同质化。

三、未来发展规划

目前，江西省正在建设治未病示范基地，拟将我科建设成为江西省治未病中心。因此，医院将在西湖院区划分出独立的区域，用来建设江西省治未病中心。未来的治未病中心需要进行以下规划。

（1）科室将大力加强人才队伍建设。目前，科室人才结构虽然已经有一定的规模，但离建设江西省治未病中心的要求还有一定的距离，因此需引进近20名硕士及高层次人才，包括营养、针推、心理、导引、健康管理、内科等专业方向，以逐渐形成一支集健康信息采集、评估和预测、健康教育和管理、中医药和特色干预为一体的复合型人才队伍；同时，将提高人才队伍科研和教学水平，争取建设一支无论是治未病临床，还是科研和教学都能兼优的人才队伍。

（2）科室将大力加强科室的健康宣教和健康管理服务。尽管科室的健康宣教有多种形式，但仍有待提升。因此，未来科室将建设与门诊系统关联的健康管理平台，通过平台提高健康宣教的针对性和有效性；同时，科室将继续完成以往传统的健康宣教。科室将通过健康管理软件平台，增加医务人员与人群的联系，进行针对性的健康管理以及治未病的质控工作，从而使更多人群能通过治未病健康管理平台，获得中医药健康科普和干预等信息，并能获得更多有效的中医药资源，维护个体的健康。此外，健康管理平台也是治未病科研平台，通过收集大数据人群的健康信息以及管理信息，从而为更加精准的健康状态评估和风险预测以及有效的健康管理方案的制订，提供数据支撑，为治未病健康产品的精准干预，提供平台数据支持。

（3）科室将大力开发治未病的健康干预产品。由于治未病是针对健康状态进行服务的科室，因此，需要开发更多的健康干预产品，通过养生茶、膏方、贴敷、熏洗、刮、摩等方式，进行健康干预，从而推广成简单、方便、有效的家庭健康干预工具和方式。

（4）科室将大力提高治未病科研与教学水平，培养出合格的可以从事治未病工作的复合型人才，为大数据人群的健康服务提供优秀人才培养摇篮。

（5）科室将大力进行治未病的文化建设，使治未病成为医院的中医药文化窗口，展现我院中医诊疗、特色治疗、医院制剂、医患沟通等方面的水平和风貌。

（6）科室将大力进行治未病人文和中医文化的融合建设，从而使治未病真正成为人民群众喜欢的，全生命周期健康维护的服务高地。

（项凤梅）

第四十六章

国医堂发展历程

一、背景

（一）科室介绍

江西中医药大学附属医院国医堂，又称江西省名医工作室，始建于2005年3月26日。科室位于江西中医药大学附属医院东湖院区5号楼3楼，是以江西省中医院雄厚的医疗技术力量为依托的中医临床诊疗基地之一，是融医疗、教学、科研为一体的对外学术窗口，同时也是江西省中医改革、对外开放的展示窗口。

国医堂坐诊名医专家从开科至今涵盖医院及学校国医大师、全国名中医、江西省国医名师、全国老中医药专家学术经验继承工作指导老师、江西省名中医等近百位，详见表46-1。

表 46-1 国医堂开科至今坐诊名医专家

国医大师	洪广祥、伍炳彩、皮持衡
全国名中医	第一届：张小萍、皮持衡 第二届：何晓晖、陈日新
江西省国医名师	第一届：许鸿照、陈崑山、周士源、贺支支、赵纪生、喻文球、何晓晖 第二届：邓运明、饶旺福、谢强、黄存垣
全国老中医药专家学术经验继承工作指导老师	第一批：万友生、姚奇蔚、范崔生、洪广祥、潘佛岩、宗瑞麟、魏稼 第二批：殷伯伦、龚琼模、陈崑山、许鸿照、皮持衡、陈瑞春 第三批：伍炳彩、喻文球、许鸿照、李宗俊、谢强、陈瑞春、皮持衡、彭太平、赵纪生、贺支支、何晓晖 第四批：洪广祥、皮持衡、周士源、伍炳彩、谢强、张小萍、赵纪生、邓运明、何晓晖

续表

全国老中医药专家学术经验继承工作指导老师	第五批：邓运明、刁军成、何晓晖、胡珂、蒋小敏、饶旺福、谢强、喻文球、张小萍、赵纪生 第六批：伍炳彩、皮持衡、张小萍、陈日新、蒋小敏、刘中勇、谢强、万小明、江一平、杨凤云、周士源、喻文球、胡珂、贺支支、赵纪生、甘淳、梁瑞宁、刘巧、龚千锋、范崔生 第七批：刘红宁、范崔生、伍炳彩、皮持衡、张小萍、陈日新、蒋小敏、杨凤云、梁瑞宁、龚千锋、刘英锋、钟国跃、刘良徛、邱桂荣、王万春、蒋力生、章文春、蒋贵林、洪恩四、肖慧荣、龚丽萍、万丽玲
江西省名中医	第一批：万友生、姚奇蔚、范崔生、潘佛岩、宗瑞麟、魏稼、殷伯伦、洪广祥、皮持衡、龚琼模、陈昆山、许鸿照、陈瑞春 第二批：伍炳彩、黄存垣、匡奕璜、蔡灿林、刘义生、姚文豹、喻文球、张安莉、邓运明、贺支支、饶旺福、张小萍、谢强、赵纪生、何晓晖 第三批：刘中勇、陈日新、刁军成、刘良徛、蒋小敏、饶克瑯、江一平、王万春、薛汉荣、胡珂、杨凤云、万小明、郭红飞、陈宝国、龚丽萍、洪恩四、康明非、喻建平、喻闽凤、何兴伟、梁瑞宁、周士源、刘英锋、洪亮、蒋贵林、郑甦、甘淳、张光荣 第四批：万丽玲、王茂泓、邓琤琤、付志红、刘巧、刘建武、许金水、李金娥、杨淑荣、肖慧荣、邱桂荣、张慧、陈岗、欧阳瑜、周茂福、胡齐鸣、秦琬玲、龚千锋、章文春、谌莉媚、蒋力生、程立红、傅萍、廖为民、熊翠凤

（二）历任国医堂科主任

2005—2021 年，蒋小敏任国医堂主任。

2021 年至今，廖为民任国医堂主任。

二、现状

目前，国医堂荟萃了医院 60 余位著名中医学家、各科学术权威和一大批学有所成、术有专攻的中青年专家，其中国医大师 2 人，全国名中医 2 人，江西省国医名师 7 人，全国老中医药专家学术经验继承工作指导老师 20 人，江西省名中医 30 人。国医堂现有医疗使用面积 1500m^2，设有中医内科、中医外科、中医妇科、中医儿科、骨伤科、中医体质调理、国家级名医工作室和两个全封闭静音的老中医临床摄像室等。科室齐全，设备完善，医疗环境整洁优雅，满足了广大患者中医临床治疗和老中医学术思想继承研究的需要。坐诊专家高尚的医德、精湛的医术蜚声省内外，备受广大患者的赞誉，在省内外有着极强的社会影响力，是医院的一个金字招牌。

国医堂还设有 31 个国家中医药管理局批准成立的名医传承工作室及 8 个省级传承工

作室，详见表46-2、表46-3。

表46-2 江西中医药大学附属医院国家级传承工作室名单

序号	批准时间	工作室名称
1	2010	陈昆山传承工作室
2	2010	陈瑞春传承工作室
3	2010	皮持衡传承工作室
4	2010	伍炳彩传承工作室
5	2010	许鸿照传承工作室
6	2011	谢强传承工作室
7	2011	喻文球传承工作室
8	2012	邓运明传承工作室
9	2012	魏稼传承工作室
10	2012	张小萍传承工作室
11	2012	赵纪生传承工作室
12	2012	贺支支传承工作室
13	2012	周士源传承工作室
14	2013	刁军成传承工作室
15	2014	蒋小敏传承工作室
16	2014	何晓晖传承工作室
17	2015	洪广祥国医大师传承工作室
18	2016	饶旺福传承工作室
19	2016	胡珂传承工作室
20	2018	伍炳彩国医大师传承工作室
21	2018	皮持衡全国名中医传承工作室
22	2018	张小萍全国名中医传承工作室
23	2022	陈日新传承工作室
24	2022	刘中勇传承工作室
25	2022	万小明传承工作室
26	2022	杨凤云传承工作室
27	2022	江一平传承工作室
28	2022	梁瑞宁传承工作室
29	2022	彭太平传承工作室
30	2022	皮持衡国医大师传承工作室

续表

序号	批准时间	工作室名称
31	2022	陈日新全国名中医传承工作室

表 46–3　江西中医药大学附属医院省级传承工作室名单

序号	批准时间	工作室名称
1	2017	许鸿照省国医名师传承工作室
2	2017	陈崑山省国医名师传承工作室
3	2017	周士源省国医名师传承工作室
4	2017	赵纪生省国医名师传承工作室
5	2017	贺支支省国医名师传承工作室
6	2017	喻文球省国医名师传承工作室
7	2021	邓运明省国医名师传承工作室
8	2021	饶旺福省国医名师传承工作室

江西省名医工作室具有良好的工作、学习环境，配备齐全的办公设施和用品，拥有电脑、打印机、复印机、医学刊物报纸等。每个名老中医诊室面积不少于 25m^2，候诊区不少于 50m^2。装修风格体现了中医药文化内涵，每个专家诊室用古代名中医名字命名，如仲景馆、华佗轩、扁鹊殿等。每个名中医工作室面积不少于 50m^2，拥有全套摄像、影像设施，全封闭隔音环境，可以对名老中医坐诊进行全程摄像跟踪，保存名老中医坐诊资料。2009 年，国医堂荣获“全国先进名医工作站”称号。

2017 年，国医堂获得全国卫生计生系统先进集体。2023 年 9 月，为了高质量发展，医院在西湖院区设立了国医堂，由总院国医堂延伸管理，坐诊专家涵盖所有总院国医堂名老中医，另外还增加了全国中医临床优秀人才等中青年专家坐诊。

三、未来发展规划

国医堂将进一步稳定和壮大名老中医专家队伍，深入挖掘名老中医的学术思想，不断完善全国名中医工作室的内涵建设，扩大科室在全省乃至全国的影响力，让国医堂这块金字招牌发扬光大！

（廖为民）

第四十七章

红谷滩分院

一、背景

（一）成立背景

2006 年 10 月 28 日，江西省中医院成立江西中医学院附属医院红谷滩分院。

2015 年 5 月 18 日，江西省中医院红谷滩国医堂正式开诊。

2019 年 12 月，江西中医药大学附属医院和沙井社区卫生服务中心在中医特色治疗室的基础上共建热敏灸门诊，推广热敏灸原创技术，中医特色治疗室由原来的 30m^2、4 张诊疗床扩大到 300m^2、18 张诊疗床。

（二）历任红谷滩分院院长及护士长

2006—2018 年，吴建华任红谷滩分院院长。

2018 年至今，蒋贵林任红谷滩分院院长。

二、现状

（一）红谷滩国医堂

红谷滩分院汇集了内科、外科、五官科、妇科、儿科、针灸科和骨伤科等 68 名专家（其中国家及省名中医 28 名）；同时，配备了自动生化分析仪、高档心电图机、B 超机、五分类血球分析仪、全自动中药颗粒机等门诊基本诊断设备，满足患者一站式就诊服务需求，大大方便了红谷滩区居民享受优质的中医药服务。

（二）热敏灸门诊

热敏灸门诊现有包括副主任中医师、主治中医师在内的 6 名中医药技术人员，依托江西中医药大学附属医院热敏灸原创技术开展了以热敏灸为主要治疗手段，结合针刺、中医推拿、火罐、穴位敷贴、耳穴压豆、刮痧、穴位埋线、小针刀、穴位注射等 10 余种中医药适宜技术，治疗颈椎病、肩周炎、风湿性关节炎、腰椎间盘突出症、坐骨神经痛、中风偏瘫、面瘫、耳鸣、神经衰弱等常见病、多发病。

三、未来发展规划

红谷滩国医堂将充分发挥中医药特色优势，进一步推动优质中医药医疗资源向基层和社区流动，以积极传承中医药文化为使命，加强健康知识的宣传、推广中医药适宜技术，充分发挥桥头堡作用，努力为更多患者提供方便快捷的中医药特色服务，扩大医院在红谷滩区的影响力。

（丁琦）

第四十八章

阳明路门诊部发展历程

一、背景

（一）成立背景

江西中医药大学附属医院阳明路门诊成立于2015年，直属江西中医药大学附属医院，其前身是江西中医学院中医门诊部（一门诊）。它从无到有、从小到大、从弱到强，发展数十年，在漫漫历史长河中只是一朵小小的浪花，但对阳明路门诊部而言却是深厚的历史沉淀。片刻朝暮，分秒时间，岁月不仅见证了她的巨变、进取与跨越，也见证了几代门诊人的步履不停和一代代江中人同舟共济、拼搏奋斗的印记。这些为门诊部的未来建设提供了宝贵的精神财富和实践经验。

20世纪80年代中后期，在国家允许高校自筹经费的大背景下，学院鼓励教师创业创收，促进临床实践与教学相结合、提升教学水平；同时，教师自身的中医知识和技能也可以得到更好的应用和转化，能较好实现一个从医者的社会价值和个人价值，进一步提高中医的社会声誉和影响力。

1985年，江西中医学院中医系向所属东湖区卫生局申请成立了中医门诊部，由当时该系的吴如珍老师负责门诊部的工作。当时的门诊部设在学校的中医系。在办公条件非常紧张的情况下，系里还是挤出了两间房用来做诊室，药房就利用楼梯的转角部分。门诊部就这样开办起来了，从此中医系的老师们有了自己的门诊部坐诊。当时，门诊部只开设了中医内科，有吴如珍、伍炳彩、李木生、姚梅龄、姚奇蔚、张崇、胡振义等10多位老师排班轮流坐诊。门诊部没有展示的门头及现如今的媒体广告宣传，大部分患者为老师们的亲朋好友及慕名而来的市民。老师们扎实的理论经过历年的实践运用疗效颇佳，使得这个藏在“闺阁”中的中医门诊被越来越多的老百姓知晓，渐渐地，“闺阁门诊部”略显拥挤，于是学院把临街底层的4间房拨付给了中医门诊部，从此，临街的中医门诊部得以向广大市民展示。老师们如鱼得水，积极申报课题。如姚奇蔚运用益气建中汤或养阴建中汤治疗萎缩性胃炎临床研究收到了很好的临床疗效，伍炳彩对于湿病的辨证诊断和诊疗有着独到的方案。中医门诊部的医疗能力和质效都迈上了一个更新更高的台阶。

1991—1993 年，邱作平担任门诊部主任，前来就诊的患者常有排长队候诊现象。时间车轮到了 1994 年，时值国家进一步深化改革开放和经济快速发展，中医门诊部得到了快速发展。在学院的支持下，此时担任中医门诊部主任的刘晓庄将学校临街底层的其他几间门面房划归中医门诊部医疗用房，于是中医门诊部的医疗用房扩大至 400m^2。它迎来了跨越式发展。在规模扩大的同时，门诊部也进一步拓展了医疗服务理念，想尽办法拓宽服务范围，如建立了小型化验室（三大常规），并利用中医系实验室开展了肝肾功能等生化常规检查，配置了一台黑白超声设备。刘主任从诊室的设计、科室开设（增设中医眼科、中医骨伤、中医妇科、中医儿科、碎石科）、营业执照的业务变更、医疗各环节质量的管理事无巨细、件件完善落实。此时，门诊增添化验员 1 名、药剂师 3 名、护士 1 位，此外，以陈宝国为代表的许多年轻老师也竞相来坐诊，门诊部高峰时期约有 30 位老师。老师们对每一位患者进行细心诊疗，疗效也是出奇得好。年轻的陈宝国老师转变思路，双管齐下，利用推按运经仪配合中医药临床治疗胆石症的研究，在门诊“开花结果”。传承经典，守正创新，经过大家不懈的努力，中医门诊部进一步得到患者认可，慕名前来就诊的患者络绎不绝。扎实丰富的临床经验与教学相长，有特色、有疗效的小小门诊部不仅培育了很多中医新星，也走出了中医翘楚，如国医大师伍炳彩，中医名家李木森、姚奇蔚、姚梅龄等。

历史的车轮来到了 2000 年，门诊部厚积薄发，在医疗改革和中医医疗服务水平方面谱写了浓墨重彩的一笔。学院机构改革院系合一，学院将中医系所属中医门诊部划归附属医院经营管理。这给门诊部带来了更多的机遇与挑战。在院系合一的大环境下，由胡振义主任负责门诊部工作。门诊部大部分坐诊的老师如伍炳彩、陈宝国等均到附属医院这个大平台去为更多的患者服务。2013 年，我省全面取消公费医疗，医保政策全面落地铺开，中医门诊部也存在就诊环境陈旧及医保等电子化信息系统的缺失的问题。2014 年下半年，医院党委决定为更好地执行国家鼓励优质医疗资源下沉政策，切实为社区居民提供优质医疗服务，对门诊部进行全面装修。2015 年，门诊部在胡建华主任牵头下重新设计装修，华丽转身为就诊环境舒适温馨、医保联网、与医院现代信息化同步的一站式医疗服务综合门诊部，同时，向所在卫生主管部门申请更名为江西中医药大学附属医院阳明路门诊部（骨伤门诊）。当年，门诊部业务总收入达到了装修前的 10 倍，即 1200 万元。门诊部扬帆再启航，续谱新篇章。至 2023 年年底，门诊部接诊患者约 25 万人次。

阳明路门诊部始终秉持“患者至上”的服务理念，深耕医疗服务质量，推进门诊精细化管理，整合大学及附属医院知名专家，搭建临床与教学相长的纽带，守正创新，逐渐形成了以中医药针灸、刺血等特色传统中医疗法与现代医学相结合的方便快捷的一站式服务特色。新冠疫情期间，门诊部科学弹性排班，医疗秩序井然，整体机制运行良好，确保了门诊部对应急突发医疗应对工作高效调度运转与质量安全。今天的阳明门诊人依然在深刻思考、凝心聚智、砥砺前行，期望绘制出一幅能顺应医疗改革新局面和医院发展新方向的发展航程图，引领门诊部更上一层楼！

（二）科室简介

阳明路门诊部是我院为社区居民提供优质中医服务的重要窗口，是一个集医疗、康复、保健、护理、教学和科研等为一体的综合性部门。科室设置较齐全，仪器先进，功能完善，内设中医内科、骨伤科、皮肤科、耳鼻喉科、心血管科、内分泌科、针灸康复科、超声影像等科室，配置DR机、彩色超声诊断仪、血常规检验仪器、尿常规检验仪器、13碳红外线检测仪、平板心电图机、动态血压监测和动态心电图机等先进设备。阳明路门诊部坚持贯彻“精诚为医、厚德为人”的院训，内抓素质，外塑形象，强化职责，坚持门诊精准服务，切实提升患者的就医体验感、获得感。

目前，医院、学校共派驻在阳明路门诊部坐诊的医生约56人。阳明路门诊目前自身固定配有医护人员15人，管理岗2人；其中固定坐诊医生4人（副主任中医师3人，主治中医师1人），副主任护师1人，主管护师2人，护师1人，药师5人，检验技师1人，放射技师1人，收费员2人。

（三）科室特色

门诊部有徐美君“刺血特色门诊”、章建平“经方明医工作室”，及静脉曲张刺血专病、痛证刺血专病、胃病穴位敷贴专病、糖尿病中药新复方结合穴位敷贴专病、白癜风专病、慢性咳嗽专病、肥胖与代谢病专病七大专科专病。门诊开展了中医刮痧、中药面膜、董氏针灸、穴位贴敷、中药熏洗、红外线治疗、督灸、刺血、小针刀、针灸美容、穴位埋线等中医特色技术。

姚芷龄为名医世家之后，其叔祖父姚国美，其父为姚荷生。她自幼跟随其父姚荷生习医，言传身教。姚老每每带诊，常将生理病理一一讲述剖析，详尽至极，获益极多。她业承家学，精于诊察，临床诊察疾病时强调结合四诊，尤重脉诊，认为脉诊在整个疾病诊治中起着把关定性作用。在继承家学的基础上，姚芷龄重点深入，擅长补益气血，并主张疾病分阶分时治疗，且临床用药平和灵巧，愿花费时间与精力进行医患交流，重察情志，重视情志与脏腑气血的关系。在治疗妇科病时，姚芷龄突出结合时机用药，结合女性特有的生理病理，擅长治疗月经不调、不孕症、盆腔炎、先兆流产等妇科常见疾病，并通过辨证论治解决了部分妇科疑难杂病；此外，对内科、儿科等常见病、多发病依据辨证论治，皆有较好的疗效。姚芷龄书写病历极其严谨，常劝诫医者问所当问，门诊带教理论结合实践，授后学者以渔，为医院培育了一批又一批优秀的中医学子。

（四）历任阳明路门诊部主任

1985—1991 年，吴如珍任阳明路门诊部主任，法人，负责人。
1991—1993 年，邱作平任阳明路门诊部主任，法人，负责人。
1994—1999 年，付志红任阳明路门诊部主任，法人，负责人。
1999—2000 年，刘晓庄任阳明路门诊部主任，法人，负责人。
2000—2014 年，胡振义任阳明路门诊部主任，法人，负责人。
2014—2016 年，胡建华任阳明路门诊部副主任，法人。
2017 年至今，胡建华任阳明路门诊部主任，法人。
2022 年至今，章建平任阳明路门诊部主任，负责人。

二、现状

（一）医疗工作

阳明路门诊部坚持贯彻医院“精诚为医、厚德为人”的院训，秉持“微笑在脸，服务在心”的服务理念，整合了江西中医药大学及我院近 50 余名知名专家，搭建临床与教学相长的纽带，守正创新。在满足临床各科疑难诊疗需求的基础上，门诊部逐渐形成了以中医药、针灸、推拿等特色传统中医疗法，建立一个刺血特色门诊、一个经方明医工作室及七个专科专病特色，辅以与现代医学相结合的优质医疗服务一站式综合门诊。

（二）人才培养

阳明路门诊部人才培养及梯队建设体系有待完善。坐诊医生在此之前以医院各科医生及我校大学老师的“输血型”坐诊模式为主，门诊自身只有 2 名副主任医生及 1 名硕士研究生。门诊部计划 3 ～ 5 年招录各专业人才 5 ～ 8 人，将“输血型”坐诊模式改变为自我“造血型”模式。门诊部将利用阳明路属东湖区卫生健康委员会行政管辖的区位优势，申请挂牌成立多个区属名中医工作室，以此扩大门诊在业界、在市民中的影响。

（三）科研成就

1. 课题

阳明门诊部重新开诊以来，共申请获得省、厅等类课题 6 项，详见表 48–1。

表 48-1　阳明门诊部主持课题（部分）

来源	课题名称	负责人	年度	项目经费（万元）
江西省科技厅	腧穴热敏灸控制四肢骨折早期肿胀的临床研究	胡建华	2015	3
江西省科技厅	热敏灸对中风后上肢痉挛患者肱二头肌、肱三头肌表面肌电信号的影响	徐美君	2020	0.4
江西省卫生健康委员会	基于颈部缺血纹诊断治疗颈椎病随机对照试验	徐美君	2021	自筹
江西省中医药管理局	中医封包护理配合走罐疗法治疗斑块状银屑病的临床研究	邱纬	2021	自筹
江西省卫生健康委员会	基于微信公众平台的新型延续性护理在腰椎术后肌源性腰痛患者临床应用研究	胡建华	2022	自筹
江西省中医药管理局	腧穴热敏灸联合腕踝针治疗急性腰扭伤的临床疗效观察	肖红云	2023	自筹

2. 发表论文及著作

我科室出版专著见表 48-2；发表国家级论文 6 篇、省级论文 4 篇，代表性论文详见表 48-3。

表 48-2　阳明门诊部出版专著

姓名	论著名称	出版社	角色	年度
胡建华	《中医护理大全》	江西科学技术出版社	副主编	2018

表 48-3　阳明门诊部代表性论文

姓名	论文名称	出版杂志	出版年
胡建华（第一作者）	《高龄胸腰椎术后肺部感染风险评估单的设计与应用》	《当代医学》	2017
胡建华（第一作者）	《新型炎症反应标志物对老年股骨转子间骨折术后下肢深静脉血栓的预测价值》	《护理研究》	2022
胡建华（第一作者）	《个性化中医综合护理干预对腰椎术后肌源性腰痛患者疗效观察》	《江西中医药大学学报》	2021
徐美君（第一作者）	《腕踝针结合昂丹司琼防治癌症化疗所致恶心、呕吐的临床随机对照研究》	《针灸临床杂志》	2023

3. 学术交流

我门诊成员多次赴多地学习刺血疗法、小针刀治疗及针刀学术会议，赴上海龙华医院学习睡眠障碍的中医药专科治疗。

（四）教学情况

科室承担了江西中医药大学中医临床本、专科、研究生的实习教学任务，培养中医内科学、中医临床基础学科学生300余名。

（五）团队建设

医院、学校派驻在阳明路门诊部坐诊的医生56人。阳明路门诊目前自身固定配有医护人员15人，管理岗2人，其中固定坐诊医生4人（副主任中医师3人，主治中医师1人），副主任护师1人，主管护师2人，护师1人，药师5人，检验技师1人，放射技师1人，收费员2人。

麻雀虽小，五脏俱全。门诊部医疗队伍是一支技术精湛、护理服务优质贴心、一岗多能、精诚协作的医疗队伍。虽然在自我造血能力不足的情况下，阳明路门诊人依然在深刻思考，凝心聚智，砥砺前行，期望绘制出一幅能顺应医疗改革新局面和医院发展新方向的发展航程图，引领门诊部更上一层楼！

（六）社会服务

1. 阳明路门诊部通过自己的公众号平台积极开展医学科普宣教，把临床治疗的优势病种及病案，医疗健康科普知识，防病治病的措施，养生保健的方法，传播到千家万户；同时为大家答疑解惑，借助平台用另一种形式治病救人，真正做到了医疗卫生宣传“飞入寻常百姓家”，从而达到了全民治病防病、关注健康的初衷。

2.2020年疫情暴发以来，在不增加一个工作人员的情况下，门诊部守好了疫情防控的大门，未发生一次疫情暴露事件。2020年2月，因武汉疫情暴发，全市中、小门诊停诊期间，门诊部主动请缨支援加入总院各出入哨卡及发热门诊的防控工作2个月余；同年11月，上饶葛仙山疫情暴发，门诊部在守好自己的阵地同时，由胡建华主任带队派出4人随医院百人团支援上饶信州区核酸采集任务，圆满完成任务，零感染。2021—2022年，门诊部多次派出医护人员参加东湖区和南昌市的核酸采集任务。2022年3月，南昌疫情暴发，门诊部先后派出4批次4人参加南昌市各区的核酸采集任务，零感染；2022年11月，萍乡疫情暴发时，由胡建华主任带领医院50人团队前往萍乡安源区支援核酸采集任务，采集小组深入封控区，采集到多例阳性病例，全员零感染。门诊部医护人员获得了南昌市、上饶市、萍乡市及医院领导的一致肯定和荣誉证书。

3. 阳明路门诊多次组织及参与医院组织的义诊活动，如邮政储蓄银行义诊、十里社区义诊、墩子塘街道阳明社区义诊、百花洲街办刘将军庙社区义诊、南昌市门球协会义诊等 10 余次。

三、未来发展规划

（一）指导思想

门诊部坚持以习近平新时代中国特色社会主义思想为指导，继续紧紧围绕“突出中医特色、综合服务功能强”的发展目标，进一步发挥中医药传统文化的特色优势，不断提升中医药综合实力，推动中医药特色在门诊持续健康发展。门诊部以专科专病为立足点，发展特色、突出特色，以“一点”撼动门诊整个“圆球”，坚持将特色做精、做专，通过优质的医疗服务和良好的患者体验，赢得社会和患者的信任和认可，以求此扩大门诊影响力。

（二）工作目标

门诊部将加强专业技术人才队伍建设，吸纳热爱中医药、有专长的门诊人才充实医生队伍，在 3～5 年招录各专业人才 5～8 人，将“输血型”坐诊模式改变为自我“造血型”模式，进一步提高服务能力和服务水平；努力提高科研能力和科研水平，扎实做好医教研工作，不断培育、涵养、开展新技术、新项目，为人民提供质优、价廉的中医医疗服务。

（三）工作计划及保障目标

1. 门诊部将发挥阳明路门诊的区位优势，积极响应国家医疗政策，与东湖区卫生健康委员会紧密联系，根据门诊特点与定位，鼓励确有专长的医生积极申报区属名医传承工作室，以医带教，促进门诊学术发展及学术影响力。

2. 门诊部将进一步提炼门诊优势病种及特色治疗方法，积极申报区属门诊治未病中心，选择肥胖、糖尿病为门诊方向病种，总结诊治思路，以中药和针灸治疗相结合的方法，通过临床实践，发挥中医优势，不断在治疗上精益求精，形成中医为主的治未病病种诊疗方案并推广应用。

3. 门诊部将以医院传承创新中心为平台，建立门诊科研团队，提升整体科研水平；加强门诊成员科研能力的培养和学习，积极参加院内外的各项科研培训，开展科学研究，鼓励门诊成员申报课题，鼓励发表论文。

4. 门诊部将完善门诊人才结构，丰富门诊人才专业分布，鼓励开展新技术、新项目，提高门诊人员多学科合作，提高门诊核心竞争力和诊疗水平。

5. 门诊部将积极鼓励门诊人员“走出去”多学习，扩大眼界，增加门诊医生对外交流学习和进修的机会，进一步提高中医特色疗法技术，使其与原有技术有效结合，切实提高疗效；做到“会”必“专”，“了解”必“深刻”；对待专业精益求精，对待患者实事求是。

（胡建华　朱海燕）

大事记

1954年

◎ 5月，经过2年的筹备，江西省中医实验院在现址成立，系全国首家全民所有制中医医疗机构，有在编人员30人，病床10张，孙光任院长。实验院分实验部、临床部，项飞璜任实验部主任，赵惕蒙任临床部主任。临床部分为门诊部及住院部，设有中医内科、针灸科（宗瑞麟为负责人）、门诊部和住院部，均在“工”字楼内。

1955年

◎ 严慕苏调任实验院任党支部书记兼院长。

◎ 医院建立中医外科，蒋云鹏为科室负责人。

1956年

◎ 姚荷生任医院院长。

1957年

◎ 江西省中医实验院归江西医学院领导，更名为“江西医学院附属中医实验院”，在编人员70人，病床30张。

◎ 卫生厅决定撤消江西省中医实验院，并入江西医学院第二附属医院。

1958年

◎ 医院在省内率先开展针麻治疗阑尾炎、肠梗阻等疾病。

◎ 医院建立气功室，李葆式为负责人。

1959年

◎ 7月，江西省人民委员会批准中医学院设附属医院，定名为江西省中医院，在中医实验院院址动土兴建。为此，省卫生厅、中医学院联合成立了省中医院筹建委员会，省卫生厅副厅长邓子华任主任委员，李斌、江公铁、刘志云任副主任委员，高凌云、赖良蒲、霍勇、伍华、黄杰文任委员。

◎ 11月，江西省委决定：赖良蒲任医院副院长。

◎ 12月1日，江西省委决定：江公铁任医院院长。

1960—1961年

◎ 江西省中医院处于筹建中。

1962年

◎ 9月19日，省中医院开院，卫生厅副厅长江公铁兼医院院长，高凌云任副院长。医院在原有的基础上新增建筑面积3680m^2，其中门诊大楼3200m^2，营养食堂480m^2，耗资36.6万元。医院机构设置为：行政设一室两科（秘书室、医防科、总务科）；门诊部设内科诊察室、外科诊察室、针灸科诊察室、推拿室、X光室、化验室；住院部设大内科、大外科。在编职工80人，开放病床35张。

◎ 9月25日，门诊部正式开诊。

◎ 10月10日，医院开放住院部。

◎ 医院成立工会，医院党支部书记庞福绥兼工会主席，监察委员王寿山兼工会副主席。

◎ 医院建立中医眼科，殷伯伦为负责人。建立中医儿科，衷诚伟为负责人。建立肛肠科，蒋云鹏为负责人。建立中医妇科，沈波涵为负责人。成立团支部，吴有君任团支部书记。

◎ 江西省卫生厅将江西中医药研究所划归江西中医学院领导，该所搬入医院门诊二楼与医院合署办公。

1963年

◎ 4月19日，医院和中医药研究所成立党总支委员会，下设两个党支部——中医院党支部和中医药研究所党支部，庞福绥任总支书记兼中医院党支部书记，张金玉任总支副书记兼中医药研究所党支部书记。

1964年

◎ 1月16日，江西省委批准：赵永耀任副院长。医院病床数增至50张。

1965年

◎ 8月，医院建立骨伤科，许鸿照为负责人。

◎ 高凌云当选全国人大代表。

1966年

◎ 12月31日，经省人民委员会批准，“江西省中医院”更名为“江西中医学院附属医院”。

1968年

◎ 10月，医院在编职工只剩下50余人，人员严重不足，导致科室撤并，医护不分。

◎ 秘书室改称政工组，组长张庆芳。医防科改称医防组，组长黄存垣。总务科改称后勤组，组长韩良银。

1969年

◎ 1月，医院隶属南昌市革委会教卫组管理。中医药研究所撤消并入医院。

1970 年

◎ 医院由江西医科大学领导，更名为“江西医科大学附属中医院”。经省卫生厅批准，医院病床增至 85 张；医院建立手术供应室。

1973 年

◎ 2 月，宗瑞麟荣获“江西省劳动模范”称号。

◎ 3 月，江西中医学院重建恢复，医院和江西药科学校门诊部合并，成立江西中医学院附属中医院，归中医学院领导。

◎ 7 月，宗瑞麟随江西省援外医疗队赴突尼斯工作。

◎ 医院成立院党的核心领导小组，韩明任组长，赵永耀、陈学诚任副组长。下设 4 个党支部：门诊党支部，吴有君任书记；机关党支部，张庆芳兼书记；药剂党支部，刘维翰任书记；住院部党支部，卜富有任书记。

◎ 重新建设医院，将下放的职工陆续调回。

◎ 医院建立肠道门诊，隶属门诊办公室管理。

◎ 医院建立心电图室、A 型超声诊断室。

1975 年

◎ 医院建立耳鼻喉科，张书均为负责人。

1976 年

◎ 5 月，医院 4 层住院部大楼建成并投入使用，病床数增至 290 张。

◎ 医院建立内一科，开展心肺系疾病的治疗，谢培民为负责人。

◎ 医院手术室与供应室分开，独立建制。

1977 年

◎ 7 月，医院建立内二科，主要开展消化系、脑血管疾病的治疗，黄存垣、陈瑜贞为负责人。

◎ 医院成立团总支委员会，赵文敏任总支书记。

1978 年

◎ 12 月，钟朝相随江西省援外医疗队赴乍得工作。

◎ 宗瑞麟主持的“经络感传现象的研究”荣获江西省科技大会奖。

◎ 病案室建立姓名索引，采用全国统一的统计分类方法。

1979 年

◎ 医院成立医院办公室，谢颖任主任。

◎ 医院机构设置：办公室、政工组、医务组、后勤组、药械科、门诊部、住院部。

◎ 70 年代，医院先后派出医疗队赴南昌冈上、南昌县五羊、胡坊、八一、湾里区太平、靖安县周坊、临川县唱凯、安义县万家埠等公社，帮助当地卫生院开展工作，并派出医疗队赴莲花县、瑞金县、高安县、金溪县、德兴县、广丰县等中医院指导工作。

1980 年

◎ 4 月 21 日，唐玉芳兼任医院院长。

◎ 5 月 20 日，江西省卫生厅批复同意医院增设病床 50 张，病床总数达 340 张。

◎ 11 月 20 日，江西中医学院中医系临床学科教研组与医院相应临床科室合并，合并后临床各教研组和临床各科室在主任的领导下，对医疗、教学、科研工作进行统筹安排。

◎ 医院建立骨伤科教研组。

◎ 医院撤消医防组，成立医务科，罗玉铭任科长，张占元任副科长。

◎ 住院部党支部分成两个支部——内科党支部和外科党支部，吴有君任内科党支部书记，陈孔源任外科党支部书记。

1981 年

◎ 2 月 2 日，谢颖任党委办公室主任，免去其医院办公室主任；周含英任人事科副科长；程传慧任教务科副科长；陈孔源任总务科副科长；欧阳玺任财务科副科长；古清华任护理部主任。

◎ 4 月，日本医学界参观团来医院参观访问。

◎ 9 月 28 日，根据江西省委组织部批准，医院成立党委，由陈学诚、赵永耀、侯松青，宗瑞麟、姜不平、黄存垣 6 人组成，其中，陈学诚任党委书记，赵永耀和侯松青任党委副书记，撤消原附属中医院党的核心领导小组，同时任命郭伯涵、宗瑞麟、姜不平、赵永耀为副院长。

◎ 恢复气功门诊，改为气功科。

◎ 放射科会同江西省放射学会主办了一期放射学短训班。

1982 年

◎ 4 月，陈人骏主持的“江西省血红蛋白分子病研究”项目荣获江西省人民政府“优秀技术成果三等奖”，并送“江西省科技成果展览会”展出。

◎ 6 月，江西中医学院将临床教研组划归医院领导，由医院确定 1 名副院长分管临床教学工作，并设立教务科具体管理。

◎ 7 月，由上海儿童医院主持，医院作为第一协作单位完成的“131 个家系异常血红蛋白结构分析”通过上海市卫生局鉴定，并荣获卫生部甲级成果奖。

◎ 9月，由中国医学科学院基础医学研究所主持，医院协作研究的“我国16种类型异常血红蛋白化学结构分析”课题通过卫生部鉴定，并荣获卫生部甲级成果奖。

◎ 医院开办幼儿园。

◎ 魏稼教授被聘为香港、阿根廷和英国福生针灸药物学院顾问。

◎ 医院编写《医院管理制度》一书，近7万字，共171条。

◎ 陈人骏完成了全国“20个省、市、自治区60万人血红蛋白分子病调查”总结。该总结是当时世界上最大的一组调查数据（美国为25万人，日本为16万人）。

1983年

◎ 医院设立心向量图、超声心动图室，王从厚为负责人。

1984年

◎ 3月27—28日，日本中医学术研修团团长桑木秀来医院参观访问。

◎ 5月2日，学院党委改组医院党委，高增仁任党委书记，黄存垣任党委副书记，宗瑞麟和姜不平为党委委员。

◎ 6月，医院开始设立家庭病床试点。

◎ 7月18日，吴玲云任门诊办公室副主任。

◎ 9月2日，经江西中医学院同意，医院临床下设十个教研室——中医外科、中医内科、伤骨科、妇科、儿科、眼科、喉科（含耳鼻）、针灸科、西内科、西外科。

◎ 9月7日，为了解决医疗业务用房和职工宿舍十分紧张的问题，医院向有关部门呈报《关于江西中医学院附属中医院的基本情况和急待解决的问题》的报告，提出新建“医技大楼”和“中年知识分子宿舍楼”的计划。

◎ 9月17日，医院成立改革办公室，宗瑞麟兼任主任，吴有君任副主任。

◎ 9月18日，林祥华任药剂科主任，陈文辉任副主任。

◎ 10月30日，陈人骏任检验科主任，何锡芳任放射科副主任。

◎ 11月26日，医院与江西南昌塘山乡贤湖村签署“征用土地协定书”购买水田2.25亩，兴建中年知识分子楼。建立家庭病床，每年约收治患者180人次。

◎ 医院改选机关党支部、临床一支部，建立门诊党支部。

◎ 药剂科科研专题组开展剂型改革工作，完成了7个单味药品的制剂样品，为瑞金制药厂加工痔疮栓。

1985 年

◎ 1月2日，医院建立中医皮肤科，喻文球为负责人。

◎ 1月12日，医院成立基建办公室，卜富有任主任，吴勋国（兼）、王秀泉任副主任。

◎ 1月20日，医院正式启用“江西中医学院附属中医院”印章。

◎ 9月8日，医院开设国内第一家“教师嗓音病专病门诊”。

◎ 12月25日，医院举行医技综合大楼开工典礼，江西省副省长蒋祝平，江西省卫生厅副厅长周标，江西中医学院杨扶国、洪广祥等参加剪彩和培土，洪广祥致辞。

◎ 舒国权主持的“潜望式蹲位窥肛镜的研制与临床应用”项目荣获“江西省教委科技成果奖三等奖”。

◎ 医院开始组织学院和医院的教授、专家开设肝、肺、肾、胃、心血管等方面疾病的特约门诊。

1986 年

◎ 1月，医院内科支部改称临床一支部，彭筱媛任支部书记；外科支部改称临床二支部，宋长根任支部书记；新增设临床三支部，罗玉铭任支部书记。

◎ 2月1日，学院党委对医院领导班子进行调整；黄存垣任院长，袁友根任党委副书记，丁涛任副院长，姜不平任副院长。

◎ 3月28日，医院召开首届职代会，通过了医院“七五”规划及《职代会暂行条例》，成立了四个职代会（分房、生活福利、医教研、财务监督）工作委员会。

◎ 4月，医院成立医疗器械科，刘松林、许家骝为副科长。

◎ 10月，医院成立劳动服务公司；工会建立职工之家。

◎ 医院开设急诊观察室和观察床。

◎ 医务科和教务科合并成立医教处，刘献璋任主任。

◎ 医院“单味中药剂型改革”科研项目为卫生部课题中标项目。

◎ 胡增石主持的“新型医疗器械研究”荣获全国第二届发明展览奖铜奖。

◎ 医院派出的医疗队荣获遂川县委授予的“双扶先进单位”称号。

1987 年

◎ 1月，医院成立总务支部，吴七喜任支部书记。

◎ 5月5日，李国珍荣获江西省卫生厅授予的全省“优秀护士”

称号。

◎　10月，建筑面积为1400m^{2}的制剂大楼竣工。

◎　南昌市西湖区贤士二路职工宿舍竣工。

◎　医院增设脑电图、脑血流图室。

◎　许鸿照主持的“髌骨复位加压固定器”研究荣获“江西省科学技术进步奖三等奖”“全国骨伤科学术会议华佗金像奖”和“江西中医学院优秀科研成果奖三等奖”。

◎　彭洪云主持的“持握式乙状结肠镜”课题荣获全国第三届发明展览奖银奖。1989年，该项目又荣获国家技术发明奖四等奖、江西省科委科学技术进步奖三等奖。

1988年

◎　2月3日，江西省编委批复：同意医院定为相当于处级的事业单位。

◎　2月，医院建立B型超声室。

◎　陈瑞春任副院长。

◎　4月，宗瑞麟荣获卫生部授予的全国卫生文明建设“先进工作者”称号。

◎　8月2日，经江西省卫生厅批准，医院正式开办江西中医学院附属中医院专科分院、江西中医学院附属中医院第二门诊部、江西中医学院附属中医院第三门诊部。

◎　黄存垣、欧阳琳共同主持的“庐山可乐”研究项目荣获江西省教委科技成果奖二等奖。

◎　胡增石主持研制的“新型医疗器械”荣获国家发明展览奖四等奖和江西省科委科学技术进步奖三等奖。

◎　喻文球主持研制的“玉容高级保健美容香皂”荣获南昌市政府科学技术进步奖三等奖。

1989年

◎　3月21日，调整领导班子，黄存垣任党委书记，陈荣祥为党委副书记，陈瑞春任第一副院长，丁涛、吴有君任副院长，吴友平任纪委书记。

◎　5月12日，刘丽群、陶丽珍荣获江西省卫生厅授予的1988年度“优秀护士”称号。

◎　5月26日，医院招待所开张。

◎　6月1日，医院与南昌洪城彩印厂联合经营的石泉饮料厂正式投产，生产“庐山可乐”。

◎ 8月，医院建立肌电图室。

◎ 9月10日，医院开设国内第一家“教师噪音病医学研究室”。

◎ 12月28日，医院召开第二届职工代表大会。

◎ 12月29日，医院召开第五届工会代表大会，选举陈荣祥任第五届工会主席（兼），肖明华任副主席（专）。

◎ 医院疑难病专科开诊。

◎ 病案室在全省率先开展国际疾病分类（ICD–9），实现卡片规范化。

◎ 黄延龄主持的“电子计算机辅助针灸治疗专家系统”科研项目荣获省教委优秀教学成果奖二等奖和省科委科学技术进步奖三等奖。

1990年

◎ 2月8日，院内总机开通。

◎ 3月，医院添置第一台计算机（AST286）。

◎ 6月，陈人骏荣获江西省“医药卫生科研先进工作者”称号。

◎ 6月7日，张秀辉主持研究的“东莨菪碱穴位注射治疗小儿瘫痪”课题通过省卫生厅鉴定。

◎ 6月18日，医院正式使用电子计算机，并首次打印工资表。

◎ 8月22日，根据赣编发〔1990〕第182号文件批复，将医院由“江西中医学院附属中医院”更名为“江西中医学院附属医院”。

◎ 10月9日，医院开设肿瘤科和男性病专科门诊。

◎ 医院成立功能检查科，胡声春任副主任。

◎ 黄延龄主持的“电子计算机辅助针灸治疗专家系统”科研项目荣获卫生部计算机优秀软件奖三等奖。

1991年

◎ 3月，医院实行双休日全天门诊。

◎ 4月，医院被江西省卫生厅评为1990年度“省级医院目标管理先进单位”。

◎ 医院在市郊长巷村购地10.6亩。

◎ 5月7日，吴玲云荣获国家中医药管理局授予的“全国优秀护理工作者”称号。

◎ 7月5日，刘敏勇参加江西援外医疗队赴乍得工作2年。1993年回国前，刘敏勇荣获乍得总理府授予的“骑士勋章”荣誉。

◎ 9—10月，日本医生诺山忠裕在医院进修针灸和中医药。

◎ 9月6日，黄海龙任院长。

1992年

◎ 1月11日，经江西中医学院批准，“康复科”更名为“康复医学部”。

◎ 3月16日，经江西省卫生厅批准，医院病床总数增至480张。

◎ 4月，医院建立预防保健科，孙国民任科长。

◎ 吴友平荣获“全省卫生系统优秀纪检干部”称号。

◎ 医院福州路店面破土动工。

◎ 7月10日，医院在全省率先按国家中医药管理局本年度实行的《病历书写规范》要求书写病历。

◎ 7月15—30日，比利时睛明中医学院校长布鲁诺·布约卡曼率10名学生来医院实习半个月。

◎ 8月10日，专家门诊正式开诊。

◎ 9月8—23日，比利时睛明中医学院主任文德沃纳率25名学生来医院学习针灸。

◎ 10月11日，德国医生瑞奈·雪莱来医院针灸科学习3个月。

◎ 11月11日，经省卫生厅批准，医院正式建立“江西省康复医学中心”，开展康复医学科研、教学与临床工作。

◎ 12月，医院建立肾病科，赵纪生任主任。

◎ 医院完成工字楼的拆迁。

◎ 12月29日，经江西中医学院批准，医院正式建立临床研究所，钱正贤任所长，刘献璋、欧阳林任副所长。研究所下设肺系病症研究室、肾系病症研究室、心血管病症研究室、五官科病症研究室、中医外用药研究室；成立学术委员会，黄存垣任主任委员，黄海龙、陈瑞春、丁涛任副主任委员；成立护理研究室，吴玲云任主任，古清华任副主任。

◎ 许鸿照、温贤成共同研制的“双爪固定器”荣获省科委科学技术进步奖三等奖。

◎ 许鸿照、温贤成共同研究的“双爪固定器”和陈日新主研的“胃动图仪”荣获1991年全国发明展览会铜奖。

◎ 医院购置心向量图机、500毫安X光机、人工肾、内窥镜图像显示系统、人工肾水处理器、脑电图仪、结肠镜、胃镜、脑地形图仪和自动洗片机等13台（套）设备。

1993年

◎ 2月10—11日，医院召开首届科教工作会议。

◎ 2月15日，医院成立临床研究所、临床研究生实验中心，挂靠检验科。

◎ 2 月 26 日，医院成为江西省卫生厅首批分级管理试点中医院。

◎ 4 月 30 日，医技大楼全面竣工，交付使用。

◎ 6 月 25 日，傅幼荣任医院党委书记、院长。

◎ 7 月，医院组建新领导班子，成员有彭筱媛（党委副书记）、丁涛（副院长）。

◎ 10 月 7 日，陈日新主持的“阻抗式胃运动检测新技术”课题荣获省卫生厅 1993 年技术创新奖一等奖。

◎ 10 月 7 日，晁希平、熊腊根等主持的“腰俞穴麻醉在肛肠临床运用与推广”课题荣获省卫生厅 1993 年技术创新奖二等奖和学院科研成果评比二等奖。

◎ 11 月 1 日，医院开设妇儿科病房。

◎ 张秀辉、熊翠凤、邓吉华、万顺兰、杨华莺共同主持的“东莨菪碱穴位注射治疗小儿瘫痪”项目荣获国家中医药管理局科学技术进步奖三等奖。

1994 年

◎ 3 月 25 日，检验科开展抗结核抗体测定、细胞免疫黏附抑制因子测定、尿肌酐测定、内生肌酐清除率测定、γ－谷氨酰转肽酶测定和核仁组成区嗜银蛋白染色项目。

◎ 7 月，殷伯伦主持的“环割加烙术治疗蚕食性角膜炎溃疡临床研究”通过江西省卫生厅鉴定。

◎ 8 月 1 日，打字室开始使用电脑打字。

◎ 11 月 15 日，医院建立血库。

1995 年

◎ 1 月，医院制订并实施《医疗质量管理实施办法》。

◎ 1 月 3 日，医院电话总机房 HJD–256 新程控用户交换机及永外正街职工宿舍院内分机电话安装调试开通，容量为 256 门。

◎ 1 月 20 日，傅幼荣荣获卫生部、国家中医药管理局、人事部授予的“全国卫生系统先进工作者”称号。

◎ 3 月 8 日，甘淳、吴月娥、王秋莎、王万春书写的中医病案被国家中医药管理局评为“全国优秀中医病案”。

◎ 3 月，医院组织人员对各部门和各级各类人员的岗位职责，医、护、药、技等各项工作制度进行了一次系统而全面的梳理，完善汇编成《医院管理手册》，制订各种制度 190 项、各科室及各级各类人员工作职责 155 项。

◎ 5 月，医院合作引进的 CT 投入使用。

◎ 5月17日，陈瑞春教授入选《国际名人辞典》第23卷。

◎ 5月31日，谢强荣获首届“中国百名杰出青年中医”铜奖，喻文球、饶旺福荣获首届“中国百名杰出青年中医”提名奖。

◎ 7月6—8日，医院召开首届党代会，审议和通过党委和纪委工作报告，选举产生了新一届党委委员会和纪律检查委员会。傅幼荣、彭筱媛、丁涛为党委委员，傅幼荣任党委书记；彭筱媛、张小平、陶丽珍、徐树建、都培玉为纪委委员，彭筱媛任党委副书记兼纪委书记。

◎ 7月6日，医院程控电话总机电脑计费投入使用。

◎ 7月15日，医院与学院针灸骨伤系合并，实行院系结合，医院与针灸骨伤系两块牌子，一套领导班子。

◎ 9月，连玉玲荣获“全国卫生统计先进工作者”称号。

◎ 9月1日，医院实行每周五日工作制。

◎ 9月28日，院系合一方案正式实施。

◎ 10月，青山南路第一栋集资宿舍竣工，面积为5660m²，解决了84户职工的住房困难。

◎ 张安莉主持的课题“针灸治疗胃动力障碍症的临床疗效研究”荣获国家中医药管理局科学技术进步奖三等奖。

◎ 龚菊梅研制的“骨科内固定手术钢针尾折弯钳”获国家实用新型专利。

1996年

◎ 6月，医院建立审计科，连玉玲任副科长。

◎ 11月18日，医院门诊大楼加层改造工程竣工典礼，时任江西省长舒圣佑、江西省人大常委会副主任陈癸尊、江西省政协副主席罗明以及江西省卫生厅和中医学院领导参加典礼。陈癸尊、罗明为大楼扩建竣工剪彩。

◎ 12月28日，医院通过“三甲”医院评审，成为全省第一家三级甲等中医医院。

◎ 医院投资近30万元，建立职工俱乐部，面积约300m²。

◎ 医院被江西省卫生厅评为“全省医疗单位卫生防疫工作综合先进单位”。

◎ 殷伯伦主持的课题“环割加烙术治疗蚕蚀性角膜溃疡临床研究”荣获省卫生厅技术创新奖一等奖。

1997年

◎ 2月，孙国明荣获江西省卫生厅授予的“全省卫生系统办公室先进工作者”称号。

◎ 3月，医院组成新一届班子：傅幼荣任书记，胡志方、钟伏生任副书记，唐根太任党委委员，邓运明任副院长兼针骨系副主任。

◎ 3月12日，江西省卫生厅确定医院为省级示范中医医院建设单位。

◎ 3月13日，江西省卫生厅研究确定医院为江西省中西医结合急症医疗中心、江西省中医骨伤医疗建设中心、江西省中医肺系病医疗中心、江西省中医肾病医疗中心和江西省中药制剂基地建设单位。

◎ 6月，邓运明当选为中国农工民主党江西省第八届委员会委员，并在中国农工民主党江西省八届一次全委会上当选为常委。

◎ 6月14日，医院响应国家中医药管理局的号召，对口支援重庆市武隆县中医院，支援仪器设备33台（件），价值200668元。

◎ 6月29日，邓运明等主持的课题“理筋手法疗法”荣获卫生部科教司“医学视听”教材奖二等奖。

◎ 7月，医院将大内科分为呼吸科、肝胆风湿病科、肾病科、消化科、血液内分泌科、心脑血管科、肿瘤科、急诊科八个科室。

◎ 9月，医院从本月开始组织派遣支农医疗队到广昌县中医院和广昌县赤水镇卫生院开展卫生支农工作。

◎ 10月6日，洪恩四荣获省卫生厅授予的“卫生系统职业道德建设先进个人”称号。

◎ 10月24日，经江西省卫生厅批准，成立江西中医学院呼吸病研究所（呼吸内科），挂靠医院，洪广祥任所长，邱忠民、左铮云为副所长。11月研究所建成并开始接诊患者。

◎ 10月24日，医院被江西省卫生厅评为“全省中医工作先进集体”。

◎ 康国华荣获“全省中医工作先进个人”称号。

◎ 11月，医院党支部进行调整，增补三个党支部（临床第四党支部、第五党支部及诊断支部），由原来的九个党支部增加到十二个党支部。

◎ 12月，邓运明、姚文豹、万丽玲当选为江西省第八届政协委员。

◎ 徐友妹主持的课题“循环内血小板聚集率（CRAR）测定方法的改进”荣获省卫生厅技术创新奖二等奖。

1998年

◎ 1月，江一平当选为东湖区第十二届人大代表。

◎ 2月1日，医院停办两个社区医疗机构（专科分院和二分院）。

◎ 2月16日，医院被省卫生厅评为1997年度“医院卫生防病工作综合先进单位”。

◎ 5月14日，医院与香港帝鹏公司合作，引进德国费森尤斯高档血透机7台，建成了全省一流的血液透析中心。

◎ 5月16日，医院在肝胆风湿病科及呼吸科开展整体护理试点。

◎ 6月，医院实现中、西药房计算机批价。

◎ 6月，医院被卫生部批准为中药临床药理基地。

◎ 6月4日，经卫生部批准，医院呼吸、消化、肾病、骨伤专业（科室、病种）为第二批卫生部中药临床药理基地。

◎ 6月25日—11月7日，面对百年未遇的洪水，医院受江西省卫生厅指派，历时5个多月，先后派出防病救灾医疗队12批，医务人员37名奔赴丰城、修水、九江等地开展防病救灾工作，受到当地政府和人民的高度赞誉。

◎ 8月2日，医院职工先后2次为灾区捐款捐物。全院共捐款16万元，捐衣被8410余件。

◎ 9月，医院卫生支农医疗队圆满完成任务，撤回医院。在此期间，医院先后为广昌县中医院培训技术人员20余人，援助仪器设备、物资等金额约20万元，为该院达标上等级奠定了坚实的基础。

◎ 9月10日，谢强荣获江西省教委、江西省人事厅授予的“全省优秀教师”称号。

◎ 10月，刘中勇、喻文球荣获“江西省教育工会十佳医生”称号；杨桂兰、刘丽华荣获“江西省教育工会十佳护士”称号；刘建军荣获“江西省教育工会优秀工会干部”称号；连玉玲荣获江西“厅直卫生系统内审工作先进个人”称号。

◎ 11月，信息科对医院现存线装中医古籍2816册进行重新分类整理、装帐。

◎ 12月15日，熊腊根、江一平被江西省卫生厅确定为省直医疗卫生系统“首批跨世纪学术与技术带头人”。

◎ 张安莉主持的课题“针灸调整实验性家兔胃节律紊乱及其生化组化的研究”荣获江西省科委科学技术进步奖三等奖。

◎ 医院购入韩国中药煎药包装机，开展代煎中药服务。

◎ 青山南路第二栋集资宿舍和集体宿舍破土动工。

1999 年

◎ 1 月，医院实施全院计算机网络布线工程。

◎ 1 月 25 日，洪亮荣获江西省卫生厅、人事厅授予的“抗洪抢险、救灾防病先进个人”称号。

◎ 2 月 14 日，医院被省卫生厅评为“健康教育工作先进单位”。

◎ 3 月，药房实行网上批价。

◎ 3 月 25 日，肝胆风湿病科并入消化科，合并后的科室名称为消化科。

◎ 4 月 21 日，江西省卫生厅将国家人事部、卫生部、国家中医药管理局筛选确定、承担全国“师承”带教工作的中医专家作为第一批江西省名中医予以公布，医院 8 位中医专家荣获“江西省名中医”，他们是：潘佛岩、宗瑞麟、魏稼、龚琼模、殷伯伦、陈昆山、陈瑞春、许鸿照。

◎ 4 月 28 日，医院支农医疗队赴新干县中医院开展工作。

◎ 5 月 4 日，医院派出防疫督导队赴都昌县、铅山县、宁都县、会昌县开展防疫工作。

◎ 7 月，医院党委被江西省直工委评为 1997—1998 年度“先进基层党组织”。

◎ 8 月 1 日，内窥镜室从功能检查科划出，隶属消化科。

◎ 8 月 19 日，医院与新干县中医院建立省县两级协作医院，并正式挂牌。

◎ 9 月 28 日，青山南路长巷住宅区第二栋职工宿舍交付使用。

◎ 10 月 12 日，医院与美国太平洋世纪企业集团合作建设的江西博爱眼科正式开诊。

◎ 90 年代，医院西外科先后开展了门脉高压分流术、门脉高压断流术、胰头癌根治术、卵巢巨大囊肿切除术、子宫全切除术、子宫颈癌根治术、甲状腺癌根治术、腮腺癌根治术、肝门胆管癌根治术等重大手术。

2000 年

◎ 5 月 12 日，胡燕荣获全省“优秀护士”称号。

◎ 7 月 12 日，医院制订并实施《江西中医学院附属医院电话安装及管理有关部门规定》。

◎ 7 月 25 日，医院各病区、医技科室、机关各职能部门全部开通直拨电话，各病区、病房和走廊安装了 201 电话。

◎ 8 月 11 日，骨伤一科成功实施首例“腰椎爆裂性骨折”手术。

◎ 10 月 18 日，医院受江西省卫生厅委托，制订全省中医专科病历书写规范。

◎ 11月，医院获评“全省行风建设优良单位”。

◎ 11月，医院开展以“讲学习、讲政治、讲正气”为主要内容的党性党风“三讲”教育活动。

◎ 12月19日，汪卫东荣获省公安厅授予的“全省文化系统保卫工作优秀个人”称号。

2001年

◎ 1月1日，信息系统一期工程开通。

◎ 2月24日，江西省卫生厅、江西省人事厅公布第二批江西省名中医，医院11位中医专家荣获“江西省名中医”殊荣，他们是：蔡灿林、刘义生、姚文豹、邓运明、喻文球、张安莉、贺支支、饶旺福、赵纪生、张小萍、谢强。

◎ 3月，医院停办幼儿园。

◎ 3月20日，医院经江西省卫生厅批准，医院成为“江西省示范中医院”。

◎ 4月13日，医院设立医疗保险科，挂靠医务科，郁利利任科长（兼）。

◎ 5月30日，医院成为南昌市首批医疗定点机构。

◎ 6月11日，医院建立综合档案室。

◎ 8月6日，医院成为上海中医药大学附属龙华医院协作医院，并举行挂牌仪式。江西省副省长胡振鹏与上海中医药大学校长严世芸共同为医院揭牌。

◎ 9月7日，医院成立监察室，姜国平任主任，同时撤消审计科。

◎ 10月18日，经专家组检查验收和江西省卫生厅审核，正式确立医院为：江西省中医骨伤医疗中心、江西省中医（中西医结合）肾病医疗中心、江西省中医肺系病医疗中心、江西省中西医急诊医疗中心和江西省中药制剂基地。

◎ 11月16日，经江西省经济贸易委员会和卫生厅批准，医院引进全自动生化血栓/止血技术改造项目。

◎ 12月，皮持衡、韩立民、马超英、肖宏浩、熊渭平等主持的“高等中医药院校实验教学改革与实践”课题荣获国家级教学成果奖二等奖。

◎ 赖小美荣获省卫生厅授予的“江西省卫生防疫防病工作先进个人”称号。

◎ 骨一科成功实施首例膝关节置换术。

2002 年

◎ 1月4日，医院被评为“全省献血先进集体”。

◎ 2月28日，医院被江西省卫生厅评为“‘九五’期间全省中医工作先进集体”，刘中勇、汤敏予、徐春良荣获“先进个人”称号。

◎ 3月，中医系与医院合一，原中医系所有管理工作（包括学生工作）由医院负责；中医系主任刁军成任副院长、党委委员。

◎ 3月27日，江西省医院管理学会中医院管理专业委员会成立，挂靠医院，时任院长当选为专业委员会主任委员，副院长刘中勇、邓运明当选为副主任委员。

◎ 3月29日，刘能俊任党委副书记。

◎ 4月，《中医院管理与经营论坛》第1期问世。

◎ 4月，医院实行无假日医院。

◎ 4月1日，医院在全省医疗机构中率先成立市场部；1年后，杨卫星、邓科穗任副主任。

◎ 4月10日，医院住院患者首次突破400人。

◎ 4月20日，医院举行颁发特聘教授聘书暨拜师签约仪式，从相关科室挑选业务骨干拜上海中医药大学附属龙华医院专家为师，一对一向专家学习。

◎ 5月，医院实行门诊药品批价、收费一条龙服务。

◎ 5月8日，医院对市内患者实行免费送药服务。

◎ 6月，针灸骨伤系选送创业作品“江西爱心好用医疗器械有限公司·众大清肺仪”荣获第三届“挑战杯”中国大学生创业大赛江西特等奖、全国铜奖。

◎ 7月，针灸骨伤系98骨伤班余清平获共青团中央“建昊”奖学金，并在人民大会堂接受表彰。

◎ 9月10日，西外科分为脑外科和普外科，李卫国任脑外科主任。

◎ 10月，医院建立综合内科，陈宝国任主任。

◎ 10月1日，医院成立南昌市120急救中心省中医院分中心，中心设在医院急诊科。

◎ 11月，针灸骨伤系99骨伤班唐德志荣获共青团中央“中国大学生跨世纪发展基金·恒安自强”奖学金。

◎ 11月11日，医院成立皮肤病研究所，喻文球任所长。

◎ 11月21日，医院成立嗓音言语听力研究所，谢强任所长。

◎ 12月，江西师范大学南路第二门诊部开张营业，其人员、设备、药品及财务纳入医院统一管理，严格区别于无序管理的社会医疗机构，开辟了医院南昌市城东医疗市场。

◎ 医院开设药浴中心，发挥中医药特色优势，适应市场需求。

◎ 医院购入骨密度仪、C臂X光机、X光拍片机、碎石机、全自动微粒子发光仪、全自动血栓止血分析仪、全自动血凝仪，以及东芝牌B超、西门子牌B超等一大批诊疗设备。

◎ 医院中医、针推专业获全省首批100个本科品牌专业。

◎ 在全省高校学科带头人和骨干教师评选工作中，陈日新被评为全省高校中青年学科带头人，邓运明、刁军成、刘中勇荣获“全省高校中青年骨干教师”称号。

2003年

◎ 1月，医院增挂“江西省骨伤医院”牌子。

◎ 1月，邓运明当选为江西省人大代表、江西省人大常委会委员。

◎ 2月18日，江西省中医院京东急救分站（南昌市120急救中心第三分中心）成立。

◎ 3月，医院建立骨伤三科，万小明任副主任，护理人员由康复科兼。

◎ 3月17日，江西省寄生虫病防治研究所在医院设立临床部，地点在综合内科，实行联合办医，并举行揭牌仪式。

◎ 4月，医院综合医技大楼开设优质病区。

◎ 4月13日—5月1日，为防治“非典”，医院代制“防感饮”受到市民好评。

◎ 6月，吕国雄荣获“省教育厅抗非先进个人”称号。

◎ 6月21日，医院与对口支援单位分宜县中医院建立协作医院。

◎ 6月23日，经江西省中医管理局批准，医院成为“江西省中西医结合乳腺疾病治疗中心”建设单位。

◎ 7月，赖小美荣获省委“全省防治非典型肺炎工作优秀共产党员”称号。

◎ 医院被卫生厅确定为省级公费医疗住院定点医院。

◎ 郁利利荣获省卫生厅“抗非先进个人”称号。

◎ 7月12日，医院与修水县中医院建立国家中医药管理局重点中医专科建设项目毒蛇咬伤治疗协作单位。

◎ 7月23日，医院被江西省卫生厅、人事厅评为“江西省卫生系统防治非典型肺炎工作先进集体”。

◎ 8月，李卫国任副院长；甘淳任党委副书记。

◎ 9月3日，医院被省教育工委评为“江西省教育系统防治非典型肺炎先进集体”。

◎ 10月，胡志方荣获全省“三下乡先进个人”称号。

◎ 10月，医院1天最多住院患者达693人，当月收治住院患者总数达1043人次。

◎ 11月28日，医院被江西省卫生厅评为“江西省援外医疗工作先进管理单位”；李剑荣获“江西省援外医疗工作先进管理个人”称号；吴翔、刘敏勇、许金水荣获“全省援外工作先进医疗队员”称号；许金水荣获“全国援外医疗工作先进个人”称号。

◎ 12月6日，医院与宁都县中医院建立协作医院。

◎ 12月19日，医院与横峰县中医院建立协作医院。

◎ 12月，医院业务收入首次突破亿元大关，达1.06亿。门诊量超过32万人次，住院患者1.04万人次，病床使用率107%。

2004年

◎ 2月26日，针灸科和康复科合并为针灸康复部，下设瘫症、痛症、康复、针刀、灸疗、瘦身美容、熏蒸推拿七个治疗中心。

◎ 3月13日，医院与罗家集中心医院建立合作医院。

◎ 4月，医院被评为“全国卫生系统行风建设先进集体”。

◎ 6月7日，针灸骨伤系00骨伤班杨阳荣获2004年CCTV全国大学生英语竞赛特等奖。

◎ 6月13日，医院制订并实施《江西中医学院附属医院聘用人员管理规定》。

◎ 7月1日，医院眼科与博爱眼科合并。

◎ 7月6日，医院成立江西江中中药饮片有限公司。

◎ 7月15日，医院门诊中央空调投入使用。

◎ 8月，5号楼四层住院部大楼开设优质病区二。

◎ 9月，梁瑞宁荣获2004年“江西省高校青年骨干教师”称号；伍炳彩教授荣获第三届“江西省师德先进个人”称号。

◎ 9月，医院建立输血科。

◎ 9月28日，普外科成功实施首例腹腔镜胆囊切除术。

◎ 10月，医院成立感染管理科。

◎ 10月22日，医院与香港汇中国际投资集团合资成立江西汇中医疗管理发展有限公司，中国工程院院士石学敏、江西省卫生厅厅长蒋如铭、学院党委书记吕辉章为江西汇中医疗管理发展有限公司揭牌。

◎ 11月19日，医院成立国医堂和中医特色治疗中心，蒋小敏任主任。

◎ 12月15日，共青团中央授予针灸骨伤系团总支为“全国五四红旗团总支”称号。

◎ 12月22日，医院确立医院标志（院徽）。

2005年

◎ 3月26日，医院“国医堂”名老中医工作室正式开业。

2006年

◎ 5月26日，医院与江中药业股份有限公司、江西中医学院共同完成的“江中亮嗓胖大海糖开发研究”项目荣获江西省人民政府2005年度江西省科学技术进步奖二等奖。

◎ 7月，医院新增8个省级中医重点专科（专病）：风湿病专科、肛肠专科、皮肤病专科、慢性肾功能不全专病、心脑血管病专科、糖尿病专科、耳鼻咽喉专科、骨性关节病专科。

◎ 10月30日，医院红谷滩分院开业。

2007年

◎ 9月，陈日新荣获“全国优秀教师”称号。

2008年

◎ 3月28日，医院“腧穴热敏化临床研究”项目喜获江西省科学技术进步奖一等奖，实现了我省医疗卫生界多年来江西省科学技术进步奖一等奖零的突破。

◎ 5月4日，医院第六次职工代表大会暨第八次工会会员代表大会召开。

◎ 5月14日、19日、22日，医院先后派出了三批医疗队员奔赴四川灾区参加救援，获省卫生厅表彰；其中，李卫国、喻文球两位同志被评为“全省卫生系统抗震救灾先进个人”。

◎ 11月27—28日，医院顺利通过“三甲医院”第二周期评审。

◎ 11月，我院首创的“腧穴热敏化艾灸新疗法”在中国中医药展上备受关注。

◎ 12月，谢强教授研创的针刺开音1号穴为主治疗急性创伤性喉炎技术被列入国家《技术推广目录》，这是我省首个列入国家推广的中医适宜技术。

2009 年

◎ 7 月 10 日，医院热敏灸研究室被确定为国家中医药管理局第一批重点研究室建设单位。

◎ 8 月 30 日，医院积极参与中医中药中国行大型科普宣传活动。

◎ 10 月 30 日，医院 3 个学科获批为国家中医药管理局新一轮中医药重点学科。

2010 年

◎ 7 月 15 日，医院医疗综合大楼开工建设。

◎ 9 月 29 日，医院作为全国唯一一家医院在 2010 年上海世博会上举办医药原始创新技术推广活动。

◎ 10 月，陈日新团队作品《热敏灸实用读本》获中医中药中国行“最佳科普作品奖”。

◎ 11 月 3 日，蒋小敏获中华中医药学会“全国中医药科学普及金话筒奖”。

2011 年

◎ 8 月 29 日，医院针灸科、妇科和中外科三个专科被列入国家临床重点专科中医建设项目。

◎ 9 月 7 日，全球首家热敏灸医院——江西热敏灸医院成立，标志着热敏灸科技成果的规模转化。

2012 年

◎ 1 月 10 日，医院医疗综合大楼土建工程顺利封顶。

◎ 2 月 9 日，医院 5 个专业获批国家中医药管理局“十二五”重点专科建设项目。

◎ 3 月，针灸科被省卫生厅列入重点中医专科（专病）临床基地建设计划，消化科、肿瘤科、儿科和妇科列入重点中医专科（专病）建设计划。

◎ 4 月 11 日，医院正式托管学校第二附属医院，并更名为江西省中医院东院。11 月，东院建设列入江西卫生“十二五”规划。

◎ 8 月 12—13 日，医院通过国家中医药管理局三甲评审。

◎ 8 月 22 日，医院新增 5 个国家中医药管理局重点建设学科。

2013 年

◎ 1 月 7 日，医院获评“全国卫生系统先进集体”。

◎ 1 月 7 日，医院获评“全国第四批师承工作先进管理单位”。

◎ 1 月 15 日，医院获评“全省尿毒症免费血透救治工作先进单位”。

◎ 2 月，江西省中医院获评 2012 年“全国医院感染横断面调查先进单位”。

◎ 4月，医院获评2012年“全省卫生系统作风整治活动先进单位”。

◎ 5月6日，医院28位专家获评第三批江西省名中医。

◎ 5月，医院更名为“江西中医药大学附属医院”。

◎ 6月13日，医院左铮云、刁军成和张卫华合著的“新世纪全国高等中医药院校创新教材”——《中西医临床技能实训教程》荣获第五届全省普通高校优秀教材奖一等奖。

◎ 10月，陈日新教授主持的《6种病症腧穴热敏化分布规律的研究》荣获江西省高等学校科技成果奖一等奖。

◎ 11月，陈日新教授论文《灸之要，气至而有效》获“2012年中国百篇最具影响国内学术论文”。

◎ 11月，医院工会获得2013年度“全国教科文卫体系统先进工会组织”荣誉称号。

◎ 12月22日，医院与江西省中医管理局联合举办江西省首届膏方养生节。

2014年

◎ 5月26日，医院新医疗综合大楼门诊正式投入使用。

◎ 6月，医院获批首批国家中医类别住院（全科）医师规范化培训基地，标志着我省此项培训工作的全面展开。

◎ 6月27日，陈日新教授牵头主持的项目“腧穴热敏红外检测技术的建立与临床应用”获江西省科学技术进步奖一等奖。

◎ 8月，医院获5项国家自然科学基金项目资助。

◎ 10月，王宏顺、谌瑞林、徐春良、杨安金和张文然5人成功入选全国中药特色技术传承人才培养对象。

◎ 10月28日，东院新院建设项目主体工程封顶。

◎ 11月1日，医院当选世界中医药学会联合会急症专业委员会副会长单位。

◎ 11月8日，医院举办江西省第二届膏方节暨建院60周年大型义诊活动。

2015年

◎ 1月9日，梁瑞宁教授参与的《多囊卵巢综合征病证结合研究的示范和应用》获评国家科学进步奖二等奖。

◎ 1月，医院获批成立江西省中西医结合临床医学研究院。

◎ 1月27日，医院阳明路门诊部正式开业。

◎ 3月，医院成功申报6项2015年度国家级中医药继续教育项目。

◎ 3月，医院中风病治疗中心、心痛病治疗中心、肛肠病治疗中心、骨伤治疗中心被列为江西省中医优势病种治疗中心。

◎ 4月25日，世界中医药学会联合会热敏灸专业委员会成立筹备会在学校召开。

◎ 5月28日，红谷滩国医堂正式开诊。

◎ 10月25日，世界中医药学会联合会热敏灸专业委员会成立，陈日新教授当选为会长。

2016年

◎ 1月8日，“热敏灸技术的创立及推广应用”荣获国家科学技术进步奖二等奖，实现江西医学领域该奖项零的突破。

◎ 1月，江西省中医肺科学重点实验室被江西省科技厅列入江西省重点实验室组建计划。

◎ 4月，按照二级实验室建设标准的检验科改造工程完成。

◎ 6月30日，东院新院（江西中医药大学第二附属医院）落成并正式投入使用。

◎ 8月14日，医技大楼一批病房全新装修并完成搬迁。

◎ 8月，医院获6项国家自然科学基金项目资助。

◎ 8月26日，中药编码国标率先在“江中饮片”落地，质量可溯源。

◎ 9月3日，时任中共中央政治局委员、国务院副总理刘延东到医院考察调研。

◎ 10月17—20日，医院通过国家中医药管理局大型中医医院巡查。

◎ 11月18日，医院成为全省首家国家药品不良反应监测哨点单位。

◎ 12月6日，医院召开中国共产党江西中医药大学附属医院第一次代表大会。

2017年

◎ 4月14日，医院入选中医药传承创新工程项目名单。

◎ 5月18日，医院申报的《中国援突尼斯国“中医中心”项目》获国家卫生和计划生育委员会批准。这是江西省第一个获得国家卫生和计划生育委员会全部经费支持的中医药国际合作项目。

◎ 6月29日，国医大师、全国名中医表彰大会在京举行，伍炳彩教授被授予“国医大师”荣誉称号，皮持衡教授、范崔生教授、张小萍教授被授予“全国名中医”荣誉称号。

◎ 8月17日，人力资源社会保障部、国家卫生和计划生育委员会、国家中医药局授予江西省中医院国医堂“全国卫生计生系统先进集体”荣誉，授予王茂泓“全国卫生计生系统先进工作者”荣誉。

◎ 8月31日，首届“江西省国医名师”评选结果正式揭晓。医院7位专家被授予首批“江西省国医名师”荣誉称号，他们分别是：许鸿照、何晓晖、陈崑山、周士源（女）、赵纪生、贺支支（女）、喻文球。

◎ 11月5日，医院抚生院区一期工程顺利竣工，并迎来第一批科室搬迁入驻。

◎ 12月1日，医院中医学专业入选江西省一流学科。

◎ 12月29日，江西热敏灸医院正式揭牌运行，标志着医院“一院两区”发展格局形成。

◎ 医院牵头成立江西省中医医疗集团。

2018年

◎ 2月，医院设立院士工作站。

◎ 5月25—27日，医院选手荣获全国中医大学生临床能力大赛第一名。

◎ 7月，《热敏灸技术操作规范》获批国际组织标准，“热敏灸技术”获中医药国际贡献奖。

◎ 2018年上半年，医院入选国家中医临床研究基地建设单位。

◎ 7月13日，医院针灸科、心血管病科入选国家区域中医诊疗中心培育单位。

◎ 9月，医院工会被中华全国总工会授予“全国模范职工之家”荣誉称号，成为江西省教育工会直属基层工会中本次唯一获此殊荣的工会。

◎ 9月，医院开始定点帮扶“十三五”省级贫困村——兴国县方太乡分水村。

◎ 10月，医院25位专家获评第四批江西省名中医。

◎ 11月，医院推行使用电子就诊卡，并结合已经推行的诊间支付、窗口手机支付、医保脱卡支付等手段，智慧医院初步建成，率先迈入无卡就诊时代。

◎ 12月，首届世界中医药科技大会暨中医药国际贡献奖（科技进步奖）颁奖大会召开，“热敏灸技术的创立与临床应用”（陈日新团队）荣获2018年中医药国际贡献奖（科技进步奖）二等奖。

2019年

◎ 4月25—26日，国家中医药管理局组织评审专家组，对江西省中医院开展三级中医医院评审工作。

◎ 7月5日，医院公众号在2018全国中医院微信订阅号中位列第3名。

◎ 7月，医院新成立3个热敏灸特色专病病区，分别是针灸过敏性鼻炎专科、针灸膝关节病专科、针灸肿瘤康复科。

◎ 8月，医院推出“无假日医院”服务，方便患者随时就医。

◎ 8月16日，医院11个项目获得国家自然科学基金资助，取得了立项数量两位数的突破。

◎ 9月10日，医院牵头组建江西省中医医疗联合会。

◎ 10月8日，在江西省科学技术奖励大会上，陈日新教授主持的“热敏灸治疗腰椎间盘突出症技术与临床推广应用”荣获省科学技术进步奖二等奖。

◎ 12月1日，医院医疗美容部开业接诊。

◎ 12月25日，医院使用的医用耗材“零加成”，所有允许单独向患者收费的医用耗材一律实行“零差率”销售。

2020年

◎ 1月27日起，医院派出刘涛等14名医务人员支援湖北。

◎ 2月8日，医院西湖院区被定为新冠肺炎医疗救治省级中西医结合定点医院。

◎ 2月22日，江西省委书记刘奇视频连线江西省中医院赴新余市人民医院支援队的一线医护人员，代表江西省委、省政府向奋战在一线的全省广大医护人员表示敬意和感谢。

◎ 4月26日，医院定点帮扶村分水村实现脱贫摘帽。

◎ 7月9日，全球第一台热敏灸机器人在全省文化巡礼展（抚州）首次公开向公众亮相。

◎ 7月30日—8月3日，以医院18名医护专家为主的第三批省防汛巡回医疗队深入鄱阳湖核心区余干县参加抗洪抢险救灾工作。

◎ 11月20日，医院获批为国家中医疫病防治队伍及基地依托医院。

◎ 2020年，在新冠肺炎的防治工作中，以医院为代表的中医药团体积极参与新冠肺炎疫情的预防、治疗与康复全过程，并取得了显著疗效，形成了中医药防治“江西经验”。

2021年

◎ 2月18日，医院改善医疗服务，获国家卫生健康委员会表彰。

◎ 3月，医院选派刘良徛、伍建光、张元兵等专家进驻九江市定点医院、南昌市定点医院参与新冠肺炎疫情防治工作。

◎ 4月17日，医院成为国家中医急诊与重症医学区域诊疗中心协作单位。

◎ 5月，医院紧急派出由28人组成的疫苗接种医疗队支援南昌市高新区疫苗接种。

◎ 医院先后在东湖总院、西湖院区开设了疫苗接种门诊和核酸检测门诊。

◎ 5月，邓运明、饶旺福2位专家入选江西省第二届国医名师。由此，医院共有江西省国医名师12人。

◎ 6月18日，江西中医药大学党委对附属医院领导班子作出调整，章德林任附属医院党委书记，刘良徛任党委副书记、院长，廖东华任党委副书记。

◎ 7月，医院举办系列活动庆祝中国共产党成立100周年。

◎ 医院加大了对定点帮扶村的帮扶工作力度，投入18万元，改造建设了分水村民宿，并圆满完成了对兴国县方太乡分水村的定点帮扶任务。

◎ 7月12日，医院与上海中医药大学附属龙华医院签订了合作共建国家区域医疗中心框架协议。

◎ 7月23日，江西中医药大学与上海中医药大学签订了合作协议。

◎ 8月27日，“爱满南昌，微笑未来——2021南昌唇腭裂公益救助行动”在医院开展。

◎ 9月7日，医院隆重庆祝江西热敏灸医院成立十周年。

◎ 10月14日，方邦江长江学者、岐黄学者工作室落户江西省中医院。

◎ 10月31日，医院在江西省首届中医护理技能大赛中获得团体一等奖，护理部被江西省总工会授予“江西省五一巾帼标兵岗”。

◎ 11月，医院派出核酸采样应急队赴上饶参与抗疫，并累计捐赠35万份中药。

◎ 12月18日，江西省肛肠专科医院成立。

◎ 12月，医院设立120急救专线。

◎ 2021年，医院国家级中医药继续教育项目获批立项创新高，共获批国家级中医药继续教育项目16项。

◎ 2021年，经江西省中医药管理局批准，江西省中医病案专业质量控制中心、江西省中药药事专业质量控制中心和江西省中医护理专业质量控制中心成立，并挂靠在江西省中医院。

2022年

◎ 3月2日，上海中医药大学附属龙华医院江西医院在江西省中医院揭牌运行。

◎ 3月29日，医院成功入选国家中医药传承创新中心。

◎ 7月20日，皮持衡教授获"国医大师"称号，何晓晖、陈日新、龚千锋3位专家获"全国名中医"称号。

◎ 8月2日，医院西湖院区新门诊大楼正式开诊。

◎ 10月18日，龙华医院江西医院入围第四批国家区域医疗中心项目名单。

◎ 11月25日，江西中医药大学党委决定，严小军兼任附属医院党委委员、书记。

◎ 2022年，医院先后选派医务人员支援南昌、上饶、鹰潭、萍乡、上海、重庆等省内外各地疫情防控工作。疫情防控政策优化调整后，医院整合医疗资源，优化就医流程，全力以赴救治新冠感染患者，为保障人民群众生命安全和身体健康竭尽全力。

2023年

◎ 1月，医院获批国家中医临床教学培训示范中心。

◎ 3月20日，医院牵头制订的《2023年江西春季流感中医药防治方案》发布。

◎ 3月26日，国家区域医疗中心建设项目上海中医药大学附属龙华医院江西医院正式开工建设。

◎ 4—9月，医院深入推进学习贯彻习近平新时代中国特色社会主义思想主题教育。

◎ 6月16—18日，在第二届中国（南昌）国际大健康产业大会暨博览会上，江西省中医院展厅受到领导关注及市民热捧。

◎ 6月29日，学校党委研究决定，附属医院与临床医学院实行"院院合一"、合署办公，并调整充实了附属医院、临床医学院领导班子：学校党委委员、副校长、附属医院党委书记严小军兼任临床医学院党委书记；附属医院党委副书记、院长刘良徛兼任临床医学院党委副书记、院长。

◎ 8月24日，医院在国家自然科学基金评审中共获批资助15项。

◎ 10月9—10日，医院通过教育部本科教育教学审核评估。

◎ 10月11—13日，医院通过国家三级中医医院评审。

◎ 11月11日，赣鄂湘省级中医院党建结对强业务活动签约仪式举行。

◎ 11月14—15日，《走近国医大师——洪广祥》获中医药国际贡献奖。

◎ 12月20日，医院获批国家中医药管理局中医康复中心建设单位。

◎ 12月25日，医院打造的“红色杏林”党建品牌建设获评国家卫生健康委员会党校2023年度党建引领公立医院高质量发展优秀典型案例。

2024年

◎ 1月3日，江西省卫生健康委员会公布了江西省老年友善医疗机构名单，我院获批“江西省老年友善医疗机构”。

◎ 1月8日，在国家中医药管理局最新公布的全国三级公立中医医院绩效考核结果中，医院位于第24位（全国568所三级中医综合医院），进入全国5%，首次进入A+行列（医院最高等级）。

◎ 3月7日，伍炳彩荣获全省关心下一代“最美五老”荣誉称号。

◎ 4月17日，医院（学院）党委召开党纪学习教育专题党委（扩大）会议，研究部署医院（学院）党纪学习教育工作。